疑难杂病证治系列丛书

疑难杂病证治：内分泌代谢疾病

YINAN ZABING ZHENGZHI: NEIFENMI DAIXIE JIBING

主　审　王永炎

总主编　胡元会　黄世敬

主　编　李　敏

副主编　宋　军　秦　英

编　委　（以姓氏笔画为序）

王　涵　　王　斌　　王新苗　　刘新敏

苏　浩　　李君玲　　李修洋　　杨映映

杨浩宇　　吴浩然　　邸　莎　　苟筱雯

周　源　　郑玉娇　　郑冬雪　　赵玉红

柏力萄　　段　娟　　逄　冰　　徐海蓉

高泽正　　魏秀秀

河南科学技术出版社

· 郑州 ·

内容提要

本书在近年来内分泌代谢疾病中西医进展的基础上，针对疑难杂病的发病、病理生理、临床诊断及中医治疗方法进行了系统整理及总结。第一章为总论，简要介绍了中西医对内分泌代谢疾病的理论认识及治疗策略。其余各章分别对垂体疾病、肾上腺疾病、甲状腺及甲状旁腺疾病、糖尿病及其并发症、生殖内分泌疾病、代谢类疾病等，从概述、病因病机、临床表现、诊断及鉴别诊断、治疗、预防调护、中医防治进展等方面进行了介绍。本书资料翔实，面向临床，实用性强，对中医内分泌代谢疾病的临床诊治、辨证用药具有较大的指导意义，可供临床医师、研究人员及中医药爱好者阅读参考。

图书在版编目（CIP）数据

疑难杂病证治·内分泌代谢疾病/李敏主编. —郑州：河南科学技术出版社，2022.5

ISBN 978-7-5725-0779-3

Ⅰ.①疑…　Ⅱ.①李…　Ⅲ.①内分泌代谢异常－中医治疗法　Ⅳ.①R242

中国版本图书馆 CIP 数据核字（2022）第 053461 号

出版发行：河南科学技术出版社
　　　　　北京名医世纪文化传媒有限公司
　　　　　地址：北京市丰台区万丰路 316 号万开基地 B 座 1-115　　邮编：100161
　　　　　电话：010-63863186　010-63863168
策划编辑：焦万田
文字编辑：陈　鹏
责任审读：周晓洲
责任校对：龚利霞
封面设计：中通世奥
版式设计：崔刚工作室
责任印制：程晋荣
印　　刷：河南瑞之光印刷股份有限公司
经　　销：全国新华书店、医学书店、网店
开　　本：720 mm×1020 mm　1/16　　印张：23　　字数：510 千字
版　　次：2022 年 5 月第 1 版　　2022 年 5 月第 1 次印刷
定　　价：118.00 元

如发现印、装质量问题，影响阅读，请与出版社联系并调换

院士简介

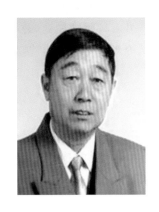

王永炎，男，汉族，出生于 1938 年 9 月，中医医药学、中医内科学、神经内科学专家、教授、主任医师、博士生及博士后导师。现任国务院中央文史研究馆馆员、中国工程院院士、中国中医科学院名誉院长、中国中医科学院中医临床基础医学研究所所长。兼任北京中医药大学中医脑病研究院名誉院长，北京师范大学认知神经科学与学习国家重点实验室学术委员会委员，资源学院教学质量与学位委员会名誉主任，资源药物与中药资源研究所所长，广州中医药大学中药资源科学与工程研究中心主任，国务院学位委员会中医学、中药学学科评议组召集人，国家卫健委学位委员会委员，中国药典委员会委员。曾先后担任北京中医药大学校长，中国中医研究院（现中国中医科学院）院长、名誉院长，北京针灸骨伤学院（现北京中医药大学针灸推拿学院）院长，中国科学、科学通报编委，国家自然基金委重大计划项目专家指导组组长，第十届全国人大常委。曾荣获全国五一劳动奖章和全国先进工作者荣誉称号。

1962 年毕业于北京中医学院（现北京中医药大学），师从中医内科学泰斗董建华教授，从事中医内科医疗、教学、科学研究近 50 年，主要研究方向是中医药防治中风病与脑病的临床与基础。先后主持了世界卫生组织国际合作项目、国家"863""973"和国家"七五"至"十五"攻关课题等 20 余项，提出了痰热腑实、毒损脑络、证候要素、中药组分配伍、病络等创新理论。通过对缺血性中风系统临床观察，总结了证候演变、辨证治疗、调摄护理的规律。针对中风病急性期痰热证、痰热腑实证而研究设计的化痰通腑汤与清开灵注射液静脉滴注疗法，提高了临床显效率，减轻了病残程度，目前在全国范围内被广泛应用于临床。1999 年作为首席科学家，主持了国家重点基础研究发展规划项目"方剂关键科学问题的基础研究"的中医药基础研究，在国内外产生了较为重大的学术影响。

作为中医药"防治甲型 H1N1 流感专家委员会"组长，在 2009 年甲型 H1N1 流感暴发后,迅速组织中医药专家进行多次论证,总结甲型 H1N1 流感中医证候特征,制订并更新 4 版《中医药防治甲型流感》诊疗方案,为全国范围内中医药及时、安全、有效应对甲型 H1N1 流感提供指导,确保了中医药特色与优势的发挥。

2009 年作为中医药行业科研专项负责人,有效组织了中医药防治甲型 H1N1 流感等传染病的系统研究与体系建设。2009 年 9 月,针对甲型 H1N1 流感在我国的暴发与流行,国家中医药管理局及时启动了中医药行业科研专项——中医药防治甲型 H1N1 流感、手足口病与流行性乙型脑炎的临床方案与诊疗规律研究,开展甲型 H1N1 流感、手足口等传染病的中医药系统研究。作为专项负责人,积极组织开展了中医药防治甲型 H1N1 流感等传染病的理论、临床与实验研究,及时总结了不同传染病证候特征,肯定了中医药疗效,研发出有效中药并明确了作用机制,提高了中医药防治传染病整体研究水平。其中,中医药治疗甲型 H1N1 流感研究结果在美国 *Annals of Internal Medicine* 发表,引起了国际广泛关注,不仅肯定了中医药疗效,也推动了中医药走向世界的进程。此外,在全面开展中医药防治传染病研究的同时,重视中医药防治传染病人才培养与体系建设,建立了一支稳定的中医药防治传染病人才队伍和 41 家覆盖全国的中医药防治传染病重点研究室(临床基地),有效推动了中医药防治传染病体系建设;在中医应急方面,作为中医药应急专家工作委员会主任委员,积极组织中医药专家在手足口等疾病与突发公共卫生事件中发挥指导、保障作用。甲型 H1N1 流感暴发后,蜱传疾病、超级细菌等传染病也频繁出现,王院士未雨绸缪,积极组织专家进行应对,在疾病流行前制订中医药防治预案,做到防患于未然。2011 年 12 月 27 日,中医药应急专家委员会成立后,作为主任委员,针对手足口发病抬头的趋势,及时组织专家制订了中医药防治手足口病方案,为中医药积极应对进行了充分准备。

主持了"中医药基本名词术语规范化研究""中医病案书写规范""中医内科常见病诊疗指南"等标准化建设工作,依托中医临床基础医学研究所建立中医药标准化研究中心,在规范全国中医药名词术语、诊疗指南及引领中医药国际标准化建设等方面做出卓越贡献。

1999 年承担国家"973 方剂配伍规律研究"项目首席科学家。2002 年担任国家自然基金委重大计划项目专家指导组组长。1990 年以来,获国家科技进步一等级 1 项、二等奖 2 项、三等奖 3 项,获省部级科技进步一等奖 5 项。1998 年获何梁何利基金科学与技术进步奖。2005 年获全国先进工作者荣誉称号。主编专著 12 部,发表论文 800 余篇,培养博士生 75 名、博士后 30 名。

疑难杂病证治系列丛书主审、总主编、副总主编名单

序

疑难杂病，"疑"表现在病无常病，"难"表现在法无定法。

疑难杂病临床表现极其复杂，表里上下、寒热温凉、脏腑经络、气血津液均有证候反映，特别是一些年久沉疴、几经多医的病证，医者临之如面对一团乱麻，无从着手。疑难杂病病邪胶着、病性错杂、病位深痼、病势峻厉或淹缠。疑难杂病包括临床上众多的奇病、怪病、宿疾、顽症，以及病情复杂的疾病，可能包括某些功能性疾病、精神心理疾病、慢性疾病、罕见病、恶性疾病、众多的综合征和诸多诊断不明疾病等。疑难杂病可直接反映临床医师业务水平的高低，是经常遇到的、须努力攻克的重要问题。

基于古今医家经验颇丰，应多读经典。读经典著作必须下功夫钻进去，做到真正认知理解，全靠"悟"懂。"悟"即守正创新思维，深入哲理指导临床实践。如苏轼所述："匹夫而为百世师，一言而为天下法。"谨守核心病机，直面疑难杂病必须周详审查病史，认真聆听患者叙述，细致观察现症，全面分析病情，并借助于现代诊断技术，辨病与辨证相结合，中西医并重，优势互补。"各美其美，美美与共"，提倡合作，共同发展，企望殊途同归。紧紧把握病机特点，治法随机用药，尝试多种治疗方法，或者多法联用。

面对疑难杂病：辨证如剥笋，层层剖析；治病如抽丝，缕缕牵出。

中国中医科学院广安门医院"疑难杂病证治系列丛书"由各专科资深主任医师组织撰写，系统梳理了肿瘤、心血管、脑病、呼吸、消化、肾病、精神心理、内分泌等各科所涉及的疑难杂病证治，内容翔实，系统全面，实用性强。相信该书是提高临床医师诊疗水平的好帮手。感谢编写丛书团队对我的信任和鼓励，谨志数语，乐观厥成。

国务院中央文史研究馆馆员
中国工程院院士

王永炎　敬署
庚子孟夏

前　言

内分泌系统对调控人体生长发育和生命活动具有非常重要的价值。内分泌腺体和具有激素内分泌功能的细胞遍布全身,其分泌的激素不仅参与了人体的生长、发育、生殖、代谢、运动、疾病、衰老等生命现象调节,并通过与神经系统及免疫系统的相互作用维持机体内环境的稳定。随着对内分泌系统认识的深入进展,近年来相继发现了很多经典内分泌腺体之外的激素,以及很多非内分泌器官也具有内分泌功能。目前,对内分泌系统的研究已经从腺体内分泌、组织内分泌进展到分子内分泌阶段。通过对激素及其受体基因的转录、翻译调控的遗传和表观遗传学研究,大大拓宽了内分泌系统及内分泌代谢疾病的认识,也对内分泌代谢疾病的诊断和治疗提出了更高的要求。

内分泌疾病的发生是由于内分泌腺及组织发生病理改变所致。内分泌疾病涉及面广,病因各异,临床表现复杂多样。其中,糖尿病、肥胖等常见、多发疾病的全球发病率日益上升,对人类健康具有较大危害。某些内分泌腺体疾病等少见病、疑难病,诊断明确但在治疗方面存在较大困难,如库欣综合征(Cushing syndrome)、肾上腺皮质功能减退症等,病因及发病机制复杂,多以激素替代治疗为主,但存在明显的不良反应。代谢性疾病与内分泌疾病没有明确的病因界限,很多代谢过程需要内分泌激素的调节,同时许多疾病因代谢紊乱可影响内分泌系统的结构和功能。肥胖是由于脂肪代谢紊乱所致,但肥胖涉及的病因均与物质代谢的调节激素及其受体功能有关,如胰岛素、肾上腺素、瘦素等,又如甲状腺功能亢进症能够促进蛋白质的分解代谢。由于工业化社会进展及生活方式的改变,代谢性疾病呈现高危人群日益增加、发病率全球性上升的态势,所以内分泌代谢系统疾病中的疑难病、多发病需要更多防控措施和干预手段。

中医药学是中国古代科学的瑰宝。它传承千年,为中华民族的健康提供了坚实保障。尽管古代中医对于激素及内分泌腺体的病理生理了解不多,但根据临床症状及发病规律总结了大量的辨证原则和有效方药,值得现代中医继承发展。早在《黄帝内经》时代,已有对消渴(糖尿病)的记载:"有病口甘者,病名为何?""此肥美之所发也,此人必数食甘美而多肥也,肥者令人内热,甘者令人中满,故其气上溢,转为消渴。"《黄帝内经》作为我国最早的一部医学巨著,不仅明确提出了"消渴"病名,对其病因病机、辨证治疗及预后等方面也有大量的记载,其论述虽散在于各篇,然而颇为详尽,对后世医家辨治消渴病具有重要的指导意义。关于甲状腺疾病,中医认为分属于"瘿病""瘿肿""瘿瘤"等范畴,基本涵盖了现代疾病中甲状腺功能亢进、甲状腺功能减退、甲状腺结节、甲状腺癌等不同病种,历代医家针对上述疾病的病因、病机、诊断、治疗等都有系统的认识和阐述,对现代甲状腺疾病的预防治疗也有很强的临床价值。随着科学技术的迅猛发展,通过借鉴西医学对内分泌代谢疾病的病理生理及诊断学的治疗进展,中医治疗内分泌代谢疾病的理论认识和治疗策略得到很大拓展,为提高中医药治疗临床疗效和作用机制的深入研究带来了新的突破和进展。为此,本书针对内分泌代谢疾病的中医药治疗的现状和进展进行了总结和整理。

本书重点论述了内分泌代谢疾病临床常见疑难杂病的中西医诊疗方法,秉持"守正""创新"相结合的原则,在充分发扬中医特色的基础上,结合西医学进展,坚持辨证与辨病相结合,达到诊断明确、辨证详尽、用药精准的目标。以西医病名为纲,从传统中医学和西医学两个层面较为全面、系统、深入地剖析了每种疾病的病因病机、临床表现、辅助检查、诊断与鉴别诊断、治疗与预防、预后及调护及防治进展等。其中,中医治疗部分为该书的一大特色和重点,该部分系统、全面地总结论述了每一种疾病的中医辨证论治和理法方药。此外,治疗方法既有常用的中药内服法,又有简便廉验的成药制剂、药物外敷、针灸、推拿、刮痧、导引、食物等诸多疗法,使该书具有极强的实用性,适合广大临床工作者阅读参考。

编 者

目　录

第 1 章

内分泌代谢疾病总论

第一节　内分泌代谢疾病概述

内分泌是人体的一种特殊分泌方式,它不同于一般分泌腺那样将分泌物输送至腺体外或消化道中,而是将分泌产物(激素)直接释放入血,然后分布全身,到达对某一激素敏感的器官或组织,发挥生理效应。内分泌系统是指由内分泌腺和分布于全身各组织中的激素分泌细胞及它们所分泌的激素组成一个体液调节系统,调节人体的代谢过程、脏器功能、生长发育、生殖衰老等生命现象,维持体内环境的相对稳定,以适应体内、外的变化。

一、内分泌系统的组成与功能

内分泌系统由内分泌腺、弥散性神经-内分泌细胞(amine precursor uptake and decarboxylation,APUD)系统和具有合成、分泌激素能力的其他细胞、组织等组成,其功能是辅助神经系统将体液性信息物质传递到全身各细胞组织,包括远处的和邻近的靶细胞,发挥其对细胞的生物作用。

(一)主要内分泌腺

内分泌腺是指具有一定形态结构特征、能特异性地分泌一些经典激素、经血循环到达靶器官、组织和细胞,实现其生物学功能的腺体。主要包括以下几种腺体。

1. 下丘脑　有神经分泌细胞,兼有神经细胞和腺体细胞的特点。视上核细胞主要分泌血管升压素,室旁核细胞主要分泌催产素,这两种产物沿神经垂体束的纤维移动到神经垂体内,在机体需要时释放入血。血管升压素主要作用于肾小管,促进水的重吸收,具有抗利尿作用。催产素的主要作用是促进子宫收缩,有利于分娩,还促使哺乳期的乳腺射乳。促垂体区域的神经分泌细胞分泌促垂体激素,释放至垂体门脉系血管中,然后随血液到达腺垂体,对其激素起促进或抑制作用。促垂体激素包括促甲状腺素释放激素(thyrotropin releasing hormone,TRH)、促肾上腺皮质激素释放因子(corticotropin releasing factor,CRF)、促性腺素释放激素(gonadotropin releasing hormone,GnRH)、生长激素释放因子(growth hormone

releasing factor，GHRF）、生长抑素（somatostatin，SS）、催乳素释放素（prolactin releasing hormone，PRH）、催乳素抑制因子（prolactin inhibiting factor，PIF）、黑色素细胞刺激素释放因子（melanocyte stimulating hormone releasing factor，MRF）和黑色素细胞刺激素抑制因子（melanocyte stimulating inhibitory factor，MIF）。

2. **垂体** 分为腺垂体和神经垂体。腺垂体合成和分泌的肽类和蛋白质激素共 7 种，其结构与功能均已清楚。其中促甲状腺素（thyroid stimulating hormone，TSH）、促肾上腺皮质激素（adrenocorticotropic hormone，ACTH）、促卵泡激素（follicle stimulating hormone，FSH）和黄体生成素（luteinizing hormone，LH）有明确的靶腺，分别为甲状腺、肾上腺和性腺（睾丸和卵巢）。另外 3 种激素作用于外周组织，生长激素（growth hormone，GH）促进生长，对糖、蛋白质、脂肪等物质代谢发挥作用，催乳素（prolactin，PRL）促进乳腺合成并分泌乳汁，黑色素细胞刺激素（melanocyte stimulating hormone，MSH）使皮肤色素加深。神经垂体是血管升压素和催产素的贮藏和释放处。

3. **甲状腺** 其滤泡细胞分泌甲状腺激素，包括甲状腺素（thyroxine，T_4）和三碘甲腺原氨酸（$3'$-triiodothytonine，T_3），促进细胞内的生物氧化作用，维持糖、蛋白质、脂肪等正常代谢，保持各系统、器官的生理功能，促进机体生长发育。甲状腺滤泡旁细胞（又称 C 细胞）分泌降钙素（calcitonin，CT），通过抑制骨吸收（溶解）使血钙降低，它不受垂体 TSH 调节，而与血钙浓度有关。

4. **甲状旁腺** 分泌甲状旁腺激素（parathyroid hormone，PTH），主要调节钙磷代谢，促进骨吸收（溶解），使钙从骨骼转移至血液中，致血钙升高，并抑制肾小管磷的重吸收，尿磷排出增多，血磷降低。

5. **肾上腺** 分为皮质和髓质两部分。肾上腺皮质受垂体 ACTH 的兴奋，分泌多种类固醇激素，按其生理作用可分为 3 种：醛固酮的作用为潴钠排钾，参与水和电解质平衡的调节；皮质醇具有促进糖原异生等多方面的生理作用；性激素主要为雄激素作用。肾上腺髓质受胆碱能神经纤维的兴奋，释放儿茶酚胺，主要有肾上腺素和去甲肾上腺素。肾上腺素主要由肾上腺髓质产生，少量由肾上腺外的嗜铬组织产生，释放入血后，作用于 α、β 受体，主要作用为兴奋心肌，加强心肌收缩力，加速传导，加快心率，增加心排出量，使收缩期血压上升，舒张支气管平滑肌，促进糖原分解使血糖升高等。去甲肾上腺素主要作用于 α 受体，有强烈收缩血管作用，使收缩期和舒张期血压均明显上升。

6. **性腺** 男性的睾丸有两种功能，生精小管产生精子，主要受垂体 FSH 的调节，间质细胞分泌雄激素（睾酮），主要受垂体 LH 的调节，睾酮的作用是促进男性性腺发育、维持男性第二性征和促进蛋白质合成。女性的卵巢也有两种功能，周期性排卵、分泌雌激素和孕酮，这两方面的功能均受垂体促性腺激素的调节，雌激素促进女性性腺发育、维持女性第二性征，在雌激素和孕酮的作用下，维持正常的月经周期。

7. 胰岛　其组织散布在胰腺之中,胰岛 B(β) 细胞分泌胰岛素,其生理作用是促进糖原、脂肪和蛋白质的合成,抑制糖原异生和脂肪分解,增加周围组织对糖的利用,使血糖降低。胰岛 A(α) 细胞分泌胰高血糖素,其生理作用与胰岛素相反,促进糖原和蛋白质分解,减少糖的利用,使血糖升高。胰岛 D(δ) 细胞分泌 SS 和少量促胃液素,SS 抑制胰岛素和胰高血糖素分泌,促胃液素促进胃液分泌。

(二) APUD 系统

存在于神经系统内外各组织中,具摄取胺前体物、脱羧后生成肽类或胺类旁分泌激素的神经内分泌细胞。主要分布于胃、肠、胰、肾上腺髓质和神经组织内。

(三) 其他具合成和分泌激素能力的细胞和组织

机体绝大多数组织均含有合成和分泌激素的细胞,如脂肪细胞、胰岛细胞、下丘脑的某些神经元、心房肌细胞、血管内皮细胞、肝的库普弗(Kupffer)细胞、皮肤和血管的成纤维细胞、T 淋巴细胞及网状内皮细胞等。

二、激素的作用及其调控机制

激素(hormone)是内分泌细胞分泌的微量活性物质,是由血液输送到远处组织器官并通过受体而发挥调节作用的化学信使。目前,现代分子内分泌学的进展对激素的定义有了新的更广义的理解,即任何细胞所合成和分泌的、非营养性微量的,经自分泌、旁分泌或经典内分泌作用途径,在组织和细胞间起传递信息的生物活性物质。实际上,包括经典激素、神经多肽、细胞和生长因子及神经递质等,目前已知有 200 多种激素。

(一)激素的分类

激素按照其化学结构可分为肽类激素、蛋白质类激素、胺类激素、氨基酸类激素、类固醇类激素。为了更有利于其作用分子机制的理解和进一步研究,激素可分为水溶性(或亲水性激素)和脂溶性(或亲脂性)两大类。

1. 亲水性激素　均由氨基酸残基作为分子组成的基本单位,包括多肽和蛋白质类激素,它们主要通过与其靶细胞膜上特异性受体结合而发挥其生物学效应。

2. 亲脂性激素　包括类固醇激素和氨基酸衍生的激素,如肾上腺、性腺、甲状腺激素和活性维生素 D 等。因其分子较小,又是亲脂性,故可通过双脂层细胞膜和核膜,直接进入细胞和核内,与其细胞质或核受体结合,影响及调控其靶基因转录。

(二)激素的合成、转运和降解

亲水性激素由其基因所编码、转录和剪接为成熟 mRNA 后,运至核糖体粗面内质网,表达翻译出肽链;一般先形成分子较大的前体物(前激素元),后经一系列的酶促分子修饰,加工形成具有生物活性的激素;然后,以分泌颗粒形式贮存于囊泡中,一旦需要,经囊泡移向质膜,与质膜融合经胞吐作用释出。这类激素一般不具有血浆内转运或载体蛋白,故其半衰期较短,一般 $3\sim7$ min,多数在肝、肾、外周组织和分泌细胞内,经水解酶作用而降解为无活性的代谢产物。

亲脂性激素如类固醇激素,在其特异性组织细胞内,由其共同的前体物质——环戊烷多氢菲,经一系列酶如链型酶、羟化酶、脱氢酶、异构酶的酶促作用,形成各种激素,而甲状腺激素由酪氨酸经碘化、偶联而成,活性维生素 D 是由胆钙化醇在肝和肾内先后羟化为 25-羟胆钙化醇[25-$(OH)D_3$]及 1,25-二羟胆钙化醇[1,25-$(OH)_2D_3$]的活性形式。

类固醇激素分泌入血后,血浆中一般都存在着与其特异性结合的载体转运蛋白,如甲状腺结合球蛋白、性激素结合球蛋白、皮质醇结合球蛋白等,故其半衰期一般较长,多数为数小时,少数可达数周以上。

多数激素一般都在肝、肾和外周组织中降解为无活性代谢产物而排出,因此肝、肾功能障碍将会影响这些激素的生物活性和持续作用时间。

(三)激素的分泌方式

1. 内分泌　为最经典的激素分泌方式,激素分泌后经血液循环运输至远距离靶器官而发挥激素的作用。

2. 旁分泌　激素分泌后经组织扩散而作用于邻近细胞,不循环入血。

3. 自分泌　激素分泌后作用于自身分泌细胞,调节自身细胞功能。

4. 胞内分泌　胞质合成激素后直接作用于胞核,调节基因表达。

5. 神经分泌　主要指突触式分泌,如神经递质由突触前膜分泌作用于突触后膜。

6. 神经内分泌　神经激素由神经细胞分泌,如下丘脑神经元分泌神经激素经轴突输送至垂体后叶再分泌入血。

7. 腔分泌　存在于胃肠道、支气管、泌尿生殖道等管道结构器官,其分泌物质可直接作用于管道内膜细胞调节其功能。

(四)激素的作用机制

目前认为,所有的激素,无论是经典激素,还是生长细胞因子和神经递质,都是经过与其特异性(细胞膜上、胞质内或核内)的受体结合,才能产生一定的生物效应。

1. 亲水性激素　亲水性激素因其非脂溶性,而其分子又较大,故不能穿透脂质膜进入胞内,只能与特异性膜受体结合,通过信号转导系统,将生物信息传至靶基因,实现其生物学效应。

2. 亲脂性激素　亲脂性激素的作用是通过与其核受体结合启动的。核受体本质上是一类反式作用的基因转录因子,当与特定的 DNA 序列(激素反应元件)结合后才能调节靶基因的转录。类固醇激素的反应元件呈回文结构,由 2 个长 6 pb、间隔 3 bp 的反向重复序列所组成。配体依赖性核受体多以同或异二聚体的形式与其激素反应元件相结合;而少数孤儿受体如 NGFI-B 等则以单体形式与其反应元件的半位相结合。

(五)激素间的相互作用

1. 激素的整合作用　激素可选择性调节不同生理过程,最终完成同一生理过程的调控。如糖皮质激素可增加肝糖原合成,减少外周糖利用,减少脂肪和肌肉等组织的蛋白质合成,最终减少其他组织对葡萄糖的利用,从而达到升血糖的目的。

2. 激素的协同作用　指多种激素发挥相似的作用,共同完成同一生理过程。如肾上腺素、糖皮质激素、生长激素和胰高血糖素,都能升高血糖。

3. 激素的抵抗作用　一种激素可对抗另一种激素的作用,如胰岛素可降低血糖,从而拮抗胰高血糖素、糖皮质激素等升血糖作用,激素的拮抗作用有助于代谢的静息调节。

(六)激素调控的轴机制

经典的内分泌系统存在下丘脑-垂体至靶腺之间,为严密的自上而下、自下而上的反馈调节机制,如 CRH-ACTH-F 的肾上腺皮质轴;TRH-TSH-T_3、T_4 的甲状腺轴,GnRH-FSH、LH-E_2(estradiol,雌二醇)、P 或 T 的性腺轴等。在绝大多数情况下,下丘脑神经释放或抑制激素直接调控垂体前叶促激素的释放和抑制,而垂体前叶促激素一般是呈正向调控靶腺激素的合成和分泌,而外周靶腺激素的水平又可反馈、影响下丘脑和(或)垂体前叶促激素的分泌,而其绝大多数是负反馈,正反馈较少。

1. 下丘脑-垂体-靶腺轴　为最重要的内分泌调节系统,在下丘脑-垂体-靶腺(甲状腺、肾上腺皮质、性腺)间存在相互依赖、相互制约的反馈性调节关系。

2. 肾素-血管紧张素-醛固酮轴　是调节血压、血容量、水与电解质平衡的重要调节系统。

3. 甲状旁腺素-降钙素-1,25-$(OH)_2D_3$ 调节系统　主要调节骨代谢和钙、磷、镁等电解质代谢。

4. 能量代谢调节系统　脂肪组织已成为最大的内分泌器官,脂肪细胞可合成和分泌百余种激素,主要调节能量的摄取、消耗和脂肪代谢。

三、内分泌代谢性疾病的诊断

内分泌代谢疾病是指由于激素来源异常、激素受体异常和激素或物质代谢失常引起的生理紊乱所发生的综合征,许多疾病由于代谢紊乱也可影响内分泌系统的结构和功能。内分泌代谢疾病按内分泌腺的功能可分为 3 组:①功能亢进。常伴腺体增生、腺瘤(癌)分泌激素过多而引起的临床综合征,如原发性醛固酮增多症、甲状旁腺功能亢进等。②功能减退。由于内分泌腺受多种原因的破坏,如先天发育异常、遗传、酶系缺陷、炎症、肿瘤浸润压迫、供血不足、组织坏死、变性、纤维化,或自身免疫、药物影响、手术切除和放射治疗等引起的激素合成和分泌过少而发生的临床综合征,如垂体前叶功能减退、慢性肾上腺皮质功能减退等。③功能正常但腺体组织结构异常。如单纯性甲状腺肿和甲状腺癌等,其功能正常,但有组织结构的病理改变。

内分泌代谢性疾病的诊断一般包括病因、功能和定位诊断。

(一)病因诊断

1. 症状　生长障碍或过度,肥胖或消瘦,视力减退,多饮多尿,食欲减退或多食,恶心,呕吐,便秘或腹泻,月经过多、过少或闭经,不育,软弱无力,精神亢奋或抑郁等。

2. 体征　面容、体型、血压、皮肤、毛发、甲状腺和性腺等。

3. 代谢紊乱情况　各种激素所调节的生化代谢物质水平测定,如水和电解质、酸碱平衡,渗透压、血糖、酮体、游离脂肪酸等。

4. 染色体检查　与染色体异常有关的先天性疾病,如先天性卵巢发育不全、先天性睾丸发育不全等。

5. 自身抗体检测　有助于自身免疫性内分泌疾病的诊断,甲状腺球蛋白抗体、甲状腺微粒体抗体、促甲状腺激素受体抗体、胰岛素抗体、胰岛细胞抗体、谷氨酸脱羧酶抗体等。

6. 细胞学检查　甲状腺细胞(针吸活检)、阴道细胞(涂片)、精液等。

(二)功能诊断

1. 激素分泌情况　空腹或基础水平激素的测定。

2. 激素的动态功能试验　兴奋试验和抑制试验。

3. 放射性核素功能检查　甲状腺^{131}I摄取率测定。

(三)定位诊断

1. 影像学检查　包括X线平片、断层片、CT、MRI、动脉造影等。

2. 放射性核素扫描　用于甲状腺、甲状旁腺、嗜铬细胞瘤诊断。

3. B型超声波检查　用于甲状腺、甲状旁腺、肾上腺和性腺。

4. 静脉导管检查　分段取血,测定激素。

四、内分泌代谢性疾病的治疗原则

内分泌代谢性疾病可针对病因、内分泌功能状态和症状等进行相应治疗。

(一)病因治疗

1. 功能亢进型疾病

(1)手术治疗:切除导致功能亢进的内分泌或非内分泌肿瘤和增生组织,如Graves病(GD)、库欣病(Cushing disease)、垂体瘤、毒性甲状腺结节、甲状旁腺腺瘤、嗜铬细胞瘤等,切除病灶后可迅速改善病情。

(2)放射治疗:破坏引起功能亢进的肿瘤或增生组织。可分为外照射(深部X

线、^{60}Co 加速器)和内照射(放射性核素钇或金植入垂体),或利用内分泌腺特异性浓集某种放射性核素的特点进行治疗(如^{131}I 治疗甲亢)。

(3)药物治疗:抑制激素的合成和释放,如硫脲类药物治疗甲状腺功能亢进,溴隐亭治疗催乳素瘤及肢端肥大症,赛庚啶和酮康唑治疗皮质醇增多症等。

(4)介入治疗,采用动脉栓塞的介入治疗肾上腺、甲状腺、甲状旁腺和胰岛肿瘤等。

2.功能减退型疾病

(1)激素替代治疗:补充激素生理需要量,如甲状腺功能减退用甲状腺激素,肾上腺皮质功能减退用皮质素或皮质醇,糖尿病用胰岛素治疗等。

(2)药物治疗:应用药物促进激素的合成和释放,如糖尿病磺脲类降血糖药治疗糖尿病等。

(3)器官、组织或细胞移植:内分泌腺或组织、细胞移植,如甲状旁腺移植治疗甲状旁腺功能减退、胰岛细胞移植治疗 1 型糖尿病等。

(二)免疫治疗

免疫抑制药治疗与免疫异常有关的内分泌疾病,如糖皮质激素治疗亚急性甲状腺炎、Graves 病等。

(三)对症治疗

针对内分泌及代谢疾病的症状或代谢紊乱辅以治疗,如低血糖症等。

五、内分泌代谢性疾病研究进展及展望

内分泌代谢疾病具有病因复杂、临床症状多样、明确诊断困难的特点,某些疾病缺乏有效治疗手段,其中许多病种属于疑难病症和现代难治病的范畴。随着科学技术的发展,西医学对于内分泌学科及内分泌代谢疾病的认识在不断进步。诊断方面,近年来发展起来的免疫多聚酶链反应法检测的灵敏度和特异性较放射免疫法明显提高。而定位诊断方面,核素标记的激素受体配体法、PET-CT 等,具有良好的定量和定时优点。在治疗方面,新型药物层出不穷,增强疗效、延长作用时间、降低不良反应等均取得很大进展。随着腔镜下微创手术的广泛应用,术中血清激素的快速检测,即可明确诊断及指导具体治疗。从基础研究方面看,以基因组学和蛋白组学技术为指导所进行的反向内分泌学逐渐成熟,现代内分泌学研究的重点将集中在细胞发育分化的信号通络和网络调节机制上。借鉴上述西医学的进展,中医学在内分泌代谢性疑难病症方面应该充分发扬深厚的中医理论积累和丰富的临床实践优势,在提高多种内分泌代谢疾病的临床疗效和疑难病的治疗方面有所总结提高,促进医学理论及实践的发展。

(李　敏)

第二节 内分泌代谢疾病的中医认识

内分泌疾病是指涉及下丘脑-垂体-靶腺全系统的疾病，关系到机体的新陈代谢和内环境的稳定。病理上涉及多脏器系统，临床症状千姿百态，证候繁杂。大量研究证明，中医辨证具有脏腑功能紊乱及阴阳失调的患者，往往伴有神经内分泌功能的紊乱，经辨证施治，随着不同证候的改善，患者神经内分泌功能也趋向正常，提示内分泌功能与某些证型密切相关。

内分泌系统是西医学的一个主要系统，然而在中医古籍中，内分泌系统、腺体、激素等均无相应的名称，是否意味着中医对内分泌疾病一无所知呢？从文献考证，早在《黄帝内经》中已有有关副性征的描述，在《古今录验方》等书中已有对糖尿病患者"每发即小便至甜"、蚂蚁喜食的记载，在《肘后备急方》《千金翼方》中也分别载有治疗甲状腺肿大、性功能减退等疾病的处方。然而综观中医对各种内分泌疾病的认识，仅是散在的对某一疾病的叙述，总体而言，尚缺乏对内分泌系统相应的理论阐发。我们只有从中医理论上阐述内分泌疾病的病机，揭示疾病的内在症结，才能有的放矢地指导临床。

一、五脏调控系统与神经-内分泌-免疫调节网络

(一)中医整体观念与神经内分泌免疫调节网络

神经-内分泌-免疫调节网络学说（neuroendocrine immunoregulatory network，NEI）从分子水平将三大系统相互联系起来，NEI通过对机体各细胞、器官、系统的功能活动的调节，维持机体内环境的稳态，其整体性调控作用与中医的整体观具有相似性，部分学者还认为机体的阴阳平衡即与NEI的双向调节有关。

整体观念是中医理论的精髓所在，它非常重视脏腑间的动态平衡，所谓"亢则害，承乃治"，这与NEI学说有着十分相似的观点。NEI学说提出：神经、内分泌、免疫三大系统除了各自独具的经典内容外，共同担负着控制机体内基本生命活动的重要作用，包括呼吸、循环、消化、泌尿生殖和防御。这三大系统在体内的分布和作用均十分广泛，其系统内部分别存在着极其严密和精细的调节机制，在细胞、分子和基因水平上构成一个动态平衡的网络，通过相互刺激、相互制约，达到系统内部的自我调制和相对稳定。沈自尹提出：中医证是一种综合性的功能态，有具体的功能网络和调控中心，而这种网络就是神经-内分泌-免疫调节网络。NEI是整体性地维护机体稳态的重要物质体系，是保持机体正常生理功能的基本条件，该网络中任何环节的紊乱均不可避免地影响其他系统的功能，对于整体水平上维持机体稳态及正常生理功能和健康具有极其重要的意义。这种整体调控模式与中医五脏调控系统的作用具有相似之处，它们均有整体的、动态的特征。中医学理论的整体

观与西医学的 NEI 学说如此相近,可以认为,这一学说是对中医学整体观的深刻化和客观化。

(二)中医五脏调控系统与神经内分泌免疫调节网络

近几十年有关脏腑的现代研究表明,中医某"脏"的功能涉及西医学多个系统的功能。中医的"脾"主运化的功能包括运化水谷和运化水湿两方面,与西医学消化、泌尿功能相关,与血液、循环功能相关。脾为后天之本,与内分泌、免疫功能相关。脾为生痰之源,与呼吸系统相关。主四肢肌肉及脾藏意,在志为思则与神经、肌肉疾病相关。肾为先天之本,元气之根,主骨生髓。肾精可以充养骨髓,而骨髓是免疫细胞增殖、分化和成熟的场所,因此,中医的肾与免疫具有密切的关系。中医之"肾"本质上包括了下丘脑-垂体-肾上腺皮质、甲状腺、性腺体功能,即与神经内分泌系统的功能密切相关。而西医学研究亦表明,肾的生理功能涉及面很广,如肾主水藏命门之火与泌尿、消化、循环系统相关,肾主纳气与呼吸系统相关等。总之,肾与生长发育、抗病能力、遗传特性、衰老、免疫、生殖、骨骼、水液代谢、呼吸、循环、消化、神经、内分泌、脑、髓、发、耳、齿均有密切关系,同时亦包括解剖学中肾的部分功能,是对下丘脑-垂体-靶腺之神经、内分泌、免疫、生化代谢等的生理概括。肝主疏泄、调情志、促消化、畅气机、主藏血,与精神、自主神经、消化系统及实质肝有关。肺主呼吸之气、一身之气,主宣发、肃降、行水,与肺、呼吸及内分泌系统相关等。以上说明,每一脏所主的功能均不是某一系统所能独立完成的。在中医学理论中,人体以心、肝、脾、肺、肾五脏为中心,通过经络有规律地循行和交会,把五脏、六腑、五官、九窍、四肢百骸联络起来,组成五大功能系统。五脏系统各有其特定的功能特点和活动规律,通过气血、津液的作用,构成五脏调控系统,系统内部及系统间相互资生、制约,维持动态平衡,协调有序。

二、内分泌功能异常与寒证、热证的关系

有研究报道,虚寒证患者的血皮质醇水平与正常人无差异,但糖皮质激素受体数目显著下降;虚热证患者不仅血皮质醇水平显著升高,糖皮质激素受体也有上升趋势,提示内分泌功能异常与寒证、热证也有密切关系。虚实寒热是八纲辨证中的四大要素,目前对虚实寒热理论的现代研究主要着重于内分泌系统、免疫系统和能量代谢方面,对阐明虚实寒热的病生机制起了积极的推动作用,对提高临床疗效有重要的指导意义。但必须看到虚实寒热的每一种病理类型就涉及多层次多系统的变化。虚实寒热又有互相联系且涉及各脏腑,而临床辨证往往是综合的结果,这就大大增加了研究的复杂性。

三、内分泌代谢疾病的中医药治疗

(一)重视局部与整体结合

辨证分型是中医诊察、分析疾病的手段,也是立法的前提,确立治疗法则是中

医治病的方法。对内分泌疾病的治疗,西医的治法主要针对激素分泌的多寡予以拮抗或替补,并不是针对引起激素分泌紊乱的基本病理,间或以手术切除增生的腺瘤,虽然是针对病根的治疗,但有时会旁及其他内分泌腺体或矫枉过正,引起术后由亢进转向减退的病变。中医治疗既可借鉴西药的拮抗或替补的治疗原则,更要从整体观念出发,采用中西结合方法,既重视局部病变,又与整体结合。

重视局部病变,就是借鉴西医的病名诊断,针对其主要病变的局部腺体病理及其临床突出的主证与证候。同样是甲状腺功能亢进阳亢火盛之证,对弥散性毒性甲状腺肿主用柔肝潜阳之剂,而对慢性淋巴细胞性甲状腺炎则慎用重镇平肝之剂。至于针对主症与证候而言,治法更具有灵活性。如同样是垂体肿瘤:若系高催乳素血症,治用通经抑乳;若为尿崩症,治当清燥缩泉;若是皮质醇增多症(库欣综合征),治宜泻肾化浊,此乃因其主症不同——溢乳闭经、溺多、向心性肥胖之而异。

结合整体,就是不孤立地看待某一腺体的局部病理,而是结合人体的体质、功能予以考虑。一是不局限于腺体功能的表现,而是从整体功能考虑。诸如对甲状腺功能亢进、皮质醇增多症等功能亢奋之病证,并不套用"实则泻之"的治则,而是要认识到从全身而论,乃是内分泌调控之失调,存在机体正虚的内涵。二是不局限于内分泌功能改变的症状,而是从整体的病理改变着眼。比如,即使是功能亢进的皮质醇增多症,也思及肾精乃是人体三宝之一,不可攻伐太过,予以清肾泻火之际,也必配黄精、生地黄等以补虚填精,固其元精,攻邪而不伤正。三是不局限于局部腺体的病理,而是从全身体质总体考虑。诸如老年性甲状腺功能亢进,并不单纯从疾病本身考虑,而是结合老年人体虚气弱的本质,勿投平肝潜阳之剂,有异于西医用抗甲状腺素药物,相反用益气补肾之法兼顾本虚。

(二)强调明辨标本和分期辨证治疗

中医内分泌疾病的特点决定了许多疾病具有本虚标实的特点,对于不同疾病以及同一疾病的不同阶段,其标本虚实皆有不同,因此疾病诊治要处理好标本的关系。同时,对于有明确阶段性,或有发作期和缓解期分别的内分泌代谢疾病,在明确西医诊断的基础上,根据疾病不同阶段主证特点、兼证、舌苔脉象的不同,把疾病分成几个阶段来分析、认识、归纳其发生发展规律。仝小林教授基于《内经》有关"脾瘅""消瘅""消渴"的论述,主张糖尿病分郁、热、虚、损几个不同的阶段(对应糖尿病前期、糖尿病临床期、糖尿病并发症期)辨证施治,这些足以反映中医药治疗疾病的多样性。

(三)药物的选择以中西互补相辅相成

中医药治疗内分泌疾病,是在上述治则的指导下,以中西医的药理作用为依据选方遣药,有机地联合应用中西药物,进一步发挥其药物精专的特色,有的放矢。对内分泌疾病,不论是阴虚阳亢之内分泌功能亢进症,或是脾肾阳虚之内分泌功能减退症,均按张景岳所教诲的"有气因精而虚者,自当补精以化气"原则,从精论治,可以菟丝子、肉苁蓉"填精益髓",借其"善滋阴液而又敷布阳和",达到"补阴兴阳"的目的;伍以补虚填精的黄精及擅长改善下丘脑-垂体-靶腺功能的地黄;再以既能温补命门,又能窜引通达之肉桂在其中斡旋,共同调整内分泌系统功能的紊乱状态,从本论治。

以西医药理作用为指导,就是借用对中药现代药理研究的成果,选药组方。使之中西药理皆通,药少而效宏。诸如治疗糖尿病,择药标准不仅顾及中药的药证相对,且首先考虑具有降低血糖药理作用的药物,如清燥所选的玄参、葛根、桑叶;益气所投的人参、黄芪、白术;利湿化浊的茯苓、泽泻、薏苡仁;活血通络的赤芍、丹参、生地黄、威灵仙等,均经实验研究证实具有降血糖作用,一药而两顾,相辅相成。又如对含碘中药治疗甲亢的争议,我们结合碘剂与甲状腺激素的关系,可采用少量含碘的方药,既有碘的药理作用,又有其他药物的碘剂协同,变弊为利,既消除了含碘较多中药的弊多利少,又摒弃了完全不含碘方剂对瘿瘤消散困难的缺陷,从而提高了疗效。

（宋　军）

参 考 文 献

［1］严灿,吴丽,徐志伟.中医五脏调控系统与机体稳态[J].云南中医学院学报,2004,27(2):9-10.

［2］司兆华,王进.中医阴阳学说与神经内分泌免疫网络关系初探[J].山西临床医药,1996,5(2):129-131.

［3］王欣.从神经-内分泌-免疫网络调节探讨中药复方效应机制[J].中医药学刊,2003,21(12):2055-2056.

［4］沈自尹.有关证与神经内分泌免疫网络的研究[J].中医药学刊,2003,21(1):10-11.

［5］刘永琦,王文.虚证的免疫学本质[J].中国中医基础医学杂志,2003,9(5):7-10,13.

［6］邓中炎,徐志伟,陈群,等.中医基础理论体系现代研究(基础与临床)[M].广州:广东科技出版社,2002:340.

［7］苏晶.论《内经》五脏调控系统观[J].中国中医基础医学杂志,1995,1(4):19-21.

第 2 章

垂体疾病

下丘脑-垂体疾病众多,包括垂体瘤、淋巴细胞性垂体炎、垂体功能减退症、空泡蝶鞍综合征,以及因下丘脑、垂体柄及神经垂体受到肿瘤、炎症、外伤等损害而产生的神经内分泌疾病。由于临床上难以直接测定血液循环中的各种下丘脑激素,大多数下丘脑-垂体疾病的诊断必须在临床表现的基础上依靠各种垂体激素的检测、垂体储备功能检查、下丘脑-垂体区影像学检查及其他特殊检查项目。下丘脑-垂体疾病的治疗应尽量去除病因,对不能根治病因者采用对症治疗。目前对于垂体瘤主要采用经蝶手术,必要时可辅以放化疗及药物治疗。对催乳素细胞腺瘤(PRL 瘤)和生长激素腺瘤(GH 瘤)的药物治疗较为成熟,如溴隐亭为代表的一类多巴胺 D2 受体激动药、生长抑素类似物等。对于腺垂体功能减退症,需采取激素替代治疗。但由于腺垂体激素价格昂贵,需注射有效,应用不便,且有些制剂如 TSH 在长期应用后可产生抗体,当周围内分泌腺萎缩严重时,促垂体激素往往不能奏效。故主要补充周围内分泌腺激素,包括肾上腺皮质激素、甲状腺激素、性激素、生长激素等。本章主要论述了临床发病率较高的腺垂体功能减退症和尿崩症,对其发病规律、特点及中西医治疗进行了全面介绍。

第一节　腺垂体功能减退症

一、概述

腺垂体功能减退症(hypopituitarism)指垂体或下丘脑的多种病损导致垂体的全部或大部分被毁坏,影响腺垂体的内分泌功能,引发一系列内分泌腺功能减退的表现。主要累及的靶腺为性腺、甲状腺及肾上腺皮质。按发病部位和病因,本病可分为原发性和继发性两类。

成人腺垂体功能减退症又称 Simmond 病。最常见的病因为产后垂体坏死(亦称席汉综合征)和垂体瘤。本病临床常见,病因及临床表现多样,具体视发病年龄、垂体损伤程度、不同病因及发展速度而定,通常为多种垂体激素缺乏所致的复合综合征,也可是单个激素缺乏的表现。一般来讲,获得性腺垂体功能减退症以生长激素(GH)、黄体生成素(LH)/卵泡刺激素(FSH)、促甲状腺素(TSH)、促肾上腺皮质激素(ACTH)、催乳素(PRL)的顺序依次出现相关功能减退的表现。多见于成年女性,常有明确的原发病因,如产后大出血、垂体瘤、垂体手术或放射治疗、颅脑外伤、感染或炎症、全身性疾病(白血病、淋巴瘤、脑动脉硬化、营养不良)及免疫性垂体炎等。

中医学无腺垂体功能减退症的病名,但有关类似本病的病因、病机和治法的论述,历代著作中都有所见及,属"虚劳""阴痿""血枯""经闭"的范畴。在《素问·腹中论》中有关于"年少时有所大脱血"致使肝肾两虚,"月事衰少不来"之"血枯"经闭的叙述。《难经·十四难》谓"一损损于皮毛,皮聚而毛落;二损损于血脉,血脉虚少,不能荣于五脏六腑;三损损于肌肉,肌肉消瘦,饮食不能为肌肤;四损损于筋,筋缓不能自收持;五损损于骨,骨萎不能起于床",其中部分证候颇似本病之临床表现。《金匮要略》中立"血痹虚劳"之专篇,其病证与本病相吻合,故大部分学者认为属"虚劳"范畴。隋代巢元方《诸病源候论》称:"凡产后皆血虚……则虚之短气,身体柴瘦,唇口干燥,久变经水断绝,津液竭枯也。"另外,《产后虚赢候》还提到:"夫产损动腑脏,劳伤气血……故虚赢也……将养所失,多沉滞劳瘠……甚伤损者皆著床,此劳瘠也。"可见,产时损动脏腑,劳伤气血,亏损精气,致使虚劳乃成。此与席汉综合征之病机相吻合,故该病有关记载散见于"产后痨""干血痨""闭经"等章节。

二、病因病机

本病多由先天禀赋不足,或大量出血,或因经血暴崩不止,或外邪侵犯脑络,或因劳伤惊恐,或因病久失治,营血日亏逐渐损伤肝、脾、肾,致其肝、脾、肾三脏亏虚。

(一)病因

1. **禀赋薄弱、素质不强** 因父母体弱多病,年老体衰,孕育不足,胎中失养,或生后喂养不当,水谷精气不充,均可导致先天不足,体质薄弱,易于罹患疾病,并在病后易于久虚不复,使脏腑亏虚日甚,而成为虚劳。

2. **产后失血过多** 产后大量出血、难产、多产下血过多,以致损伤胞宫脉络,气血大亏,或烦劳过度、惊恐,精血暴崩不止,或多产,元气大伤,脏腑虚损,气不摄血。以上病因均可伤及冲任,冲任空虚,气血两亏,而致闭经、产后无乳等。

3. **脾胃失调,后天失养** 或因饮食不节、饥饱不调,或禀赋不足、后天脾胃失调,或因情志抑郁、肝郁克脾等均会导致脾胃失调,后天失养。或脾失健运,不能化生水谷精微,气血来源不充,脏腑经络失于濡养,日久形成虚劳。

4. **大病、久病失治** 营血日亏,累及阴精,精血竭乏,肝肾阴虚,日久阴损及阳,肾阳因之虚衰,温煦失职,脾阳亦微,先天与后天之本皆摇,精血更无生化之由,可见经少、闭经、产后无乳等症。

5. **外感毒邪，日久损伤脑络** 体虚外感毒邪，毒邪侵犯脑络，脑络失养，肾主骨，骨生髓，诸髓者皆属于脑，脑为髓海，为奇恒之腑，清气上扬而浊气下降，若正气虚则清气不得上升，浊气不得降，阴浊积于脑，则出现头痛、女子月事不调、闭经等。

(二)病机

《素问·通评虚实论》云："精气夺则虚。"本病是各种原因导致气血阴阳虚损，累积肾、脾、肝等脏腑。既病之后，则以气虚为主，兼有气血双亏之象。少数患者由于气虚而致气机涩滞、血行缓慢，而呈现气虚血瘀之症状，为本虚标实之证，但其本仍为气血不足。

综上所述，本病病性属虚证。肾虚是其主要病态，可涉及脾、肝。脾为气血生化之源，后天之本，产后血崩与脾失于统摄也有关联；且肾阳不足，脾失温煦，脾阳亦衰，故脾虚常与肾虚并存，临床以脾肾阳虚证最为多见。肝主藏血，且女子以肝为先天，女子失血易与肝脏有关；乙癸同源，肾之精血不足，也势必影响肝阴不足，肝血不运，可见经少、闭经之症，故临床亦可见肝脾肾阴虚之证，并非一派阳虚之候。肾与下丘脑-垂体-靶腺的关系密切，垂体病变病靶在肾与脑。本病病势有缓急之分，如为外伤、经血暴崩所致，常发病急骤，如久病失治伤及脑络，常病势较缓。

三、临床表现

(一)中医

本病多因气血耗伤、精血亏虚、脏腑功能失养所致，病变脏腑涉及肝、脾、肾；病理性质属虚，临床表现为气血亏虚、肾阳虚衰、脾肾阳虚、肝肾阴虚及阴阳暴脱等证候。本病为虚证，故乏力是其主要临床表现。如因产后失血所致，则气随血脱，出现气血双亏之证候。若见久病失治，则以相应脏腑亏虚为主要表现，如以肾虚为主者，可见头晕、健忘、闭经、毛发脱落、腰膝酸软、性欲淡漠、不孕等证；以脾虚为主者，常见有饮食减少、腹胀、腹泻、便秘、四肢乏力、口淡无味等症；肝血不足者，可见眩晕、眼花、肢体麻木、血枯闭经、爪甲不荣、筋脉拘急，甚者可见肢体手足震颤、抽搐等虚风内动之象；失血亡精日久，肾水不能上济心火，使心火偏亢，火扰心神，心脉失养可见心悸、失眠、多梦、心前区空虚感；或病久心阳被耗，肾阳不能上温心阳，症见心悸、怔忡、胸闷喘促、心前区冷痛、脉细微结代等。

(二)西医

腺垂体功能减退症主要表现为各靶腺(性腺、甲状腺、肾上腺)功能减退的临床症状。临床表现与发病年龄及垂体被毁的严重程度密切相关，一般当垂体组织损失达95%时，临床表现为重度，丧失75%为中度，丧失60%为轻度，丧失50%以下者一般不出现功能减退的症状。

临床多以GH缺乏和性腺功能减退症状为首发，继而TSH缺乏，随后出现ACTH缺乏，最后出现PRL缺乏症状。新生儿及婴幼儿发病多与遗传缺陷有关，主要表现为低血糖症、小阴茎、肾上腺皮质危象及神经系统发育异常。青少年则主要表现为身材矮小、生长迟缓、青春期发育延迟或不发育、肥胖、虚弱或纳差。成年发病者可视垂体损毁程度出现性腺、肾上腺皮质、甲状腺功能低下表现。垂体瘤引起者除垂体前叶功能低下症状外，可伴垂体占位症状，如视野缺损、颅高压等。产后腺垂体坏死者，一般先出现 PRL、LH/FSH、GH 分泌不足的症状，继而发展为 TSH 缺乏，最后为 ACTH 分泌不足所致的肾上腺皮质功能不全症状。

1. 性腺（卵巢、睾丸）功能减退　女性有产后大出血、休克、昏迷病史，产后乳汁减少或缺乳，月经紊乱、闭经，性欲减退，乳房萎缩，腋毛、阴毛脱落，生殖器萎缩。成年男子性欲减退、阳痿、睾丸松软缩小、胡须稀少、无男性气质、肌力减弱、皮脂分泌减少、骨质疏松。

2. 甲状腺功能减退　怕冷，动作缓慢，反应迟钝，面容虚肿，皮肤干燥，声哑，心率缓慢。

3. 肾上腺功能减退　与原发性慢性肾上腺皮质功能减退症相似。不同的是，本病由于缺乏黑素细胞刺激素，故有肤色浅淡、面色苍白、乳晕色素浅淡。另外，在全垂体功能减退基础上，各种应激感染可以诱发垂体危象。

4. 其他如生长激素（GH）、促黑素（MSH）分泌不足　可表现为低血糖、体脂增加、肌力下降、骨量减少、骨密度降低、工作生活能力下降、情绪低落、生活质量下降、肤色变淡（特别是色素沉着部位，如乳晕、腹中线）等。

5. 垂体危象　本病患者如未获得及时诊断和治疗，发展至后期，特别是在急性应激时往往可发生垂体危象。前期可见严重软弱无力、精神萎靡、表情淡漠、嗜睡，伴厌食、恶心、呕吐，进食或饮水即吐，合并中上腹痛，消瘦、脱水等；后期可出现昏迷、休克等症状。其常见诱因是感染、镇静药与麻醉药、腹泻、呕吐、低温、手术。

四、辅助检查

1. 一般检查　血常规可表现为正细胞正色素性贫血。血生化示低血糖、糖耐量曲线低平；血钠和氯化物常偏低，血钾大多正常。

2. 内分泌功能检查　腺垂体激素及各靶腺激素均低于正常水平。

（1）垂体-性腺功能检查：血 LH、FSH、PRL、睾酮通常低于正常水平。

（2）垂体-甲状腺功能检查：血 FT_3、FT_4、TSH 均低于正常水平。

（3）垂体-肾上腺皮质功能检查：血皮质醇、ACTH 基础值降低，尿 17-羟脱氧皮质醇（17-OHCS）、17-羟脱氧皮质酮（17-KS）降低。

（4）GH、胰岛素样生长因子 1（insulin like growth factor-1，IGF-1）低于正常参考值范围。GH 正常参考值范围大，生长激素缺乏（growth hormone deficiency，GHD）的确诊一般须行 GH 激发试验。有 3 种或者 3 种以上垂体激素缺乏症，以及 IGF-1 低于参考值范围的患者患有生长激素缺乏的概率高达 97%，因此不需要做激发试验。

3. 影像学检查　垂体 MRI 可发现垂体瘤、垂体炎、垂体萎缩、空泡蝶鞍、下丘脑肿瘤等。

五、诊断与鉴别诊断

(一)诊断

1. 下丘脑-垂体-肾上腺皮质轴　根据美国内分泌学会(The Endocrine Society, TES)最新指南推荐：诊断中枢性肾上腺皮质功能不全的一线试验是测量早 8—9 时的血清皮质醇水平，禁止应用随机抽取的数值。建议皮质醇水平 $<3\mu g/dl$ 时考虑为中枢性肾上腺皮质功能不全；当 $>15\mu g/dl$ 时则可基本除外；当数值界为 $3\sim15\mu g/dl$ 时，推荐应用 ACTH 刺激实验来确定诊断，在试验 $30\sim60min$ 时，皮质醇浓度峰值 $<18.1\mu g/dl(500nmol/L)$ 可考虑中枢性肾上腺皮质功能不全；对于已应用激素治疗的患者，至少间隔 $18\sim24h$ 后再行功能测定。

胰岛素低血糖耐量试验是判断垂体-肾上腺轴的金标准。有研究发现：二十四肽促肾上腺皮质激素(synacthen)试验(synacthen 是指一种合成制备的包括 $1\sim24$ 个氨基酸的 ACTH)可在一定程度上替代胰岛素低血糖耐量试验。

2. 下丘脑-垂体-甲状腺轴　测定激素包括 FT_3、FT_4、TSH。患者在 FT_4 低于正常水平时，TSH 水平也降低、正常或轻度升高，可与原发性甲状腺功能减退者相区别。怀疑上位病变(下丘脑)可做促甲状腺素释放激素(TRH)兴奋试验。

3. 下丘脑-垂体-性腺轴　男性需测定 FSH、LH 和睾酮。女性需测定 FSH、LH 和雌二醇。指南建议临床医生在除外排卵障碍有关的其他月经不调的原因(高催乳素血症、高雄激素血症、甲状腺疾病)。促性腺激素释放激素(LHRH)兴奋试验可协助定位诊断。正常情况下多在 $30\sim45min$ 时出现高峰。无反应则提示该病，若反应弱或延迟升高则提示有下丘脑病变。

4. 下丘脑-垂体-生长激素轴　生长激素呈脉冲式分泌，单次的随机测量不能进行诊断。胰岛素诱导的低血糖试验、精氨酸试验均可以用来诊断激素不足的情况。前者是诊断的金标准，虽然后者有相似的敏感性和特异性。一些情况下，还可以选择胰高血糖素刺激试验。

在清晨测量 GH、IGF-1 或行激发试验。成年人低血糖时 $GH<3\mu g/L$，儿童 $<10\mu g/L$，青春期前期 $<5.0\sim6.1\mu g/L$ 诊断为生长激素不足的界值。对生长激素释放激素(GHRH)-精氨酸刺激试验的界值应根据 BMI 指数。当 $BMI<25kg/m^2$ 时，$GH<11.5\mu g/L$；当 $25kg/m^2<BMI<30kg/m^2$ 时，$GH<8\mu g/L$；当 $BMI>30kg/m^2$ 时，$GH<4.2\mu g/L$。有证据提示，为避免过度诊断，当使用胰高血糖素刺激试验时，当 $BMI>25kg/m^2$ 时，GH 应 $<1\mu g/L$ 才可诊断。

5. 增强 MRI　是成像下丘脑-垂体轴最敏感的方法，对于疑似患者都建议行

MRI 或增强 MRI 检查。对于发育异常如垂体后叶易位、视神经或胼胝体发育异常等都可以发现。

(二)鉴别诊断

1. 下丘脑性垂体功能减退症 表现为多种垂体激素缺乏,常同时伴 PRL 分泌过多和性早熟,有时可伴有抗利尿激素分泌不适当综合征或尿崩症。患者在发生垂体-肾上腺皮质功能减退前往往先有 ACTH 昼夜节律紊乱。

2. 原发性甲状腺功能减退症 腺垂体功能减退症除甲状腺功能不足外,其他内分泌腺功能亦可能低下,因而可被误认为腺垂体功能减退症。原发性甲减的黏液性水肿外貌显著,血胆固醇增高更明显,往往伴有心脏扩大,最具鉴别价值的是血 TSH 测定,原发性甲减升高,而腺垂体功能减退症不可测得或相对降低。

3. 原发性肾上腺皮质功能减退症 其与腺垂体功能减退症的鉴别要点为前者有典型的皮肤黏膜色素沉着,而性器官萎缩及甲减的表现不明显,对 ACTH 无反应,失钠现象严重。

六、治疗

(一)中医治疗

本病治疗原则为调补脏腑、益气养血、填精;临床需辨别脏腑气血阴阳虚损的不同,灵活施治。

1. 辨证用药

(1)气血两亏证

临床表现:乏力倦怠,纳呆食少、消瘦,头晕目眩,面色淡白或萎黄,心悸失眠,月经稀少,甚至闭经,舌淡少苔,脉细。

治疗法则:补气养血。

方药运用:八珍汤(《瑞竹堂经验方》)加减。人参、白术、白茯苓、当归、川芎、白芍药、熟地黄、甘草。

加减:心悸甚者,加阿胶;乏力甚者,加黄芪;兼畏寒怕冷者,加淫羊藿、巴戟天、肉桂;失眠甚者,加大枣、远志。

(2)肾阳虚衰证

临床表现:形寒肢冷,气怯神疲,面色苍白,唇淡无华,腰膝酸软,闭经,纳差,舌淡苔白,脉沉弱。

治疗法则:温肾壮阳,填精补血。

方药运用:右归丸(《景岳全书》)合四物汤(《太平惠民和剂局方》)加减。熟地黄、附子(炮附片)、肉桂、山药、山茱萸(酒炙)、菟丝子、鹿角胶、枸杞子、当归、杜仲(盐炒)、川芎、白芍。

加减:闭经者,加牛膝、茜草;便溏者,加干姜。

（3）脾肾阳虚证

临床表现：周身乏力，下肢水肿，形寒怯冷，饮食减退，闭经，性欲减退，溲清，便溏，舌淡苔白，脉细弱。

治疗法则：健脾温肾，调理冲任。

方药运用：肾气丸（《金匮要略》）加减。桂枝、干地黄、泽泻、茯苓、牡丹皮、山茱萸、炮附子。

加减：面容虚肿、嗜睡困倦者，加薏苡仁、佩兰、藿香；全身水肿尿少者，加猪苓、木通、金钱草；性欲减退者，加仙茅、淫羊藿；饮食减退者，加白术、焦三仙。

（4）肝肾阴虚证

临床表现：闭经，消瘦，面色不华，皮肤干燥，头晕目眩，耳鸣，烦躁失眠，头发、眉毛稀疏，阴毛、腋毛脱落，乳房萎缩，无性欲要求，舌淡少苔、少津，脉沉细无力。

治疗法则：滋补肝肾，养血益精。

方药运用：大补元煎（《景岳全书》）加减。人参、山药、熟地黄、杜仲、当归、山茱萸、枸杞子、炙甘草。

加减：纳差消瘦者，加鸡内金、莱菔子、炒神曲；腰膝酸软者，加续断、桑寄生；闭经者，加益母草、茺蔚子；耳鸣、烦躁失眠者，加炒酸枣仁、茯神、磁石。

（5）气滞血瘀证

临床表现：闭经腹胀，少腹刺痛，脘腹胀满，精神抑郁，烦躁易怒，头晕眼花，肤干甲错，扪之碍手，毛发枯落，舌质淡红，兼见瘀斑，脉弦细数。

治疗法则：活血化瘀，疏肝理气。

方药运用：血府逐瘀汤（《医林改错》）和四乌贼骨一蘆茹丸（《素问·腹中论》）加减。当归、生地黄、桃仁、红花、枳壳、甘草、赤芍、柴胡、川芎、桔梗、牛膝、海螵蛸、茜草（蘆茹）。

加减：头痛明显者，可加用通窍活血汤。

2. 危象

（1）脾肾阳衰证

临床表现：此型多见于危象早期，表现为神疲乏力，畏寒肢冷，全身虚肿，双目呆滞，面色苍白，皮肤干燥，毛发脱落，头晕耳鸣，纳少，腹胀，便秘，阳痿或闭经，不育，性欲减退，舌苔白润或白脉沉细弱或沉迟。

治疗法则：温肾健脾，固阳扶危。

方药运用：真武汤（《伤寒论》）合肾气丸（《金匮要略》）加减。茯苓、芍药、生姜、附子、白术、桂枝、干地黄、泽泻、茯苓、牡丹皮、山茱萸、炮附子。

加减：神疲乏力甚者，加黄芪、党参；腰膝酸软者，加桑寄生、淫羊藿；食少纳呆、腹胀者，加山楂、炒神曲。

（2）心肾阳衰证

临床表现:此型多见于危象中晚期,表现为全身水肿,大汗淋漓,心悸胸闷,呼吸低微,四肢厥冷,尿少或尿闭,甚至昏迷,舌质淡,舌体胖,脉微欲绝。

治疗法则:回阳固脱。

方药运用:参附汤(《校注妇人良方》)。人参、附子。

加减:汗出不止者,加煅龙骨、煅牡蛎;心悸不宁者,加远志、酸枣仁;全身水肿者,加泽泻、茯苓。

3. 其他疗法

(1)单方验方

①羊肾丸(《证治准绳》):山茱萸、干姜、巴戟天、白芍、泽泻、细辛、菟丝子(酒浸)、远志、桂心、黄芪、石斛、熟地黄、附子、当归、牡蛎、蛇床子、甘草、肉苁蓉(酒浸)、党参各60g,石菖蒲30g,防风45g,茯苓15g,共为细末,以羊肾(睾丸)1对同捣,酒制为丸,如梧桐子大,每服30～50粒(相当于12g),每日3次,淡盐汤或黄酒送下。

②甘草人参煎剂:每日用生甘草30g、人参6g,每次煎液200～300ml,每日3次。

(2)针灸治疗

①腺垂体功能减退症的体针疗法

治则:益气养血,温补脾肾。

取穴:关元、中脘、足三里、三阴交;肾俞、脾俞、胃俞、膈俞、太溪。两组穴交替使用,每日1次,10次为1个疗程,休息3天再进行下一个疗程。

操作:三阴交、太溪穴只针不灸用补法,其余六穴均用温针灸。火力务必要充足,以针下有温热感为宜,每次留针30min。

加减:若形寒肢冷便者,加命门、气海穴温肾健脾;若纳差消瘦者,加天枢、大肠俞健运脾胃;若闭经、性功能减退者,加中极、血海、子宫穴养血调经。

②垂体前叶功能减退症危象的处理

治则:温肾健脾,回阳救逆。

取穴:以人中、涌泉、大陵、神门为主,配以内关、足三里、太冲、气海、关元穴。

操作:手法用补法,留针20～30min。

加减:若神志不清者,加百会、风池穴,以开窍醒神;若心悸多汗者,加三阴交、血海、心俞穴,以养血安神;若高热谵妄者,加大椎、十宣、劳宫穴,以泄热安神。

(3)膏方

①精血亏损证

临床表现:产后月经闭止,毛发脱落,枯槁无华,头晕目眩,腰膝酸软,性欲丧失,甚或生殖器官萎缩,阴道干涩,舌淡苔白,脉沉细略数。

治疗法则:滋阴养血,填精益髓。

方药运用：人参鳖甲汤（《圣济总录》）加减。南沙参、北沙参、天冬、麦冬、龟甲、鳖甲、黄精、枸杞子、石斛、女贞子、墨旱莲等以滋补肾阴；太子参、党参、白扁豆、六神曲、怀山药、炒谷芽、香橼、陈皮以培元护胃；精气虚加生晒参、黑芝麻、胡桃肉、阿胶；伴瘀血阻滞者，加桃仁、红花、川牛膝、益母草、鸡血藤；便秘者，加柏子仁、杏仁、松子仁、陈皮、火麻仁等。

②脾胃虚损证

临床表现：产后月经停闭，形寒怕冷，四肢不温，易感风寒，纳呆食少，腹泻便溏，容颜憔悴，毛发枯萎，肌肤不荣，或宫寒不孕，性欲丧失，子宫萎缩，舌淡苔白，脉沉细无力。

治疗法则：峻补脾肾，益气养血。

方药运用：黄芪散加减。太子参、党参、白扁豆、山药、大枣、黄芪以健脾益气；菟丝子、淫羊藿、鹿角片、蛤蚧、补骨脂、益智仁、续断、杜仲、巴戟天以补益肾阳；麦冬、龟甲、鳖甲、黄精、枸杞子、女贞子、墨旱莲、五味子以滋养肾阴；制何首乌、熟地黄、紫河车以补益精血；薏苡仁、白扁豆、焦山楂、六神曲、怀山药、炒谷芽、木香、陈皮以培元护胃；精气虚加生晒参、黑芝麻、胡桃肉、阿胶；形寒肢冷明显者，加柴胡、枳壳、芍药、川芎、桂枝、肉桂；伴有失眠多梦者，加茯神、首乌藤、酸枣仁、合欢皮、远志。

（4）具有类激素作用的方剂

方剂一：生地黄 20g，巴戟天、僵蚕、五味子各 10g，甘草 5g。

方剂二：秦艽、防己、郁金各 10g，人参 5g。注意妊娠期禁用郁金，血压偏高者慎用人参。

方剂三：生地黄 20g，巴戟天、僵蚕、五味子、秦艽各 10g。

上述方剂均具有兴奋垂体、类似糖皮质激素作用，可选用于男女性器官发育不良、性功能减退、严重感染与休克、过敏性疾病、结缔组织疾病、血液疾病、肿瘤等。

（二）西医治疗

激素补充替代治疗和病因治疗可使病情获得明显好转，配合中药治疗可改善病情，减少激素的补充替代用量。发生并发症或昏迷时，应积极抢救。

腺垂体功能减退必须针对病因治疗，因垂体瘤所致者可视情况采用放射治疗或手术治疗；下丘脑肿瘤应手术治疗，糖尿病炎症、肉芽肿病变等需做相应的治疗。垂体干细胞（pituitary stem cells）移植是腺垂体功能减退症治疗的发展方向，但目前仍处于动物实验阶段。

七、预防、预后及调护

1. 预防　做好产前检查，积极预防和妥善处理分娩，积极防治产后大出血及产褥热，可防止本病的发生。早期发现垂体瘤并给予合理治疗，可避免肿瘤发展至晚期。垂体瘤手术、放疗中也应注意预防。如已患有本病,应积极预防危象的发生。其方法是针对诱发因素采取预防措施。预防感冒,积极控制感染,避免外伤及颅脑手术损伤垂体前叶。

2. 调摄与护理 产后出血或放疗、手术治疗引起本病者,给予相应的靶激素替代治疗,维持体内激素水平,可缓解症状,延续生命;对由肿瘤引起本病者,采取手术、放疗或药物等相应的治疗方法,并针对激素水平给予替代治疗,亦可维持激素水平,缓解症状,但肿瘤常易复发,故应定期检查,随时治疗。患者宜进高热能、高蛋白与维生素膳食,平时注意生活要有规律,保持身心健康,加强身体锻炼,保暖,避免感染、过度劳累与情绪波动。慎用镇静药,节欲保精,培固真元,积极防治垂体前叶功能减退症危象的发生。如已合并有危象,应在严冬季节注意保暖,加强身体锻炼,保持心情舒畅,中毒型禁止过度饮水,慎用抗凝药、胰岛素、镇静药等。

3. 预后及转归 病本在肾,肾虚易受邪犯,加之脾亦虚损,正气虚弱,不能抵御外邪,在内外因素的作用下,可累及心阳虚衰,出现脾肾阳衰及心肾阳衰之危象。患者如病情发展至危象阶段,则生命垂危,如抢救或治疗稍不到位,不易挽救患者生命,导致死亡,预后不良。

八、中医防治进展

国医大师朱良春认为席汉综合征起于产后大出血,导致耗气伤精,损及肝、脾、肾,在久治不愈缠绵难复的情况下,大多数患者出现肾阳虚衰的征象,因此肾阳虚是本病的主要病机,亦是本病的基本证型。肾中真阳乃先天真火,亦即命门之火,它是人身生化之源泉,是人体生命活动的基本动力。根据阳生阴长的规律,命火盛衰对机体发病、生殖、发育、衰老等过程均有重要作用,西医学的肾上腺、性腺、肾脏和内分泌器官等功能的发挥均与命门之火"肾中真阳"有关。

夏善玲用温经汤治疗席汉综合征,认为本病属于中医学的"虚劳"范畴,患者一般素体阳虚,兼之常有产后大出血,多表现为气血双虚,冲任虚寒,故用温经汤加味以补元气,温冲任,益精血,使气血旺盛,阳复寒散。气盛血旺,血海充盈,月事依时下;气盛血充,毛发得以再生;血能化精,肾有所藏,脏腑器官得气血温煦濡养,子宫复原,性事得以康复。

张耀宗主张用温补脾肾法治疗本病。张氏认为本病多因产后大出血所致,血为气之母,血脱则气耗,加之日久失治,调摄不当,导致肾失封藏,精血亏损,肾阳虚衰,不能温煦脾阳,最终形成脾肾阳虚、气血双亏之证。治疗以温补脾肾、益气养血为法。拟方:肉桂、陈皮、熟附片、当归、白术、云苓、党参、菟丝子、枸杞子、熟地黄、淮山药、黄芪。附、桂入脾、肾两经,前人称附子能救阴中之阳,二者相配,补阳益火,佐黄芪补气以资生血之源,更加当归、生地黄益精生血,伍党参增强扶阳益气之功效。

戴德英等采用温肾填精通络法治疗本病。戴氏认为本病多由产后失血致脏腑气血虚弱，肾阳衰竭，精血不生，脑髓失养，血海空虚，导致本病。治疗以强肾填精通络为法。拟方：肉苁蓉、巴戟天、鹿角片、阿胶、磁石、鸡血藤、黄芪、熟地黄、泽兰、当归、川芎、芍药、紫河车粉。方中肉苁蓉、巴戟天温肾壮阳，阿胶补血，鸡血藤活血补血通经，诸药合用，使肾精充足，脑髓得养，血海充盈，月事恢复。随证加减：若服药后上腹胀痛，可改用桃红四物汤加补肾通经之品；若腹痛而经血不下，可再服温经汤。

匡伟等认为可将本病归入中医学"虚劳""水肿"之范畴。本病病位在脾肾二脏，以元气亏虚、命门火衰为主要病机，常伴水湿内停、瘀血内阻。

孙昌茂认为本病属中医学"虚劳"范畴，多由"产后百脉空虚"，加之骤然出血，血海空虚，伤及命门所致。"命门者，为水火之府，为阴阳之宅，为精气之海，为死生之窦"，损伤命门即损伤肾阴肾阳，因此采用滋肾补髓、活血调经为主治疗。结合西医学补充性激素替代治疗，同步进行针灸治疗，中西医结合，标本兼治，可取得显著的效果。

胡仲英等认为本病病因病机主要为由于产后大出血，气随血耗，血少而不生精致气耗精伤。以温补方药为主，是本病治疗用药特点。在治疗用药中要注意，辛热壮阳之品，如肉桂、附子、仙茅、淫羊藿等不宜早用过用，应在大补精血基础上加用，应注意选用血肉有情之品。若见真阳欲脱者，必先用附子汤救其欲脱之阳，或结合应用西药施治，待病情稳定后再用其他温补药。合并应用西药行人工周期疗法治疗闭经时，可先以熟地黄、黄芪、当归、党参等双补气血，复其元气后，再行西药人工周期法，可提高疗效。结合现代中药药理研究结果选药也应提倡，如对黄体功能不足时宜重用紫河车、肉桂、人参等，可促进卵巢功能的恢复及乳腺发育。

李相中等认为席汉综合征除一派功能减退的虚象外，还有"血瘀证"的特征性表现，如闭经、头痛等，因此，在补肾的基础上应酌加活血之剂。调补肾之阴阳有助于调整神经内分泌系统的功能，为治本之法；而活血通窍则有助于改善垂体血液循环，促进腺垂体神经细胞的修复和再生，两法合用，相辅相成。

卢存寿单纯用地黄治疗席汉综合征。每日取生地黄90g，切成碎片，加水约900ml，煮沸并不断搅拌1h，滤出药液约200ml，1次服完，连服3天。隔3日再连续服药3天，再隔6日、隔14日分别连服药3天，共35天12个服药日。此后每隔1～3个月视病情重复上述治疗1次。身体衰弱或服药后轻度腹泻者，将生地黄剂量减至45～50g，并每日加炮姜1.6g、白术8g煎服，隔5日服药5天，间歇服用。治疗3～5个月后，症状可消失或显著改善而停药；停药后有复发情况，但症状较轻，复发后再用地黄饮治疗仍有效，并见效较初治时快。

（王　涵）

参 考 文 献

[1] 廖二元.内分泌代谢病学.3版.[M].北京:人民卫生出版社,2014.

[2] 母义明,陆菊明.解放军总医院临床内分泌代谢病学[M].北京:人民军医出版社,2014.

[3] 肖万泽.内分泌代谢疾病中西医结合诊断与治疗[M].北京:人民军医出版社,2014.

[4] 高天舒,白华.实用中医内分泌学[M].沈阳:辽宁科学技术出版社,2018.

[5] 黄泰康.疑难病诊治方药丛书:内分泌与代谢疾病[M].北京:中国医药科技出版社,1999.

[6] Fleseriu M,Hashim I A,Karavitaki N,et al. Hormonal Replacement in Hypopituitarism in Adults:An Endocrine Society Clinical Practice Guideline[J]. The Journal of Clinical Endocrinology & Metabolism,2016,101(11):3888-3921.

[7] 黄泰康,孙勤国,刘学耀.现代中医系列丛书:内分泌代谢病中医治疗学[M].北京:中国医药科技出版社,2002.

[8] 冯建华,郭宝荣.内分泌与代谢病的中医治疗[M].北京:人民卫生出版社,2001.

[9] 邱志济,朱建平,马璇卿.朱良春融各家之长治疗席汉氏综合征用药特色选析——著名老中医学家朱良春教授临床经验(35)[J].辽宁中医杂志,2002,9(11):646-647.

[10] 夏善玲.温经汤的临床运用举隅[J].河南中医,1996,16(6):52-53.

[11] 张耀宗.从肾论治席汉氏综合征 15 例[J].中西医结合杂志,1989(11):693-694.

[12] 戴德英,张凤星.温肾填精通络法治疗席汉氏综合征闭经[J].上海中医药杂志,1991(10):15-17.

[13] 匡伟,徐永太,董晓蕾.中医药治疗腺垂体功能减退症浅探[J].河北中医,2005,27(8):596.

[14] 孙昌茂.中西医结合治疗席汉氏综合征 34 例[J].陕西中医,1996(12):541-542.

[15] 胡仲英,胡剑东,胡剑北.中医诊治席汉氏综合征的特色[J].福建中医药,1990,21(2):59-61.

[16] 李相中,杨纲领.补肾活血法治疗席汉氏综合征 2 例[J].中原医刊,1990(3):26-27.

[17] 卢存寿.地黄治疗席汉氏综合征临床疗效报告[J].中西医结合杂志,1985(8):476-478,451.

第二节　尿 崩 症

一、概述

尿崩症(diabetes insipidus,DI)是由于下丘脑神经垂体病变,引起精氨酸升压素(arginine vasopressin,AVP)[又称抗利尿激素(antidiuretic hormone,ADH)]严重缺乏或部分缺乏(中枢性尿崩症,central diabetes insipidus,CDI),或肾脏病变引起肾远曲小管、集合管上皮细胞 AVP 受体和(或)水孔蛋白(aquaporin,AQP)及受体后信息传递系统缺陷,对 AVP 不敏感(肾性尿崩症,nephrogenic diabetes insipidus,NDI)致肾小管重吸收水障碍,引起多尿(每日尿量>30ml/kg,或>3L)、烦渴、多饮、低比重尿和低渗尿(尿渗透压＜300mmol,尿比重＜1.010)为特征的一组临床综合征。治疗上一般采用终身激素替代疗法。

中医学对本病没有专门的论述,《诸病源候论·消渴病诸候·消渴候》中提到"夫消渴者,渴不止,小便多是也",与尿崩症的多饮、多尿症状相符,因此认为本病当属中医学"消渴"范畴。此外,在中医古籍中对"小便多"这一主要症状有较为详细的描述,如《秘传证治要诀及类方·大小府门》"小便多者,乃下元虚冷,肾不摄水,以致渗泄",指出肾虚是"小便多"的基本病机。根据其病机,我们推断病因与先天禀赋不足,饮食失节,情志失调,劳欲过度有关。

二、病因病机

(一)病因

尿崩症是一种难治性疾病,属于"消渴"范畴。本病多与先天禀赋不足,饮食失节,劳欲过度有关。

1. 先天禀赋不足　张景岳《类经》云:"夫禀赋为胎元之本,精气之受于父母者是也。"多数患者起病突然,通常在儿童期或成年早期发病,体现了先天禀赋不足的病因。患者胎元受损,肾精亏虚,无以化精生气,导致气血不足,五脏失养,其中肺脾肾三脏尤甚,水液代谢失常。肺不得通调水道,脾不能运化水湿,肾主水不利,故口渴引饮而不化,膀胱失约而多尿。若调护失当,后天水谷精微难以滋养先天精气,肾元更亏,烦渴更甚,尿崩而下。

2. 饮食失节　若患者长期过食肥甘厚味,醇酒辛辣,损伤脾胃,致脾胃运化失司,积热内蕴,化燥伤阴,损伤阴液,故口渴而饮水增多,脾胃无力运化,水饮直入下焦而为尿液。《素问·水热穴论》中提到:"肾者,胃之关也。"胃病而伤肾,关门不利,水饮入于胃不能上输于脾,只能下入膀胱而形成尿液。

3. 情志失调　若患者郁怒伤肝,肝气郁结,郁久化火,火热内燔,灼伤津液,导致肾阴亏虚,正如《临证指南医案·三消》中提到的"心境愁郁,内火自燃,乃消症大病"。另外,若肝气瘀滞化生郁火日久,母病及子,心火亢盛,心与小肠相表里,心火循经至小肠,使小肠不能泌别清浊而多尿。病程日久,脏腑功能失调,阴阳俱虚,精血津液不归正化,而形成痰热、湿浊、瘀血等病理产物,说明病情进一步加重。

4. 劳欲过度　若患者房事不节,劳欲过度,肾精亏损,虚热伤阴,灼烧津液,发为消渴。消渴阴虚为本,燥热为标。阴津亏损,燥热偏胜,二者互为因果,阴愈虚则燥热愈盛,燥热愈盛则阴愈虚,饮水逐渐增多,肾无力气化而多尿。

(二)病机

本病的主证为多尿、烦渴。多尿的基本病机为肾虚而关门不利,有开无合。烦渴是多尿的始动因素,渴而多饮,饮多而溲增。故结合病因,本病的病机围绕水液代谢失常展开。

若肾阴亏虚,虚火上炎,煎熬阴液而口渴多饮,饮入于胃而关门不利,水液不得输布而下注膀胱,小便增多。若肾阳不足,无力气化水液,水性趋于下而自膀胱出。若胃热亢盛,肺燥津亏,金水相生,肾阴阳俱虚不能制水,开合不利而尿崩。

本病病性为本虚标实。发病之初为本虚标实并重,本虚虽与肺脾肾相关,但与肾和膀胱关系最为密切,标实以燥热与津亏并见为主。其病本在肾,病位在膀胱,与肺、脾诸脏亦关系密切。

三、临床表现

尿崩症可发生于任何年龄,以青少年多见,男女患病之比为2:1。尿崩症的主要临床表现为多尿[(2.5~20L)/24h],烦渴及多饮[饮水量(5~20L)/24h]。部分患者有失水征,高钠血症。患者通常主诉夜尿增多,夜尿症往往是尿崩症成人患者就诊的原因;儿童患者常常表现为夜间遗尿,生长发育迟缓。尿崩症患者白天及夜间的尿量均增加,但昼夜变化仍然存在,夜尿量约为白天尿量的50%,因为昼夜尿量变化与溶质的排泄量有关。妊娠时由于胎盘产生AVP酶,循环中的AVP降解增加,妊娠期肾小管对AVP的敏感性降低,以及肾脏产生前列腺素增加,拮抗AVP的作用,从而使妊娠前已有的较轻的中枢性尿崩症加重,甚至引起急性尿崩症。

脑部创伤、手术损伤垂体和下丘脑可引起颅脑外伤及颅脑手术后尿崩症,表现为以下几点。

(1)暂时性尿崩症:术后第一天发生,数天内恢复。

(2)持续性尿崩症:持续数周可形成永久性尿崩症。

(3)三相性尿崩症(垂体损伤,表现为多尿-抗利尿-多尿三相变化):①急性期:尿量增加,尿渗透压下降,持续4~5天。原因为神经源性休克(AVP不释放)。②中间期:尿量减少,尿渗透压上升,持续5~7天。此时AVP溢出损伤神经元。③持续期(永久性尿崩症):神经元损伤。

四、辅助检查

1. **尿比重、尿渗透压**　尿比重常低于1.005,尿渗透压降低,常低于血浆渗透压。血钠增高,严重时血钠可高达160mol/L以上。

2. **血浆渗透压和尿渗透压关系的估价**　如果对注射血管升压素的反应低于正常,或者血、尿血管升压素浓度增高则诊断为肾性尿崩症。相反,注射血管升压素后,尿渗透压明显增高、血浆渗透压下降,则诊断为中枢性尿崩症。血、尿渗透压的关系很有用处,尤其在神经外科手术后或头部外伤后,运用两者的关系可以很快鉴别尿崩症与胃肠道外给予的液体过量。对这些患者的静脉滴注速度可以暂时放慢,通过反复测量血、尿渗透压,判断二者的关系是否正常。

3. 禁水加压试验　比较禁水后与使用血管升压素后尿渗透压的变化,是确定尿崩症及尿崩症鉴别诊断简单可行的方法。

(1)原理:正常人禁水后血浆渗透压升高,循环血量减少,两者均刺激 AVP 释放,使尿量减少,尿渗透压增高,尿比重升高,而血浆渗透压变化不大。

(2)方法:禁水时间 6~16h 不等。中等程度多尿患者的禁水试验可以从夜间开始,中度多尿者的禁水试验应该在白天,在医生严密观察下进行。试验前测定体重、血压、血渗透压、尿渗透压和尿比重。禁水开始后,每小时测定 1 次上述指标。当连续 2 次尿量和尿比重变化不大、尿渗透压变化$<30mOsm/(kg \cdot H_2O)$或体重下降 3%时,于皮下注射水剂血管升压素 5U,于注射后 60min 测定血、尿渗透压和尿量、尿比重。

(3)结果分析:正常人禁水后体重、血压、血浆渗透压变化不大,而尿渗透压可以超过 $800mOsm/(kg \cdot H_2O)$,注射水剂升压素后,尿渗透压上升不超过 9%。原发性多饮(精神性烦渴)患者在禁饮后尿量可见减少,尿比重上升,但不超过 1.020。尿渗透压也可上升,但由于这类患者长期多饮造成的水利尿状态,使肾髓质高渗透压梯度降低,使尿液最大浓缩受限,因此禁水后尿渗透压上升幅度较小,但仍存在最大限度内源性 AVP 释放,表现为应用外源性 AVP 后,尿渗透压可以继续上升,但上升幅度$<9%$。完全性中枢性尿崩症患者禁水后尿渗透压上升不明显;在给予外源性 AVP 后,尿渗透压迅速升高,上升幅度可以超过 50%,尿量明显减少,尿比重可上升至 1.020。部分性中枢性尿崩症者禁水后尿液有一定程度的浓缩,但注射 AVP 后尿渗透压上升幅度至少达到 10%。部分性中枢性尿崩症患者在禁水后,尿渗透压峰值随着进一步禁水而下降,提示原有有限的内源性 AVP 储存在第一次禁水刺激下释放耗竭,继续禁水时没有内源性 AVP 释放,使尿渗透压峰值下降。肾性尿崩症患者在禁水和应用外源性 AVP 后尿渗透压不会升高,尿量不减少。

(4)试验特点:对原发性多饮患者进行禁水加压试验时,他们有可能做不到完全禁水(可能会悄悄地饮水),如果没有注意到这种情况,在注射升压素后很容易发生水中毒。完全性尿崩症患者在禁水过程中,如体重下降$>3%$、严重者出现血压下降和烦躁等表现时,应立即注射水剂升压素,尽快终止试验。

4. 高渗盐水试验　在诊断尿崩症时很少应用这一试验。当需要证明 AVP 释放的渗透压阈值改变时,常采用该试验,并且在分析某些低钠、高钠血症时具有一定的价值。

5. 血浆 AVP 测定　部分性中枢性尿崩症和原发性多饮患者因长期多尿,肾髓质渗透梯度降低,影响肾脏对内源性 AVP 的反应性,故不易与部分性肾性尿崩症相鉴别,此时在进行禁水试验的同时,测定血浆 AVP、血渗透压、尿渗透压有助于鉴别诊断。

6. **影像学检查** 利用影像学检查对进一步确定中枢性尿崩症患者下丘脑垂体部位有无占位性病变具有重要价值。垂体磁共振(MRI)加权影像在正常人可见神经垂体部位有一个高密度信号区域,中枢性尿崩症患者的这一信号消失,而肾性尿崩症和原发性多饮患者中,该信号始终存在。有时垂体 MRI 还可见垂体柄增厚或有结节,提示原发性或转移性肿瘤。因此,MRI 可作为鉴别中枢性尿崩症、肾性尿崩症和原发性多饮的有效手段。

五、诊断与鉴别诊断

(一)诊断要点

尿崩症的诊断内容主要包括 3 个方面:①任何尿崩症的诊断应包括病理(部位)诊断和病因诊断两个方面;②中枢性尿崩症应明确是完全性抑或部分性(一般根据临床表现及检查结果区分);③不论是中枢性还是肾性尿崩症,都要尽量明确原发性或继发性病因,前者可查出相关基因突变,而后者应查找原发病,以指导临床治疗。

(二)鉴别诊断

虽然持续性多尿提示尿崩症的诊断,但绝不能单凭多尿诊断为尿崩症。临床上,出现多尿的疾病和情况很多(如糖尿病、高尿钙症、高尿钾症、高渗性多尿、低渗性多尿、老年性多尿等),在诊断尿崩症前,应该首先予以排除。其次,应与原发性多饮、单纯性渴感减退、渴感减退伴 AVP 阈值升高和液体潴留性多尿等鉴别。此外,尿崩症治疗过程中出现的低钠血症有时(颅脑手术或创伤后)还需要与抗利尿激素(AVP)不适当分泌综合征(syndrome of inappropriate antidiuretic hormone secretion,SIADH)或脑性盐消耗综合征(cerebral salt-wasting syndrome,CSW)鉴别。

1. **糖尿病** 常有多饮、多尿、多食、消瘦症状,血糖升高,尿糖阳性,易鉴别,需注意有个别尿崩症病例合并糖尿病。

2. **高尿钙症** 见于原发性甲状旁腺功能亢进症、结节病、维生素 D 中毒、多发性骨髓瘤、骨转移等,应根据原发病鉴别。

3. **高尿钾症** 见于原发性醛固酮增多症、失钾性肾病、肾小管性酸中毒、Fanconi 综合征、假性醛固酮增多症(Liddle 综合征)、巴特(Bartter)综合征等。

4. **高渗性多尿** 尿比重>1.020,尿渗透压>300mOsm/L,见于糖尿与尿素升高(高蛋白、高能营养)及尿钠升高(肾上腺皮质功能减退症)等情况。

5. **低渗性多尿** 尿比重<1.006,尿渗透压<280mOsm/L 见于急性肾衰竭多尿期、失钾性肾病、肾性尿崩症、高尿钙症、原发性多饮等。

6. **老年性多尿** 老年人多尿的原因较复杂,一般表现为夜尿增多。夜尿增多的原因可能与高血压或动脉硬化等原因引起的肾损伤和尿浓缩功能减退或 AQP 作用障碍有关,又称为老年性尿崩症,可能属于一种轻型的肾性尿崩症。

7. **妊娠期多尿**　妊娠期多尿可以是妊娠本身的表现，也可能是合并有尿崩症；妊娠早期的明显多尿或多尿过于严重，不能用妊娠解释时应考虑尿崩症可能。鉴别的要点是血 AVP/copeptin（和肽素）测定，必要时试用去氨加压素（1-deamino-8-D-argininevasopressin，DDAVP）数日，如果尿量明显减少即可诊断为妊娠合并尿崩症。诊断妊娠期尿崩症的意义在于早期发现垂体病变，并得到及时处理，以免造成严重后果。

8. **干燥综合征（Sjögren syndrome，SS）**　指患者因口咽分泌液减少，黏膜干燥而多饮，导致多尿；另一方面，干燥综合征本身可累及肾实质，导致肾损伤和肾小管功能障碍。有的患者可有与原发性多饮类似的临床表现，或并发肾小管性酸中毒、Fanconi综合征等。但血中可检测出多种自身抗体，有高丙种球蛋白血症，血 AVP、血渗透压和尿渗透压正常。如鉴别有困难，可行禁水升压素试验。

六、治疗

根据临床表现和患者意愿进行治疗选择，可选择药物治疗或手术治疗。一般多采用内治法，以补肾固涩为主。必要时可手术治疗。

（一）中医治疗

1. **治则治法**　尿崩症的主要表现为多尿、口干欲饮，表现为体内水液代谢的失调，肾主水，司二便，开窍于膀胱，故治疗尿崩症以治肾为要。早在《素问·至真要大论》中就有"散者收之"的理论，针对津液的耗散可适当采用固涩的方法加以治标。

目前学界对于尿崩症的治疗尚未形成公认体系，治法方药在上述治则指导下有较大差异，今人的治疗多参考古籍和症状相似疾病。如《杂病广要》中"小便多"一节提到"肾气不能摄水，降多升少，非大补莫能，参、芪佐桂、附可也……"，指出采用补肾气以固脱是一种治疗思路。此外，肺与肾在水液代谢方面的作用关系密切，肺主行水，通调水道，为水之上源，而肾为主水之脏，二者在水液代谢方面协同作用。若肺气失于宣发肃降，水道失于调畅，则不能固摄输送至肾和膀胱的津液，使肾失开合，溲泄无止。故治疗尿崩重点在肾脏，但不能忽视肺脏在水液代谢方面的作用，因此，肺肾同调亦为一种治疗思路。肝脏在水液代谢方面亦有重要的促进作用。肝主疏泄与肾主封藏之间亦存在着相互制约、相辅相成的关系。尿崩症中，部分患者出现肾阴不足、阴不制阳而致肝阳上亢，在补肾的同时应养血柔肝。另外，有医家利用"通法"，采取清热、散寒与利水并用，邪气祛则正气自复，达到止崩的作用，亦可互参。

2. **辨证用药**

（1）中气不足证

临床表现：小便量多，淋沥不已，时作时止，遇劳即发，腰酸膝软，神疲乏力，舌质淡,脉细弱。

治疗法则:健脾益肾,化气利水。

方药运用:补中益气汤加减,出自李东垣《内外伤辨惑论》,功效为补中益气,升阳举陷,主治脾胃气虚证、气虚发热证、气虚下陷证。黄芪、甘草(炙)、人参(去芦)、升麻、柴胡、橘皮、当归身(酒洗)、白术。

加减:口渴甚者加天花粉、生地黄、乌梅、葛根;小便多者加泽泻、车前子;纳差者加六曲、鸡内金;大便干燥者加大当归用量;手足心热者加地骨皮;便溏者加山药、白扁豆;胃火炽盛者加石膏、黄连。

(2)肾阳不足证

临床表现:面色白,毛发干枯,饮一溲一,性功能低下,形寒怕冷,四肢欠温,虚浮便泄,舌淡体胖,脉沉细无力。

治疗法则:温补肾阳,温阳固水。

方药运用:右归饮加减。右归饮出自张景岳《景岳全书》,功效为温补肾阳,填精补血,主治肾阳不足证。熟地黄、山药(炒)、山茱萸、枸杞子、甘草(炙)、杜仲(姜制)、肉桂、制附子。

加减:乏力气短者加生黄芪、党参以益气补虚;阳痿、早泄者加仙茅、淫羊藿、菟丝子以温肾助阳。

(3)肺燥津伤证

临床表现:口渴多饮,尿频量多,烦躁失眠,舌质红,少苔乏津,脉细数。

治疗法则:滋阴润肺,补肾固涩。

方药运用:玉液汤合六味地黄丸或白虎加人参汤合生脉饮(散)加减。

玉液汤出自张锡纯《医学衷中参西录》,功效为益气滋阴,固肾止渴,主治消渴气阴两虚证。生山药、生黄芪、知母、葛根、五味子、天花粉、生鸡内金。

六味地黄丸出自钱乙《小儿药证直诀》,功效为滋补肝肾,主治肝肾阴虚证。熟地黄、酒山萸肉、牡丹皮、山药、茯苓、泽泻。

白虎加人参汤出自张仲景《伤寒论》,功效为清热,益气,生津,主治气分热盛,气阴两伤证。知母、石膏(碎,绵裹)、甘草(炙)、粳米、人参。

生脉散出自张元素《医学启源》,功效为益气生津,敛阴止汗。主治温热、暑热,耗气伤阴证;久咳伤肺,气阴两虚证。人参、麦冬、五味子。

加减:小便自遗者,加桑螵蛸、龙骨、覆盆子以固摄缩尿;畏寒甚者,加附子、益智仁,补骨脂等温助肾阳;口渴引饮者,加乌梅、石斛、沙参、玉竹、生地黄、天花粉敛阴止渴。

(4)阴虚阳亢证

临床表现:口烦渴,小便量多,焦躁不安,皮肤干燥,五心烦热,形瘦肢软,舌红瘦,少苔,脉弦细。

治疗法则：滋阴益肾，养血柔肝。

方药运用：当归芍药散合六味地黄丸加减。当归芍药散出自张仲景《金匮要略》，功效为养血调肝，健脾利湿，主治妇人腹痛。当归、芍药、川芎、茯苓、白术、泽泻。

加减：失眠者加阿胶、酸枣仁，头晕耳鸣者加女贞子、枸杞子。

3. 其他治疗方法

(1)针刺治疗

针刺取穴、手法、时间及次数：委中、昆仑、后溪、下巨虚、梁丘、合谷、太冲、行间、内关，左右对取，强刺激泻法不留针。太溪、复溜、太白、三阴交、阴陵泉、地机、尺泽、孔最诸穴双取补法，行针 5～6 次，留针 30min。

(2)灸法

隔姜灸：取关元、中极、肾俞（双）、神阙，将大艾炷（蚕豆大小）置于 3mm 左右鲜姜片上（其上用毫针扎针孔数枚）点燃施灸，以局部皮肤潮红，不觉灼痛为度。每穴灸 1 壮，每次 20min，每日 1 次。

(3)耳穴疗法：耳穴取内分泌、遗尿点、膀胱点、交感、神门再配以肺、脾、肾、三焦等穴位，王不留行籽刺激穴位。

(二)西医治疗

1. 一般治疗　对于各种类型症状严重的尿崩症患者，都应该及时纠正高钠血症，积极治疗高渗性脑病，正确补充水分，恢复正常血浆渗透压。纠正高渗状态不宜过快，如果原来的高渗透压下降太快，容易引起脑水肿。液体补充的速度以血清钠每 2h 下降 1mmol 为宜。究竟补充哪一种液体，可根据以下因素进行选择：有无循环衰竭，高钠血症发展的速度和程度。如果有循环衰竭或严重高钠血症，可滴注低渗盐水，意识清醒者可经口服。如不存在循环衰竭仅有高钠血症者，可输注 5% 的葡萄糖溶液，输注速度应低于葡萄糖代谢速度，以避免高血糖发生和渗透性利尿。但是，对于严重高钠血症伴循环衰竭逐渐发展超过 24h 者，应补充等渗溶液。其原因有二：其一，等渗溶液也能相对稀释高渗状态时的细胞外液，以减少渗透压下降过快导致的脑水肿；其二，同时等渗溶液也可以有效地恢复血容量。婴幼儿尿崩症的治疗比较困难，因他们难以摄入足够的水且治疗会导致水中毒。因此，于婴幼儿患者在保证足够数量的水分摄入（10～30ml/kg 体重）同时，应减少升压素的应用剂量。

2. 药物疗法

(1)中枢性尿崩症的治疗

①水剂升压素：尿崩症可用激素替代治疗。注射剂血管升压素口服无效。水剂升压素皮下注射 5～10U，可持续 3～6h。该制剂常用于颅脑外伤或术后神志不清的尿崩症患者的最初治疗。因其药效短暂，可有助于识别神经垂体功能的恢复，

防止接受静脉滴注的患者发生水中毒。

②粉剂垂体后叶粉(尿崩停):赖氨酸升压素是一种鼻腔喷雾剂,使用1次可维持4~6h的抗利尿作用。在呼吸道感染或变应性鼻炎时,鼻腔黏膜水肿,对药物吸收减少而影响疗效。

③鞣酸加压素(长效尿崩停):长效尿崩停是鞣酸升压素制剂,需要深部肌内注射。应从小剂量开始。初始剂量为每日1.5U,剂量应根据尿量逐步调整。体内24~18h内可以维持适当的激素水平,一般每周注射2次,但有个体差异,应做到个体化给药,切勿过量应用而引起水中毒。

④人工合成DDAVP:增加了抗利尿作用,而缩血管作用只有AVP的1/400,抗利尿与升压作用之比为4000:1,作用时间达12~24h,是目前最理想的升压素。该药目前已有口服剂型(如去氨加压素片剂),每片0.1mg,口服0.1~0.2mg,对多数患者可维持8~12h抗利尿作用。初始剂量可从每日0.1mg开始,逐步调整剂量,防止药物过量引起水中毒。与经鼻腔用药相比,片剂口服后的生物利用度约为5%。该药还有注射剂和鼻喷剂,1~4μg皮下注射或10~20μg鼻腔内给药,大多数患者可维持12~24h抗利尿作用。

⑤其他口服药物:具有残存AVP释放功能的尿崩症患者,可能对某些口服的非激素制剂有疗效。

氯磺丙脲可以刺激垂体释放AVP,并加强AVP对肾小管的作用,可能增加肾小管环磷酸腺苷(cAMP)的形成,但对肾性尿崩症无效。200~500mg,每日1次,可起到抗利尿作用,可持续24h。该药可以恢复渴觉,对渴觉缺乏的患者有一定作用。另外,因为该药是降糖药,有一定的降血糖作用,因此必须告知服药患者,服药时按时进餐,可以避免低血糖的发生。该药其他不良反应包括肝损伤、白细胞减少等。

双氢克尿塞的抗利尿机制不明。一般认为是盐利尿作用造成轻度失盐,细胞外液减少,增加近曲小管对水分的再吸收,使进入远曲小管的初尿减少,而引起尿量减少。该药对中枢性和肾性尿崩症均有效,可使尿量减少50%左右。与氯磺丙脲合用有协同作用。剂量每日50~100mg,3次分服。服药时用低盐饮食,忌饮用咖啡、可可类饮料。

氯贝丁酯(安妥明)能刺激AVP释放,每日200~500mg,3~4次分服。不良反应包括肝损伤、肌炎及胃肠道反应。

卡马西平(酰氨脒嗪)可以刺激AVP释放,产生抗利尿作用,每日400~600mg,分次服用,因不良反应较多,未广泛使用。

继发性中枢性尿崩症应首先考虑病因治疗,如不能根治,可选择上述药物治疗。

(2)肾性尿崩症的治疗:肾性尿崩症对外源性AVP均无效,目前还没有特异性的治疗手段,但可采用以下方法控制症状。

①恰当补充水分,避免高渗和高渗性脑病。儿童和成人可以口服,对婴儿应及时经静脉补充。

②非甾体类消炎药:吲哚美辛可使尿量减少。但除吲哚美辛以外的该类其他药物疗效不明显。

③噻嗪类利尿药:双氢克尿塞,每日 50～100mg 口服,必须同时应用低盐饮食,限制氯化钠摄入,可使尿量明显减少。该药有明显排钾作用,长期服用时,应定期检测血钾浓度,防止低钾血症。阿米洛利(amiloride)与双氢克尿塞联合应用可避免低钾血症。阿米洛利用于锂盐诱导的肾性尿崩症时有特异疗效。

(3)妊娠期尿崩症的治疗:原有中枢性尿崩症的妇女妊娠时,一般应用DDAVP。如果尿崩症是由席汉综合征所致,则在治疗尿崩症的同时补充腺垂体激素的缺乏。妊娠性尿崩症的治疗应注意区分 ADH 分泌不足引起的尿崩症和渴感异常引起的尿崩症,后者应用 DDAVP 治疗常可引起水中毒,所以最好测定血中的AVP 含量来指导治疗。在尿崩症妊娠中不需要停用药物治疗,相反应适量增加药物剂量。哺乳期也不需要停用药物,因乳汁中的药物含量极微。由于妊娠期尿崩症随分娩后自然缓解,分娩后密切注意尿量变化,及时减少剂量和停药,以防止水中毒发生。

七、预防、预后及调护

尿崩症患者的长期预后首先取决于基本病因,一些颅脑肿瘤或全身性疾病患者预后不良。无脑肿瘤或系统性疾病的特发性中枢性尿崩症患者,在充分的饮水供应和适当的抗利尿治疗下,通常可以维持基本的正常生活,对寿命影响也不大。一些女性患者妊娠和生育也能安全度过。文献报道妊娠期服用 DDAVP 控制尿崩症状,未发现对胎儿有明显损害。

及早诊断和治疗尿崩症,可预防膀胱扩张、输尿管和肾盂积水。这些情况很可能发生于长期多尿的患者,这类患者由于憋尿易造成膀胱和肾盂扩张等并发症。少数渴感缺乏或渴感减退患者,当伴有尿崩症时往往发生严重脱水,而脱水可能引起血管性虚脱或中枢神经系统损伤,预后严重不良。这些严重并发症也可发生于意识障碍的尿崩症患者,包括颅脑手术后发生的急性尿崩症。

八、中医防治进展

中医治疗尿崩症,可以根据患者所处疾病不同阶段进行分型论治。发病伊始,病情发展相对迅速,患者的症状多以口渴引饮、小便频数、烦躁失眠、大便秘结为主,表现为阴虚燥热之象,多予益气养阴之法。此后阳气渐损,容易出现形寒肢冷、面色㿠白,神疲乏力等症状,表现为肾阳不足之象,多以温补肾阳为法。后期因精微随尿液大量流失,伤及正气,多阴损及阳,导致脾肾两虚,治疗原则以滋阴清热治其标、培补脾肾治其本,结合固津缩尿方能取效。以下就不同类型的尿崩症进行综述。

(一)小儿尿崩症

小儿尿崩症是原发性尿崩症中发病率逐年上升的一类疾病。小儿为稚阴稚阳之体,形气未充,脏器清灵,患儿往往禀赋不足,调护失当,导致燥热偏盛,灼伤阴津。证以阴虚为本,燥热为标,燥热盛则阴愈虚,阴愈虚则燥热愈甚,两者往往互为因果。病程转归,大致短者属肾阴虚为多,病程长者属脾肾阳虚为多,后者下元不固,气不化水,故口渴多尿而引饮。治疗上以滋阴清热、补肾固涩为法,可采用金匮肾气丸合缩泉丸治疗。

(二)肾性尿崩症

贺学林发现此类患者舌质淡胖而脉弦细者较多,单纯固涩疗效不佳。他根据通因通用的原则,提出以补肾利水为主,佐以化瘀行水、滋阴活血的方法治疗肾性尿崩。药用茯苓、猪苓、泽泻、薏苡仁、车前子、冬瓜皮利水,水去则小便自然减少,用桂、附温肾化气行水,兼用何首乌、丹参、益母草补肾滋阴,活血利水。

(三)中枢性尿崩症

范仁忠发现本病在临床中虽有口干唇焦,渴喜冷饮,心烦躁扰,夜不安寐,手足心灼烫,大便燥结等阴虚阳亢之征,同时并见尿量频多,色清如水,面色少华,容颜憔悴,精神疲惫,倦怠乏力,腰膝酸软,诸正元馁弱之象,呈现一派热灼心胃,中气虚惫,肾元衰羸的虚实夹杂证。他认为采用滋阴清热,益脾补肾之法可以迅速恢复和稳定体内水液的正常输布和调节。方用生地黄、熟地黄、山药、山茱萸、龟甲、知母、黄连、党参、甘草、制附子、桑螵蛸等,诸药合用,着重滋阴润燥,清火泄热,补脾固肾。

(四)治疗继发性尿崩症

任泽鹏在应用常规西药基础上加用六味地黄丸合缩泉丸,中西医结合治疗经鼻-蝶入路手术切除垂体瘤术后尿崩症。治疗后发现,中西医结合组患者的临床治疗总有效率(93.3%)显著高于对照组患者的临床治疗总有效率(70.0%);且治疗后,中西医结合组患者的尿量、尿渗透压及尿比重等相关临床指标的改善情况均显著优于对照组患者,组间差异有统计学意义。

尿崩症属中医学"消渴"范畴,多与先天禀赋、生活方式、情志相关,随着历代医家的不断钻研,中医对尿崩症的治疗也逐渐系统化,认为尿崩症病位主要在肺、脾、肾三脏,治疗多以滋阴清热、健脾补肾为主,辅以针灸、耳穴压豆等外治法。但本病治疗尚缺乏统一标准,文献以病案报道和小样本临床研究为主,亟待开展进一步研究。

此外,西医在治疗尿崩症的过程中仍有明显优势,如 AVP、DDAVP,在治疗尿崩症过程中仍发挥着不可替代的作用。因此,在临床治疗尿崩症的过程中,应中西医结合治疗,二者扬长避短、相得益彰,更有利于疾病的治疗。

(苟筱雯)

参 考 文 献

[1] 童南伟,邢小平.内科学.内分泌科分册[M].北京人民卫生出版社,2015:24.

[2] 于智超,徐进.尿崩症的中医治疗进展[J].世界最新医学信息文摘,2018,18(6):110-111.

[3] 陈灏珠,林果为,王吉耀.实用内科学(上册)[M].14版.北京:人民卫生出版社,2013:1137,1142-1143.

[4] 张晓阳,连增林.尿崩症的中医论治概述[J].新疆中医药,1990(4):19-22.

[5] 廖二元.内分泌代谢病学[M].3版.北京:人民卫生出版社,2012:305,309-310.

[6] 张晶.闫昭君治疗尿崩症经验[J].四川中医,2002(7):4-5.

[7] 王健.补中益气汤治疗尿崩症15例[J].四川中医,2003,21(5):34.

[8] 龚燕冰,王洪武,庞健丽.林兰教授中西医结合治疗原发性尿崩症经验[J].四川中医,2010,28(2):3-4.

[9] 李淑菊.张琪治疗尿崩症二则[J].山东中医杂志,2009,28(8):586-587.

[10] 蒋传义.阴虚尿崩验案[J].中国民间疗法,2016,24(3):15-16.

[11] 徐乃佳.加味缩泉丸联合隔姜灸治疗肾性尿崩症36例[J].云南中医中药杂志,2013,34(2):25.

[12] 宫润莲.耳穴贴压对特发性尿崩症患者尿渗透压及血浆渗透压的影响[J].中国社区医师(医学专业半月刊),2009,11(19):124.

[13] 史轶蘩.协和内分泌和代谢学[M].北京:科学出版社,1999:1142-1143.

[14] 陈尔芬,胡正儒.中医治疗小儿虚性尿崩症三例的临床观察[J].江西中医药,1960(11):14-16.

[15] 王朝文.中医经典方剂辨治内科疑难疾病研究[J].内蒙古中医药,2017,36(14):55-56.

[16] 贺学林.通因通用法治疗肾源性尿崩症1例体会[J].浙江中医杂志,2000,35(1):35.

[17] 郑航宇,范仁忠.范仁忠治疗尿崩症临床经验[J].中医药临床杂志,2007,19(2):110-111.

[18] 任泽鹏.中西医结合治疗垂体瘤术后尿崩症临床研究[J].中医临床研究,2018,10(5):122-123.

第3章

肾上腺疾病

肾上腺是人体重要的内分泌器官,由肾上腺皮质和髓质组成,分泌多种激素,对维持正常的生理功能起重要的调节作用。肾上腺皮质或髓质可由于增生或肿瘤而分泌过多的激素;也可由于肿瘤或其他疾病导致激素分泌减少,出现相应的肾上腺功能亢进或减退。肾上腺疾病主要包括肾上腺增生、肾上腺肿瘤、肾上腺萎缩及发育不全,从功能角度可分为功能性疾病和无功能性疾病。功能异常疾病常见有皮质醇增多症、原发性醛固酮增多症、嗜铬细胞瘤、肾上腺皮质功能减退症等。其中,皮质醇增多症为可引起皮质醇增多症为特征的临床综合征,主要表现为向心性肥胖、高血压、继发性糖尿病和骨质疏松等。原发性醛固酮增多症可引起高血压、低血钾等。嗜铬细胞瘤可引起阵发性或持续性高血压及代谢紊乱综合征。肾上腺皮质功能减退症可引起电解质紊乱、乏力等症状。随着医疗技术的发展,肾上腺疾病的诊治率越来越高,而其治疗方法仍多为激素替代或手术治疗。西医的激素替代治疗虽然有效,但不良反应较大,若能通过联合中药治疗改善全身功能及临床症状,尽量减少激素的用量及不良反应,将对本类疾病的疗效提高有较大的意义,并使之成为临床医生的又一重要选择。

第一节 肾上腺皮质功能减退症

一、概述

肾上腺作为体内重要的内分泌腺体,由结构和功能各异而又相互联系的皮质和髓质组成。皮质由外至内分为球状带、束状带和网状带。球状带合成和分泌醛固酮,属于肾素-血管紧张素-醛固酮系统,主要参与血压和体内水盐代谢的调节;束状带主要合成和分泌皮质醇,属于促肾上腺皮质释放激素-促肾上腺皮质激素-皮质醇轴,主要参与应激反应、物质代谢和免疫功能的调节;网状带通常情况下主要合成和分泌类固醇类性激素,主要参与性腺功能和代谢的调节。肾上腺髓质主要由嗜铬细胞和神经突触组成。髓质既属于交感神经系统的一部分,又是摄取胺前体脱羧细胞的集聚体，合成和分泌儿茶酚胺和诸多肽类与胺类激素。

肾上腺皮质功能减退症是指以糖皮质激素、盐皮质激素醛固酮和类固醇类性激素分泌减少的病症。由于肾上腺皮质功能与中枢下丘脑-垂体之间存在的反馈性调节机制，肾上腺皮质功能减退症按发病部位可分为发生于肾上腺皮质部和非肾上腺皮质部两个类型。其中肾上腺皮质部称原发性肾上腺皮质功能减退症，非肾上腺皮质部称继发性肾上腺皮质功能减退症。

原发性肾上腺皮质功能减退症又称 Addison 病，是由于自身免疫、结核、感染、肿瘤、白血病等，破坏双侧绝大部分的肾上腺，导致肾上腺皮质功能减退而致。目前，Addison 病的病因主要是自身免疫性肾上腺炎，约占 80%。在欧美国家，Addison 病流行率为每百万人口 40～110 人，发病率 0.6/10 万人年，且死亡率高。

继发性肾上腺皮质功能减退症的常见原因为长期大量摄入外源性糖皮质激素后的突然减停药；其次，还有产后垂体出血性坏死引起的席汉综合征和脑外伤引起的垂体柄损伤、垂体 ACTH 瘤等手术后引起的肾上腺皮质功能减退等。

古代中医文献没有关于肾上腺皮质功能减退症的确切记载。根据本病的临床表现，可参考中医学"虚劳""女劳疸"等认识。

《素问·通评虚实论》所说的"精气夺则虚"，《素问·调经论》所谓"阳虚则外寒，阴虚则内热"。《诸病源候论·虚劳病诸候》："夫虚劳者，五劳、六极、七伤是也。"《景岳全书·虚损》："病之虚损，变态不同，因有五劳七伤，证有营卫脏腑。然总之则人赖以生者，惟此精气，而病为虚损者，亦惟此精气。气虚者，即阳虚也；精虚者，即阴虚也。"

《灵枢·经脉》说"肾足少阴之脉……，是动则病饥不欲食，面如漆柴"，《金匮要略》曰："额上黑，微汗出，手足中热，薄暮即发，膀胱急，小便自利，名曰女劳疸。"女劳疸是一种以"额上黑"为主症的病证。这些记载的症状与本病有相似之处。

二、病因病机

中医认为，肾上腺皮质功能减退症属内伤病范畴，多因先天不足、房劳、劳倦过度，或久病大病之后失于调理，或早婚多产致使元气被伤，肾中精血两亏，阴损及阳，肾气不足所致。

(一)病因

病因方面，主要有禀赋不足、感受外邪、情志不遂、过度劳累及饮食失节等。

1. 禀赋薄弱　本病的形成与禀赋相关。禀赋薄弱，真元亏损，是本病的先天因素。

2. 外感邪毒　禀赋不足，先天正气亏虚，则易受外邪侵袭。正虚基础上感邪伤正，导致元气大伤，肾气不足，进而可致脏腑气血阴阳俱亏。

3. 情志不遂　长期精神抑郁不畅，肝气逆乱，郁而化火，火耗气血，致气机逆乱、气血生化乏源，日久元气大亏，肾气不足。

4. 劳倦过度 久劳过劳,致肾精亏耗,肝肾阴阳不足,虚极而生。

5. 饮食不节 暴饮暴食,过食肥甘醇酒,或饮食不足,饥饿营养不良等原因,致使脾胃受伤,脾失运化,不能化生水谷精微,气血来源不充,或病消渴,或病痰浊,日久致元气不足,肾气亏虚。

(二)病机

本病以虚证为主,临床表现可归纳为脾肾阳虚、肝肾阴虚、阴阳两虚而兼见瘀血。

1. 脾肾阳虚 脾主运化,为气血生化之源,后天之本。若脾胃升降失常,则水谷的受纳、腐熟、转输等功能发生障碍,脾失健运,化源衰少,因而出现疲乏无力,食欲减退,腹痛腹泻等症。肾为先天之本,命门附于其中,寄元阴元阳,主藏精,有温煦脏腑、蒸化津液、促进生殖和发育的功能,又为人身精髓之源泉。一旦命门火衰,温煦失职,气化无权,则畏寒肢冷,精神不振,腰膝酸冷,性功能减退。肾阳大虚,阴无阳配,阴寒之象毕露,故肤色黧黑。

2. 肝肾阴虚 肝肾同源,肾精亏虚,肝之阴血亦不足,故可出现眩晕耳鸣,毛发脱落无光泽,易于激动,思想不集中,肢体麻木,肌肉瞤动,女子月经紊乱等症。肾寄元阴元阳,元阴不足,形体和脏腑失其滋养,则体质消瘦,面色黧黑,眩晕耳鸣,健忘少寐,或手足心热,薄暮即发。

当本病病情急骤加重时,由于命火、元气大衰,浮阳上越,阴阳离决,则会出现高热、神昏、恶心呕吐,血压下降,脉微欲绝等。严重者可危及生命。

总之,慢性肾上腺皮质功能减退症病程发展缓慢,在病机上以虚损为主,其虚损的程度由轻到重,逐渐加重,并在虚损的基础上常兼瘀血阻滞的病理表现。其虚损的脏腑以脾肝肾不足为主。

三、临床表现

慢性肾上腺皮质功能减退症发病隐匿,病情逐渐加重。各种临床表现在很多慢性病都可见到,因此诊断较难。原发性和继发性肾上腺皮质功能减退症具有共同的临床表现,如逐渐加重的全身不适、无精打采、乏力、倦怠、纳差、体重减轻、心悸、气短、头晕、体位性低血压等。皮肤黏膜色素沉着是慢性原发性肾上腺皮质功能减退症的特征性表现。色素为棕褐色,有光泽,不高出皮肤,色素沉着分布是全身性的,但以暴露部位及易摩擦的部位更明显,如脸部、手部、掌纹、乳晕、甲床、足背、瘢痕和束腰带的部位;色素沉着的皮肤常常间有白斑点。齿龈、舌表面和颊黏膜也常常有明显的色素沉着。有时合并其他自身免疫性内分泌和非内分泌疾病。

继发性肾上腺皮质功能减退症患者的肤色比较苍白。其他垂体前叶功能减退可有甲状腺和性腺功能低下的临床表现,表现为怕冷、便秘、闭经、腋毛和阴毛稀少、性欲下降、阳痿;青少年患者常表现为生长延缓和青春期延迟。下丘脑或垂体占位可有头痛、尿崩症、视力下降和视野缺陷。

肾上腺皮质功能减退症有激素缺乏的慢性表现和急性表现两种。慢性肾上腺皮质功能减退症发病隐匿,病情逐渐加重。急性肾上腺皮质功能减退症多在原有慢性功能不全的基础上,遇有应激、手术、创伤、感染等情况而诱发,病情较重。

四、诊断与鉴别诊断

(一)诊断要点

1. 典型的临床表现及血尿常规和生化测定,可为本病提供诊断线索。

临床表现为逐渐出现疲乏无力、精神萎靡、厌食恶心、体重减轻、色素沉着等。实验室检查一般包括血尿常规和血钠、钾、钙等离子,以及酸碱指标、血糖和糖耐量试验等。

2. 本病的确诊依赖特殊的实验室和影像学检查。

血尿皮质醇基础水平:不论原发性还是继发性肾上腺皮质功能减退症患者,皮质醇的分泌应明显低下。诊断方面,由于血皮质醇水平受很多因素影响,本身的波动很大,而 24h 尿游离皮质醇或 17-羟皮质类固醇(17-OH-CS)可避免血皮质醇的昼夜节律及上下波动,更能反映肾上腺皮质功能的实际情况。因此,本病患者的尿游离皮质醇或 17-羟皮质类固醇(17-OH-CS)明显低于正常水平。

血 ACTH 水平:原发性肾上腺皮质功能减退症患者的血 ACTH 水平应明显高于正常水平,至少在 22pmol/L 以上。继发性肾上腺皮质功能减退症患者的血 ACTH 水平应低于正常水平。

血肾素活性、血管紧张素Ⅱ和醛固酮:原发性肾上腺功能减退症患者因球状带受累,因而血醛固酮水平低下,肾素活性可升高或在正常范围,血管紧张素Ⅱ显著升高。继发性肾上腺皮质功能减退症患者无此改变。

此外,ACTH 兴奋试验、胰岛素低血糖兴奋试验和简化美替拉酮试验等,都是本病重要的诊断试验方法。

对原发性和继发性肾上腺皮质功能减退症确诊以后的病因诊断,需要进行肾上腺、甲状腺和胰腺自身抗体测定,肾上腺和蝶鞍 CT 或 MRI 检查及其他垂体前叶功能化验等检查。

(二)鉴别诊断

1. 本病与其他疾病的鉴别　慢性消瘦、低血压、低血糖、慢性纤维性肌痛综合征、慢性疲劳综合征。

与这些疾病的鉴别诊断主要在于本病确诊的实验室检测指标:包括血尿皮质醇、17-OH-CS、血 ACTH 水平等糖皮质激素功能实验和血肾素活性、血管紧张素Ⅱ、醛固酮等盐皮质激素功能的测定等。其次,慢性消瘦、低血压、低血糖、慢性纤维性肌痛综合征、慢性疲劳综合征在临床表现单一,与本病不同。

2. 原发性肾上腺皮质功能减退症与继发性肾上腺皮质功能减退症的鉴别 原发性肾上腺皮质减退症的肾上腺皮质破坏范围较大,既影响束状带和网状带,也影响球状带。因此,糖皮质激素、肾上腺性激素和盐皮质激素同时缺乏。其次,由于糖皮质激素对垂体 ACTH、MSH、促脂解素(lipotropin,LPH)的反馈性抑制作用减弱,导致这些激素的功能表现增加。临床表现方面,糖皮质激素即皮质醇缺乏可引起乏力、倦怠、纳差、恶心和体重下降;糖原异生能力减弱,肝糖原耗竭及对胰岛素敏感性增加,不耐饥饿而易出现低血糖;应激能力下降易患感冒和其他感染。盐皮质激素缺乏可引起的主要临床表现有机体丢钠增多,体液丢失,血容量下降,体位性低血压、低血钠、高血钾和轻度代谢性酸中毒;肾上腺性激素以弱雄激素的缺乏为主,其临床表现主要以女性表现比较明显,出现阴毛、腋毛的脱落和性欲下降。MSH 的分泌增多可引起皮肤黏膜色素沉着。

继发性肾上腺皮质功能减退症的病变主要是由中枢下丘脑-垂体疾病引起,表现为或垂体 ACTH 的分泌不足,或下丘脑的疾病引起 CRH 的分泌不足,继之垂体 ACTH 分泌不足,其结果均可引起肾上腺皮质醇及去氢表雄酮和雄烯二酮的分泌不足。

与原发性肾上腺皮质功能减退症不同的是,继发性肾上腺皮质功能减退症的 MSH 和 LPH 不受皮质醇反馈性减弱作用的影响。而且,醛固酮调节机制也不是下丘脑-垂体-肾上腺轴(the hypothalamic-pituitary-adrenal axis,HPA 轴)而是血管紧张素系统。因此,继发性肾上腺皮质功能减退症主要导致的临床表现除了与原发性皮质功能减退共同的糖皮质激素缺乏症状外,水盐代谢紊乱和低血压要比原发性轻,患者也无皮肤黏膜色素沉着。

原发性肾上腺皮质功能减退症患者清晨(8 时)的血 ACTH 基础值高于正常水平,有时可高达 4000pg/ml 以上。继发性肾上腺皮质功能减退症患者的清晨血 ACTH 基础值可在正常低限或低于正常水平。

连续性 ACTH 兴奋试验也可用来鉴别原发性与继发性肾上腺皮质功能减退症。试验结果有皮质醇反应者为继发性,无皮质醇反应者为原发性。

五、治疗

肾上腺皮质功能减退症因肾上腺皮质激素分泌不足,西医治疗以补充肾上腺皮质激素为主。中医对于本病的治疗多依其证虚而遵"精气夺则虚"的治疗提纲,以"劳者温之""精不足者,补之以味"等为原则。慢性肾上腺皮质功能减退症的病程较长,治疗上宜固护脾胃、慢补肝肾为佳。

(一)中医治疗

1. 脾肾阳虚证

临床表现:症见周身皮肤焦黑,畏寒肢冷,腰背酸痛,毛发失泽脱落,小便清长,或周身水肿,精神不振,性功能衰弱,男子阳痿、遗精、滑泄,女子腹冷、多带、不育。

舌淡,苔白润而滑,脉沉细无力或细微无力。

治疗法则:温补脾肾,祛湿化瘀。

方药运用:四君子汤(《太平惠民和剂局方》)合右归丸(《景岳全书》)加减。党参、茯苓、白术、甘草、熟地黄、附子、肉桂、山药、山茱萸、菟丝子、鹿角胶、枸杞子、当归、杜仲。

加减:肝气不疏者加赤芍、白芍、枳壳(实)、香附、郁金;心肝火旺者加黄连、川楝子、生赭石、生大黄;湿重者加苍术、姜半夏、车前子等;皮肤瘀斑重者加川牛膝、红花、泽兰;阴囊潮湿者加淫羊藿、巴戟天、胡芦巴。

2. 肝肾阴虚证

临床表现:症见周身皮肤焦黑,以面部、齿龈、口唇、乳头、手纹等处为甚。并见头眩耳鸣,腰膝酸痛,手足麻木,手足心热,或有低热,失眠盗汗,腹胀,大便燥结,男子可见遗精盗汗,女子月经紊乱或闭经,舌质红,少津,苔薄,脉弦细或细数。

治疗法则:滋肾养肝,佐以化瘀。

方药运用:左归丸(《景岳全书》)合大黄䗪虫丸(《伤寒论》)加减。熟地黄、山药、枸杞子、山茱萸、川牛膝、菟丝子、鹿胶、龟胶、土鳖虫、水蛭、虻虫、桃仁、杏仁。

加减:气虚重者加党参、黄芪;阴血亏者加阿胶、鸡血藤、龙眼肉;气滞者加紫苏梗、香橼、佛手;大便不通者加麻仁、郁李仁、芒硝;阴虚火旺者加黄柏、黄连、黄芩。

3. 阴阳两脱证(肾上腺皮质危象)

临床表现:原有慢性功能不全基础上,遇有应激、手术、创伤、感染等情况而诱发病情突然加重,出现极度疲乏软弱、恶心呕吐、腹泻腹痛、高热神昏、血压下降;或兼见大汗淋漓,汗出如珠,畏寒蜷卧,四肢厥冷,呼吸微弱,渴喜热饮,脉微欲绝;或兼见身体干瘪,皮肤皱或眼眶深陷,精神烦躁或昏迷谵妄,身热口渴,唇舌红干,脉虚数躁疾。

治疗法则:亡阳者,治宜大补元气,补肾固脱,回阳救逆;亡阴者,治宜益气养阴,生津固脱;阴阳俱脱者,阴阳双补固脱。

方药运用:亡阳者,方用参附龙牡汤(《世医得效方》)加味;亡阴者,方用生脉散(《医学启源》)加味;阴阳俱脱者,用生脉散合参附汤(《妇人良方大全》)加味。人参、附子、龙骨、牡蛎;人参、麦冬、五味子;人参、附子。

加减:病情见缓,气虚者可加黄芪、党参、淫羊藿;血虚者加阿胶、党参、龙眼肉;汗多者加山茱萸、龙骨、牡蛎、炙甘草。

(二)西医治疗

本病需要终身激素替代治疗,包括长期生理剂量的替代治疗和短期的应激替代治疗。具体应遵循以下原则:①长期坚持;②尽量替代符合个体化的激素用量,以达到缓解症状的目的,避免过度增重和骨质疏松等激素不良反应;③必要时对原发性肾上腺皮质功能减退症患者补充盐皮质激素;④应激时应增加激素剂量,有恶心呕吐 12h 不能进食者应静脉给药;⑤生理剂量替代治疗时,补充糖皮质激素应模拟其昼夜分泌等生理规律,早餐服全日量大 2/3,下午服 1/3,并酌情补充盐皮质激素。

糖皮质激素:氢化可的松为生理激素,对维持糖代谢和防治危象有重要作用;常用量为每日 20～30mg,模拟上述分泌周期给药。泼尼松可作为日常生理替代用,剂量为每日 5～7.5mg,即上午 8 时前 5mg,下午 3 时前 2.5mg。

盐皮质激素:如患者在服用适量的糖皮质激素和充分摄取食盐后还是不能获得满意疗效,仍感头晕、乏力、血压偏低者,则需加用盐皮质激素。可供选择的盐皮质激素有 9α-氟氢可的松、醋酸去氧皮质酮油剂等。

病因治疗方面,肾上腺结核引起的 Addison 病需要抗结核治疗。自身免疫性肾上腺炎引起的 Addison 病如同时有其他内分泌腺体或脏器受累,则应予相应的治疗。

继发性肾上腺皮质功能减退症常伴有其他垂体前叶功能低下,如性腺功能和甲状腺功能低下,应予以相应的治疗。甲状腺素的替代治疗应在糖皮质激素治疗 2 周后开始,以免甲状腺素的早期补充加重病情而诱发肾上腺危象。

六、预防、预后及调护

慢性肾上腺皮质功能减退症属沉疴故疾,病程较长,正虚为其矛盾的主要方面,治疗过程中,要注意到守法守方,不能迭迭更方。由于本病病及下焦肝肾,人身阴阳严重耗伤,不能要求药进之后立竿见影,必须缓图,培补脾肾,长期调治。故须与患者讲清道理,树立信心,取得患者理解和合作,方能逐渐取效。

护理方面,鼓励患者进食高糖、高蛋白、高钠饮食;嘱患者充分休息,避免远距离活动,防止低血压、晕厥等意外发生。预防方面,主要防止肾上腺危象的发生。按时服药,不能自行中断。避免各种应激因素的刺激,一旦出现压力增加、感染、外伤等情况,应适量增加服药剂量。

七、中医防治进展

中医多从虚劳认识肾上腺皮质功能减退症,为多数医家所共识。有医家认为,从该病表现出的皮肤黏膜黑色素沉着,与《金匮要略》中所提出的"女劳疸"相类似。蒋明认为,《金匮要略》将女劳疸归入黄疸病篇讨论,从其内容来看,女劳疸与慢性肾上腺皮质功能减退症相仿,而黑疸属于黄疸进展而来,则不属于本病的范畴。

任继学认为肾上腺皮质功能减退症因肾上腺皮质激素分泌不足,临床表现为虚弱、疲乏、厌食、腹泻等一系列功能衰退的症状,中医应将其归属于"虚劳"范畴。病因病机方面,与先天禀赋薄弱、真元亏损有关。治疗遵《素问》"劳者温之""精不足者,补之以味",以填精补肾、燮理阴阳法治疗该病,组方以善用血肉有情之品为特点,并配合成药龟灵集补肾壮阳。

王玉璞等认为,肾上腺皮质功能减退症属于中医学"虚劳"范畴,是多个脏腑功能改变的疑难病,是脏腑亏损、元气虚弱而致的多种慢性病症的总称。主要病因病机为先天不足,后天失调,久病失养,积劳内伤,久虚不变导致的各种亏损证候。一般来说,肝脾肾是发生病变的主要脏腑,所以在临床治疗上多以益肾养肝健脾之法为主。

白兆芝等认为,肾上腺皮质功能减退症属内伤病范畴,多因先天不足,房劳、劳倦过度,或久病大病之后,失于调理,或早婚多产,致使元气被伤,肾中精血两亏,阴损及阳,肾气不足所致。本病病机以元阳不足、命门火衰、脾肾阳虚,兼血分瘀滞为多见。辨证分型分别有脾肾阳虚,治疗以右归丸温补脾肾;肝肾阴虚,治疗以一贯煎滋肾养肝,佐以柔肝化瘀;阴阳两虚者,治疗以金匮肾气丸阴阳双补;气虚两虚者,治疗以归脾汤益气养血。

许建桢等认为,肾上腺肿瘤术后皮质功能缺乏,在中医学属于"虚劳"范畴。辨病施治,以气、血、阴、阳为纲,五脏虚候为目,以补益为基本原则。中医辨证患者恶寒唇舌青紫,面部紫黑,苔白腻,脉沉为肾阳不足、瘀血内阻的表现。治以温补脾肾,右归丸治疗。本研究充分利用中医药结合的优势,采用中西医结合治疗肾上腺肿瘤术后皮质功能缺乏,不但能减少患者的激素药物的使用剂量,还能减少激素的不良反应,增强并巩固治疗效果,预防免疫力低下引起的并发症。

樊鋆等认为肾上腺皮质功能减退症属中医学"虚劳"范畴。如果肾阳虚损为严重的肾阳虚证,经温补肾阳治疗较难恢复正常者,肾上腺皮质功能(或垂体功能)仍然失代偿或勉强代偿,常须用激素(如皮质激素)作替代疗法。

宋薇等对 107 例肾上腺疾病患者进行的回顾性分析表明,肾上腺功能减退症的主要证素为脾虚、血瘀、湿。

实验研究方面,对皮质醇减退症的研究从 20 世纪 60 年代初开始,沈自尹等就发现,肾阳虚患者的尿 17-OH-CS 含量低下,提示肾阳虚患者的肾上腺皮质功能减退。温补肾阳中药能使肾阳虚患者的尿 17-OH-CS 含量升高,提示温补肾阳中药能促进肾上腺皮质功能的恢复。

郑小伟等对二仙汤治疗肾阳虚的作用机制研究表明,二仙汤具有通过增高ACTH 的含量,进而调节皮质类固醇激素含量的作用。

苏梦达等温补肾阳法可用于治疗脓毒症伴急性肾上腺皮质功能不全,其不仅能提高 3 天休克复苏率及 1 个月存活率,还可以显著改善患者血清皮质醇浓度水平。

(秦 英)

参 考 文 献

[1]　刘新民.实用内分泌学[M].3 版.北京:人民军医出版社,2004:458-465.

[2] 何绍奇.现代中医内科学[M].北京:中国医药科技出版社,1991:422-424.

[3] 蒋明.《金匮要略》女劳疸与慢性肾上腺皮质功能减退[J].浙江中医杂志,2002,37(6):231-232.

[4] 任喜洁,刘艳华.任继学教授治疗肾上腺皮质功能减退症验案例析[J].中医药学刊,2005,23(2):224.

[5] 王玉璞,康爽,张丽梅.益肾养肝健脾治愈肾上腺皮质机能减退症报告[J].黑龙江中医药,1988(5):19.

[6] 白兆芝,任秀珍.中医治疗慢性肾上腺皮质机能减退症概括[J].山西中医,1990,6(6):32-34.

[7] 许建梃,鲁特飞,程雯.中西医结合治疗肾上腺肿瘤术后皮质功能减退的临床疗效[J].中华中医药学刊,2016,34(6):1421-1424.

[8] 樊蓥,周安南.肾阳虚证在肾上腺皮质轴上的根本表现及肾阳虚证的量化分度[J].南京中医学院学报,1994,10(6):6-8.

[9] 宋薇,赵玲,温建炫,等.肾上腺疾病中医证候回顾性研究[J].广州中医药大学学报,2013,30(4):458-462.

[10] 姜春华,钟学礼,顾天爵,等.肾的研究[M].2版.上海:上海科学技术出版社,1981:28.

[11] 郑小伟,李荣群,宋红.二仙汤对肾阳虚大鼠促肾上腺皮质激素的影响[J].中国中医药信息杂志,2003,10(8):33-34.

[12] 苏梦达,李雅茜,关良劲.温补肾阳法治疗脓毒症伴急性肾上腺皮质功能不全的疗效观察[J].中医临床研究,2017,9(21):126-128.

第二节 皮质醇增多症

一、概述

皮质醇增多症又称库欣综合征,是由多种病因引起的肾上腺皮质长期分泌过量皮质醇导致的临床综合征,主要表现为满月脸、多血质外貌、向心性肥胖、痤疮、多毛、紫纹、月经失调、性功能障碍、高血压、继发性糖尿病和骨质疏松等。本病可发生于任何年龄,成人多于儿童,女性多于男性,好发于20—45岁。

皮质醇的生理作用广泛,几乎影响到体内所有的代谢过程和组织功能。具有显著的抗炎、抗过敏、抗休克和抗风湿作用,对糖、蛋白质和脂肪代谢影响明显。

成人每日皮质醇的分泌量为25~40mg,具有昼夜节律性分泌的规律。正常情况下,身体能很好地控制皮质醇的分泌节律和调节血液中皮质醇的含量。在24h为1个周期的循环节奏中,一般皮质醇水平最低点在凌晨(0—2时);从凌晨2时左右皮质醇水平开始由最低点开始逐渐上升;最高在早晨(6—8时);之后在上午8—12时,皮质醇水平会骤然下跌;之后全天都持续一个缓慢的下降趋势。

皮质醇合成和分泌受 HPA 轴的调节。HPA 轴的主要功能是调节机体对各种应激的反应。当机体处于应激状态时,中枢交感神经兴奋,下丘脑释放促肾上腺皮质激素释放激素增多,作用于垂体的促肾上腺皮质激素细胞,刺激促肾上腺皮质生成皮质醇增多;另外,皮质醇对下丘脑促肾上腺皮质激素释放激素和垂体促肾上腺皮质激素的分泌也具有反馈性抑制的作用。

皮质醇的分泌可分为"基础分泌"与应激状态下的"应激分泌"两种情况。基础分泌是指机体日常活动的一般性皮质醇分泌,而应激性分泌是机体根据应激的需要而增加的皮质醇分泌。应激状态下,各种应激性刺激通过外周神经传入中枢神经系统,并将应激信号整合,汇集成神经递质性信号,作用于下丘脑的促肾上腺皮质激素释放激素神经元及其他相关神经元,促肾上腺皮质激素释放激素分泌增多,之后血中的促肾上腺皮质激素水平升高,同时伴随血皮质醇在很短时间内显著高于基础水平。

肾上腺皮质醇增多症常见于多种下丘脑垂体和肾上腺皮质疾病中。发生于下丘脑-垂体病变或垂体外某些肿瘤组织分泌过量的 ACTH/CRH,使双侧肾上腺皮质增生并分泌过量皮质醇。常见的疾病有垂体 ACTH 腺瘤、垂体 ACTH 细胞癌、垂体 ACTH 细胞增生、鞍内神经节细胞瘤;发生于肾上腺皮质自身的疾病,导致自主分泌过量的皮质醇,常见的疾病有肾上腺皮质增生、肾上腺结节性增生、肾上腺腺瘤或肾上腺皮质癌。另外,长期服用糖皮质激素类药物或饮用酒精类饮料,也可引起类似皮质醇增多症的临床表现,称为类库欣综合征。

古代中医文献对本病无确切的病名描述。从皮质醇增多对糖、蛋白质和脂肪代谢影响所导致的临床表现分析,如满月脸、水牛背、肥胖、痤疮、多毛、皮肤多油、皮肤紫纹、局部皮下脂肪萎缩等,认为该病属于"痰湿""浊阻""肥胖"等范畴;从皮质醇增多对机体应激反应所表现出的调节作用来看,失眠、情绪不稳定、月经稀发及闭经、性欲减退及极度疲劳等,认为该病属于"郁症""虚劳"等范畴。

《灵枢·逆顺肥瘦》中"广肩腋、项肉薄、厚皮而黑色、唇临临然,其血黑以浊,其气涩以迟,其为人也,贪于取与,刺此者,深而留之,多益其数也",描述了宽广肩膀,颈项部肉薄,皮肤厚色黑,口唇大等的形体表现,以及气涩而迟、血液浑浊而流动缓慢的特征。

二、病因病机

(一)病因

皮质醇增多症可由多种疾病引起,西医认为本病主要有依赖促肾上腺皮质激素和非依赖促肾上腺皮质激素两种病因,前者是指下丘脑、垂体及垂体外腺体病变,后者是指肾上腺皮质的病变,而每一种疾病分别对应各自的病因病理。

(二)病机

中医对本病病机的认识可以从皮质醇的生理作用角度进行探讨。皮质醇的生理作用十分广泛,几乎影响机体所有的代谢,其强大的抗炎、抗变态反应和抗休克作用,是机体对外界压力做出应激反应、保持内外环境稳定不可缺少的内分泌激素。皮质醇的分泌有基础分泌和应激分泌两种模式,其中皮质醇应激性分泌,是机体处于应激状态时做出的生理表现。而皮质醇持续分泌增多,是肾上腺皮质对持续高强度压力状态下做出的病理反应。肾上腺皮质长期过度分泌皮质醇,最终导致皮质醇增多症的临床表现。因此,凡是可以引起机体出现应激反应的因素,包括长期精神紧张、过度劳累等均是本病产生的原因,加之饮食不节、偏嗜肥甘厚味等,影响脏腑功能,气血津液运化,导致气郁、痰浊、湿热弥漫,日久甚则化生瘀毒,亏耗正气。本病初期以邪为因,邪气偏盛,正气抗邪,病证以实为主;随着痰浊瘀毒的出现,气血津液消耗,逐渐出现虚的表现。《素问·通评虚实论》中"邪气盛则实,精气夺则虚"可以概括本病的病机演化特征。

1. 精神紧张,情志失调 肝主疏泄,喜条达。长期压力,精神紧张焦虑等,情志不遂,肝失条达,形成肝气郁结,气郁化火,灼津生痰。日久不解,或化火伤阴,或耗气耗血,或兼夹痰浊、瘀血,直至长期削弱、消磨正气而致虚劳。

2. 劳倦过度,气营亏耗 过度劳倦,包括劳力和劳心两个方面。持久劳作,超出体力所能承受和支持的限度,则形气受伤,累及脾肾;劳心过度,曲运心思,则营阴暗耗。肾开窍于阴,劳伤及肾,肾虚不能荣于阴器,故男子痿弱,女子不月。

3. 饮食不节,痰湿浊阻 饮食不节,或暴饮暴食,或过食肥甘厚味,加之长期情志失调,过度劳倦,导致脾胃损伤,脾运化功能障碍,水谷精微停滞化为痰湿浊而发生肥胖。

三、临床表现

典型的皮质醇增多症主要表现为由于皮质醇分泌长期过多引起的蛋白质、脂肪、糖、电解质代谢的严重紊乱,以及干扰多种其他激素的分泌。此外,ACTH分泌过多及其他肾上腺皮质激素的过量分泌也会引起相应的临床表现。

主要表现有向心性肥胖、多血质外貌、糖耐量减低、高血压、精神心理改变(欣快感、失眠、注意力不集中、情绪不稳定甚则躁狂忧郁),瘀斑,女子多毛、月经稀发或闭经,男子阳痿、痤疮、皮肤多油、紫纹、水肿、骨质疏松(腰背痛、病理性骨折)、继发性糖尿病(多饮多尿)、色素沉着、头痛等。本病临床表现辨证分析如下。

肥胖,以满月脸、水牛背,局部皮下脂肪萎缩为特点。一般来说,面部与脾胃有关,与足阳明胃腑关系更密切,面部肥胖、宽背反映脾胃蕴热,运化失司,痰浊内聚于上;局部皮下脂肪萎缩则由痰热湿浊弥漫在组织肌肤之间,堆积不均衡所致。

皮肤多油、痤疮、紫纹,主要由痰、湿、热、瘀所致,与肝、脾胃功能失调有密切关系。情志内伤,烦躁忿怒,致使肝郁化火,兼以内生之湿热,肝火挟湿热郁蒸于肌肤,发为痤疮;再加之平素饮食不节,过食甜物或辛辣滋腻之品,脾胃蕴生湿热,随汗外溢,出现皮肤多油,也同样可发生痤疮。痰湿浊阻日久,气血运行不畅则瘀生,可见皮肤出现紫斑,瘀久甚则可致瘀毒内生,发生局部溃烂感染之恶象。

多饮多食、糖耐量异常为糖尿病,"此人必数食甘美而多肥也,肥者令人内热,甘者令人中满,故其气上溢转为消渴"。这说明高热量饮食与肥胖导致的湿热中阻之象。

女子多毛、月经稀发或闭经、男子阳痿,系痰湿与肝郁、脾虚、肾气不足有关,其中女子月事与男子性功能的改变,主要责之于肾虚导致的痰湿。七情内伤导致肝郁,肝失疏泄,脾胃升降运化失常,导致痰浊;肾之阳气职司气化,主前后二阴,有调节水液、推动月经周期演变的作用。过度劳损、情志不遂均可损伤肾气,致冲任不足,气化不力,一方面不能推动月经,以致月经稀发,甚则闭经不潮,男子痿弱不举;另一方面,水液精微失运,停聚而成痰湿,加之平素恣食膏粱厚味,或饮食不节,痰湿积聚,脂膜壅塞,体肥多毛。

四、辅助检查

主要通过高皮质醇血症等确诊,尿 17-OH-CS 测定、尿 17-生酮类固醇(17-KGS)测定、尿游离皮质醇(urinary free cortisol,UFC)测定,血、唾液皮质醇的测定及其昼夜节律变化。

ACTH 依赖性血皮质醇增多,小剂量地塞米松抑制试验、胰岛素低血糖试验、米非司酮试验。

影像学检查:垂体、肾上腺的 CT、MRI 等。

五、诊断与鉴别诊断

(一)诊断要点

皮质醇增多症的诊断主要包括是否为皮质醇增多症的定性诊断和是否为 ACTH 依赖性的病因诊断。患者若有向心性肥胖、宽大紫纹、多血质、皮肤薄等典型临床表现,则可为诊断提供重要线索。

定性诊断:血皮质醇分泌过多或失去正常的昼夜节律,即早晨血皮质醇水平正常或轻度升高,晚上或午夜的分泌不低于正常或高于午后的分泌水平。由于血皮质醇代表肾上腺瞬间分泌情况,波动较大,疾病早期常在正常范围,假阴性多,单次测定意义有限。唾液皮质醇浓度与血浆游离皮质醇高度相关,午夜时测定可以鉴别皮质醇增多症患者。尿游离皮质醇的测定可以避免血皮质醇的瞬时变化,对本病的诊断具有较大的价值。其中,血皮质醇昼夜节律消失为筛选皮质醇增多症敏感性最强的检测指标,其次为尿游离皮质醇升高,两者结合则敏感性更高。此外,小剂量地塞米松抑制试验用于鉴别轻微皮质醇增多症及怀疑假性皮质醇增多症。

病因诊断:根据血浆 ACTH 和皮质醇水平,当血浆 ACTH>5pg/ml,皮质醇分泌为 ACTH 依赖性;当血浆 ACTH 呈低水平,<5pg/ml,而皮质醇分泌升高,为非 ACTH 依赖性,很可能是腺瘤型皮质醇增多症或腺癌。

当不能同时测定 ACTH 和皮质醇时,行大剂量地塞米松抑制试验,可鉴别垂体型皮质醇增多症和肾上腺皮质醇增多症。

此外,影像检查对皮质醇增多症的病因鉴别及肿瘤定位具有重要的作用。

(二)鉴别诊断

具有典型表现的皮质醇增多症患者约占 80%,有些患者只有其中的一二项典型表现,有些患者则表现不典型。因此,本病需与类库欣综合征及单纯性肥胖、高血压、糖尿病、多囊卵巢综合征相鉴别。

类库欣综合征具有皮质醇增多症的部分或全部临床特征,同时伴有高皮质醇血症,但去除引起皮质醇样表现的原发病时,临床表现随之消失,常见于抑郁症患者和长期酗酒者。

多囊卵巢综合征患者的典型表现有闭经、多毛、肥胖,还可以表现为月经不规则、出血量多。皮质醇增多症患者也有这些临床症状,但多囊卵巢综合征患者的血皮质醇一般不高,且保持正常的昼夜节律,对小剂量地塞米松抑制试验反应正常。

六、治疗

皮质醇增多症的治疗应达到降低机体皮质醇水平和解除造成高皮质醇血症原发病因的目的。目前,西医临床尚无直接降低皮质醇水平的药物,治疗以针对引起该病病因的疾病、采取外科手术为主的方法。中医对该病的治疗主要针对皮质醇增多症的临床表现进行辨证论治。

(一)中医治疗

1. 胃热湿阻

临床表现:满月脸、痤疮、头面红赤、皮肤油腻、多毛、皮肤粗糙、口腻而臭,喜食冷饮,大便秘结,小便黄赤,舌质红,苔黄厚腻,脉滑数。

治疗法则:清泻湿热。

方药运用:芩连四物汤(《医宗金鉴》)合防风通圣散加减。生地黄、黄芩、黄连、当归、赤芍、栀子、生石膏、滑石、连翘等。

加减:大便干燥者,加芒硝;小便黄赤偏少者,加入碧玉散、泽泻;头痛血压高者,加入川牛膝、红花、川芎。

2. 脾虚痰浊

临床表现:满月脸、痤疮或皮肤油腻、多毛、皮肤粗糙、喜食肥甘,头晕头胀,肢体困重,舌质淡胖大,苔白腻或黄腻,脉滑。

治疗法则:健脾化痰。

方药运用:温胆汤加减。陈皮、半夏、茯苓、枳实、胆南星、竹茹、枇杷叶等。

加减：大便干燥加熟大黄、芒硝；痰浊重加白金丸；食欲亢进加黄芩；小便不利加泽泻；恶心加荷叶。

3. 肝气郁结

临床表现：高血压、满月脸、皮肤紫纹、月经稀发或闭经、头痛眩晕、胸闷急躁、口干烦热、面红目赤、乏力、情绪抑郁。大便干结，尿少色黄，舌偏红，苔黄腻或腻厚，脉沉弦数。

治疗法则：疏肝理气。

方药运用：大柴胡汤加减。柴胡、黄芩、赤芍、白芍、枳壳、枳实、香附、半夏、大黄等。

加减：肝火甚者，加入夏枯草、赭石、龙胆；心火旺者，加入黄连、川楝子；痤疮湿热较重者，加生薏苡仁、金银花、土茯苓；大便干燥者，加芒硝。

(二)西医治疗

皮质醇增多症的治疗原则是去除病因，降低机体皮质醇水平，纠正各种物质代谢紊乱，避免长期用药或激素替代治疗，改善患者生活质量，防止复发，提高治愈率。

垂体性皮质醇增多症由垂体分泌过量 ACTH 引起，其治疗原则是手术或放射治疗去除垂体瘤。如手术方法无效，可以加用调节神经递质或抑制皮质醇合成的药物以减少皮质醇的合成，如仍不能控制，则可以施行双肾上腺切除术，术后终身服用糖皮质激素替代治疗；ACTH 非依赖性皮质醇增多综合征如肾上腺肿瘤（腺瘤或癌）的治疗，不论肿瘤为单个、双侧或多发性，必须手术切除；肾上腺意外瘤如伴临床前期皮质醇增多症则应加强随访，肿瘤无法切除时可以选用皮质醇合成抑制剂。

七、预防、预后及调护

皮质醇增多症的发病原因涉及基因遗传及垂体、肾上腺皮质等增生结节肿瘤等多种疾病，因此，该病的预防措施也没有明确的方法。从皮质醇在机体所发挥的生理作用来看，减少机体外部环境的压力，降低机体应激水平的强度和缩短应激时间，则有利于降低机体产生皮质醇增多的需求。从中医角度来看，精神情志在该病的发病中起着重要的作用，因此，保持情绪平和是本病预防和配合治疗重要的方法。中医在调畅情志、缓解压力方面有众多方法，如《素问·移精变气论》中"往古人居禽兽之间，动作以避寒，阴居以避暑，内无眷慕之累，外无伸宦之形，此恬淡之世，邪不能深入也……当今之世不然，忧患缘其内，苦形伤其外，又失四时之从，逆寒暑之宜，贼风数至，虚邪朝夕，内至五脏骨髓，外伤空窍肌肤"，指出外界环境艰难不是导致压力、外邪产生的原因，自身的修养才是压力是否产生的决定因素。因此，提高自身的品德修养，保持平和心态，是本病重要的预防和调护措施。

皮质醇增多症鲜有报道能自发缓解。在西医治疗的同时,对高皮质醇血症引起的证候进行中医治疗,对稳定症状、缓解病情波动有十分重要的意义。

八、中医防治进展

皮质醇增多症并非临床常见病,中医药对该病的治疗研究相对较少,在古代中医文献中没有确切的相关疾病记载。在近现代的研究中,对本病病名的认识较分散,但对病性的认识多持以实证为主的观点。

薛芳认为,本病有进行性肥胖、典型体态、面部红润多脂、消谷善饥、大便干燥、月经不调或月经闭止、头痛头晕、烦躁不安、脉数有力等表现。其证候性质,以八纲辨证分析,应为里热实证、阳证。以脏腑辨证分析,应为肾实证。对皮质醇增多症的治疗,按"实则泻之"的法则,选用大承气汤加味或龙胆泻肝汤等方药,可获得较满意疗效。

潘文奎认为,本病属肾实,与《素问·大奇论》"肾胀者,腹满引背,央央然"及《灵枢·肿论》,"肾癃,肤下至少腹满","肾满,皆实,即为肿"相符。辨证分为肾精壅聚、相火偏旺、肝郁痰蕴和脾肾阳虚。肾精壅聚的治疗以泄浊泻肾为治则,常用大承气汤主治,以抑其过多肾精之溢泌,泻其过盛之精浊。相火偏旺证,其临床表现为精神兴奋、脾气暴躁、面色红润、夜寐失眠,部分患者有多食善饥、多血质貌,可能与相火"主蒸化水谷之津液而为荣,血即从中而出以奉生身"的功能有关,常以龙胆泻肝汤清泻相火。肝郁痰蕴主要指临床所表现出的肥胖痰湿与肾实和肝郁有关,常以五苓散合参青原汤、逍遥散治之,取其利肾泄浊、疏肝通阳。脾肾阳虚见于本病日久,临床病发之后期,久病必虚,由实转虚而致。临床症见满月脸、肥胖臃肿,貌似痰湿壅盛之实证,但其面虚浮、恶寒喜暖、头晕力乏、心慌泄汗、阳痿不举、性欲减退,均是一派虚寒之证。治以温阳利肾,真武汤与苓桂术甘汤或桂枝茯苓丸化裁。

丁济南认为,皮质醇增多症的本质是肺郁,主要原因是肺郁不宣,湿蕴不泄。因皮质醇增多症的病变部位以皮毛和大肠为主,中医学有"肺主皮毛"和"肺与大肠相表里"之说。肺郁则实,功能亢进,故毛发增生,甚则女子也生胡须。肺郁金不涵木,肝火偏旺,金不生水,水不济火,心火旺盛,见高血压、烦躁易怒、口干。心肝火旺,肾水不足,造成冲脉不盛,血海不充,经血不能按时而下,引起月经失调。肾水不足,日久阴损及阳,导致肾阳也虚,以致阳痿、性欲减退。肥胖的原因在于气、湿。肥胖所累及的脏腑主要是肺、脾、肾及膀胱,治疗原则拟以开腠理、宣肺气为主,佐以理气、清热、化湿及活血调经之法。本病从肺郁论治的基本方组成有桑叶、桑白皮、桔梗、蝉蜕、制香附、木香、泽兰、丹参等。

宋薇等对 107 例肾上腺疾病患者进行的回顾性分析表明,库欣综合征主要证素为痰、血瘀、气虚和气滞。

继发性皮质醇增多症方面，针对临床上常见的医源性皮质醇增多症的中医药研究较多。邹文森将医源性皮质醇增多症分为肝肾阴虚和脾肾阳虚证；李俊芳等采用补肾活血中药防治医源性皮质醇增多症；薛霁等从阴虚火旺、湿热蕴结辨证医源性皮质醇增多症，采用滋阴泻火、凉血解毒法治疗；王玉明等观察了芎芪地黄汤防治糖皮质激素治疗肾病综合征后出现的皮质醇增多症的疗效。

此外，临床方面的研究报道方面，张光中使用温下法选取大黄附子汤治疗本病出现的闭经；另有应用大剂量通心络胶囊和经络治疗的报道。

实验研究方面，刘建鸿等采用"颈部带枷单笼喂养法"复制大鼠肝郁证模型，检测下丘脑 CRH，血浆中 ACTH、皮质酮水平。结果显示，实验动物呈现急性应激躁狂和肝郁证抑郁状态。肝郁证大鼠 CRH、血浆 ACTH、皮质酮浓度较正常对照组显著升高，下丘脑-垂体-肾上腺（the hypothalamic pituitary adronal axis，HPA）轴兴奋性持续升高，提示肝郁证与西医学的 HPA 轴有相关性联系，引起肝郁证的相关刺激调动起 HPA 轴，使糖皮质激素分泌增多，以增强机体抵抗力参与应激反应。

朱清静等对慢性束缚应激模型大鼠 HPA 轴功能的调节研究表明，柴胡疏肝散能降低应激导致的大鼠促肾上腺皮质激素、β-EP（β-endorphin，β-内啡肽）水平，使大鼠下丘脑 β-EP 阳性细胞的表达减少。

总体来看，由于本病患病率较低，中医对经诊断确诊的病例治疗经验相对积累不足，但从各学者初步的研究表明，中医在治疗本病方面具有一定的优势，值得深入发掘。

（秦　英）

参 考 文 献

[1]　刘新民.实用内分泌学[M].北京：人民军医出版社，2004：441-451.

[2]　廖二元，超楚生.内分泌学[M].北京：人民卫生出版社，2001：822-982.

[3]　薛芳.皮质醇增多症与肾实证[J].辽宁中医杂志，1982(2)：15-18.

[4]　潘文奎.皮质醇增多症的辨证施治[J].中医药研究，1992(3)：16-18.

[5]　施惠君，王魏波，王惠玲，等.丁济南老中医从肺郁论治皮质醇增多[J].辽宁中医杂志，1984(10)：1-3.

[6]　宋薇，赵玲，温建炫，等.肾上腺疾病中医证候回顾性研究[J].广州中医药大学学报，2013，30(4)：458-462.

[7]　邹文森.医源性皮质醇增多症中医辨证治疗 187 例[J].福建中医药，1995，26(6)：13.

[8]　李俊芳，张闻生，李世雪，等.肾病综合征激素疗法中医源性皮质醇增多症的中药防治[J].中国中西医结合肾病杂志，2001，2(11)：657-658.

[9]　薛霁，包红，徐丹，等.中药防治医源性类柯兴综合征举隅[J].福建中医药，1998，26(6)：13.

[10] 王玉明,何韦华.芎芪地黄汤防治库欣病的疗效观察[J].光明中医,2007,22(10):69-70.

[11] 张光中.温下法治疗经闭[J].浙江中医学院学报,1979(6):20,6.

[12] 王第惠,尚晓斌,刘锦祥,等.大剂量通心络胶囊临床治愈库欣综合征1例[J].疑难病杂志,2005,4(1):3.

[13] 中国人民解放军第一八一医院二内科.经络疗法治疗皮质醇增多症14例[J].广西中医药,1978(3):18-22.

[14] 刘建鸿,姚凝,王淳,等.肝郁证与下丘脑-腺垂体-肾上腺皮质轴和肝组织过氧化损伤的实验研究[J].中国中西医结合消化杂志,2008,16(5):302-304.

[15] 朱清静,罗欣拉,熊振芳.柴胡疏肝散对慢性束缚应激性肝郁证大鼠下丘脑-垂体-肾上腺轴的调节作用[J].湖北中医杂志,2003,25(11):7-8.

第4章

甲状腺疾病

甲状腺疾病是最常见的内分泌疾病之一,占人群的 20%～50%。甲状腺疾病可以分为甲状腺功能异常(临床甲状腺功能亢进症、亚临床甲状腺功能亢进症、临床甲状腺功能减退症、亚临床甲状腺功能减退症)、甲状腺肿瘤(甲状腺结节、甲状腺癌)和甲状腺炎症(自身免疫性甲状腺炎、亚急性甲状腺炎)等。甲状腺是全身新陈代谢的"发动机",一旦发生异常就会危害到机体各组织器官。从胎儿、儿童到中青年及老年人,生命的各个阶段均有可能受到甲状腺疾病的侵扰。许多甲状腺疾病症状隐匿,缺乏特异性,不经过专业检查很难被发现,导致众多患者对该疾病的知晓率偏低、整体规范治疗率不足,因而造成延治甚至误诊。中医学将甲状腺疾病归属"瘿病""瘿瘤"等范畴。中医学对本病的认识源远流长,从病因病机、辨证治疗等方面积累了丰富的临床经验和理论认识,为现代甲状腺疾病的治疗提供了重要方法和途径。

第一节 单纯性甲状腺肿

一、概述

单纯性甲状腺肿(simple goiter)又称非毒性甲状腺肿(nontoxic goiter),是甲状腺功能正常的甲状腺肿,是以缺碘、致甲状腺肿物质或相关酶缺陷等原因所致的代偿性甲状腺肿大,不伴有明显的甲状腺功能亢进或减退。其特点是散发于非地方性甲状腺肿流行区,且不伴有肿瘤和炎症,病程初期甲状腺多为弥漫性肿大,以后可发展为多结节性肿大。

目前我国甲状腺肿的患病率是 1.8%,单纯性甲状腺肿的女性发病率是男性的 3～5 倍。本病大多发生于成年人,呈现散发状态,无明显区域性,现散发见于世界各地,国内近年来仍有散发,且多发生于青春期、妊娠期、哺乳期和绝经期女性。青春期男性也可发生甲状腺肿,但比女性少见。本病的临床表现不突出,多数人是在体检中发现。

在病因学上,遗传因素与甲状腺有一定的关系,临床观察发现有些特殊家族系存在一定的关联性。在一些单纯性甲状腺肿的患者中,存在一种甲状腺生长免疫球蛋白(thyroid growth immunoglobulins,TGI),类似 TSH,可刺激甲状腺的生长,而不引起甲状腺腺苷环化酶的活化,TGI 及其抑制类似物(counterpart)可以用几种生长指数方法检出。单纯性甲状腺肿是由于缺碘、碘过量、致甲状腺肿物质或先天性缺陷等因素,导致甲状腺激素生成障碍或需求增加,使甲状腺激素相对不足、垂体分泌 TSH 增多而导致甲状腺代偿性肿大,但不伴有甲状腺功能异常。本病分为地方性和散发性甲状腺肿。

古代并无单纯性甲状腺肿之病名记载,中医学多将其归为"瘿病"范畴。"瘿,婴也,在颈婴喉也。"《说文》载"婴,颈饰也",《释名》言"喉下称婴"。"瘿"最初泛指颈前结喉两侧肿大的一类疾病。由于甲状腺疾病种类繁多,后世多以"瘿病"概之。《山海经》载"拘瘿之国",可见当时先民已经观察并开始记载地方性甲状腺疾病的相关资料。战国时期《庄子·德充符》中即有"瘿"的病名记载。《吕氏春秋》提出:"轻水者,多秃与瘿人。"《灵枢·经脉》已有"马刀侠瘿"的记载。隋代巢元方《诸病源候论》中也指出:"诸山水黑土中……常食令人作瘿病。"《三国志·魏书》引《魏略》记载贾逵与典农校尉"争公事,不得理,乃发愤生瘿"。单纯性甲状腺肿因其患病时颈前喉结两旁出现肿物,且随吞咽的动作而移动等一系列临床表现,可将其归于"瘿病"范畴。《圣济总录·瘿瘤门》中从病因角度将瘿病进行了分类:"石瘿、泥瘿、劳瘿、忧瘿、气瘿是为五瘿。"陈无择在《三因极一病证方论·瘿瘤证治》中又根据瘿病局部证候的不同提出了另一种分类方法:"坚硬不可移者,名曰石瘿;皮色不变者,即名肉瘿;筋脉露结者,名筋瘿;赤脉交络者,名血瘿;随忧愁消长者,名气瘿。"气瘿是以颈前漫肿,边缘不清,皮色如常,按之柔软,可随喜怒而消长为主要表现的甲状腺肿大性疾病。故将单纯性甲状腺肿归属于"气瘿"范畴较为合适。

二、病因病机

本病多与情志内伤、饮食水土失宜及体质因素有关。

1. 肝郁气滞　肝主疏泄,其性刚强,喜条达而恶抑郁;凡精神情志之调节功能,都与肝密切相关。单纯性甲状腺肿的发病与肝具有密切的关系,因肝具有主疏泄与藏血的生理特点,而颈部又为人体气血交汇之重要枢纽,人体之上下气血皆由此经过,加之颈部狭而短,更易于阻塞。若其任一经脉气机不利,血行不畅或为痰湿邪气等阻滞,则气血易于结聚留滞而为患。忧恚气结,情志抑郁,肝失条达,肝郁气滞,横逆犯脾,脾失健运,痰浊内生,痰气互结,循经上行,结于喉结之处而成。当肝郁疏泄不畅时,可下累肾水。肾阳虚导致冲任不固,而冲任二脉都属于肝,任脉调节阴经气血,为"阴脉之海";同时,任脉又具有主胞胎的功能。冲脉调节十二经气血,循经上至头,"通受十二经气血",与女子月经及孕育有关,为"十二经脉之海",即"血海",其自身气血的调畅和充盈依靠肝的藏血和疏泄功能而保持正常。

若肝气机不畅，疏泄失司，则肝血不足，并且疏泄无序则冲任经脉气血受阻，而易生气滞瘕聚、血络搏阻之患，临床发为气瘿。

2. 水土因素　居住高山地区，久饮沙水，入于脉中，搏结颈下而成。

3. 体质因素　女性经期、产后、绝经期，肾气受损，正气不足，外邪乘虚侵入，亦能引起本病。

本病的病机是气滞痰凝壅结颈前，日久引起血脉瘀阻，以致气、痰、瘀三者合而为患。其病位在甲状腺，与肝、脾、肾三脏密切相关。部分病例由于肝郁、痰气蕴结化火，火热耗伤阴津，而导致阴虚火旺的病理变化，其中尤以肝、心两脏阴虚火旺的病变更为突出。病情初起多实，病久则由实致虚，尤以阴虚、气虚为主，以致成为虚实夹杂之证。

三、临床表现

本病大多起病缓慢，甲状腺呈弥漫性肿大，质软，无血管杂音，无震颤，也无甲亢或甲减症状。晚期逐渐发展呈巨大甲状腺肿，并可有大小不等的结节，呈结节性甲状腺肿，同时有囊性感和坚硬感，腺外可见静脉曲张。部分患者因有巨大甲状腺肿可引起压迫症状，如咳嗽、声音嘶哑、呼吸不畅、吞咽困难或恶心、呕吐等。位于胸骨后的甲状腺肿尚可引起上腔静脉压迫综合征表现。有甲状腺囊肿出血时，患者甲状腺区出现突发疼痛，甲状腺急性增大，B超检查可以发现出血区。本病的甲状腺肿早期可在Ⅰ度和Ⅱ度之间，稍晚即可在Ⅲ度以上，当晚期出现巨大结节性甲状腺肿时，患者的腺体可肿大如儿头大小，下垂胸骨前，往往影响低头、转头和劳动。晚期呈巨大结节性甲状腺肿时可有恶变，其甲状腺功能也可有变异，可发生甲亢或甲减。

四、辅助检查

(一)实验室检查

单纯性甲状腺肿患者血清 TSH、T_3、T_4 水平正常。散发性单纯性甲状腺甲状腺肿患者血常规有轻度贫血或正常，甲状腺功能多为正常水平，如为缺碘引发可有尿碘降低，血清蛋白结合碘（protein-bound iodine，PBI）降低，血清 TSH 水平可出现不同程度的增高；结节性甲状腺肿或混合性甲状腺肿患者的血清 TSH 水平可低于正常，部分 TRH 兴奋试验其 TSH 反应较低，T_3 抑制试验不受抑制，多有自主性调节趋势的功能变化。甲状腺球蛋白抗体与甲状腺微粒体抗体阳性时，应考虑桥本甲状腺肿的可能，应做病理穿刺及细胞学检查，明确诊断。

(二)其他辅助检查

弥漫性甲状腺肿的吸^{131}I率明显升高，呈"碘饥饿"曲线。做甲状腺发射型计算机断层扫描（emission computed tomography，ECT）扫描时，早期可发现均匀性变化,晚期可发现有功能结节或无功能结节。B超检查,可见甲状腺肿大。

五、诊断与鉴别诊断

(一)诊断要点

非地方性甲状腺肿流行区域的居民,甲状腺弥漫性肿大或结节性肿大,在排除甲亢、甲减、桥本甲状腺炎、急性甲状腺炎、亚急性甲状腺炎、无痛性甲状腺炎、甲状腺癌等疾病后可诊断为单纯性甲状腺肿。

诊断非毒性甲状腺肿必须证实甲状腺功能处于正常状态及血清 T_3、T_4 水平正常。甲状腺功能状态有时在临床上难以评价,因为有些甲亢患者尤其是老年人,临床表现轻微或不典型。

(二)鉴别诊断

1. 桥本甲状腺肿(慢性淋巴细胞性甲状腺炎) 表现为甲状腺双侧或单侧弥漫性小结节状或巨块状肿块,TPOAb(甲状腺过氧化物酶抗体)、TgAb(抗甲状腺球蛋白抗体)皆为阳性,细针穿刺细胞学检查可确诊。

2. Riedel 甲状腺炎(慢性纤维性甲状腺炎) 表现为甲状腺无痛性肿块,质地坚硬,固定,细针穿刺细胞学检查意义不大,需手术活检确诊。

3. 甲状腺腺瘤 表现为甲状腺单发性肿块,质韧,与非毒性甲状腺肿的单发结节难以鉴别,超声检查结节外周有包膜,细针穿刺细胞学检查有助于鉴别。

4. 甲状腺癌 表现为甲状腺单发性或多发性肿块,质硬,邻近淋巴结肿大,髓样癌伴有血清降钙素水平升高,病理学检查确诊。

5. 甲状腺功能亢进症 甲亢除有甲状腺肿以外,其甲亢症状较明显,甲状腺功能变化较突出,即有明显的 T_3、T_4、FT_3、FT_4 升高及 TSH 下降,其 TRAb(促甲状腺素受体抗体)、TSI(甲状腺刺激性免疫球蛋白)、TGA 均可阳性,TMA 多呈阳性,[131]I吸碘率升高,尿碘升高。但单纯性甲状腺肿兼患神经官能症时,则鉴别诊断稍有困难。如吸[131]I率都有升高,此时做 T_3 抑制试验可帮助鉴别诊断。

6. 亚急性甲状腺炎 单纯性甲状腺肿有囊性变及出血时,应与亚急性甲状腺炎做鉴别诊断,亚急性甲状腺炎的甲状腺肿大程度不如单纯性大,且其病程较短有助于鉴别诊断。

六、治疗

本病一般不需要使用药物治疗,注意观察是否存在长大的趋势。无其他症状时也不需要采用手术治疗。本病多与情志内伤、居住地区水质过偏有关。采用中医辨证治疗有较好的疗效,以疏肝解郁、化痰软坚为主。可选用海蛤粉、海带、海藻、昆布、海螵蛸等含碘丰富食品。方用四海舒郁丸或海藻玉壶汤加减。瘿肿过大出现压迫症状和结节性甲状腺肿者,以手术治疗为宜。

(一)中医治疗

1. 辨证用药

(1)肝郁气滞证

临床表现：颈部弥漫性肿大，边缘不清，皮色如常，质软不痛，随吞咽而上下移动；常有情志不舒病史，或情志忧郁，或急躁易怒，胸闷，善太息，或胸胁窜痛、经前乳房胀痛，病情常随情志波动，苔薄白，脉弦。

治疗法则：疏肝理气，解郁消肿。

方药运用：四海舒郁丸加减。青木香、陈皮、海蛤粉、海带、海藻、昆布、海螵蛸。

(2)气滞痰凝证

临床表现：颈部弥漫性肿大，边缘不清，皮色如常，质软不痛，随吞咽而上下移动；瘿肿过大时有沉重感，或伴有呼吸困难，咽下不适，声音嘶哑；舌淡红，苔薄，脉弦。

治疗法则：疏肝理气，化痰软坚。

方药运用：四海舒郁丸或海藻玉壶汤加减。青木香、陈皮、海蛤粉、海带、海藻、昆布、海螵蛸、贝母、半夏、青皮、当归、连翘。

(3)肝郁肾虚证

临床表现：颈粗瘿肿，皮宽质软；伴神情呆滞，倦怠畏寒，肢冷，性欲下降；舌淡，脉沉细。

治疗法则：疏肝补肾，调摄冲任。

方药运用：四海舒郁丸合右归饮加减。青木香、陈皮、海蛤粉、海带、海藻、昆布、海螵蛸、熟地黄、山药、山茱萸、枸杞子、甘草(炙)、杜仲(姜制)、肉桂、制附子。

(4)气血瘀结证

临床表现：颈前喉结两旁结块明显肿大，按之较硬或青筋暴露，胸闷气促，或声音嘶哑，吞咽困难，舌质暗或舌下脉络纡曲，脉沉涩。

治疗法则：理气活血，消瘿散结。

方药运用：逍遥贝蒌散加减。柴胡、白芍、当归、茯苓、玄参、炒白术、瓜蒌、浙贝母、法半夏、胆南星、生牡蛎(先煎)、山慈菇、淡海藻、淡昆布、白芥子、生黄芪、红花、川芎。

2. 其他疗法

(1)针灸治疗：康维莲报道针刺治疗以局部甲状腺围刺为主，配穴取天突、阴陵泉(双)、足三里(双)、丰隆(双)、三阴交(双)、太冲(双)，隔日1次，每次留针30min，10天1个疗程，连续治疗2个月，可明显改善气郁痰阻证患者的临床症状。陈洁等通过对古代医家针灸治疗瘿病的案例研究，总结出古代瘿病常用腧穴为天突、肩髃、气舍、天府、臑会、风池、大椎、通天。常用腧穴间配伍以局部配穴为主，常使用的腧穴组合为臑会—气舍、天府—气舍、天突—肩髃，重视交会穴的使用，在治疗过程中多用灸法。桂树虹等报道以围刺之法治疗甲状腺肿,能够直接作用于病灶,改善病灶血供,从而达到治疗疾病的目的。其间提插泻法与捻转法的使用能让持针者根据患者实际情况及不同症状施以不同程度的刺激,增强局部治疗效果。针灸与滋阴补肾兼化痰祛瘀法联合使用,可加快结节的软化吸收,达到活血行气、散结化痰的功效。针刺方法:患者取坐位,针刺部位周围 5 cm 75%乙醇消毒,持针者左拇指固定结节,右手持针,视结节大小围刺 3~6 针(捻转进针),结节中心直刺1 针,进针深度均为 30 mm,针尖朝向结节中心。每刺入 1 针,小幅度提插泻法持续 1 min。患者换取仰卧位,留针 20 min 后,行针孔按压。隔日进针 1 次,2 周 1 个疗程,连续治疗 1 个月,具有较好的治疗效果。

(2)中药外敷:中药外敷法操作简单方便,贴敷位置即为患处,疗效更加直接。

郭凤报道口服夏枯草颗粒(一日 2 次,一次 1 袋,水冲服)兼中药外敷;外敷药物成分:制马钱子 100g,甘遂 85g,大戟 85g。上述药物混合研成细末,兑入醋10ml,炼蜜为膏,加入二甲基亚砜 15ml,搅拌均匀成糊状。每次用药取 3g 外敷药物,在患处及周围涂布均匀,每次用药 4~5h,每日换药 1 次,可以改善良性单纯性甲状腺结节患者的临床症状、缩小结节大小、降低复发率。实验过程中未发现引起患者的甲状腺功能及甲状腺抗体的变化,未见肝肾功能的损伤。中药外敷安全、经济、有效、可靠,可为广大患者降低痛苦。

黄文智等报道以外用消瘿膏治疗甲状腺肿。药物组成:白芥子、紫苏子、猫爪草、蜣螂虫、水蛭、香附、冰片等研为细末,与凡士林共同调匀为软膏。方中,白芥子利气散结,通络止痛;香附疏肝理气;马钱子、水蛭通络止痛,逐瘀散结;紫苏子降气化痰;冰片清热止痛。外用保鲜膜可使药膏保持湿润,且利用中药离子特性长时间透皮,进入皮肤发挥药效,而达到改善局部微循环和组织代谢的作用。用法:每晚取适量药膏敷于颈前甲状腺肿处,其面积超过甲状腺肿的边缘 5 mm,厚度超过 2mm,上覆保鲜膜,晨起洗净,连续使用 6 周为 1 个疗程。外用消瘿膏使用前必须向患者详细说明使用方法及过程;个别患者外敷药膏后出现敷贴处局部皮肤发痒,轻者停药观察 2~3 天,无不适者可继续敷用,严重者皮肤发红、出现小丘疹,则停止敷贴,改用其他治疗方法。在治疗过程中,加强对患者的心理疏导可使其乐于接受治疗和护理。同时,加强疾病危害性的宣传和教育,指导患者坚持规则地服用抗甲状腺药物,保持心情舒畅,勿劳累过度,饮食注意少盐,避免食用含碘高的食物(如海带、紫菜等),减少该病复发率。外用消瘿膏治疗甲状腺肿临床效果显著,配合周到的护理工作能提高疗效。

(3)饮食治疗

①紫菜萝卜汤(《百病中医药膳疗法》)

主料:白萝卜 250g。

配料:紫菜 15g,陈皮 2g,盐、醋、味精各适量。

制法：将萝卜洗净、切丝，紫菜、陈皮剪碎，共放锅内，加水煎煮30min，出锅加食盐、味精及醋。

功效：软坚散结。可治甲状腺肿大和淋巴结结核。

②昆布海藻煮黄豆(《百病中医药膳疗法》)

主料：昆布、海藻各50g，黄豆250～350g。

制法：以上各味共煮汤，以盐或糖调味食。

用法：每日1～2次。

功效：清热，软坚散结，降压。可辅助治疗单纯性甲状腺肿，慢性颈淋巴结炎。

注意事项：胃寒、畏冷者禁用。

③猪胰淡菜汤(《百病中医药膳疗法》)

主料：猪胰1具，淡菜100～150g。

制法：先将淡菜(干品)浸泡20min，洗净，然后放砂锅内加适量水煮，开锅后10min加入猪胰同煨，熟透即成。

用法：调味饮服，佐餐亦可。

功效：益肺补脾，润燥，益精血，消瘿瘤。可以辅助治疗甲状腺肿，毛发枯少。

④紫菜猪肉汤(《百病中医药膳疗法)》

主料：紫菜25g，猪瘦肉120g。

调料：油、盐、味精。

制法：上2味加清水适量煮汤，加油、盐、味精调味食用。

功效：清热，化痰，软坚，滋阴润燥。可以辅助治疗甲状腺肿大，颈淋巴结结核。

(二)西医治疗

除有压迫症状者可手术治疗外，甲状腺肿本身一般不需治疗，主要是改善碘营养状态。手术治疗指征：压迫气管、血管、喉返神经而引起明显压迫症状而药物治疗无效者；胸骨后甲状腺肿；巨大的甲状腺肿影响工作及生活；结节性甲状腺肿不能排除恶变者；伴甲状腺功能异常者(包括临床甲亢)均应手术治疗。许多单纯性甲状腺肿患者的甲状腺肿生长缓慢，局部无症状，甲状腺功能正常，可不予特殊治疗，临床密切随访，定期体检、B超检查。另外，要定期检测血清TSH水平，以尽早发现亚临床甲亢或甲减。如有明显的致甲状腺肿因素存在，应予去除。部分单纯性甲状腺肿的发病机制与TSH的刺激有关，用外源性甲状腺激素可以抑制内源性TSH的分泌，从而防止甲状腺肿的生长，TSH抑制治疗已被广泛应用于单纯性甲状腺肿的治疗。

七、预防、预后及调护

大多数患者预后良好，部分患者可出现甲亢或甲减的表现。出现甲状腺肿大时，应当进一步检查甲状腺功能，并注意更换饮食，避免食用对甲状腺功能有影响的食物。散发性高碘甲状腺肿患者应尽量避免应用碘剂或减少其用量,进行密切观察与随访。对孕妇用碘也应该注意,避免新生儿患高碘性甲状腺肿,甚至窒息死亡。对地方性高碘性甲状腺肿患者,应对水源及食物进行过滤吸附,降低碘量。患者应保持心情舒畅,勿郁怒动气。

八、中医防治进展

王东等认为单纯性甲状腺肿的病位在肝,应从肝论治。肝主疏泄,调畅全身气机,能促进血液和津液的运行与输布,调畅情志及促进脾胃运化。情志内伤致肝气郁结,而肝病易传于脾,脾脏受累后运化失司,津液输布失常后凝聚成痰,与气搏结,交阻于颈,发为瘿瘤。并且肝以血为本,以气为用。气为血之帅,气机不利则血行不畅致瘀,瘀可与痰凝共同妨碍血液运行,致使痰瘀互结。治疗应内服药与外敷药相结合。内服药以消瘰丸、海藻玉壶汤、逍遥散加减为基本方,起到软坚散结、疏肝解郁、理气化痰之功用。外敷方在内服方的基础上加海藻、昆布、海带,以加强化痰软坚、消瘿散结的作用。

高天舒教授认为甲状腺肿在中医学属"瘿病"范畴,是以颈前喉结两旁结块肿大为主要临床特征的一类疾病。临床工作中发现肝气不疏或土壅木郁是本病发生的始动因素,气机不畅、痰气互结是其主要病机。故应采用化痰散结类中药进行治疗,方用化痰散结颗粒(紫苏子20g,柴胡10g,夏枯草30g,郁金15g,法半夏12g,生牡蛎30g,制鳖甲30g,陈皮15g,浙贝母25g,莪术10g)。化痰散结类药物治疗甲状腺肿具有较好的疗效,无碘过量的危害,是中医药的优势和特色。

谢春光教授认为气滞、痰凝、血瘀壅结颈前是单纯性甲状腺肿的基本病机,本病初期多由情志不畅,气机郁滞,痰气相互搏结于颈前而成,日久血瘀内停,气、痰、瘀三者合而为病。根据四诊合参,辨证施治,以理气化痰、消瘿散结为基本治法,对于结块质地较硬、瘀血阻络明显者,配合活血软坚之法。临床基础方以半夏厚朴汤为加减,全方辛苦合用,行气散结,燥湿化痰。在此方基础之上加减化裁,组成理气化痰、消瘿散结之验方。主要成分:法半夏15g,厚朴15g,茯苓15g,紫苏梗15g,黄芩15g,栀子15g,香附15g,白芥子15g,浙贝母15g,王不留行20g,橘核20g,红花10g,川芎15g。诸药合用,共奏理气化痰、消瘿散结之功效。同时,对患者进行生活方式教育及情志疏导,可明显减轻临床症状,减小甲状腺包块。同时,应强调预防甲状腺肿发生的重要性。

吴深涛教授认为单纯性甲状腺肿多与情志不畅、饮食水土失宜有关。肝郁气滞、痰凝壅结于颈前是本病的基本病机。肝郁则气滞,气滞则血瘀,加之痰凝壅结日久化火,肝火旺盛,火旺则阴伤。见肝之病,知肝传脾,当先实脾。吴教授在本病的治疗上提倡以"活血软坚、疏肝健脾化痰"为主,结合病变在气在血、火旺与阴伤及体质不同,随症加减。吴教授治疗单纯性甲状腺肿经常配伍使用的药物组合有:

疏肝散结、泻火滋阴类，如麦冬、川芎、夏枯草、黄芩、柴胡、玄参、鳖甲；有疏肝健脾、和解少阳类，如柴胡、黄芩、焦栀子、牡丹皮、茯苓、柴胡、黄芩、鳖甲、茯苓；有健脾化痰、消肿散结类，如佩兰、槟榔、茯苓、鳖甲、槟榔、茯苓；有清热活血养阴类，如麦冬、生地黄、川芎、桑白皮。

（柏力萄）

参 考 文 献

[1] Shan Z,Chen L,LianX,et al. Iodine status and prevalence of thyroid disorders after intro-duction of mandatory universal salt iodization for 16 years in China:a cross-sectional study in 10 cities[J]. Thyroid,2016,26:1125-30.

[2] 葛均波,徐永健,梅长林. 内科学[M]. 8 版. 北京:人民卫生出版社,2015:683.

[3] 裴迅,左新河,陈如泉. 瘿病源流简析[J]. 湖北中医药大学学报,2016,18(5):50-52.

[4] 刘红延,陈莹. 肝藏象学说在单纯性甲状腺肿中运用[J]. 辽宁中医药大学学报,2016,18(3):7-9.

[5] 刘艳娇,魏军平,杨洪军. 甲状腺疾病中西医结合治疗学[M]. 北京:科学技术文献出版社,2012:185.

[6] 康维莲. 针刺治疗气郁痰阻型结节性甲状腺肿的临床研究[D]. 福州:福建中医药大学,2018.

[7] 陈洁,武玉,黎少玲,等. 古代针灸治疗瘿病的取穴规律研究[J]. 中国中医基础医学杂志,2017,23(5):678-681.

[8] 桂树虹,黄东勉,李俊驹,等. 针灸配合滋阴补肾兼化痰祛瘀法在海南省高碘饮食致结节性甲状腺肿中的防治作用[J]. 中国地方病防治杂志,2016,31(2):170-173.

[9] 郭凤. 中药外敷治疗良性单纯性甲状腺结节的临床疗效观察[D]. 哈尔滨:黑龙江中医药大学,2017.

[10] 黄文智,左新河. 外用消瘿膏治疗甲状腺肿临床观察及护理[J]. 湖北中医杂志,2007,29(8):46.

[11] 王东,高梦欣,李敬林. 从瘿病论治甲状腺肿[J]. 中华中医药学刊,2015,33(5):1041-1043.

[12] 崔鹏,王英娜,高天舒,等. 化痰散结中药治疗甲状腺肿的作用机制[J]. 中国中药杂志,2012,37(22):3451-3456.

[13] 张金妍,王茜,郑春梅,等. 谢春光教授治疗单纯性甲状腺肿经验[J]. 湖南中医杂志,2013,29(4):26-27.

[14] 王兰芬,吴深涛. 吴深涛治疗单纯性甲状腺肿的用药规律分析[J]. 湖南中医杂志,2018,34(7):39-41.

第二节　甲状腺腺瘤

一、概述

甲状腺腺瘤(thyroid adenoma)是起源于甲状腺滤泡细胞的良性肿瘤,是甲状腺最常见的良性肿瘤。目前认为本病多为单克隆性,是由与甲状腺癌相似的刺激所致,好发于甲状腺功能的活动期。本病临床分滤泡状和乳头状实性腺瘤两种,前者多见。常为甲状腺囊内单个边界清楚的结节,有完整的包膜,大小为 1～10cm。此病在全国散发性存在,于地方性甲状腺肿流行区稍多见。甲状腺腺瘤是最常见的颈部占位性疾病,亦是最常见的甲状腺肿瘤,占全部甲状腺肿瘤的 33%～56%,如不及时治疗则可能发展为腺瘤样癌变。

甲状腺腺瘤可以发生在任何年龄,常发生在 40 岁以下,以 20－50 岁最多见,女性多于男性,男女之比为 1:(5～6),沿海地区发病率高于内地。

甲状腺腺瘤的病因未明,可能与性别、遗传因素、射线照射、TSH 过度刺激等有关。甲状腺腺瘤女性的发病率为男性的 5～6 倍,提示可能性别因素与发病有关,但目前没有发现雌激素刺激肿瘤细胞生长的证据。在甲状腺腺瘤中可发现癌基因 $C\text{-}MYC$ 的表达。腺瘤中还可发现癌基因 $H\text{-}RAS$ 第 12、13、61 密码子的活化突变和过度表达。高功能腺瘤中还可发现 TSH-G 蛋白腺嘌呤环化酶信号传导通路所涉及蛋白的突变,包括 TSH 受体跨膜功能区的胞外和跨膜段的突变及刺激型GTP(鸟嘌呤三核苷酸磷酸)结合蛋白的突变。这些发现均表明腺瘤的发病可能与癌基因有关,但上述基因突变仅见于少部分腺瘤中。甲状腺腺瘤可见于一些家族性肿瘤综合征中,包括 Cowden 病和 Catney 联合体病等。幼年时期头、颈、胸部曾经进行过 X 线照射治疗的人群,其甲状腺癌发病率约增高 100 倍,而甲状腺腺瘤的发病率也明显增高。部分甲状腺腺瘤患者可发现血 TSH 水平增高,可能与其发病有关。实验发现,TSH 可刺激正常甲状腺细胞表达前癌基因 $C\text{-}MYC$,从而促使细胞增生。

甲状腺腺瘤一般为单发的圆形或椭圆形肿块,包膜完整,表面光滑,质韧,多数为直径在 1.5～5cm 的实性肿块,部分可呈囊性。切面因组织结构不同,而呈黄白色或黄褐色,有的切面较细腻,有的切面呈蜂窝状或细颗粒状,瘤体可发生坏死、纤维化、钙化成囊性变。在组织学上,甲状腺腺瘤有 3 种类型:乳头状、滤泡状瘤、Hurthle(甲状腺嗜酸性)细胞状瘤。共同的组织学特点:①常为单个结节,有完整的纤维包膜;②肿瘤的组织结构与周围甲状腺组织不同;③瘤体内部结构具有相对一致性(变性所致改变除外);④对周围组织有挤压现象。

1. 滤泡状腺瘤　最为常见。根据滤泡的大小又分为巨滤泡型(或胶质型)、胎儿型(小滤泡型)及胚胎型,还有非典型腺瘤。

(1)胚胎型腺瘤:由实体性细胞巢和细胞条索构成,无明显的滤泡和胶体形成。瘤细胞多为立方形,体积不大,细胞大小一致。胞质少,嗜碱性,边界不甚清;胞核大,染色质多,位于细胞中央。间质很少,多有水肿。胞膜和血管不受侵犯。

(2)胎儿型腺瘤:主要由体积较小而均匀一致的小滤泡构成。滤泡可含或不含胶质。滤泡细胞较小,呈立方形,胞核染色深,其形态、大小和染色可有变异。滤泡分散于疏松水肿的结缔组织中,间质内有丰富的薄壁血管,常见出血和囊性变。

(3)胶性腺瘤:又称巨滤泡性腺瘤或大滤泡性腺瘤,最多见。肿瘤组织由成熟滤泡构成,其细胞形态和胶质含量皆和正常甲状腺相似。但多数融合成大滤泡,腔内充满黏稠的胶质。衬覆滤泡的上皮细胞较小,呈现立方形或扁平形,偶成低柱状。胞核无异型,无核分裂项。大约1/4的胶性腺瘤瘤细胞呈现乳头状增生,形成短而简单的1～2级分支的小乳头,突入滤泡内。被覆乳头上的上皮细胞为单层,无异型,间质少。若多数或许多滤泡融合,使腺瘤呈现大囊腔,腔内充满胶质,则称为囊腺瘤。

(4)单纯性腺瘤:较少见,滤泡形态和胶质含量与正常甲状腺相似,但滤泡排列较紧密,呈多角形,间质很少。

(5)嗜酸细胞瘤:腺瘤细胞胞质中含有嗜酸性颗粒者,称为 Hurthle 细胞腺瘤。又称为 Hurthle 细胞瘤。瘤细胞大,呈多角形,胞质内含嗜酸性颗粒,排列成条或成簇,偶成滤泡或乳头状。

大多数甲状腺腺瘤是从滤泡上皮发生的称为滤泡性腺瘤。肉眼观察所见:肿瘤多呈现单发,直径一般为 1～5cm,大者可达 10cm,或如手拳大小,圆形或卵圆形,位于甲状腺肿,包膜完整,与周围组织界限清楚。质较有弹性,切面可见包膜多较薄,有时也较厚,呈现实性,可含有多个不等的胶样物质。瘤体中心部出现水肿、出血、软化。星芒状灰白色纤维化或瘢痕,还可见钙化、骨化。有些腺瘤形成大小不等的囊腔(囊性变)等继发性改变,囊腔内多呈现黄褐色、淡黄色液体或紫色液体,囊壁为透明变性的结缔组织,常有钙化。有时瘤细胞过度分泌,形成较大的囊腔,腔内为淡红色或棕褐色透明胶质,囊腔内壁侧衬以甲状腺滤泡上皮。甲状腺功能测定大多数正常,但其功能相对自主,不受 TSH 调节或者很少受其调节。

2. 乳头状腺瘤　较少见,多呈现囊性,故又称为囊性乳头状瘤。良性乳头状腺瘤少见,多呈囊性,故又称乳头状囊腺瘤。乳头由单层立方或低柱状细胞覆于血管及结缔组织来构成,细胞形态和正常静止期的甲状腺上皮相似。乳头较短,分支较少,有时见乳头中含有胶质细胞。乳头突入大小不等的囊腔内,腔内有丰富的胶质。瘤细胞较小,形态一致,无明显多形性和核分裂象。甲状腺腺瘤中,具有乳头状结构者有较大的恶性倾向。

3. 其他较少见的甲状腺良性肿瘤　畸胎瘤、血管瘤和平滑肌瘤。

不典型腺瘤:较少见腺瘤包膜完整,质地坚韧,切面细腻而无胶质光泽。镜下细胞丰富、密集,常呈片块状、巢状排列,结构不规则,多不形成滤泡。间质甚少,细胞具有明显的异型性,形状、大小不一致,可呈长方形、梭形;胞核也不规则,染色较深,亦可见有丝分裂象,故常疑为癌变,但无包膜、血管及淋巴管浸润。

甲状腺腺瘤属于中医学的"肉瘿"范畴。肉瘿之名,首见于宋代陈无择《三因极一病证方论·瘿瘤证治》五瘿分类:"皮色不变者,即名肉瘿。"本病多因情志抑郁,肝失条达,以致脾失健运,痰浊内生,留注于结喉部位,久之积聚成形而成。元代朱丹溪《丹溪心法》曰:"凡人身上、中、下有块者,多是痰。"明代陈实功《外科正宗·瘿瘤论》指出:"夫人生瘿瘤之症,非阴阳正气结肿,乃五脏瘀血、浊气、痰滞而成。"清代吴谦《医宗金鉴·外科心法要诀》曰:"脾主肌肉,郁结伤脾,肌肉浅薄,土气不行,逆于肉里,致生肉瘿。"清代沈金鳌《杂病源流犀烛》曰:"瘿瘤者,气血凝滞,年数深远,渐长渐大之证。"这是说瘿瘤的形成与瘀血、浊气、痰浊凝滞有关,且生成时间较长,与甲状腺腺瘤特点极为符合。

二、病因病机

(一)病因

本病多与情志不调、饮食失宜有关。情志抑郁,肝失条达,遂使肝郁气滞,肝旺侮脾,脾失健运,饮食不节,不能化生精微,形成痰浊内蕴,湿痰留注于结喉,聚而成形,遂成本病。

1. 情志因素 《诸病源候论》言:"动气增患。""瘿者由忧恚气结所生。"《三国志·魏书》引《魏略》记载贾逵"发愤生瘿"。《类经》载:"一者始因气动而内有所成……瘤气瘿气。"《济生方》曰:"夫瘿瘤者,多由喜怒不节,忧思过度,而成斯疾焉。大抵人之气血,循环一身,常欲无滞留之患,调摄失宜,气滞血凝,为瘿为瘤。"《圣济总录·瘿瘤门》载:"石瘿泥瘿劳瘿忧瘿气瘿……忧劳气则本于七情……或结而不散是也。""则如血瘿息肉瘿气瘿……缘忧恚有甚于男子也。"这些记载体现出肉瘿的发生与情志不调、气机不畅有关。肝司疏泄,喜条达恶抑郁,能调畅气机,调节精神情志。长期忧思恼怒情志不舒,则使肝气郁结,气机升降失序,气机郁滞则津液聚而成痰,气滞痰凝瘀血搏结颈前,遂成瘿病。

2. 饮食水土失宜 饮食是机体生存的基本条件,饮食入胃化生水谷精微布散全身,维持机体生长、发育和生殖,保证人体的各项生理功能正常进行。水土泛指人类居住的自然条件和气候。整体观是中医基本理论之一,整体观中包含着生命机体与自然环境是一个统一、和谐的整体。《素问·宝命全形论》言"夫人生于地……天地合气",《灵枢·岁露论》曰"人与天地相参也"。人赖天地而生,水土环境对人体有直接影响。饮食失节或居于高山少卤之地,饮食水土失宜。一则损伤脾胃,脾失健运,水湿聚而成痰,搏结颈前发为瘿病;二则饮食失宜,损伤气血的正常化生运行，痰凝瘀血阻滞颈部则为瘿病；三则居于高山黑水之处，久饮沙水，散于脉中，搏结颈下而成瘿病。《吕氏春秋·尽数》言："轻水所，多秃与瘿人。"《诸病源候论·瘿候》中云："诸山水黑土中……常食令人作瘿病。"《杂病源流犀烛·颈项病源流》载："西北方依山聚涧之民……受冷毒之气……往往生结囊如瘿。"这些均体现出瘿病的发生发展与饮食、地理环境密切相关。

3. **体质因素** 体质，又称禀赋，是人体在先天遗传与后天获得的基础上形成的相对固定的功能和形态。体质禀受于天，在后天环境影响下所形成的与社会、自然环境相匹配的人体形态、心理和生理功能的综合而相对稳定的特征。女性在经期、孕期、产后、哺乳期和绝经期，都需要消耗大量营养物质。其中碘是必不可少的微量元素之一，摄入不足或消耗太过则易生瘿病。且每当女性处于经、孕、产、乳等特殊时期，一则肾气受损，正气不足，外邪乘虚侵入，亦能引起本病；二则情绪容易受外界影响，常出现气机郁滞、气郁化火、气滞血瘀等病理变化。如《圣济总录》云："妇人多有之，缘忧患有甚于男子也。"因此，女性更易罹患瘿病。此外，素体阴虚之人痰凝气郁后更易化火伤阴，使病情缠绵难愈。

(二)病机

近代医家对本病做了诸多研究。本病病机围绕气滞痰凝证、肝阳上亢证、气滞夹瘀证、血瘀毒聚证展开。

1. **气滞痰凝证** 肝经"络阴器，循少腹，过咽喉"。长期情志不畅，肝气不疏，肝脾不和，气机升降失调，津液不行，留聚一处，化而为痰；痰气郁结日久，帅血功能失职，痰、气、血交结于颈，故生瘿瘤之症。

2. **肝阳上亢证** 肝郁日久化火伤阴，水不涵木，以致肝阳升动太过；或年老肾阴亏虚，水不涵木，肝木失荣；或因郁怒焦虑，气郁化火，耗伤阴血，阴不制阳，肝阳循经上犯，壅滞颈前发为瘿瘤。

3. **气滞夹瘀证** 长期忧思恼怒，肝气不疏，肝脾不和，气机升降运行不利，水谷津液运化失职，气血不行，聚而成瘀；气血随肝气上逆于项，再受肝火凝练；瘀血凝结于颈，故成瘿病。

4. **血瘀毒聚证** 甲状腺癌患者因痰凝气滞日久，帅血失职而成瘀；痰瘀互结，日久成毒；正气亏虚，不能抗邪外出，毒瘀蕴结颈部，发为瘿病。

综上，气滞、痰凝、血瘀壅结颈前是本病的基本病机。本病初期多为气机郁滞，津凝痰聚，痰气搏结颈前，日久则可引起血脉瘀阻，进而气、痰、瘀三者合而为患。后形成本虚标实之候，实证以气、火、痰、瘀为主，虚证主要表现为阴虚、气虚。

三、临床表现

本病可见于任何年龄，患者多为女性，一般均为甲状腺体内的单发结节。病程缓慢，多数在数月到数年甚至时间更长，患者因稍有不适或无任何症状而被发现颈部肿物。多数为单发,圆形或椭圆形,表面光滑,边界清楚,质地韧实,与周围组织无粘连,无压痛,可随吞咽上下移动。肿瘤直径一般在数厘米,巨大者少见。巨大瘤体可产生邻近器官受压征象,但不侵犯这些器官。有少数患者因瘤内出血瘤体会突然增大,伴胀痛,如乳头状囊性腺瘤;有些肿块会逐渐吸收而缩小;有些可发生囊性变。病史较长者,往往因钙化而使瘤体坚硬;有些可发展为功能自主性腺瘤,而引起甲状腺功能亢进。部分甲状腺腺瘤可发生癌变。具有下列情况者,应当考虑恶变的可能性:①肿瘤近期迅速增大;②瘤体活动受限或固定;③出现声音嘶哑、呼吸困难等压迫症状;④肿瘤硬实、表面粗糙不平;⑤出现颈淋巴结肿大。

四、辅助检查

1. 血 T_3、T_4　在正常范围。各项功能检查多正常。

2. B超检查　可进一步明确肿物为实性或囊性,边缘是否清楚,肿物多为单发,也可多发,为2～3枚小肿物,同侧腺叶也相应增大,实性为腺瘤,囊性为甲状腺囊肿。

3. 同位素扫描　^{131}I扫描示甲状腺为温结节,囊腺瘤可为凉结节。甲状腺核素扫描多为温结节,也可以是热结节或冷结节。

4. 颈部X线片　若瘤体较大,正侧位片可见气管受压或移位,部分瘤体可见钙化影像。

5. 甲状腺淋巴造影　显示网状结构中有圆形充盈缺损,边缘规则,周围淋巴结显影完整。

五、诊断与鉴别诊断

(一)诊断要点

甲状腺腺瘤的诊断主要根据病史、体检、同位素扫描及B超等检查确定。本病多表现为颈前单发结节,少数亦可为多发的圆形或椭圆形,表面光滑,质韧有弹性,可随吞咽而上下移动,生长缓慢,一般无任何不适,多在无意中发现。甲状腺功能检查正常。颈部淋巴结无肿大。甲状腺同位素碘扫描显示多为温结节,囊肿多为凉结节,伴甲亢者多为热结节。B超为实质性肿块或混合性肿块。

(二)鉴别诊断

1. 结节性甲状腺肿　甲状腺腺瘤主要与结节性甲状腺肿相鉴别。后者虽有单发结节但甲状腺多呈普遍肿大,在此情况下易于鉴别。一般来说,腺瘤的单发结节长期仍属单发;而结节性甲状腺肿经长期病程之后多成为多发结节。另外,甲状腺肿流行地区多诊断为结节性甲状腺肿;非流行地区多诊断为甲状腺腺瘤。在病理上,甲状腺腺瘤的单发结节有完整包膜,界限清楚;而结节性甲状腺肿的单发结节无完整包膜,界限也不清楚。

2. 甲状腺癌　甲状腺腺瘤还应与甲状腺癌相鉴别,后者可表现为甲状腺质硬结节,表面凹凸不平,边界不清,颈淋巴结肿大,并可伴有声嘶、霍纳(Horner)综合征等。

六、治疗

本病多根据临床表现和患者意愿进行治疗选择,可选择密切观察或手术治疗。一般多采用内治法,以理气解郁、化痰软坚为主。必要时可手术治疗。

(一)中医治疗

1. 辨证用药

(1)气滞痰凝证

临床表现:颈部肿块,质地坚韧,表面光滑,局部胀闷不适,情志偶有不舒,兼之平素多痰,肿块能随吞咽而动,舌淡红苔薄白,脉弦滑。

治疗法则:疏肝行气,化痰散结。

方药运用:四逆散合二陈汤加减。柴胡、白芍、枳实、陈皮、香附、茯苓、半夏、夏枯草、海藻、昆布。

(2)肝阳上亢证

临床表现:颈部肿块,伴有心烦易怒、失眠多梦、口干口苦、食欲亢进等症状,舌质红苔黄,脉弦数。

治疗法则:疏肝泻火,化痰散结。

方药运用:丹栀逍遥散合二陈汤加减。柴胡、白芍、牡丹皮、山栀子、白术、陈皮、香附、茯苓、半夏、夏枯草、海藻、昆布、合欢皮、菊花、黄芩。

(3)气滞夹瘀证

临床表现:发病日久,肿块中等硬度,情志不畅,舌边有瘀点,脉弦涩。

治疗法则:疏肝行气,活血散结。

方药运用:四海舒郁丸或海藻玉壶汤加减。柴胡、白芍、当归、玄参、茯苓、瓜蒌、浙贝母、胆南星、山慈菇、半夏、夏枯草、海藻、昆布、生黄芪。

(4)血瘀毒聚证

临床表现:肿块日久,中等硬度,活动,表面欠光滑或触之有结节,舌淡红苔薄白,脉弦涩。

治疗法则:活血化瘀,解毒散结。

方药运用:海藻玉壶汤合香贝养营汤加减。海藻、昆布、陈皮、浙贝母、玄参、生牡蛎、半夏、青皮、川芎、当归、连翘、桃仁、红花、生黄芪、香附。

2. 其他疗法　甲状腺腺瘤患者除了采用手术切除、放射治疗、中医药辨证论治外,还可以选用外敷、针灸、口服中成药、专方专药等疗法。

中医外治法将药物直接作用于甲状腺局部皮肤黏膜,使之吸收而发挥治疗作用。外治法有良好的透皮作用,可缓解局部症状,增强药物吸收,不良反应较少、操作方便、患者接受度高,能充分发挥中药疗效。在甲状腺腺瘤的治疗中,可以采用阳和解凝膏掺黑退消外敷;夏枯草膏局部外敷;阳和解凝膏掺桂麝散外敷治疗。莫滚报道采用外用药,即莪术、黄药子、白芥子、姜黄、香附、猫爪草、樟脑共为末,根据肿块大小取药粉适量用淡米醋调成糊状,均匀涂布于一小块薄膜上,药厚约 0.1 cm,外敷于肿块上,以绷带包扎。每日换药 1 次。配合内服药物,内服与外用药均以 1 个月为 1 个疗程,共 3 个疗程。徐之江以生天南星、生半夏、蚤休、血竭,研细末,用适量醋调敷患处,每日 2 次。3 周为 1 个疗程,并配合消结汤加减(柴胡、莪术、夏枯草、海藻、昆布、天葵子、山慈菇、黄药子、浙贝母、玄参、三七粉)总有效率为 80.95%。唐素云等以软坚散(肉桂、干姜、威灵仙、麻黄)上药研成细粉与适量米醋调成糊状热敷喉结两旁结块,每日 2 次,每次 20 min,连用 10 天,20 次为 1 个疗程,并配合桂枝茯苓汤加味(桂枝、牡丹皮、赤芍、桃仁、夏枯草、青皮、茯苓、海藻、香附、连翘、生牡蛎各 30 g)内服,可明显改善患者症状。

古代文献中记载用针灸治疗瘿肿,常用穴位有臑会、浮白、通天、气舍等。《圣济总录》中对于针灸治疗瘿瘤有着丰富的记载。"臑会……治项瘿气瘤。""瘿气面肿,灸通天五十壮……气舍穴……灸三壮,主瘤瘿气。"远慧茹等报道患者取坐位或仰卧位,肿瘤部位以 75% 乙醇棉球消毒后,用左手拇指将肿物固定,右手持直径 0.25～0.30 mm、长度 40 mm 的毫针,从肿物边缘向肿物中心部斜刺,根据肿物大小确定针刺与皮肤的角度为 45°或 15°,一般要穿透肿物。针刺时沿肿物周边分成 8～10 个等份,即针尖斜向中心部刺 8～10 针,再从肿物上向中心部刺一针,即围刺、扬刺法。各穴均在得气后施捻转泻法 1min,留针 20min。配穴外关、合谷、太冲、足三里、丰隆。除足三里穴用捻转平补平泻法外,其他穴位均施用捻转泻法。每日针刺治疗 1 次,20 天为 1 个疗程,可影响甲状腺腺瘤生长,预防组织癌变及良性肿瘤的恶化。

中成药具有便于携带、使用方便等特点,比较容易被大众所接受,故临床上常用中成药治疗甲状腺腺瘤。治疗甲状腺腺瘤的中成药有甲瘤消颗粒剂、贝灵口服液、消结安胶囊、平消丸、消瘿片、消核散结胶囊、四海瘿瘤丸、五海瘿瘤丸、消瘿散结胶囊等。

此外,还有一些专方专药对甲状腺腺瘤的治疗具有较好的作用。徐伟祥等提出益气养阴法配合补益脾胃治疗甲状腺腺瘤具有较好的临床疗效,方以黄芪 30g,党参 30g,北沙参 10g,玄参 10g,穿山甲 10g,夏枯草 10g,当归 10g,川芎 10g,赤芍 10g,贝母 10g,半夏 10g,白芥子 10g,香附 10g,白芍 10g 等药物组成,连续服药 3 个月为 1 个疗程,观察 2～3 个疗程。汪珍珠等提出采用左旋甲状腺素钠片联合散结消瘤汤治疗甲状腺腺瘤可显著改善患者临床症状及甲状腺激素水平。散结消瘤汤组成成分如下:柴胡 12g,枳壳 10g,白芍 15g,昆布 12g,海藻 12g,夏枯草 15g,

生牡蛎 30g,炒穿山甲 10g,浙贝母 12g,三棱 10g,莪术 10g,炙甘草 6 g。肿块色暗者加赤芍、丹参;胸闷不舒、性情烦躁者加香附、郁金、佛手;呼吸不利者加旋覆花、紫苏梗;心悸多汗者加五味子、龙骨;手足震颤者加石决明、珍珠母、钩藤;消谷善饥者加生石膏、知母。上述药物水煎 300 ml,分早晚 2 次服用,每日 1 剂。2 组均连续治疗 8 周。甲状腺癌患者手术治疗后,气、血、津液耗伤,临床以气虚、阴虚表现为主要表现。临床当以扶正培本为主、以解毒抗瘤为辅,药物多选用太子参、北沙参、麦冬、枸杞子、黄芪、党参、白术、茯苓、玄参等。

(二)西医治疗

高功能腺瘤极少发生癌变,但可引起甲状腺功能亢进症,故应早期手术切除。手术是最有效的治疗方法,无论肿瘤大小,目前多主张做患侧腺叶切除或腺叶次全切除,而不宜行腺瘤摘除术。其原因是临床上甲状腺腺瘤和某些甲状腺癌,特别是早期甲状腺癌难以区别。另外,约 25% 的甲状腺腺瘤为多发,临床上往往仅能查到较大的腺瘤,单纯腺瘤摘除会遗留小的腺瘤,日后造成复发。

七、预防、预后及调护

甲状腺腺瘤是甲状腺常见的良性肿瘤,切除后即可治愈,无须特殊治疗及随访,预后良好,偶有复发者,可再行手术治疗。腺瘤的转归有多种情况,有的缓慢生长,不影响工作及生活;有的发生退行性变,以观察为主;有的可以发生癌变,以手术治疗为主,辅助其他治疗方法。

甲状腺腺瘤的病因目前尚不清楚,也没有良好的预防措施,对本病的早发现、早治疗即是防止病情发展的最好措施。同时,应当避免不良的情绪刺激,保持心情舒畅;谨慎食用对甲状腺有影响的药物和食物。

无症状及内分泌改变时,一般不需要住院治疗;而严重的腺瘤需要手术时,则应当按照外科手术的护理方案进行。

八、中医防治进展

张珂珂报道对甲状腺腺瘤者施以半导体激光体外照射加中药内服的治疗方法,能明显缩小甲状腺瘤体,无不良反应,复发率低。中药内服采用自拟化痰逐瘀方:夏枯草 30g,昆布 20g,柴胡 20g,香附 15g,胆南星 15g,半夏 15g,川芎 15g,桃仁 12g,红花 20g,五灵脂 15g,蒲黄 15g,地龙 15g,僵蚕 15g,当归尾 15g,每日 1剂,水煎,分早晚 2 次温服。可根据患者情况适当加减方药。在上述治疗方法基础上,可采用半导体激光治疗仪进行治疗,方法如下:瘤体局部照射,每次 30 min,每日 2 次;穴位照射:选取合谷、风池、丰隆、天突、人迎、天鼎,每穴每次 10 min,每日 2 次。1 个月为 1 个疗程。

刘爱民治疗甲状腺瘤采用海藻玉壶汤加减,守方治疗 2 个月余,颈部外观正常,未扪及结块,亦无自觉症状,收效良好。

（柏力萄）

参 考 文 献

[1] 王亚林,张纯,李晓明,等.甲状腺彩色多普勒超声对结节性甲状腺肿及甲状腺腺瘤的临床诊断价值分析[J].中国医药,2015,10(11):1602-1605.

[2] 林雪.甲状腺癌的中医内治法[J].中华养生保健,2014(3):23-24.

[3] 莫滚.中药内服外用治疗肉瘿 36 例[J].广西中医药,1999(6):18.

[4] 徐之江.消结汤治疗甲状腺腺瘤伴出血囊性变 21 例[J].浙江中医杂志,2000,35(4):149.

[5] 唐素云,韦雄.内外合治甲状腺腺瘤[J].山西中医,2009,25(3):9.

[6] 远慧茹,卞金玲,郑健刚,等.针刺治疗甲状腺腺瘤 35 例临床观察[J].中国针灸,2000,20(8):453-454.

[7] 节阳华,吴深涛.中医药治疗甲状腺腺瘤研究进展[J].现代中西医结合杂志,2011,20(9):1164-1166.

[8] 周俊宇,师义.五海瘿瘤丸联合左旋甲状腺素钠片治疗甲状腺腺瘤的疗效及对血清甲状腺激素和免疫炎性因子的影响[J].现代中西医结合杂志,2017,26(18):2011-2014.

[9] 张会平,刘宇,郭小培,等.消瘿散结胶囊治疗甲状腺腺瘤临床疗效观察[J].山东中医杂志,2013,32(8):546-547.

[10] 徐伟祥,周政,李永健.甲瘤方治疗甲状腺腺瘤 60 例临床观察[J].中医杂志,2002(9):677-678.

[11] 汪珍珠,黄小津,刘远花,等.左旋甲状腺素钠片联合中医疏肝软坚散结法治疗甲状腺腺瘤疗效观察[J].现代中西医结合杂志,2015,24(33):3724-3726.

[12] 孙伯菊,董莉莉,魏军平.中医药治疗甲状腺癌临床研究概述[J].中医杂志,2016,57(21):1882-1885.

[13] 张珂珂.半导体激光配合中药治疗甲状腺腺瘤的疗效观察[J].深圳中西医结合杂志,2018,28(10):32-34.

[14] 刘艳骄,魏军平,杨洪军.甲状腺疾病中西医结合治疗学[M].北京:科学技术文献出版社,2012.

第三节　甲状腺功能亢进症

一、概述

甲状腺功能亢进症(甲亢)是多种原因引起的甲状腺激素分泌过多所致的综合征。临床表现为甲状腺毒症、弥漫性甲状腺肿、眼征、胫前黏液性水肿。甲亢可发生于任何年龄,高发期为 20—50 岁,且女性明显多于男性(女:男＝4～6:1),西方国家报道甲亢的患病率为 1.4%～1.6%。我国 2009 年 3 月至 2010 年 8 月,由中国医科大学内分泌研究所、中华医学会内分泌学分会对北京、成都、广州、贵阳、济南、南京、上海、沈阳、武汉、西安 10 座城市居民进行甲状腺疾病流行病学调查显示，临床甲亢患病率为 1.1%，呈逐年上升趋势。甲亢引起的身体及精神症状影响患者的日常生活，严重者甚至威胁生命。西医学采用抗甲状腺药物治疗、放射碘治疗、外科手术治疗、介入栓塞治疗及其他多种方法，但都有不良反应的发生。积极寻找疗程短、治愈率高、不良反应少、复发率低的治疗方案是甲亢治疗领域面临的研究方向。中医药从整体观念出发，辨证把握疾病的动态演变规律，对改善甲亢的临床症状、缩短疗程、延缓复发率等有着明显的优势。本文就近年来中医药对甲亢的相关研究做一简要概述。

甲亢在中医学中并无完全对应病名，多将其归属于"瘿病"之范畴。瘿病最初分类见于南北朝陈延之《小品方》，根据发病原因及临床表现不同，分为"息（患）气结瘿"和"饮沙水，沙随气入于脉，搏颈下而成"两种。随后，古今医家则又对不同瘿病类别进行了区分，如隋代巢元方之《诸病源候论》中根据病理、证候将其分为血瘿、息肉瘿和气瘿三种，随后唐代孙思邈《备急千金要方》中从病因学角度分为了石瘿、气瘿、劳瘿、土瘿、忧瘿五种名称；至宋代医家陈无择在《三因极一病证方论》中则又根据疾病局部表现不同提出坚硬不可移之石瘿、筋脉露结之筋瘿、赤脉交络之血瘿、随忧愁消长之气瘿五种分类；以及清代沈金鳌所撰《杂病源流犀烛》中指出瘿又有瘿气、影袋等名称。可见，在古籍文献中瘿病包括瘿囊、瘿瘤、瘿气、影袋、肉瘿、石瘿等众多名称，它泛指临床中以甲状腺肿大为主要表现的病症。根据古籍文献关于瘿病病因、症状、治疗等记载，对瘿病及其分类进行了现代学释名，由于甲亢的发病与病情变化均与情志因素密切相关，且病发初期多见颈前轻度或中度肿大，触之多柔软光滑，可随吞咽活动，故在《中医临床诊疗术语·疾病部分》中将其统一归于"瘿气"范畴。西医学认为甲亢是由于机体血液内产生并释放过多的甲状腺激素，从而引起全身系统性亢奋和代谢增加的表现，常出现一些特征性症状包括心悸、畏热、多汗、易激动、体重下降、焦虑，常见的体征包括心动过速、突眼、甲状腺增大并触及震颤。故一些医家临床辨治时又进一步加以中医的疾病名称，如瘿气之"心悸""颤证""消渴""水肿""食亦""虚劳""黄疸""鹘眼凝睛"等。另有医家解说瘿病的现代释名，认为古代记载之瘿病相当于西医学之地方性甲状腺肿，需要通过补充碘治疗，而非目前所指的甲亢。目前针对中医甲亢病名规范化文献尚无系统的归纳和总结。因此，在总结前人经验的基础上，有必要首先对甲亢的中医病名进行规范化研究。

二、病因病机

（一）病因

古代医家多认为甲亢病因与情志抑郁、水土失宜、饮食劳倦和体质因素等有密切关系。

1. 情志抑郁　由于长期忿郁恼怒或忧思郁虑,使气机郁滞、肝气失于条达,津液凝滞不行,聚而成痰,气滞痰凝,壅结颈前,则形成瘿病。《医学入门·瘿瘤》曰:"瘿,原因忧恚所生……惟忧恚耗伤心肺,故瘿多著颈项。"《济生方·瘿瘤论治》说:"夫瘿瘤者,多由喜怒不节,忧思过度……气血凝滞,为瘿为瘤。"《圣济总录·瘿瘤门》中记载:"忧、劳、气则本于七情,情之所致,气则随之,或上而不下,或聚而不散是也。"《诸病源候论·瘿候》中记载到:"瘿者,由忧恚气结所生。"

2. 水土失宜　瘿病的发生与一定地理环境有关,这与西医提出的水土含碘高的地区甲亢发病率高的认识一致。《吕氏春秋》载曰:"轻水所,多秃与瘿人。"《杂病源流论·颈项病源流》提到:"西北方依山聚涧之民,食溪谷之水,受冷毒之气,其间妇女,往往生结囊如瘿。"《诸病源候论·瘿候》中记载到:"诸山水黑土中,出泉流者,不可久居,常饮令人作瘿病,动气增患。"

3. 饮食劳倦　《素问·痹论》曰:"饮食自倍,脾胃乃伤。"长期嗜食肥甘厚味,饮食不节,一则影响脾胃功能,使脾失健运,影响水湿运化,聚而生痰;二则影响气血的正常运行,气郁血滞,痰气瘀结,终致气滞、痰凝、血瘀壅结颈前则发为瘿病。这与西医所说长期摄入过多高碘食物诱发甲亢的认识一致。

4. 体质因素　女性的生理功能与病理特点都与肝经气血有密切关系,遇有情志、饮食等致病因素,常引起气郁痰结、气滞血瘀及肝郁化火等病理变化,故女性易患瘿病。宋代赵佶的《圣济总录》中记载:"妇人多有之,缘忧恚有甚于男子也。"再观叶氏之《临证指南医案》曰:"因女子以肝为先天,阴性凝结,易于怫郁,郁则气滞血亦滞。"另外,阴虚体质之人更易化火伤阴,常使病机复杂,病程缠绵,易成气阴两虚之证。《医宗金鉴·瘿瘤》言"(瘿瘤)多外因六邪,荣卫气血凝郁;内因七情,忧恚怒气,湿痰瘀滞,山风水气而成",指出外感六淫之邪是诱发瘿病的重要因素。这与西医提出由病毒感染引发亚急性肉芽性甲状腺炎从而导致甲亢的认识一致。甲亢亦有因正气不足以致外邪乘虚侵入人体脏腑经络,而致气滞、痰凝、血瘀等病理产物凝结而形成瘿病。

以上古籍记载均说明情志抑郁、水土失宜、饮食劳倦、体质因素和感受外邪在瘿病发病中的作用。

(二)病机

现代医家对于甲亢发病的病因病机研究侧重点各有不同。有医家认为甲亢的发病与脏腑之火密切相关,火热贯穿于疾病的始终。如清代林珮琴《类证治裁》云"瘿瘤其症属五脏,其原由肝火",提出"肝火"与本病相关,故临床治疗时应多重视清法的应用。但也有医家认为肝气郁滞、肝火旺盛等所表现出的热象为标,阴液不足、阴虚阳亢才是甲亢的发病基础,故甲亢常伴心脏病变以心阴虚合并肝火旺为主。也有医家临证时重视痰瘀因素在甲亢发病中的作用。现代研究表明,痰瘀阻络是造成甲状腺肿大、眼病、神经精神等症状的关键病机，是导致病期延长或病情复发的重要原因，故中医学常见以涤痰、活血法加强疗效。林兰教授提出气瘿的发生是由气郁、热盛、痰凝、血瘀、素体阴亏之间的相互作用。有医家认为精神紧张、焦虑、忧思等七情内伤导致精神失养，提出甲亢病源于脑，提倡以健脑宁心、柔肝滋肾法为主，通过缓解大脑疲劳恢复中枢 HPA 轴的功能，从而改善甲状腺素的合成和分泌。朱良春则将甲亢的主要病机归纳为正气衰竭，脾中元气下陷，肾水不足，阴火上乘。王开云认为本病多由情志内伤，损伤肝气，肝旺克脾，气机郁滞，痰气郁结，化火伤阴所致。孙丰雷认为本病以气阴两虚为本，痰浊、瘀血、火旺三者为标，病位在心、肝、脾、肾。姜良铎则认为本病与先天肾阴不足关系密切，发病是先天肾阴亏虚为其本，情志刺激、肝火郁结为其标，应为本虚标实。程益春认为本病病因多为情志失调，过度忿郁恼怒则肝郁，或肝气上逆，过度忧思郁虑则肝脾气结，久则气郁化火生痰，火盛动风，风火相煽，气火挟痰上逆，阻于颈部（肝经循行部位）而发为本病。

本病病位虽责之于肝，但肝气郁滞，肝郁克脾，脾失健运，影响其输布津液功能，进而凝聚为痰；同时，肺失宣降，肺气虚弱，影响心之功能，故痰气郁结，心气不宁；水火不济，久则肾阴亏耗。故医家认为本病当立足于整体观念，从五脏论治，以改善甲亢的症状和并发症。

三、临床表现

甲亢的病因复杂，其中以 Graves 病最为多见。临床多表现为高代谢综合征、甲状腺肿大、突眼、胫前黏液性水肿等症状，具体表现如下。

（一）甲状腺毒症表现

1. 高代谢综合征　怕热多汗、皮肤温暖潮湿、疲乏无力、低热、食量增加、容易饥饿而体重减轻，也可有伸手、眼睑、伸舌细微震颤等。

2. 精神、神经系统　多言好动、紧张多虑、焦躁易怒、失眠、注意力不集中、记忆力减退、有时有幻觉，甚至表现为亚躁狂症或精神分裂症。偶表现为寡言抑郁、神情淡漠。

3. 心血管系统　心悸及心率增快最为常见，其余可有胸闷、气短等。重者或病史较长者可合并心房颤动、心脏扩大和心力衰竭。少数患者出现血压改变，表现为收缩压升高，舒张压降低，脉压增大。

4. 消化系统　常有食欲亢进、多食消瘦、大便次数增多、稀薄等。老年甲亢患者可有食欲减退、厌食。

5. 肌肉骨骼系统　多数患者有肌无力及肌肉萎缩。少数患者由于血钾降低会出现周期性麻痹，尤以亚洲男性多见。

6. 生殖系统　女性患者常有月经量减少、闭经、月经不调，甚至不孕；男性患者可有阳痿、男性乳腺发育等。

7. 皮肤、毛发及肢端表现　皮肤光滑细腻、颜面潮红、胫前黏液性水肿。

8. 其他　少数患者有贫血等表现。

(二)甲状腺肿

颈前区不适,甲状腺呈弥漫性、对称性肿大,质软,无压痛,随吞咽上下移动。甲状腺血流增多,可触及震颤和闻及血管杂音是 Graves 病的特异性体征。

(三)突眼

主要分为非浸润性突眼和 Graves 眼(眶)病。表现为眼内异物感、畏光、流泪、复视、刺痛、视力减退、眼部静息或运动后疼痛。

四、辅助检查

1. TSH 测定　目前普遍采用的敏感 TSH 检测方法测得的 TSH 是筛查甲亢的首选指标,尤其对亚临床甲亢的诊断有重要意义。

2. 甲状腺激素测定　包括总 T_4(TT_4)、总 T_3(TT_3)和游离 T_4(FT_4)、游离 T_3(FT_3)。在甲亢初期、复发早期,T_3 上升往往更快,T_4 上升较缓慢。FT_3 及 FT_4 是诊断临床甲亢的首选指标。

3. TSAb 测定　未经治疗的 Graves 病患者,血 TSAb(甲状腺刺激抗体)阳性检出率可达 80%～100%,是鉴别甲亢病因、诊断 Graves 的指标之一。

五、诊断与鉴别诊断

(一)诊断

临床公认的甲亢的诊断标准如下。必要诊断条件:①症状:临床高代谢证候及体征;②体征:甲状腺肿大和(或)甲状腺结节(少数病例无甲状腺体征);③辅助检查:血清激素:TT_4、TT_3、FT_4、FT_3 增高;TSH 降低,一般＜0.1 mU/L。T_3 型甲亢仅有 TT_3、FT_3 升高;亚临床型甲亢仅有 TSH 升高。辅助诊断条件:④胫前黏液性水肿;⑤眼球突出及其他浸润性眼征;⑥甲状腺 TSH 受体抗体(TRAb/TSAb)阳性。

(二)鉴别诊断

1. 单纯性甲状腺肿　除甲状腺体积肿大以外,并无甲亢相关的临床症状和体征。虽然有时[131]I 摄取率增高,T_3 抑制试验大多显示可抑制性。血清 T_3、rT_3 均正常。

2. 神经症　一些神经精神疾病患者也可能会表现类似于甲亢精神、神经的症状,但通常患者不伴有甲状腺肿大,甲状腺功能检查亦无异常。

3. 自主性高功能性甲状腺结节　扫描时放射性集中于结节处,经 TSH 刺激后重复扫描,可见结节放射性增高。

4. 其他容易出现甲亢相关症状的疾病　结节和风湿病常有低热、多汗、心动过速等，以腹泻为主要表现者常易被误诊为慢性结肠炎。老年甲亢患者的表现多不典型，常有淡漠、厌食、明显消瘦，容易被误诊为癌症。单侧浸润性突眼症需与眶内核颅底肿瘤鉴别。甲亢伴有肌病者，需与家族性周期麻痹和重症肌无力鉴别。

六、治疗

针对甲亢，如果依靠单纯的辨证论治，临证时往往只能改善症状，对于治疗疾病本身及临床检验指标的恢复并无可靠把握。临床上，常用提出的"态靶结合"辨治模式，通过中医调"态"与西医学生理、病理、临床检验等相结合，在处方中加入具有确切疗效的"靶向"药物，在改善患者症状的同时也能兼顾疾病本身的治疗，在甲亢治疗上大有可为，具体论述如下。

(一)中医治疗

1. 辨证用药

(1)阴虚阳亢证

临床表现：颈部不适或(和)眼胀，怕热多汗，急躁易怒，心慌，消谷善饥，心烦失眠，胁胀或手抖舌颤，大便频多，小便色黄，舌红而干，脉数有力。此证见于甲亢初期。体征可见形体消瘦，甲状腺肿大、突眼，心率＞90次/分。甲功 TT_3、TT_4、FT_3、FT_4 均升高，TSH 降低。可伴肝功能异常、全血白细胞减少等。

治疗法则：滋阴潜阳，化痰消瘿。

方药运用：阿胶鸡子黄汤(《重订通俗伤寒论》)加减。阿胶10g，鸡子黄1枚，生地黄15g，白芍30g，女贞子15g，制何首乌15g，天麻10g，钩藤20g，首乌藤30g，茯苓15g，浙贝母15g，石决明(先煎)30g，磁石(先煎)15g，炙甘草6g。

加减：急躁易怒者加龙胆10g，夏枯草15g；眩晕加白蒺藜15g，薄荷10g；突眼、目赤加决明子15g，青葙子15g；甲状腺肿大于Ⅱ度，加夏枯草30g，玄参15g。

(2)肝肾阴虚证

临床表现：颈部不适或(和)眼胀，五心烦热，低热颧红，胸胁胀痛，腰膝酸软，视物模糊，或见男子遗精阳痿，女子经少经闭，舌红少苔，脉弦细数。此证见于甲亢减药期。体征可见甲状腺肿大、突眼。TT_3、TT_4、FT_3、FT_4 在正常范围，TSH 偏低。可伴有全血白细胞减少或贫血等。

治疗法则：滋补肝肾，化痰消瘿。

方药运用：柴胡加龙骨牡蛎汤(《伤寒论》)合二至丸(《医方集解》)加减。柴胡10g，白芍30g，女贞子15g，墨旱莲15g，生龙骨(先煎)30g，生牡蛎(先煎)15g，玉竹15g，桑椹30g，磁石(先煎)15g，炙甘草6g。

加减：气虚乏力者加太子参30g，生黄芪15g；甲状腺肿大于Ⅱ度，加鳖甲15g，夏枯草30g，橘叶15g；失眠加炒酸枣仁15g，五味子10g，合欢皮30g；心悸加柏子仁

15g,甘松 10g;自汗、盗汗加首乌藤 30g,浮小麦 30g,仙鹤草 15g;震颤加木瓜 30g,三七粉(冲)6g。

(3)气阴两虚证

临床表现:颈部不适或(和)眼胀,神疲乏力,气短懒言,脘腹胀满或纳呆,咽干口燥,烦渴欲饮,自汗,盗汗,失眠,健忘,腰膝酸软,头晕耳鸣,五心烦热,大便干,小便黄,舌体瘦薄,苔少而干,脉虚数。此证见于甲亢维持治疗期。体征可见甲状腺肿大、突眼。甲功基本在正常范围,TRAb 和 TSAb 阳性。

治疗法则:益气养阴,化痰消瘿。

方药运用:生脉散(《备急千金要方》)合四君子汤(《太平惠民和剂局方》)。太子参 30g,生黄芪 15g,麦冬 10g,五味子 15g,生地黄 15g,炒白术 20g,茯苓 20g,生牡蛎(先煎)15g,夏枯草 15g,陈皮 10g,炙甘草 6g。

加减:多汗者加浮小麦 30g,瘪桃干 15g;大便溏者去生地黄,加炒白扁豆 15g,生薏苡仁 30g;口干渴加乌梅 15g,天花粉 15g,石斛 15g;心烦加百合 15g,炒栀子 15g;甲状腺肿大于Ⅱ度,加白芥子 15g,浙贝母 30g。

2. 对症治疗　一般在辨证论治的基础上,根据主要并发症、合并症的具体情况,辨证选用具有现代中药药理药效基础的单味药、对药加以治疗。

(1)突眼:瓜蒌、茯苓、白芍、川芎均可改善微循环而抗突眼,牡蛎可改善血液循环,抗突眼。丹参可以扩张微动脉,增加微循环的血液灌注量,降低微血管阻力,从而活血化瘀以改善甲亢眼胀症状。白蒺藜、钩藤、珍珠母等可以抑制肝阳上亢,对甲亢突眼属痰气郁结证有效。

(2)甲状腺肿:研究表明,瓜蒌可以抑制肉瘤生长从而改善甲状腺肿,川芎、当归、赤芍、郁金均可改善突眼,与其改善血液流变学,抑制良性的异常组织增生,使增生变性的结缔组织转化、吸收机制相关。半夏中的半夏多糖存在明显的抗肿瘤、消瘿瘤作用,从而有效控制甲状腺的增生、肿大。鳖甲含骨胶原及氨基酸,可改善甲状腺肿大。在复方中辨证加用海藻、山慈菇、蒲公英、生牡蛎、白芥子、黄药子、莪术、三棱等清热解毒、软坚散结、活血化瘀之品,也是治疗突眼的有效措施。

(3)心悸:人参、三七、苦参、山楂、柏子仁和酸枣仁等均能够使甲亢所致心律失常出现的时间推迟,可以改善心悸的症状。玄参含环烯醚萜类化合物,能明显改善心肌缺血,从而减轻甲亢心烦、心悸等症状。刺蒺藜含蒺藜皂苷,也能对抗心肌缺血,减慢心率,改善甲亢心烦、心悸、心慌等症状。百合、远志、磁石等滋阴清热、重镇安神之品也可改善甲亢心悸。

(4)怕热多汗:黄芪可通过改善免疫调节功能发挥免疫增强作用而止汗。五味子除了酸敛肝阴止汗的作用,现代药理研究还发现,其同样具有升高白细胞及保护肝脏,促进肝脏排毒并增强免疫力等功效。

（5）白细胞减少：甲亢合并白细胞减少症属于"虚劳""血虚"范畴，临床常表现为头晕、易困倦、乏力等，与抗甲状腺类药物的不良反应相关。人参多糖是从人参中提取的一种高分子酸性多糖，可以增强免疫功能，具有显著的升高白细胞的作用，而且可预防白细胞减少。黄芪能够提高机体免疫力，并能够保护骨髓以及肾上腺皮质功能，有效治疗白细胞减少症。有用黄芪浓煎联合穿山甲粉针治疗白细胞减少症者，疗效甚佳。黄芪还可预防口服抗甲状腺类西药所致的白细胞减少症。党参多糖是从党参的根块中提取分离并提纯而得，对白细胞减少症有确切疗效，可以升高白细胞，促进骨髓造血功能。枸杞子所含多糖可增强免疫功能，使外周白细胞数量增加。麦冬能促进白细胞的生成，并且升高外周血白细胞数量。

3. 含碘药物的应用　含碘中药在甲状腺疾病中的应用源远流长。《肘后备急要方》首次提出使用海藻、昆布治疗瘿病；《千金翼方》《外台秘要》等记载昆布、羊靥、鹿靥等药物治疗瘿病；《本草纲目》记载了黄药子治疗瘿病。含碘中药在甲亢中的应用仍处于不断争议之中。马书玖等就含碘中药治疗甲亢的争鸣进行总结，认为主要有四种观点：第一种是沿袭传统，主张使用含碘中药；第二种以西医学为依据，主张摒弃使用含碘中药；第三种主张使用含碘较少的中药；第四种是根据病情辨证选用含碘中药。潘文奎教授从三个方面认识含碘中药的应用：一是认为瘿瘤与甲亢并非等同，古之瘿瘤主要指单纯甲状腺肿大，其病因多与水土因素相关，多由缺碘所致；而甲亢并非因缺碘所致，两者不能混为一谈。二是含碘药物治疗甲亢并非禁忌。因为在甲亢危象中，碘剂可用于突击治疗及甲状腺手术术前准备。含碘中药复方治疗甲亢在短期内是确有疗效的。三是中药复方治疗甲亢并非单靠其中的含碘成分，而是方中各种药物及成分相互作用的共同效应。此外，富碘中药海藻、昆布等能软坚散结，能"消瘿"，但不能"平亢"。

现在一般认为，甲亢患者应该慎用含碘药物。黄小敏对 21 位国家级名医治疗甲亢的处方进行分析，挖掘出的核心用药为：夏枯草、白芍、生地黄、麦冬、牡蛎、浙贝母、玄参、黄芪、甘草、柴胡、连翘、当归、五味子、栀子、茯苓。以上研究从临床用药方面证实，现代甲亢治疗在选药方面更倾向于使用碘含量低的中药。究其原因，甲亢是指甲状腺体本身产生甲状腺激素过多而引起的甲状腺毒症，其原因主要有弥漫性毒性甲状腺肿（Graves 病）、多结节性毒性甲状腺肿和甲状腺自主高功能腺瘤等。因为碘是合成甲状腺素的原料，中等剂量的碘（每日 0.15～2mg）可以增加甲状腺素的合成，加重甲亢；另外甲状腺摄取大量的碘会增加甲亢复发的风险。此外，在临床中还应该注意，甲亢与自身免疫相关，中医治疗时可酌情选用具有免疫调节功效的药物，包括具有免疫抑制的药物如穿山龙、雷公藤、昆明山海棠、猫爪草等，以及具有免疫调节作用的药物如黄芪、白芍、知母、生地黄、熟地黄、龟甲、鳖甲等。

(二)西医治疗

1. 抗甲状腺药物(anti-thyroid drugs,ATD)　目前常用的抗甲状腺药物主要为甲巯咪唑(他巴唑)和丙硫氧嘧啶(propylthiouracil,PTU)。ATD 治疗甲亢的目的是达到稳定正常的甲状腺功能,它可以使 40%～60%的患者得到缓解,主要缺点之一是甲亢的复发率高,虽经过长期治疗,但停药后复发率仍可高达 60%～80%;之二是不良反应多,目前较为明确的有皮疹、肝损伤、发热、粒细胞减少或缺乏症等,亦有中性粒细胞胞浆抗体相关性小血管炎的发生。

2. ^{131}I 治疗　^{131}I 治疗 Graves 病具有疗效好、方法简便、疗程短、复发率低、价格低等优点,合并肝损伤、药物过敏、白细胞降低等患者应作为首选。在北美,初发成人无禁忌证的 Graves 病患者即首选 RAI(radioactive iodine,放射性碘)治疗。确定使用剂量通常使用固定剂量法。即一般治疗剂量为 5～15mCi,但其早发甲减率偏高;如计算剂量,则多数主张每克甲状腺组织给予 ^{131}I 2.6～3.7MBq(70～100 μCi)。2008 年,中华医学会核医学分会对 2004 年制订的国内治疗甲亢适应证补充和细化确定为:①成人 Graves 病、甲亢伴甲状腺肿大Ⅱ度以上;②ATD(抗甲状腺药物)治疗失败或过敏;③甲亢外科手术后复发;④甲亢性心脏病/甲亢伴其他病因引起的心脏病;⑤甲亢合并白细胞和(或)血小板减少/全血细胞减少;⑥老年性甲亢;⑦甲亢合并糖尿病;⑧自主功能性甲状腺结节合并甲亢;⑨毒性多结节性甲状腺肿大。禁忌证:①妊娠期;②哺乳期;③严重肾损伤;④^{131}I 示踪剂量测定的有效半衰期<3 天者,可暂时不做^{131}I 治疗。

3. 外科手术治疗　甲状腺大部切除术是治疗中度以上甲亢最常用且有效的方法,治愈率为 90.0%～95.0%。美国内分泌外科专家 Perrier 指出,甲亢的外科手术治疗是病死率几乎为 0、并发症及复发率低的最佳治疗方法,可以迅速和持久使甲状腺功能维持正常,有避免放射性碘和抗甲状腺药物带来的长期并发症并获得病理组织学证据等优点。

七、预防、预后及调护

1. **生活规律,劳逸结合**　不宜经常熬夜和进行长跑、游泳、爬山等剧烈活动;重病者宜静养,甚至卧床休息;少看书报,少看电视,减少眼部刺激和视力疲劳。

2. **杜绝精神刺激**　指导患者控制情绪,家人及同事、朋友应对患者予以理解,创造一个较好的环境,以免精神刺激。

3. **控制、禁食含碘和刺激性食物**　不宜多食富含碘的食品,如海带、紫菜、海鱼、海蜇皮等;禁食碘盐,防止甲亢加重;禁食生葱、生蒜、辣椒、酒、浓咖啡、浓茶、生姜等刺激性食物。

4. **饮食有节、宜食清淡食物**　饮食有节、避免暴饮暴食。宜食用清淡及维生素高的蔬菜、水果及营养丰富的瘦肉、鸡肉、鸡蛋、淡水鱼等;增加钙和维生素 D 的摄入量。

5. 运动锻炼　起居有常、劳逸结合。最好的运动是做瑜伽。甲亢患者采用深呼吸法，吸气时胸腹隆起，呼气时腹部凹陷。吸气宜短，呼气宜长。每日练习 3～5 次，每次 30～50min。

6. 预防感染　甲亢患者容易发生感染，如发生会导致甲亢复发或加重，甚至会出现甲亢危象。一旦感染应及早控制。

八、中医防治进展

(一)分期论治

董振华教授临床中把甲亢分为三期：甲亢早期——肝郁气滞、气阴两虚证，常用四逆散合生脉散加味以疏肝解郁、益气养阴；甲亢中期——阴虚火旺、肝阳上亢证，常用当归六黄汤加减以滋阴降火、平肝潜阳；甲亢晚期——心脾两虚、脾肾不足，常用归脾汤、保元汤合四逆汤加减以补益心脾，温阳育阴。黄仰模教授亦将甲亢分为三期论治：早期以胃热、气滞为主，胃热炽盛型：方用白虎加人参汤加减；肝气郁滞型：常用柴胡疏肝散或四逆散加减。中期以血瘀、痰阻为主，血脉瘀阻型：方选消瘰丸合桃红四物汤或瓜蒌薤白白酒汤合桂枝茯苓丸加减；痰浊阻滞型：方用消瘰丸合栝蒌薤白半夏汤加减。晚期以本虚为主，气阴两虚型：方选生脉散合安神定志丸加减；心脾两虚型：方选归脾汤加减。心肝血虚型：方用酸枣仁汤合当归芍药散加减。程益春把甲亢分为初、中、后三期，初期多实，以肝气郁结、肝脾郁结、肝火旺盛、肝胃火盛、心肝火旺型多见，治以疏肝解郁，清泄肝胃之火，兼化痰活血；中期虚实并见，以痰凝血瘀型多见，以行气化痰、活血散结为法，兼益气养阴；后期为虚中挟实，以阴虚火旺、气阴两虚型多见，治以益气养阴，兼以活血化痰散结。卜献春将甲亢分初期和后期辨治。他认为初期病机为肝郁化火、痰气相搏，故治疗以肝为先，辅以化痰；后期多为脾肾亏虚，气阴不足，治以健脾益气、滋肾养阴，兼以化痰祛瘀。路志正教授将甲亢分期治疗，认为初期以肝郁胃热为主，中期则变化为心脾气阴两虚，后期则多以脾肾两虚、痰瘀互结为主。林兰教授将甲亢的证候演变规律总结为肝气郁滞—阴虚阳亢—阴虚风动—气阴两虚，兼夹瘀血、痰浊等，多虚实夹杂。

(二)辨证论治

刘喜明认为甲亢的核心病机为"气""痰""瘀"，将甲亢病程分为≤6 个月（初期）、>6 个月和<1 年（中期）、≥1 年（后期）三个阶段。初期（≤6 个月）以气滞痰结为主，处方以四逆散、逍遥散、小柴胡汤等柴胡剂为主；中期（6 个月～1 年）辨证以心肝火旺、胃火亢盛为主，处方以栀子清肝汤为主，胃火亢盛时则以白虎汤为主；后期（≥1 年）辨证以气阴两虚为主，处方以生脉饮加减，痰气日久，化火伤阴，引起心阴亏虚、肾阴不足、脾气亏虚，分别以生脉饮、六味地黄汤、参苓白术散加减治之。赵进喜在"辨体—辨病—辨证"模式指导下分型治疗甲亢，对于肝气犯胃者，予以消

瘰丸合逍遥散以疏肝散结，同时辅以参苓白术散以健脾；肝胃火旺证，消瘰丸合并大柴胡汤加减；痰热瘀结证予以消瘰丸、血府逐瘀汤、黄连温胆汤合用以理气活性、化痰散结、清热凉肝；阴虚火旺则常给予消瘰丸合并天王补心丹滋阴降火散结法等。

(三)专方治疗

于秀辰教授在临床中运用升陷汤加减治疗甲亢取得了良好的疗效。张曾譻教授临床中擅长用纯中药制剂"甲安合剂"，由茺蔚子、枸杞子、苦参、白芍、玄参、生地黄、桂枝、土贝母等药物组成，具有健脑宁心、柔肝滋肾的功效，在改善甲状腺功能上疗效显著。李发枝教授常用夏枯草、清半夏、胆南星、柴胡等中药治疗甲亢痰气郁结证，取得明显疗效。林兰教授观察适碘中药复方甲亢宁(主要成分为牡蛎、山慈菇、土茯苓、半夏、玄参等)与他巴唑对比治疗甲亢模型大鼠，14天后结果显示，甲亢宁能有效降低大鼠甲状腺激素和心钠素水平。

综上所述，中医学对于甲亢的认识较早，经过历代医家的继承与创新，在甲亢的病因病机、辨证、治疗研究方面取得了重要进展。各医家根据分期论治、辨证论治、专方治疗，针对甲亢的关键病机，分别采用清肝泻火、化痰散结、滋阴潜阳、益气养阴等治法，临床取得了较好的疗效。在中医基础理论指导下的中药因其治疗时可多靶点、多环节综合调理全身系统，为有效干预甲亢提供了有益借鉴。

(逄 冰)

参 考 文 献

[1] 陆再英,钟南山.内科学[M].7版.北京:人民卫生出版社,2008:712.

[2] 司富春,宋雪杰.中医治疗甲亢的证候和方药分析研究[J].中华中医药杂志,2013,28(11):3250-3255.

[3] 中华医学会内分泌学分会《中国甲状腺疾病诊治指南》编写组.中国甲状腺疾病诊治指南——甲状腺功能亢进症[J].中华内科杂志,2007,46(10):876-882.

[4] 王志宏,左新河.从五脏论治甲状腺功能亢进症[J].江西中医药,2017,48(7):14-15.

[5] 梁苹茂,黄梦哲,刘倩,等.瘿病原道说解[J].中华中医药杂志,2011,26(9):1943-1946.

[6] 董笑克,秦田雨,赵兴杰,等.从"诸躁狂越,皆属于火"谈甲亢的中医药治疗[J].现代生物医学进展,2017,17(19):3776-3779.

[7] 娄妍,汪悦.浅议《温病条辨》清法治疗甲状腺功能亢进[J].河南中医,2017,37(5):785-787.

[8] 宣建明,王家骜.邵荣世论治甲状腺功能亢进症阴虚内热型思路探讨[J].上海中医药杂志,2005,39(11):22.

[9] 左新河.陈如泉教授从痰瘀辨治甲状腺疾病的临床经验撷要[A].世界中医药学会联合会内分泌专业委员会国际中医内分泌学术会议[C].2014.

[10] 任志雄,李光善,黄达,等.林兰谈甲状腺功能亢进症的中医诊治[J].中国中医基础医学杂

志,2013,19(6):651-652.

[11] 王权,张曾譽.张曾譽治疗甲状腺功能亢进经验[J].中医杂志,2011,52(19):1638-1639.

[12] 李国炜,解发良.中医药治疗甲状腺功能亢进症的研究进展[J].中国医药导报,2008,5(2):29-30.

[13] 中国甲状腺疾病诊治指南委员会.中国甲状腺疾病诊治指南(2007版)——甲状腺功能亢进症[M].2007.

[14] 倪青.甲状腺功能亢进症中医药治疗述评[J].北京中医药,2016,36(6):517-520.

[15] 马书玖,王旭.含碘中药治疗甲状腺机能亢进症临床研究进展[J].中医药学刊,2005,23(8):1411-1412.

[16] 潘文奎.对甲状腺机能亢进症证治矛盾的处理[J].中医药研究,1993(2):15-17.

[17] 潘文奎.如何正确使用含碘中药治疗甲状腺机能亢进[J].中医杂志,1994(12):752.

[18] 黄小敏.甲状腺机能亢进症的国家级名中医辨治规律初探[D].广州:广州中医药大学,2012.

[19] 张闫珍,林益川,方志平,等.食盐加碘10年对地方性甲状腺肿和甲状腺功能亢进症患病率的影响[J].中华内分泌代谢杂志,2002,18(5):342.

[20] 何莉莎,逄冰,赵林华,等.含碘中药在甲状腺疾病中的应用概况[J].中医杂志,2015,56(9):801-806.

[21] 王景,宣磊.董振华教授治疗甲状腺功能亢进症的经验[J].环球中医药,2014,7(4):284-286.

[22] 温俊茂,许纪超,孔祥瑞,等.名老中医黄仰模教授辨治甲亢经验之探讨[J].时珍国医国药,2016,27(10):2521-2523.

[23] 王洪泉.程益春教授治疗甲亢临证经验选粹[J].实用中医内科杂志,2003,17(3):162.

[24] 杨梦,黄淼鑫,卜献春.卜献春治疗甲状腺功能亢进症经验[J].湖南中医杂志,2017,33(1):30-32.

[25] 魏华,路洁.路志正教授治疗甲状腺机能亢进症的用药经验[J].广州中医药大学学报,2004,21(5):407-409.

[26] 李鸣镝.林兰辨治甲状腺功能亢进症经验[J].中国中医基础医学杂志,2011,17(2):183-184.

[27] 刘丽娟.刘喜明辨证治疗甲状腺功能亢进症(瘿气)研究[D].北京:北京中医药大学,2012.

[28] 柯雅思,赵进喜,曲志成,等.赵进喜教授辨体质-辨病-辨证治疗甲状腺功能亢进症经验[J].世界中医药,2014,9(1):69-70.

[29] 马桂磊.于秀辰教授应用升陷汤治疗甲亢经验[J].中医临床研究,2017,21(9):8-9.

[30] 任明.张曾譽教授甲状腺疾病治疗经验之一甲状腺功能亢进症的中医药治疗[J].时珍国医国药,2012,23(2):508-509.

[31] 林永耀,徐祉君.李发枝运用经验方治疗痰气郁结型甲状腺功能亢进1则[J].中医民间疗法,2017,25(9):11.

[32] 林兰,李鸣镝,刘喜明,等.甲亢宁对甲亢大鼠甲状腺激素及心钠素的影响[J].中国中医基础医学杂志,2005,11(1):34-35,60.

第四节 痛性桥本甲状腺炎

一、概述

痛性桥本甲状腺炎(painful Hashimoto thyroiditis,PHT)是以甲状腺疼痛和发热为特征的变异性桥本甲状腺炎,也被称为急性加重性桥本甲状腺炎或变异性疼痛桥本甲状腺炎,是桥本甲状腺炎的特殊类型。该病临床少见,由于没有太多的研究资料和临床数据,目前 PHT 的发病率、患病率尚不明确。本病发病机制尚不清,多与遗传因素、自身免疫因素及环境因素相关。对于 PHT 患者甲状腺部位疼痛及发热的病机尚不明确,迅速肿大的甲状腺拉伸甲状腺包膜会导致甲状腺疼痛,但并非所有患者均有甲状腺肿大;另一种猜测涉及非典型病毒感染。甲状腺组织纤维化及破坏,最终进展为永久性甲减,需要甲状腺素终身替代治疗。中医古代文献中并无对本病的系统论述,综合临床特点与文献考究,痛性桥本甲状腺炎属于中医学"瘿病""瘿瘤""痛瘿""瘿痈"等范畴。

二、病因病机

(一)病因

1. **情志因素** 长期情志不舒,或愤郁恼怒,或忧郁思虑,肝喜条达而恶抑郁,肝气失于条达,肝气郁结,气机不畅,气滞血瘀,津液不能正常输布,聚而成痰,气滞痰凝,结于颈前,形成瘿病;或气郁日久化火,灼伤津液、炼津为痰,痰火结于颈前而成瘿致病。《诸病源候论·瘿候》言:"瘿者,由忧恚气结所生……搏颈下而成之。"《济生方·瘿瘤论治》曰:"夫瘿瘤者,多由喜怒不节,忧思过度……气凝血滞,为瘿为瘤。"《医学入门·瘿病篇》载:"瘿气,今之所谓瘿囊者是也,由忧恚所生。"《三因极一病证方论·瘿瘤证治》云:"此(瘿)乃因喜怒忧思有所郁而成也。""随忧愁消长。"这些论述均明确指出瘿病的发生与情志密切相关,且病势发展随情志变化而变化。

2. **饮食及水土因素** 饮食、水土失宜,导致脾胃功能损伤,脾胃运化失司,水液代谢失常,水湿聚而生痰,进而痰壅结颈前而成瘿;脾处中焦,气机枢纽,饮食伤脾,气机不畅,同样也会导致气血运行不畅,日久气滞血瘀而发病。《素问·调经论》言:"夫邪之所生……得之饮食居处……""饮食自倍,脾胃乃伤。"《诸病源候论》言:"诸山水黑土中,出泉流水者……常食令人做瘿病。""饮沙水多者,沙搏于气,结颈下,亦成瘿也。"《养生论》云:"颈如险而瘿,水土之使然也。"《名医类案》云:"汝州人多病颈瘿,其地饶风沙……饮其水则生瘿。"这些内容均指出瘿病与饮食及水土失宜密切相关,损伤脾胃是基础,痰结颈前是关键。

3. **劳倦所伤**　长期内伤劳倦，亦损伤脾气，导致运化失司，水液输布失常，痰湿内聚，遇情志因素，痰湿随气火上行聚结于颈前。《金匮要略》云："人年五六十，其病脉大者，痹侠背行，苦肠鸣，马刀、侠瘿者，皆为劳得之。"这里指出此病由劳累过度所发。

4. **个人体质**　女子以肝为先天，其生理特点与肝经及气血关系极为密切，肝疏泄与肝藏血的生理功能调控气血，主持女性的经、孕、产、乳等生理过程，若情志所伤或饮食不当，易发为瘿病。《圣济总录》中首次提出："妇人多有之，缘忧患有甚于男子也。"由此可见，体质的因素决定了是否发病，女性是瘿病的易感人群。

5. **六淫邪毒**　在情志及饮食水土、个人体质的基础之上，瘿病的发生与外感六淫的关系极为密切。《外科真诠》云"瘿瘤多外因六邪，营卫气血凝郁……"，其中与瘿病关系密切的邪毒主要有风、热、湿邪。由于风为百病之长，风性上行故在颈部为患多见。风易挟热挟湿，风热之邪积热上壅，聚结颈前导致气血涩滞而成瘿；风湿之邪久而成痰，痰凝颈前而成瘿。

(二)病机

本病病位在甲状腺，涉及肝、脾、肾三脏，气滞痰凝血瘀凝结于甲状腺而为痛(或肿)；病性虚实夹杂，以实证居多，多为久病因实致虚，其虚实之偏重与疾病的发展密切相关。早期因热毒壅滞、热郁少阳多表现为以甲状腺疼痛为主的实证，病情进展；中期脾胃虚弱、痰气互结所致的气郁痰凝征象较为明显，随着疾病的慢性消耗；后期久病消耗，可见气血(阴)两虚，病情进展自身阳气受损，多见脾阳虚，湿浊内生之候。病机关键为气滞、痰凝、血瘀，其中气滞、痰凝、血瘀既是重要的病理产物，也是本病主要的病理因素。本病标本虚实错杂，病机随病程变化处于不断更迭之中，气滞、痰凝、血瘀贯穿疾病始终，疏肝理气、化痰消瘿、活血化瘀是基础治则；若本虚明显，则以扶正为主，或温补脾肾。临证当根据病情虚实偏重灵活变化。

三、临床表现

甲状腺区疼痛、发热，甲状腺弥漫性肿大、质硬；疲乏无力是早期较常见的临床表现，但缺乏特异性，而且容易被忽视。早期由于甲状腺滤泡的破坏，影响甲状腺激素的释放而出现一过性的甲亢表现，如心悸、多汗、突眼等；随着病程的延长，典型的甲状腺功能减退的症状会相继出现，如颜面及眼睑皮肤水肿、便秘、心悸等，低密度脂蛋白值的升高也是甲减的表现。

四、辅助检查

(一)实验室检查

1. **抗甲状腺抗体的测定**　对本病诊断有特殊意义，表现为抗甲状腺过氧化物酶抗体(TPO-Ab)及抗甲状腺球蛋白抗体(Tg-Ab)滴度显著升高。在病程早期，部分患者由于甲状腺破坏有一过性甲亢症状时,会出现血清激素水平升高和甲状腺摄碘能力降低的"分离现象";随着疾病的进展,TSH 升高,FT_3 及 FT_4 仍在正常范围内,表明已经发生了甲状腺失代偿,出现了亚临床甲状腺功能减退,最后,FT_3 及 FT_4 均下降,TSH 增高,进入临床甲状腺功能减退期。

2. 甲状腺摄碘率 早期摄碘率正常或升高,随着病情发展,FT_4 降低的同时,摄碘率降低。

3. C 反应蛋白(CRP)和(或)红细胞沉降率(ESR)增高

(二)影像学检查

1. 甲状腺超声可显示甲状腺增大,弥漫性低回声区可出现短线状强回声并形成分隔状或网络状改变。

2. 甲状腺扫描核素分布不均,可见"冷结节"。

(三)甲状腺细针穿刺细胞学检查

甲状腺细针穿刺活检可发现甲状腺内有大量、弥漫性的淋巴细胞浸润,有滤泡结构破坏及不同程度的纤维化等病理改变。

五、诊断与鉴别诊断

(一)诊断要点

目前 PHT 无统一的诊断标准,以下几点常常提示诊断:①急性炎症性疾病的症状,例如甲状腺疼痛和(或)触痛;②CRP 和(或)ESR 的增高;③高滴度的 TgAb 和(或)TPO-Ab,或让 HT(桥本甲状腺炎)患者做细针穿刺活检发现细胞学的证据;④容易出现甲状腺激素水平的降低且甲状腺摄碘率降低,需 $L-T_4$ 替代治疗;⑤大部分患者对糖皮质激素反应良好,但剂量较大,少数患者在减量过程中症状反复,行甲状腺切除反应良好。

(二)鉴别诊断

1. 亚急性甲状腺炎 由于 PHT 与亚急性甲状腺炎(简称亚甲炎)较为相似,均出现甲状腺部位的疼痛及发热的急性炎症症状,临床有不少患者易被误诊为亚甲炎,以下几点有助于区分:①PHT 甲状腺触诊常为双侧肿大,且常双侧质地韧硬,亚甲炎病变可局限于一叶或累及双叶,质地一般不如 PHT 的硬度;②PHT 患者在整个病程中均具有高低度的甲状腺抗体,而亚甲炎常常为阴性;③PHT 甲状腺功能、摄碘率变化不一,而亚甲炎通常表现为甲状腺功能和摄碘率的分离现象;④糖皮质激素对 PTH 患者疗效较差,往往需要较大剂量,且停药后容易复发。而糖皮质激素是治疗亚甲炎的最有效药物,疗效较好而且停药后不易复发;⑤亚甲炎一般有自愈性,而 PHT 患者后期容易发生永久性甲状腺功能减退,需密切随访;⑥甲状腺活检可发现亚甲炎呈现肉芽肿样改变,而 PHT 则表现为弥漫性淋巴细胞浸润,有滤泡结构破坏、不同程度的纤维化等。

2. 急性化脓性甲状腺炎　病情较重，常有身体其他部位感染，一般出现全身败血症表现，或近期甲状腺外伤史。甲状腺局部红、肿、热、痛明显。一般不会出现甲状腺功能改变的表现，血白细胞和中性粒细胞增高，而 ESR 不增快，抗感染治疗有效。成脓期按之有波动感，穿刺有脓液抽出可明确诊断。

3. 甲状腺恶性肿瘤　发病较为隐匿，甲状腺硬而不痛，局部淋巴结肿大。甲状腺功能正常，X 线片显示结节有钙化点，同位素扫描为冷结节，超声检查为实性肿块。常规病理切片具有结论性的诊断价值。

4. 甲状腺囊内出血　多为甲状腺瘤、结节性甲状腺肿或囊肿的破裂出血，多在外部挤压或用力活动后骤然发生。甲状腺局部肿胀疼痛，触痛明显，甲状腺扫描示冷结节，穿刺抽出血性液体即可确诊。

六、治疗

早期甲状腺炎症状明显者，使用非甾体类消炎药、糖皮质激素迅速控制病情，缓解症状；待病情稳定后以中医药治疗为主，根据不同时期辨证施治，行气、活血化瘀、化痰散结贯穿治疗全程。

(一)中医治疗

1. 辨证用药

(1)热毒壅盛证

临床表现：起病急，高热寒战，头痛、喉咙疼痛，颈前肿痛，轻至中度的压痛感，可向耳背部、双侧颌骨下或两侧颈枕部等处放射，下咽食物时疼痛加重，多汗出、自觉喉咙干痛、头枕部痛、精神倦怠乏力，四肢酸痛，周身乏力。舌质红，苔薄黄或黄，脉浮数。

治疗法则：疏风清热，解毒消肿。

方药运用：牛蒡解肌汤或普济消毒饮加减。蒲公英、板蓝根、金银花、射干、连翘、牛蒡子、土牛膝、大青叶、知母、桔梗、赤芍、白芍、甘草等。

加减：高热者，加石膏、知母、山栀子，以加强清热；大便秘结者，加瓜蒌、玄明粉、大黄，以清热通腑。

(2)热郁少阳证

临床表现：颈部肿胀，疼痛较甚，头枕不痛，寒热往来，自觉口中发苦、喉咙干涩不适，心情烦躁，易生气，情绪易紧张不稳定，默默不欲饮食，眠差，小便涩黄，舌红苔薄黄，脉弦。

治疗法则：疏解少阳，泻热消肿止痛。

方药运用：小柴胡汤加减。柴胡、半夏、黄芩、夏枯草、龙胆、白芍、浙贝母、泽泻、栀子、黄芩、郁金等。

加减：颈痛较甚者，加制乳香、制没药，以行气活血，通络止痛；心悸、多汗、手颤明显者,加炒酸枣仁、麦冬、煅龙骨、煅牡蛎、天麻,以滋养心肝,宁心息风。

（3）阴虚火旺证

临床表现:发热渐轻,颈前肿块质硬疼痛,乏力,五心烦热,渴饮盗汗,潮热或低热,舌体瘦,质红,少苔或无苔,脉细数。

治疗法则:滋阴泻火,散结止痛。

方药运用:天王补心丹合一贯煎或知柏地黄汤加减。生地黄、麦冬、天冬、白芍、枸杞子、当归、玄参、鳖甲、地骨皮、青蒿、柴胡、夏枯草、黄连、知母、黄柏、生石膏、金银花、连翘等。

（4）气郁痰阻证

临床表现:颈前自觉胀痛,疼痛感较轻,胸部两侧胁肋部胀痛不适,视物旋转,头晕,胸脘痞满憋闷,食欲不振,喜叹息,喉中有哽咽不适感,舌质红,苔薄白,脉弦。

治疗法则:理气解郁,化痰散结。

方药运用:四逆散合二陈汤或半夏厚朴汤加减。柴胡、芍药、枳实、甘草、半夏、橘红、茯苓等。

加减:久病入络,气滞血瘀,故本期也常伴有瘀血阻滞,可加用莪术、三七、浙贝母、丹参、牡丹皮之属。

（5）瘀痰互结证

临床表现:瘿肿坚硬,压之疼痛,咽部不适,胸闷纳呆,舌质暗苔白,脉沉涩。

治疗法则:活血化瘀,祛痰散结。

方药运用:消瘰丸加减。浙贝母、玄参、生牡蛎、夏枯草、山慈菇、当归、川芎、赤芍、桃仁、地龙、半夏、瓜蒌、陈皮、郁金、柴胡、炒枳实等。

加减:若结节较硬,乃患病日久,癥瘕积聚所致,可酌加穿山甲、莪术、水蛭、蜈蚣等破血消癥。

（6）脾阳湿困证

临床表现:精神萎靡,疲倦乏力,全身浮肿,进食减少,不欲饮食,喜热怕冷,大便稀溏,舌体胖大边有齿痕,舌质红,苔白,脉濡细。

治疗法则:温阳健脾祛湿。

方药运用:参苓白术散加味。生黄芪、白术、云苓、生甘草、生薏苡仁、豆蔻仁、砂仁、郁金、枳壳、陈皮、金银花等。

加减:此期极易反复,故此类患者恢复期应加强扶正健脾治疗。温运脾阳之药不宜大补过热,以免耗伤阴津肝血,反致阳热亢盛、挟痰上扰,而以甘温之品更适宜。

（7）气阴两虚证

临床表现:咽干或声音嘶哑,干咳,气短,瘿肿坚硬、触痛,倦怠乏力,自汗,舌淡红、苔薄,脉细或细数。

治疗法则：益气养阴，通络散结。

方药运用：生脉散加味。黄芪、麦冬、五味子、夏枯草、丹参、生地黄、当归、茯苓、白芍等。

（8）气血亏虚证

临床表现：瘿肿，面色白，神倦乏力，纳呆便溏，气短懒言，口干咽燥，腰膝酸冷，失眠多梦，舌淡苔薄，脉沉细。

治疗法则：益气养血，健脾补肾。

方药运用：补中益气汤合四物汤加减。黄芪、党参、白术、茯苓、山药、麦冬、五味子、当归、熟地黄、白芍、陈皮、淫羊藿、肉桂、浙贝母、半夏、炮穿山甲、甘草等。

2. 其他疗法——外治法　清代外治大师吴师机说："外治之理，即内治之理，外治之药，亦即内治之药，所异者法耳。"即外治与内治在医理与药性上并没有区别，只是方法上的不同。外治法通过皮肤孔窍使药物渗透入里，达到治疗的目的。

（1）贴敷疗法

黄连膏：取自清代医家吴谦《医宗金鉴》，主要组成：黄连 9g，黄柏 9g，姜黄 9g，生地黄 30g，当归 15g，制成膏剂。每次取少量于甲状腺处外敷，每日 2 次，每次 2h。

活血散：刘寄奴、虎杖、胆南星、半枝莲、地肤子、土鳖虫、黄柏、红花诸药研末，与米醋或饴糖调成膏状外敷患处，病初每日 1 次，病情缓解后改隔日 1 次，1 周为 1 个疗程。

金素膏：雄黄、白矾、枯矾、凡士林组成，外敷，每日 1 次，每次持续 12 h，2 周为 1 个疗程。

如意金黄膏：天花粉、姜黄、白芷、苍术、天南星、甘草、大黄、黄柏、厚朴、陈皮、小磨麻油、黄丹。

四黄水蜜：大黄、黄芩、黄柏、黄连各等分研末，加羚羊角粉（代）。

以夏枯草、半夏、乳香、没药、山慈菇、延胡索、五倍子、贝母等为主药，根据临床辨证加减药物，将药物研末，用黄酒调成糊状，做成敷贴，外敷颈部。

（2）针灸疗法：有研究采用灸法可缩短甲状腺疼痛时间，具体灸法穴位选取局部阿是穴、足三里、关元、气海，采用隔姜灸。对于脾阳湿困证及气血（阴）虚证尤为适合。

（二）西医治疗

PTH 的治疗目前主要采取对症治疗。患者有发热、甲状腺部位疼痛时，可给予非甾体类消炎药、糖皮质激素，但所需剂量较大，且减量过程中或停药后容易发生症状反复，需缓慢减量。治疗后甲状腺功能减退症发生率较高，需密切随访，发现甲状腺功能减退时及时给予左甲状腺素替代治疗。对于一些持续性或反复发作性的甲状腺疼痛，且内科治疗无效或甲状腺巨大、有明显气管压迫等症状的患者，可考虑甲状腺切除术，术后甲状腺疼痛等症状可缓解。手术后的患者必须及时给予左甲状腺素进行替代治疗。

七、预防、预后及调护

保持心情舒畅是预防本病的关键。本病早期临床症状明显,积极治疗后基本无明显不适症状,但甲状腺功能减退症发生率较高,需密切随访,发现甲状腺功能减退时及时给予左甲状腺素替代治疗,有些患者需要甲状腺素终身替代治疗。PHT患者的饮食以易消化的食物为主,忌油煎、烧烤等燥热性及油腻食物,避免烟酒刺激等。日常饮食注意营养的补充,以充分维持身体内各种物质所需,在平时的饮食中,注意维生素及必需微量元素的摄入,适宜地进食富含高热量、高维生素、足够蛋白质和糖类的食物。当PHT患者并发甲亢时,饮食方面尽量以清淡为主,忌含碘高的食物及刺激性食物。

八、中医防治进展

中医文献并无对痛性桥本甲状腺炎的描述,目前临床少见,该病临床研究资料和数据较少。因临床表现与亚急性甲状腺炎相似,中医治疗方面可参照亚急性甲状腺炎(痛瘿、瘿痈等)诊疗。本病发病前患者多有肝气郁结的体质因素,肝气郁而不疏,气机不能畅达,气郁化火,化火伤阴,灼津为痰,又气滞则血瘀,颈前瘿部为足厥阴肝经的循行之处,气滞、痰凝、血瘀循足厥阴肝经结于颈前瘿部而发为瘿病。因此调畅情志,保持心情舒畅是关键。尤其肝气郁结体质人群更是易感者,饮食上慎食海带、紫菜等含碘丰富的食物及辛辣、刺激性食物,疲劳、情绪波动亦是诱发因素。有专家治疗该病时在应用内服汤药的同时,结合局部外敷治疗,如金黄消瘿膏、散瘀止痛膏等,后期可用丸剂或者膏剂巩固疗效。对于急性期疼痛难忍者,急当以止痛为主,可用小剂量泼尼松或者曲安奈德局部注射。PHT全程治疗时不忘散结,根据痛瘿瘿肿的特点随证治之,如瘿肿质地较硬者,则药用穿山甲或鳖甲、三棱、莪术等以破血逐瘀、软坚散结;瘿肿肿大较明显者,则用陈皮、玄参、贝母、牡蛎等以理气化痰消肿;瘿肿疼痛显著者,则药用川楝子、延胡索、丹参、赤芍等以行气活血止痛;如热毒壅盛,则药用大青叶、金银花、板蓝根、蒲公英等以清热解毒。

(魏秀秀)

参 考 文 献

[1] 王美子,杨宇峰,石岩.中医瘿病的古文献研究[J].江苏中医药,2018,50(12):74-77.

[2] 赵江,刘维.桥本甲状腺炎中医药治疗研究进展[J].辽宁中医药大学学报,2019,21(2):1-4.

[3] 李希岭,赵泉霖.赵泉霖治疗桥本甲状腺炎经验[J].山东中医杂志,2014,33(1):56-57.

[4] 郝明,王镁.痛性桥本甲状腺炎1例并文献复习[J].实用医院临床杂志,2012,9(2):

158-160.

[5] Ohye，H，Nishihara，E，Sasaki，I，Kubota，S，Fukata，S，Amino，N，Kuma，K，Miyauchi，A. Four cases of Graves' disease which developed after painful Hashimoto's thyroiditis[J]. Internal Medicine，2006，45(6)：385-389.

[6] Enrico M，Francesco Q，Adolfo S，et al. Thyroidectomy for Painful Thyroiditis Resistant to Steroid Treatment：Three New Cases with Review of the Literature[J]. Case Reports in Endocrinology，2015，2015：1-7.

[7] Kashyap L，Alsaheel A，Walvekar R，et al. A rare case of painful goiter secondary to pediatric Hashimoto's thyroiditis requiring thyroidectomy for pain control[J]. Pediatric Reports，2015，7(3)：54-55.

[8] 《中国甲状腺疾病诊治指南》编写组. 中国甲状腺疾病诊治指南——甲状腺炎：亚急性甲状腺炎[J]. 中华内科杂志，2008，47(9)：784.

[9] 朴春丽，高胜男，陈曦，等. 中药外敷法治疗亚急性甲状腺炎的中医规范化临床研究[J]. 中外健康文摘，2014(20)：37-38.

[10] 卢继东，吴松，梁凤霞，等. 隔姜灸联合糖皮质激素治疗亚急性甲状腺炎：随机对照临床研究[J]. 中国针灸，2016，36(1)：7-11.

[11] 王东，宿申，李敬林. 从痛瘿论治亚急性甲状腺炎[J]. 辽宁中医药大学学报，2015，17(11)：14-16.

[12] 杨益，肖红慧，赵勇，等. 左新河治疗亚急性甲状腺炎经验[J]. 湖北中医杂志，2017，39(3)：17-18.

[13] 陈继东，赵勇，徐文华，等. 陈如泉治疗亚急性甲状腺炎验案 3 则[J]. 中华中医药杂志，2015，30(11)：3987-3989.

第五节　亚急性甲状腺炎

一、概述

亚急性甲状腺炎(subacute thyroiditis，SAT，简称"亚甲炎")，又称亚急性肉芽肿性甲状腺炎、(假)巨细胞甲状腺炎、非感染性甲状腺炎、移行性甲状腺炎等，是最常见的甲状腺疼痛疾病，属于甲状腺炎中的一种，呈自限性。目前西医病因尚不明确，多种病毒如柯萨奇病毒、腮腺炎病毒、流感病毒、腺病毒感染与本病有关。遗传因素可能参与发病，相关研究发现其发病与 HLA-B35 存在关联。中医学认为亚甲炎属于"瘿病""瘿瘤"范畴。

二、病因病机

(一)病因

在中医传统理论中，亚甲炎属"瘿病""瘿瘤"范畴。《诸病源候论》记载："瘿者由忧恚气结所生,亦曰饮沙水,沙随气入于脉,搏颈下而成之。"《外科大成》述"夫瘿瘤者,由五脏邪火浊气,瘀血痰滞,各有所感而成",《外科发挥》述"此七情所伤,气血所损之证也"。亚甲炎发病可为外感、内伤所发,内因多为情志失调或饮食失宜,外因多为外感温热邪毒。历代医家认为其发病与先天禀赋、地域水土、情志内伤密切相关,并认为气滞、痰凝、血瘀是其关键所在。

《医学入门》曰"瘿瘤本共一种,皆痰气结成",《外科正宗·瘿瘤论》中论述道"夫人生瘿瘤之症,非阴阳正气结肿,乃五脏瘀血、浊气、痰滞而成";《医宗金鉴》中提出"瘿者如缨……多外感六邪,营卫气血凝郁"。从经络理论来看,颈为少阳所主,少阳经为气多血少之经,情志不舒,肝气郁结,克于脾土,痰湿内生,停于筋脉,若被风热引动则生是病;耳后乃胆经所过之处,肝经、胆经互为表里,故临床上患者常伴有向耳后的放射痛;瘿病的病位在颈前喉结两侧,而足厥阴肝经之脉布两胁循行咽喉,且该病多发于中青年女性,与女性特有的经、带、胎、产、乳等生理功能有关,而女性的生理功能与肝经密切相关,故本病的发生亦与肝有关。《太平圣惠方》云:"夫瘿气咽喉肿塞者,由人忧恚之气,在于胸膈,不能消散,搏于肺脾故也。咽门者,胃气之道路。喉咙者,肺气之往来。今此二经俱为邪之所乘,则经络痞塞,气不宣通,故令结聚成瘿,致咽喉肿塞也。"此认为瘿病的发生与肺脾二经相关。

(二)病机

本病基本病机为颈部气血为风热邪毒所闭,继而发生变化引起全身气血不和。其中若风热邪毒搏结于颈部,耗伤局部气血津液,炼液为痰,痰阻气机,日久成瘀,则临床可见甲状腺局部肿大、疼痛;若风热邪毒侵袭卫表,卫表失和,导致肺宣发肃降失常,临床可见恶寒发热、咽痛、头痛、乏力等症;若本病日久,热毒伤阴,进而阴虚火旺,则见心悸、胸闷、失眠等症;阴虚日久,肝风内动,则可见双手震颤、急躁易怒等症;日久阴损及阳,阳气亏虚,不能温养全身四肢百骸,可见畏寒肢冷,气虚推动无力则见乏力、纳差、嗜睡等症。本病临床症状较多,且变化较快,表现各不相同,注意鉴别,治疗过程中谨守病机。

根据中医辨证,结合亚甲炎的甲状腺功能变化(即甲状腺毒症阶段、甲减阶段、甲状腺功能恢复阶段)大致可将亚甲炎分为四期,即热毒炽盛期、阴虚火旺期、阴阳两虚期和气郁痰阻期。热毒炽盛期即发病初期,外感温热毒邪,热毒壅盛,加之肝气不疏,气机郁滞,火毒之邪郁结于颈前部;火热灼津,耗伤阴液,即入阴虚火旺期;病变日久或延治、误治,气津两伤,即入阴阳两虚期;正气若复,则虚象渐去,而气血痰湿瘀仍存,或病久导致气机不畅,肝郁气滞,为气郁痰阻期。

三、临床表现

亚甲炎常在病毒感染后 1～3 周发病,有研究发现该病有季节发病趋势(夏秋季节,与肠道病毒发病高峰一致),不同地理区域有发病聚集倾向。起病形式及病情程度不一。

1. 上呼吸道感染前驱症状　肌肉疼痛、疲劳、倦怠、咽痛等,体温不同程度升高,起病 3~4 天达高峰。可伴有颈部淋巴结肿大。

2. 甲状腺区特征性疼痛　逐渐或突然发生,程度不等。转颈、吞咽动作可加重,常放射至同侧耳、咽喉、下颌角、颏、枕、胸背部等处。少数患者声音嘶哑、吞咽困难。

3. 甲状腺肿大　弥漫或不对称轻、中度增大,多数伴结节,质地较硬,触痛明显,无震颤及杂音。甲状腺肿痛常先累及一叶后扩展到另一叶。

4. 与甲状腺功能变化相关的临床表现

(1)甲状腺毒症阶段:发病初期 50%~75% 的患者体重减轻、怕热、心动过速等,历时 3~8 周。

(2)甲减阶段:约 25% 的患者在甲状腺激素合成功能尚未恢复之前进入功能减退阶段,出现水肿、怕冷、便秘等症状。

(3)甲状腺功能恢复阶段:多数患者短时间(数周至数月)恢复正常功能,仅少数成为永久性甲减。整个病程 6~12 个月。有些病例反复加重,持续数月至 2 年不等。

四、辅助检查

1. 红细胞沉降率(ESR)　病程早期增快,每小时 >50 mm 时对本病是有利的支持,ESR 不增快也不能除外本病。

2. 甲状腺功能检测　甲状腺毒症期呈现血清 T_3、T_4 浓度升高,甲状腺摄碘率降低(常低于 2%)的双向分离现象。血清 T_3/T_4 比值常 <20。随着甲状腺滤泡上皮细胞破坏加重,储存激素殆尽,出现一过性甲低,T_3、T_4 浓度降低,TSH 水平升高。而当炎症消退,甲状腺滤泡上皮细胞恢复,甲状腺激素水平和甲状腺摄碘率逐渐恢复正常。

3. 甲状腺细针穿刺和细胞学(FNAC)检查　早期典型细胞学涂片可见多核巨细胞、片状上皮样细胞、不同程度炎性细胞;晚期往往见不到典型表现。FNAC 检查不作为诊断本病的常规检查。

4. 甲状腺核素扫描(^{99}Tc 或 ^{123}I)　早期甲状腺无摄取或摄取低下对诊断有帮助。

5. 其他　早期白细胞可增高。甲状腺过氧化物酶抗体(TPOAb)、甲状腺球蛋白抗体(TgAb)阴性或水平很低。这些均不作为本病的诊断指标。血清甲状腺球蛋白(Tg)水平明显增高,与甲状腺破坏程度相一致,且恢复很慢,Tg 也不作为诊断必备的指标。

五、诊断与鉴别诊断

(一)诊断要点

1. 患者存在上呼吸道感染或者咽喉炎症疾病基础。

2. 甲状腺轻/中度肿大,中等硬度,发作性疼痛及触痛等临床表现。

3. 典型患者实验室检查呈现辅助检查 1 项变化。

(二)鉴别诊断

1. 西医鉴别诊断

(1)急性化脓性甲状腺炎:甲状腺局部或邻近组织红、肿、热、痛及全身显著炎症反应,有时可找到邻近或远处感染灶;白细胞明显增高,核左移;甲状腺功能及摄碘率多数正常。

(2)结节性甲状腺肿出血:突然出血可伴甲状腺疼痛,出血部位伴波动感;但是无全身症状,ESR 不升高;甲状腺超声检查对诊断有帮助。

(3)桥本甲状腺炎:少数病例可以有甲状腺疼痛、触痛,活动期 ESR 可轻度升高,并可出现短暂甲状腺毒症和摄碘率降低;但是无全身症状,血清 TgAb、TPO-Ab 滴度增高。

(4)无痛性甲状腺炎:本病是桥本甲状腺炎的变异型,是自身免疫甲状腺炎的一个类型。有甲状腺肿,临床表现经历甲状腺毒症、甲减和甲状腺功能恢复三期,与亚急性甲状腺炎相似。鉴别点:本病无全身症状,无甲状腺疼痛,ESR 不增快,必要时可行 FNAC 检查鉴别,本病可见局灶性淋巴细胞浸润。

(5)甲状腺功能亢进症(甲亢):碘致甲亢或者甲亢时摄碘率被外源性碘化物抑制,出现血清 T_3、T_4 水平升高,但是 ^{131}I 摄取率降低,需要与亚甲炎鉴别。根据病程、全身症状、甲状腺疼痛,甲亢时 T_3/T_4 比值及 ESR 等方面可以鉴别。

2. 中医鉴别诊断

(1)瘿病需与瘰病相鉴别:二者均可在颈项部出现肿块,但其具体位置及肿块的性质不同。瘿病的肿块在颈部正前方,肿块一般较大。正如《外台秘要·瘿病》说:"瘿病喜当颈下,当中央不偏两旁也。"而瘰病的患病部位是在颈项的两侧或颌下,肿块一般较小,每个约黄豆大,个数多少不等,如《外科正宗·瘰病论》言"瘰病者,累累如贯珠,连结三五枚"。

(2)瘿病需与消渴相鉴别:瘿病中的阴虚火旺证型,应注意与消渴病相鉴别。消渴病以多饮、多食、多尿为主要临床表现,三消的症状常同时出现,尿中常有甜味,但颈部无瘿肿。瘿病的阴虚火旺证型的多食易饥虽类似中消,但不合并多饮、多尿而颈部有瘿肿为主要特征,且伴有比较明显的烦热、心悸、急躁易怒、突眼、脉数等症状或体征。

六、治疗

中医药对于亚甲炎的基本治疗原则是病证结合,分期论治。临床诊疗时依据病证结合的思路,热毒炽盛期以疏风清热解毒、和营消肿止痛为主;阴虚火旺期以养阴清热、软坚散结为主;阴阳两虚期以温补脾肾为主;气郁痰阻期以理气疏郁、化痰消瘿为主。

(一)中医治疗

1. 辨证用药

(1)热毒炽盛证

临床表现：咽痛、吞咽疼痛，甲状腺区域疼痛伴皮温升高，发热，舌边尖红，苔薄黄，脉浮数等。本证多见于亚甲炎初发阶段，ESR 增快，血清 T_3、T_4 无明显升高，淋巴结肿大；上呼吸道感染症状及甲状腺区域特征性疼痛明显。

治疗法则：疏风清热解毒，和营消肿止痛。

方药运用：银翘散合五味消毒饮加减。连翘、金银花、薄荷、牛蒡子、紫花地丁、野菊花、天葵子、蒲公英、桔梗、生甘草。

加减：若咽干明显，加麦冬、玄参清热养阴；若颈前肿胀明显，加夏枯草、猫爪草、浙贝母，连翘加量软坚散结；若伴有心慌，加五味子、柏子仁、丹参、黄芪、麦冬益气养心。

(2)阴虚火旺证

临床表现：颈肿伴有触痛、质韧，发热，心慌、胸闷、气短，失眠多梦，五心烦热、怕热多汗，手抖，舌红少津，脉细数或弦细数。本证多见于亚甲炎甲状腺毒症期，全身基础代谢加快，T_3、T_4 升高，摄碘率降低，ESR 较高，并出现一系列机体基础代谢加快的症状、体征。

治疗法则：养阴清热，软坚散结。

方药运用：知柏地黄丸加减。知母、熟地黄、黄柏、山茱萸、山药、牡丹皮、茯苓、泽泻、枸杞子、川牛膝。

加减：若皮肤瘙痒，加地肤子、白鲜皮除湿止痒；若口干咽干，加生地黄、玄参、麦冬、乌梅滋阴止渴；若疼痛明显，加忍冬藤、野菊花、蒲公英、金银花清热解毒止痛。

(3)阴阳两虚证

临床表现：甲状腺弥漫性肿大或伴有结节，乏力易疲、倦怠、纳呆，畏寒肢冷，便秘，舌淡、苔白腻，脉细。本证多见于亚甲炎甲减阶段，TSH 升高，FT_3、FT_4 正常或降低，机体代谢减退症状较为明显。

治疗法则：温肾健脾。

方药运用：金匮肾气丸加减。熟地黄、山药、山茱萸、茯苓、牡丹皮、泽泻、桂枝、黑顺片。

加减：若便秘明显，可加肉苁蓉、当归、芦荟养血滋阴通便；水肿者，可加泽兰、冬瓜皮、冬瓜子、益母草利水消肿。

(4)气郁痰阻证

临床表现：颈前肿胀、憋闷、疼痛，咽中不适感、自觉有痰，喜太息，舌淡苔白腻，脉弦。本证多见于甲炎甲状腺功能恢复期,甲状腺功能恢复正常,ESR 不高,仅以颈咽部症状明显。

治疗法则:理气疏郁,化痰消瘿。

方药运用:柴胡疏肝散合半夏厚朴汤加减。陈皮、柴胡、川芎、枳壳、赤芍、白芍、炙甘草、香附、法半夏、厚朴。

加减:若畏寒肢冷,加仙茅、淫羊藿温阳补肾;心慌、心悸、失眠,加红景天、甘松、太子参、麦冬益心安神;口咽干燥,加麦冬、天冬、乌梅养阴止渴。

中华中医药学会主编的《中医外科常见病诊疗指南》中将本病分为四个证型:①风热痰凝证,治以疏风清热化痰,牛蒡解肌汤加减;②气滞痰凝证,治以疏肝理气、化痰散结,柴胡疏肝散加减;③肝郁化火证,治以清肝泻火解郁,柴胡清肝汤加减;④阳虚痰凝证,治以温阳散寒、化痰通滞,阳和汤加减,可资参考。

2. 其他疗法

(1)中药外敷

①紫金锭(千金子、红大戟、三七、朱砂、麝香、山慈菇、五倍子、雄黄)加四水黄蜜(黄芩、黄连、大黄、黄柏)外敷。

②消瘿止痛散(大黄、黄柏、生天南星、夏枯草等)蜂蜜调敷。

③冰黄散(大黄、黄连、黄柏、冰片等)蜂蜜调服。

(2)针刺治疗:取穴选颈部及任脉、足阳明经腧穴为主,具体为:瘿肿局部、天突、膻中、合谷、足三里、三阴交、丰隆。气滞痰凝加太冲、内关行气化痰;阴虚火旺加太溪、复溜、阴郄滋阴降火;气阴两虚加关元、照海益气养血;声音嘶哑加扶突、廉泉滋阴利咽。田丛豁等以大椎、风池(双)、合谷(双)、肿块周围 4 针治疗亚甲炎 1 例取效,田老认为风池系足少阳胆经、手少阳三焦经和阳维脉之会穴,能疏导三焦与肝胆之郁滞,用以散气消痰。大椎系督脉和手足三阳之会穴,可通调诸阳经之气。合谷系手阳明大肠经之原穴,因该经行于颈部,远道用之以疏通气血。三穴皆用泻法。肿块周围四针为局部取穴,能疏通局部经络气血,以行瘀消痰破结。

(3)其他外治法

①针刺放血:少商穴针刺放血。

②皮肤针叩刺:取瘿肿局部、第 5～11 胸椎夹脊、脊柱两侧膀胱经和翳风、肩井、曲池、合谷、足三里等,反复轻叩,以皮肤潮红为度。

③耳针:取神门、内分泌、皮质下、交感、对屏尖、颈。每次选 2～3 穴,毫针浅刺,每次留针 30min,也可用揿针或王不留行籽贴压。

3. 联合用药 吕秀群等将采用放血疗法(少商穴针刺放血,每日 1 次)联合银翘散加减治疗亚甲炎。曲庚汝等用自拟清热消瘿汤配合蜂蜜调冰黄散(大黄、黄连、黄柏、冰片等组成)甲状腺局部外敷。孙宇建以逍遥散、血府逐瘀汤及透脓汤为基本方药随证化裁,外用芙蓉膏。晏玲等采用普济消毒饮加减内服,配合自制消炎膏(大黄、黄柏、姜黄、白芷、苍术等)外敷均取得较好疗效。王平等以亚甲炎经验方(柴胡 15g,黄芩 15g,延胡索 30g,川楝子 15g,制乳香、制没药各 15g,制南星 15g,土贝母 15g,天葵子 15g 加减)配合黄连膏(黄连 9g,黄柏 9g,姜黄 9g,生地黄 30g,当归 15g)治疗亚甲炎总有效率较高。崔鹏等用甲肿一号(紫苏子、厚朴、香附、郁金、生牡蛎、鳖甲、麝香等药混合后制成)外敷联合自拟消瘿方(大青叶 30g,板蓝根 30g,金银花 25g,北豆根 10g,炙甘草 10g,连翘 25g,鱼腥草 30g,牛蒡子 15g,柴胡 15g 等)治疗亚甲炎有效率高,且复发率低。

(二)西医治疗

西医对本病的治疗原则以对症治疗为主,亚甲炎有多种治疗措施,包括硫脲类药、促甲状腺激素及抑制剂量的甲状腺激素。采用这些药物影响疾病过程的证据尚不能令人认同。治疗包括两方面:减轻局部症状和针对甲状腺功能异常影响。一般来说,大多数患者仅对症处理即可。对轻型病例采用阿司匹林或其他止痛药。如用对乙酰胺基酚或用水杨酸盐可控制症状;病情严重病例,如疼痛、发热明显者可短期用其他非类固醇抗炎药,或应用糖皮质类固醇激素,如泼尼松可迅速缓解临床表现,约有 5% 的患者需用皮质激素来减轻症状,持续用药 1～2 周甚或 4～8 周以后减少药量,共用 6～8 周。如患者在用泼尼松 24～48h 无反应,亚甲炎的诊断应再评定。在治疗中随查 ESR 改变,可指导用药。如病情需要,再次开始用泼尼松仍然有效,然而皮质激素并不会影响本病的自然过程,如果皮质激素用后撤减药量过多、过快,反而会使病情加重。也有人提出,如果糖皮质激素连续使用,所用剂量以使患者不出现症状,直至其放射性碘摄取率恢复正常,可能避免病情复发患者伴有甲状腺功能亢进时一般不采用抗甲状腺药治疗,通常采用非特异的药物,如口服 β 受体阻滞药普萘洛尔。因本病伴甲亢是暂时的,且甲状腺摄碘率低不是放射碘治疗的指征。这些药破坏甲状腺激素的合成,但亚甲炎血中过多的甲状腺激素是来源于被破坏了的滤泡漏出的 T_4 和 T_3,而不是由于合成和分泌增多所致,无需使用硫脲类抗甲状腺药。本病的甲减期也常是暂时的,通常甲减症状不多,所以不需用甲状腺激素替代治疗,此时 TSH 分泌增加对甲状腺功能的恢复是重要的。除非患者甲减症状明显,甲状腺激素治疗应当禁忌。伴甲减病情轻者无需处理。但也有人主张有甲状腺功能低减时,可用甲状腺制剂如 L-型甲状腺素钠,可防止由 TSH 升高引起的病情再度加重。病情较重者,可用甲状腺激素替代一段时间。约有 10% 的患者可发生永久性甲状腺功能低减,需要长期甲状腺替代治疗有称中药对本病急性期有较好的治疗效果。

(三)中西医结合治疗

马德权以中药(柴胡、郁金各 10g,赤芍、白芍各 12g,龙胆 15g,黄芩、栀子、牡丹皮各 10g,金银花、连翘各 15g,生甘草 10g 加减)为主配合小剂量泼尼松治疗亚甲炎,具有激素用量少、起效快、复发率低的优点。王旭等自拟清热消瘿汤(连翘

12g,金银花15g,板蓝根15g,大青叶15g,夏枯草15g,半枝莲15g,赤芍10g,蒲公英15g,浙贝母10g,生甘草6 g 加减)配合泼尼松5 mg,每日3次,用药1周后即递减,吲哚美辛25 mg,每日2~3次,效果较好。索莉等认为亚甲炎早期属痰火蕴结颈前,治以清热解毒、化痰散结,方用温胆汤合连翘败毒汤加减,加清开灵取其清热解毒、化痰通络的作用,同时加用激素、非甾体类消炎药抗感染、抑制免疫、消除炎症肿胀,促进组织复原;中期患者多属脾肾阳虚、痰瘀互结,方用肉蔻四神丸加减,以达到温补脾肾、豁痰化瘀之功效;对于病程持久,甲低症状明显者给予加用甲状腺素片,可以减少 TSH 分泌,有利于甲状腺肿大及结节的缩小;对于恢复期患者,多属气郁痰阻证,用逍遥丸加味以达到疏肝解郁化痰之功效。王素梅等以泼尼松每日30 mg,分1~2次口服,血沉正常后开始逐渐减量,发热、颈痛明显者,加吲哚美辛25 mg,或阿司匹林0.5~1.0g,每日3次,口服;合并甲亢者,以小剂量甲硫咪唑,每日5~10mg,口服,加用中药[野菊花20g,金银花20g,知母12g,石膏(先煎)30 g,柴胡20g,黄连6g,桔梗12g,夏枯草12g,生甘草6 g 加减]疗效可观。

七、预防、预后及调护

本病呈自限性,是最常见的甲状腺疼痛疾病,普遍认为与病毒感染关系密切,病毒感染后可导致机体免疫功能出现异常,进而诱发甲状腺炎症。绝大多数患者在发病前有上呼吸道感染症状,病情随季节变化明显,也具有一定的流行性。故保持口腔卫生,养成良好的口腔卫生习惯,科学饮食,合理运动,以增强机体抵抗力,积极预防上呼吸道感染等易引发亚甲炎的诱发因素以降低患病风险。

本病预后良好,多数呈自限性,几周或几个月内可完全缓解,甲状腺功能恢复正常。绝大多数患者整个病程约4个月,也有反复发作长达1~2年,但最终能痊愈且无并发症及后遗症。如果病情不严重或及时进行治疗,可以不经过甲状腺功能减退期,甲状腺功能亢进后直接恢复到正常期。极少数患者由于甲状腺功能广泛破坏、纤维化,可出现永久性甲状腺功能减退,出现乏力、神疲等症状。

患病期间,由于甲状腺激素分泌增多,神经兴奋性增高,患者常表现悲观、恐惧或抑郁,医护人员及家属要帮助患者树立面对疾病的信心,鼓励患者配合治疗,缓解不良情绪,尽量减少外界刺激。保证患者充足的睡眠,避免过劳,减少运动量,才能有效调整神经内分泌系统,促使甲状腺激素恢复正常分泌。休息的环境要保持安静,室温稍低。饮食要以清淡食物为主,注意补充高蛋白、高热量与高纤维素的食物,尽量不食富含碘的食物,并禁食生冷及辛辣性的食物。鼓励患者多饮水,多食新鲜的蔬菜和水果。以促进患者的病情恢复。

八、中医防治进展

裴正学教授将亚甲炎分为外感风热证、肝经郁热证、阴虚内热证。在亚甲炎初期以应用抗生素为主,控制感染的同时添加中药治疗,常用黄芪、何首乌、香附、丹参、生地黄、败酱草、夏枯草等。

汪栋材治疗亚甲炎结合分期论治和辨证论治,在亚甲炎初期、中期、后期、复发期,分别灵活采用解表、清里、消补兼施、活血化瘀等基本治法,并十分注重调理气机。他认为初期病位在肺卫,治宜辛凉透表、解毒利咽,常用银翘散加减;中期肝胆火盛,或郁热挟痰壅滞于颈前,治宜疏肝解郁,清热泻火,常用丹栀逍遥散加减;后期脾肾阳虚之人,治宜温阳散寒,化痰散结,常用阳和汤加减,肝郁阴虚之人,常用滋水清肝饮;复发期,应抓住气滞血瘀之病机,治宜理气活血、化瘀止痛,常用会厌逐瘀汤。

曾子文等认为亚甲炎发病多由外感风温之邪,风火客于肺胃,积热上壅,加之情志不畅,肝失疏泄,气郁化火炼液为痰,以致气血痰热凝滞于颈前而成,用银翘马勃散合升降散加味治疗。

张珂珂认为亚甲炎多以火郁痰阻型居多,治疗采用中药内服与外敷相结合的方法,内服常用夏枯草、龙骨、牡蛎、延胡索、蒲公英、金银花、土鳖虫、胆南星、冰片等,外敷以夏枯草、玄参、牡蛎、金银花、浙贝母、白花蛇舌草、蜈蚣、壁虎等。

李中南认为治疗亚甲炎应以清热解毒为要,重视化痰活血,注意扶正固本。发病期风火热毒型和气郁痰凝型较常见,前者常用五味消毒饮加减,后者常用消瘰丸和柴胡疏肝散加减。恢复期以阴虚火旺型和脾肾阳虚型为主,前者用六味地黄汤合一贯煎加减,后者用肾气丸加减。治疗中常以 ESR 作为药物减量的指标。

毛小周等认为亚甲炎以正虚为根本,以气滞血瘀、肝郁痰凝为表象,在西医非甾体类消炎药及肾上腺皮质激素等常规治疗基础上,以中药黄药子、三棱、莪术、山慈菇、大黄、半枝莲、五倍子、紫草、冰片碾粉混合,加水调糊,在甲状腺局部进行中药封包治疗。其中热痛明显者,还可以醋代水,增强其清热凉血之力。

冯建华教授认为,亚甲炎当为风温、疫毒之邪侵入肺卫,挟痰挟瘀壅滞于颈前,日久化火耗气伤阴。治疗原则当清热解毒,化痰(活血)消瘿。临证根据病程长短、甲状腺肿痛程度及兼证等情况,分别选用疏风清热、疏肝泄热、滋阴清热等治法。疾病初期以清热解毒、利咽散肿为主,中期侧重疏肝理气、化痰散结,后期则以养阴清热、化痰散结以调整气血阴阳为侧重。

陆灏教授根据本病临床表现及转归,将亚急性甲状腺炎分为初期、热毒炽盛期、恢复期三期。他认为初期多见于患者初感风热邪毒,病邪较轻,治疗上主要以疏风解表,清热解毒为主,方以银翘散为底透邪外出;热毒炽盛期多见于疾病初期未进行及时治疗,或风热邪毒较盛,变化迅速,出现痰凝、气滞、血瘀等表现,治法在清热解毒的基础上,应注重投以理气化痰祛瘀之品,方以黄连解毒汤为底,治疗中注意辅以益气养阴,并适当投以顾护正气之品,可避免疾病短期内复发;恢复期多见于患者糖皮质激素减药后病情加重,此期患者多以气阴两虚为主,治法在理气化痰祛瘀的基础上,重用益气养阴扶正之药。

袁占盈根据多年临床经验,结合各家学说,将该病分为以下三型:①风热蕴结型:一侧或双侧甲状腺肿痛,恶寒发热,咽痛头痛,颈项痛,舌苔薄黄,脉浮数。治宜疏风清热、凉血解毒,予银翘散加减;②肝郁化火型:一侧或双侧甲状腺肿痛,咽痛口苦,口干欲饮,心悸心烦,失眠多梦,多汗,急躁易怒,舌质红,苔黄,脉弦数。治宜疏肝解郁、理气泻火,予丹栀逍遥散加减;③痰气瘀阻型:一侧或双侧甲状腺肿,肿块质地坚韧,畏寒喜暖,乏力,纳呆,舌暗淡、微胖,边有齿痕、瘀点,苔白,脉沉细或细涩。治宜健脾化痰、活血散瘀,予六君子汤合血府逐瘀汤。

汤阳等认为亚甲炎属于中医"伏邪"范畴,治疗上以透邪、扶正为法,当从"邪郁少阳"论治,透邪重在初起疏解散邪,解郁退热,以小柴胡汤或蒿芩清胆汤为主方;在邪气盛的亚急性甲状腺炎早期,以党参等扶正药物的小柴胡汤,治疗也取得较好疗效,中期及恢复期,患者体虚症状明显,故多以益气、养阴之法扶正固本。

(吴浩然)

参 考 文 献

[1] 中华医学会内分泌学分会《中国甲状腺疾病诊治指南》编写组.中国甲状腺疾病诊治指南——甲状腺炎[J].中华内科杂志,2008,47(9):784-788.

[2] 国家中医药管理局医政司.24个专业105个病种中医诊疗方案[J],2011:209-212.

[3] 祁坤.外科大成[M].北京:华夏出版社,1997:608.

[4] 薛己.外科发挥[M].北京:人民卫生出版社,2006:80.

[5] 张晟,陆灏.陆灏治疗亚急性甲状腺炎的学术思想介绍[J].中国中医急症,2016,25(3):435-437.

[6] 岳权,吴志香.中西医关于亚急性甲状腺炎病机的探讨[J].辽宁中医药大学学报,2010,12(6):94-95.

[7] 刘祥秀,孔德明,代芳.浅谈亚急性甲状腺炎的中医辨证治疗[J].中国医药指南,2010,8(23):91-93.

[8] 任志雄,李光善,倪青.林兰教授谈亚急性甲状腺炎的中医诊治[J].天津中医药,2013,30(8):453-454.

[9] 汪德芬,裴瑞霞,高上林.高上林辨证论治亚急性甲状腺炎32例[J].时珍国医国药,2013,24(10):2519-2520.

[10] 尹家宁,刘春红.亚急性甲状腺炎的中医治疗进展[J].湖南中医杂志,2018,34(8):223-225.

[11] 中华中医药学会主编.中医外科常见病诊疗指南[M].北京:中国中医药报社,2012:43-45.

[12] 黄少芳,杨俏雯,赵玲,等.外用紫金锭加四黄水蜜治疗亚急性甲状腺炎临床疗效回顾性分析[J].新中医,2018,50(9):65-67.

[13] 赵一冰,付贵珍,冯志海.冯志海教授治疗亚甲炎急性发作期经验总结报道[J].中国民族

民间医药,2016,25(11):43,45.

[14] 曲庚汝,赵英英.清热消瘿汤联合冰黄散治疗亚急性甲状腺炎临床观察[J].中国中医药信息杂志,2012,19(8):78-79.

[15] 田从豁,臧俊岐.亚急性甲状腺炎针治1例报告[J].中医杂志,1981(12):49.

[16] 吕秀群,刘得华.放血疗法联合银翘散治疗亚急性甲状腺炎疗效观察[J].新中医,2013,45(2):42-44.

[17] 曲庚汝,赵英英.清热消瘿汤联合冰黄散治疗亚急性甲状腺炎临床观察[J].中国中医药信息杂志,2012,19(8):78-79.

[18] 孙宇建.中医内外合治亚急性甲状腺炎57例临床分析[J].临床医疗文献杂志(电子版),2014,32(3):1126-1128.

[19] 晏玲,彭碧波.中医药治疗亚急性甲状腺炎30例临床观察[J].吉林中医药,2011,31(11):1075-1076.

[20] 王平,文建华.中医内服外敷法治疗亚急性甲状腺炎临床观察[J].湖北中医杂志,2012,34(5):48.

[21] 崔鹏,高天舒,梅兰.中药内服外敷治疗亚急性甲状腺炎临床疗效观察[J].中华中医药学刊,2012,30(9):2032-2034.

[22] 马德权.中西医结合治疗亚急性甲状腺炎疗效观察[J].辽宁中医杂志,2006(4):455.

[23] 王旭,徐力,陈金锭,等.中西医结合治疗亚急性甲状腺炎20例[J].南京中医药大学学报,1997(4):54-56.

[24] 索莉,迟玉娥.中西医结合治疗亚急性甲状腺炎28例分析[J].中国医药导报,2008,5(2):159.

[25] 王素梅,刘永娟.中西医结合治疗亚急性甲状腺炎临床观察[J].北京中医药,2010,29(4):296-297.

[26] 易靖.亚急性甲状腺炎患者的临床护理措施研究[J].临床研究,2018,26(9):189-190.

[27] 刘莉.亚急性甲状腺炎患者的临床护理措施及效果[J].实用临床护理学电子杂志,2017,2(41):42-44.

[28] 单金妹,张红梅,杨中高.裴正学教授治疗亚急性甲状腺炎经验介绍[J].甘肃医药,2010,29(5):520-522.

[29] 黄艳琼,汪栋材,赵恒侠.分期论治与辨证选方相结合治疗亚急性甲状腺炎[J].江西中医药大学学报,2019,31(2):30,32+38.

[30] 曾子文,汪栋材,赵恒侠,等.银翘马勃散合升降散加味治疗亚急性甲状腺炎的临床观察[J].广州中医药大学学报,2019,36(01):40-44.

[31] 张珂珂.中药内服、外敷治疗火郁痰阻型亚急性甲状腺炎临床研究[J].中医药信息,2018,35(5):96-99.

[32] 邢宇婷,张帆,李中南.李中南治疗亚急性甲状腺炎临床经验[J].中医药临床杂志,2018,30(6):1011-1014.

[33] 毛小周,李象辉.中药封包治疗亚急性甲状腺炎的临床观察[J].中西医结合研究,2017,9(5):250-251.

[34] 苏伟,崔翰博,冯建华.中药治疗亚急性甲状腺炎[J].长春中医药大学学报,2012,28(6):

1027-1028.

[35] 赵璐.袁占盈教授辨证论治亚急性甲状腺炎经验[J].中医研究,2010,23(8):63-64.

[36] 汤阳,徐一丹,于雪婷,等.基于伏邪学说探讨亚急性甲状腺炎的治疗思路[J].中华中医药杂志,2017,32(10):4534-4536.

第六节　甲状腺功能减退症

一、概述

甲状腺功能减退症(甲减)是指由各种原因导致的低甲状腺激素血症或甲状腺激素抵抗而引起的全身性低代谢综合征,其病理特征是黏多糖在组织和皮肤的堆积,表现为黏液性水肿。在过去十年,我国亚临床甲减的患病率显著增加。有学者报道亚临床甲减患病率为1.0%,发病率为2.9/1000。成年人甲减女性较男性多见,老年人及一些特定种族及区域甲减的患病率升高。甲减可以影响神经、消化、心血管、运动、内分泌等多系统,造成体重增加,记忆力减退,智力低下,嗜睡,反应迟钝,血压低,心脏扩大,厌食、腹胀、便秘,肌肉软弱无力、疼痛,女性月经过多,久病闭经,不孕症等。严重者会引起对心脏的危害,可以造成心肌的黏液性水肿,引发心衰。对育龄妇女,严重者可以增加流产率,导致婴儿畸形。严重的甲减甚至可以危害生命。西医学采用左甲状腺素、左三碘甲状腺原氨酸等治疗。西医治疗不能完全改善患者临床症状,并有不良反应等,单纯中医药治疗可较好改善患者临床症状和体征,但对于中重度甲减又难以在短期内奏效。中西医结合治疗甲状腺疾病具有显著优势,对改善症状和体征、稳定病情、减少或替代口服甲状腺激素和缓减西药不良反应等均有一定作用。

中医古代文献中并无甲减病名的记载,后世根据其临床表现将其归于"瘿病""虚劳""水肿""劳瘿""虚损"等范畴。对甲状腺局部肿大者,其病程之初与"瘿病"相关。早在战国时期,《庄子·德充符》即有"瘿"的病名。《吕氏春秋》记载当时已存在瘿病,更说明了古人通过观察,发现此病与生活环境有一定关系。《诸病源候论》首载"瘿病"一词,其引《养生方》曰"诸山水黑土中,出泉流者……",并将其分为血瘿、息肉瘿及气瘿三种。《备急千金要方》将甲减归为"劳瘿"。依据甲减的症状,其病长期失治或误治,便可发展为虚劳。《金匮要略》首提"虚劳"之名。隋代巢元方在《诸病源候论》里把虚劳划为"五劳""六极""七伤"。后诸多医家对该病多有阐发,宋代王怀隐在《太平圣惠方·治热劳诸方》中将因"心肺实热"所致者归为"热劳";宋代刘昉将"胎中受毒"而导致的幼年时期的虚劳称为"疳劳";清代李用粹把"思想不得,气结于中"所致之劳称为"郁劳",将"旧血不去,新血不生"所致之劳称为"干血劳";清代程钟龄在《医学心悟》中记载"产后真元未复,有所作劳"形成的虚劳称为"蓐劳";清代吴澄在《不居集·吴师朗治虚损法》中将因外邪侵袭,日久不愈,而导致的虚劳称"外损";清代唐容川在《血证论·抱儿痨论》将妇人自怀胎而始患虚劳者,称为"抱儿痨";清代尤怡在《医学读书记·冷劳》篇中,不仅把"生气不荣,内生寒冷"所致者称为"冷劳",还将"劳而又受风者"称为"劳风"。可见,古人不但对"虚劳"一病有所认识,还对其病因病机有深入细致的研究。

二、病因病机

(一)病因

历代医家对甲减病因的阐述颇多,可归为禀赋不足,饮食失节,起居失常,劳倦过度,房室不节,情志内伤,病后失调,外感成劳。

1. 禀赋不足　《订补名医指掌·虚损》曰:"小儿之劳,得于母胎。"如受胎之时父母年老、体虚,勉强受孕后,则胎气不足;或者胞胎失养,以致孕育迟缓;若是女性在妊娠期间服用了伤胎的药物或者临产受损,抑或是产后喂养不当,都能导致小儿脏腑不健,气血不充,生机不旺,以致形体薄弱,终成虚劳。《虚劳心传·虚证类》亦云:"有童子患此者,则由于先天禀赋不足。"

2. 情志内伤　宋代陈无择在《三因极一病证方论》中说:"尽力谋虑则肝劳,曲运神机则心劳,意外致思则脾劳,预事而忧则肺劳,矜持志节则肾劳。"此说明五志之伤人在于"用意""过伤""虚劳"。肝气郁滞,脾虚生痰,痰气郁结,血脉瘀阻,结于颈前而成瘿。《济生方·瘿瘤论治》曰:"夫瘿瘤者,多由喜怒不节,忧思过度……气凝血滞,为瘿为瘤。"阐释此病多由喜怒不节,忧思过度而成。

3. 饮食失节　暴饮暴食,嗜欲偏食,饮酒过度,饥饱不调,都能导致脾胃损伤,影响气血生成,日久脏腑虚衰,而成虚劳。《景岳全书》云"少年纵酒者多成劳损",《素问·生气通天论》记载过食五味也会引起筋脉肉皮骨的病变,累及脏腑。

4. 起居失常　《素问·宣明五气论》云:"久卧伤气。"清代李用粹《证治汇补》中讲:"起居不时有所劳伤,皆损其气。气衰则火旺,火旺则乘其脾土,脾既病,胃不能独行其津液,故亦从而病焉。"故起居失常易损伤脏腑元气,而久致虚劳。

5. 劳倦过度　因劳致损,历代医家论述颇多。金代李东垣在《内外伤辨惑论》中提到:"劳役过度,损耗元气……元气不足,而心火独盛……火与元气不能两立,一胜则一负。"这说明长期过度消耗体力,耗损人体元气,而致相火亢盛,更加损伤元气,终致虚劳。

6. 病后失调　大病暴疾,伤及五脏之气,短期难以恢复,易成虚劳;病后失治误治,亦易成虚劳。明代胡慎柔在《慎柔五书》中明确提出"失治误治也可引起虚劳"。

7. 外感成劳　外感六淫损伤五脏者,《素问·阴阳应象大论》即提出"寒暑伤形"之说。《灵枢·邪气脏腑病形》云"形寒寒饮则伤肺",指出肺为主要受损脏腑。明代汪绮石于《理虚元鉴》讲外感之因谓"伤风不醒结成痨",其因则是"肺有伏火,一伤于风火,因风动则瘖嗽之症作矣"。故在虚劳的病因之中,外感六淫之因不能轻视。

8. **房室不节**　历代医家均认为房劳是导致虚劳的重要原因。明代汪皇甫中在《明医指掌》中认为:早婚亦或是多育者,若对房事不加以节制,则易损耗肾精,精血同源,精不化血,虚火内灼,日久则肾阴阳两虚,久亦致劳。

(二)病机

现代医家普遍认为本病关键在于一个"虚"字,主要为气、血、阴、阳的亏耗,病位可涉及肝、脾、肾、心四脏,其中尤以阳虚证为多,病位主要在脾、肾。

1. **脾肾阳虚**　肾为先天之本,脾为后天之本,脾肾功能的失调,容易导致整个人体阴阳平衡失调。肾中真阳虚衰则无以温煦脾阳故见形寒肢冷、神疲。因肾阳不足,无力温暖脾土,致脾阳亦衰,以致肌肉失养,而见乏力;脾主统血,脾虚则统摄失司,故妇女可见月经紊乱、崩漏等症。

2. **肝肾阴虚**　本病的甲状腺激素当属中医学阴精、天癸的一部分,有阳用之性,其后期的病机表现为肾精不足,或阴阳俱损为主。因而部分患者除有阳虚的表现外,还见有皮肤粗糙、干燥、便秘、舌红、少苔等阴虚症状。肝藏血,脾统血,肾藏精,精血互生,与脾肾关系甚密,与脾胃之升降运化有密切关系;乙癸同源,精血相生,与肾精疏泄的失常也是虚劳形成过程中的重要机制。

3. **肝郁脾虚**　王志刚认为甲减属本虚标实,以虚损为主,提出肝郁脾虚的病机。徐德凤、陈如泉认为甲减是因脾肾阳气不足,致脏腑生理功能降低。陈放中、刘永年根据甲状腺疾病的发病特点,提出肝阳虚的病机。李赛美教授认为甲减者多属阳虚阴盛。曲竹秋教授认为甲减的基本病机是肾阳虚。白鹤玲等认为甲减不单在于阳虚,而是脾肾之精、气、血、阳俱虚为主要病机。综上所述,本病病机以"本虚"为主,却又多夹杂痰湿、水饮、瘀血等邪实,故形成甲减本虚标实,虚实夹杂的致病特点。

三、临床表现

1. **低代谢综合征**　易疲劳、怕冷、体重增加、行动迟缓,体温低于正常,面色苍白,眼睑和颊部虚肿,表情淡漠,全身皮肤干燥、增厚、粗糙多脱屑,非凹陷性水肿,毛发脱落,手脚掌呈萎黄色,少数患者指甲厚而脆裂。

2. **神经、精神系统**　轻者有记忆力、注意力和理解力减退,反应迟钝、多虑、嗜睡,重者有痴呆、幻想、昏睡或惊厥。还会伴有头晕、头痛、耳鸣、耳聋,眼球震颤,共济失调,腱反射迟钝,跟腱反射松弛期时间延长,重者可出现痴呆,木僵,甚至昏睡。

3. **心血管系统**　心动过缓,心输出量减少,血压低,脉压减小,循环时间延长及组织血供减少,心音低钝,心脏扩大,可并发冠心病,但一般不发生心绞痛与心衰,有时可伴有心包积液和胸腔积液。重症者发生黏液性水肿性心肌病。

4. **消化系统**　食欲减退、厌食、腹胀、便秘。重者可出现黏液性水肿性巨结肠或麻痹性肠梗阻。胆囊收缩减弱而胀大,半数患者有胃酸缺乏,导致恶性贫血与缺铁性贫血。

5. 内分泌系统　女性月经过多,久病闭经,不孕;男性阳痿,性欲减退。少数患者出现高催乳素血症和溢乳,继发性垂体增大。儿童甲减可导致发育迟缓。

6. 运动系统　肌肉软弱无力、疼痛、强直,可伴有关节病变,如慢性关节炎和关节积液。

7. 生殖泌尿系统　小便不利、性腺发育不全;无排卵周期、青春期延迟;性欲减退、排卵障碍、月经周期紊乱、月经过多;阳痿少精,不孕不育。

8. 甲减危象　病情严重时,由于受寒冷、感染、手术、麻醉或镇静药应用不当等应激可诱发黏液性水肿昏迷或称"甲减危象"。表现为低体温($<35℃$),呼吸减慢,心动过缓,血压下降,四肢肌力松弛,反射减弱或消失,甚至发生昏迷,休克,心肾功能衰竭。

9. 呆小病　表情呆滞,发音低哑,颜面苍白,眶周水肿,两眼距增宽,鼻梁扁塌,唇厚流涎,舌大外伸四肢粗短、鸭步。

10. 幼年型甲减　身材矮小,智力低下,性发育延迟。

四、辅助检查

1. 甲状腺功能检查　血清 TT_4、TT_3、FT_4、FT_3 低于正常值。

2. 血清 TSH 值

(1)原发性甲减 TSH 明显升高同时伴游离 T_4 下降。亚临床型甲减症血清 TT_4、TT_3 值可正常,而血清 TSH 轻度升高,血清 TSH 水平在 TRH 兴奋试验后,反应比正常人高。

(2)垂体性甲减症血清 TSH 水平低、正常或高于正常,对 TRH 兴奋试验无反应。应用 TSH 后,血清 TT_4 水平升高。

(3)下丘脑性甲减症血清 TSH 水平低或正常,对 TRH 兴奋试验反应良好。

(4)周围性甲减(甲状腺激素抵抗综合征)中枢性抵抗者 TSH 升高,周围组织抵抗者 TSH 低下,全身抵抗者 TSH 有不同表现。

3. X 线检查　心脏扩大,心搏减慢,心包积液、颅骨平片示蝶鞍可增大。

4. 心电图检查　低电压,Q-T 间期延长,ST-T 异常。超声心动图示心肌增厚,心包积液。

5. 其他　血脂、肌酸磷酸激酶活性增高,葡萄糖耐量曲线低平。

五、诊断与鉴别诊断

(一)诊断

1. 病史详细询问　病史有助于本病的诊断,如甲状腺手术、甲亢[131]I 治疗、

Graves病、桥本甲状腺炎病史和家族史等。

2. 临床表现　甲减的临床表现缺乏特异性,轻型病例易被漏诊或误诊。症状主要表现以代谢率减低和交感神经兴奋性下降为主。当前述临床表现具备3个或3个以上时要想到甲减的可能,特别是既往不耐寒、现有便秘的症状,要考虑甲减的诊断。

3. 激素测定　血清TSH增高,FT_4/TT_4减低,原发性甲减即可诊断,需进一步寻找甲减的病因。如果TPOAb、TgAb阳性,可考虑甲状腺自身免疫为病因。血清TSH升高FT_4/TT_4正常,诊断为亚临床甲减。血清TSH减低或者正常,TT_4、FT_4减低,考虑中枢性甲减,进一步寻找垂体和下丘脑的病变。

(二)鉴别诊断

1. 贫血　应与其他原因的贫血鉴别。甲减和恶性贫血在临床和免疫学等方面有很多相似之处,甲状腺功能检查可资鉴别。

2. 水肿　慢性肾炎和肾病综合征患者可有水肿、血TT_3、TT_4下降和血胆固醇增高等表现,肾功能有明显异常、TSH和FT_4、FT_3测定可鉴别。

3. 低T_3综合征　也称为甲状腺功能正常的病态综合征。非甲状腺疾病引起。这是在严重的慢性消耗性、全身性疾病的状况下,机体对疾病的适应性反应。主要表现在血清TT_3、FT_3水平减低,rT_3增高,血清TSH水平正常或升高,但通常<20mU/L。疾病的严重程度一般与T_3降低的程度相关,疾病危重时也可出现T_4水平降低。

六、治疗

临床辨治甲减,患者症状明显时,治疗应中西医并重,以迅速改善症状,提高生活质量;缓解期治疗,中西药合用,减少西药的用量和不良反应。同时,应配合给予心理疏导。根据其脾肾阳虚的核心病机,"脾土主运行,肺金主气化,肾水主五液。凡五气所化之液,悉属于肾……转输之脏,以制水生金者,悉属于脾"。治疗以温补脾肾为核心原则。运用"态靶因果"的辨治模式,并根据其是否表现有相关的临床症状,确立治法治则。通过中医调"态"与西医学生理、病理、临床检验等相结合,在处方中加入具有确切疗效的"靶向"药物,在改善患者症状的同时也能兼顾疾病本身的治疗。

(一)中医治疗

1. 辨证用药

(1)脾肾阳虚证

临床表现:倦怠嗜卧,畏寒,面色白,表情淡漠,胸闷气短,晨起手胀,或见眼睑、下肢浮肿,纳谷不馨等。舌体胖大,边有齿痕,苔薄白水滑;脉沉细。

治疗法则:温补脾肾。

方药运用:右归丸(汤)合四君子汤加减。熟地黄、山药、菟丝子、山茱萸、当归、鹿角胶、肉桂、炮附子、枸杞子、杜仲、茯苓、白术。

加减:腹胀食滞纳呆加大腹皮、鸡内金、山楂、广木香等;头晕目眩耳鸣加川芎、枸杞子、制何首乌等;形寒肢冷加仙茅、淫羊藿等;气血亏虚者加阿胶、黄芪、川芎、白芍、人参等;属血瘀者加桃仁、红花、赤芍、牛膝、川芎等;偏于脾阳虚者加高良姜、山药、豆蔻、陈皮等;全身水肿者加泽泻、益母草、猪苓等;腰膝酸软者可加续断、杜仲、桑寄生、牛膝等。

(2)阳虚湿盛证

临床表现:神疲乏力,头晕气短,肢体水肿,酸软沉重、以双下肢为甚,小便量少,痰多腹胀,纳呆,舌淡胖,边有齿痕,苔白腻,脉沉或迟而无力。

治疗法则:温阳益气,化气行水。

方药运用:真武汤合实脾饮加减。茯苓、白芍、白术、附子、生姜、木瓜、木香、槟榔、草果、厚朴等。

加减:恶心、呕吐、纳差者,加制半夏、生姜汁、砂仁、鸡内金等;面色黧黑者,加熟地黄、红花、益母草、泽兰等;大便溏泻者,加山药、白豆蔻、白扁豆、五味子等;气血两虚者,加黄芪、党参、白术、熟地黄、当归、大枣等。

(3)肝脾不和证

临床表现:两胁作痛,胸脘痞闷,头痛目眩,口燥咽干,神疲,食少便溏,呕逆,或月经不调,乳房胀痛,脉弦而虚者。

治疗法则:疏肝理气,健脾祛湿。

方药运用:逍遥散合六君子汤为主。柴胡、当归、白芍、茯苓、白术、薄荷、陈皮、半夏、党参、甘草。

加减:若气滞明显者,加香附、郁金、佛手、香橼;若气虚明显者,加黄芪、人参、山药、黄精等;月经不调者加红花、桃仁、川芎、熟地黄、益母草等;腰膝酸软者加续断、杜仲、桑寄生、牛膝等。

2. 对症治疗　患者伴有瘿瘤者,加夏枯草、浙贝母、猫爪草、瓜蒌皮、炒莪术、穿山龙等;水肿者,加冬瓜皮、冬瓜仁、猪苓、茯苓、泽泻等;纳差、脘腹胀闷者,加焦三仙、鸡内金等;嗜睡者,加远志、石菖蒲等;记忆力减退者,加益智仁;月经不调者,加当归、益母草等;情绪不佳者,加香附、枳壳等。

(二)西医治疗

1. 甲状腺制剂终身替代治疗　甲减患者首选左甲状腺素(L-T₄)单药治疗。L-T₄ 治疗的剂量取决于甲减的程度、病因、年龄、性别、体重和个体差异。年轻体健的成年人可以完全替代剂量起始;一般人群起始剂量每日 $25\sim50\mu g$,每 3~7 日增加 $25\mu g$;老年、有心脏病者应小剂量起始,缓慢加量。妊娠女性则应完全替代剂量起始或尽快增至治疗剂量。

2. 一般治疗 有贫血者可补充铁剂、维生素 B_{12} 和叶酸,胃酸不足者应补充稀盐酸,缺碘者应补充碘剂,但必须与 L-T_4 合用才能取得疗效。中、晚期重型病例除口服甲状腺片或左旋甲状腺素外,需对症治疗如给氧、静脉滴注、控制感染、控制心力衰竭等。对于甲亢患者要防止治疗过度造成甲减。

七、预防、预后及调护

1. 定期筛查 建议在老年人或者 >35 岁的人群每 5 年筛查 1 次,以便发现临床甲减患者;特别是妊娠期女性,以及有甲状腺疾病家族史和个人史的人群,症状或体检提示甲状腺结节、甲减、1 型糖尿病或自身免疫功能紊乱者,更需筛查。

2. 甲减的病因预防 呆小症的病因预防:胚胎时期孕妇缺碘是地方性呆小症发病的关键。散发性的呆小症多由孕妇所患某些自身免疫性甲状腺疾病引起,应明确病因进行预防。母体妊娠服用抗甲状腺药物尽量避免剂量过大,并避免其他导致甲状腺肿的药物。

成人甲减的预防:及时治疗容易引起甲减的甲状腺疾病,防止手术治疗甲状腺疾病或放射性[131]I 治疗甲亢引起的甲减。

积极防止甲减病情恶化:早期诊断,早期及时有效的治疗,是防止甲减病情恶化的关键。

防止甲减愈后复发:甲减病愈后机体尚处于调理阴阳、以"平"为期的阶段,此时应饮食、精神、锻炼等综合调理,增强体质,提高防病能力,是病后防止复发的重要措施。

八、中医防治进展

1. 辨证论治 《内分泌科专病与风湿病中医临床治疗》(第 3 版)将甲减分为以下五型:①肾阳虚衰型:治以温肾助阳法,方用右归丸加减;②脾肾阳虚型:治以温补脾肾法,方用附子理中汤合肾气丸或右归丸加减;③心肾阳虚型:治以温补心肾,利水消肿法,方用真武汤合保元汤加减;④阴阳两虚型:治以温肾滋阴,调补阴阳法,方用金匮肾气丸加减;⑤阳微欲脱,气阴两竭型(甲减危候):治以回阳救逆,益气固脱法,方用参附汤合桂枝甘草汤加减。于世家教授根据多年临证经验,临床上常在补肾阳的基础上,加用滋阴养肝补脾之品。谢春光教授依据临床将甲减辨证为气血亏虚型、脾肾阳虚、阴阳两虚型。冯志鹏等在活血的基础上,加用补气之法治疗气虚血瘀型甲减。曲竹秋应用归脾汤加味治疗甲减(心脾两虚),用温阳补肾治疗甲减(脾肾阳虚证)。高天舒教授以补中益气汤加减从脾论治甲减。邓铁涛教授用扶脾温肾方治疗甲减,甲方侧重扶脾,乙方侧重补肾,两方交替服用,甲方服 3 天,乙方服 1 天。邝安堃等用助温药方治疗阳虚型原发性甲减。张琪用真武汤合附子汤加减治疗脾肾阳虚证、水湿瘀阻型甲减。

2. **专方治疗** 冯建华运用补中益气汤治疗原发性甲减,且方中黄芪用量较大,为 60~120g,升麻、柴胡、陈皮用量小,为 3~6g,有较好临床疗效。米烈汉以芪精地黄汤加二仙为基础方治疗脾肾两虚型甲减,有较好临床疗效。李发荣等根据临床经验,采用补肾益精、阴中求阳法,自拟九味暖肾汤治疗。药用熟地黄 30g,淮山药 30g,山茱萸 10g,补骨脂 10~15g,肉桂 6~9g,泽泻 10g,肉豆蔻 10g,鹿角片 10g,吴茱萸 10g,共治疗 56 例患者,并设对照组以甲状腺素片治疗 42 例。结果显示:中药疗程短,疗效稳定,症状完全消失者停药后随访 2 年未复发。梁军等采用温肾填精、益气健脾法,自拟补肾填精方治疗。药用何首乌 50g,黄芪 30g,熟地黄 25g,淫羊藿 10g,菟丝子 10g,仙茅 10g,肉桂 10g,党参 20g。总有效率为 97.6%。贾春容采用健脾疏肝法治疗,药用黄芪 15g,党参 20g,白术、茯苓、郁金、延胡索各 10g,陈皮、木香、厚朴、鸡内金、白芍、首乌藤各 9g,甘草 6g。治疗 3 个月后统计疗效,26 例患者中,15 例痊愈,8 例显效,3 例有效。冯建华等应用右归丸加味治疗,治疗后患者 T_3、T_4、FT_3、FT_4 均明显上升,TSH 明显下降,治疗前后比较,具有极显著性差异($P<0.01$)。倪青等自拟温阳健脾利水方配合西药治疗甲减,组成:太子参 30g,麸炒白术 15g,仙茅 6g,淫羊藿 6g,猪苓 30g,茯苓 15g,泽兰 10g,泽泻 10g,川牛膝 15g,盐车前子(包煎)30g,冬瓜皮 15g,冬瓜子 15g,醋香附 15g,炙甘草 10g,疗效良好。方立曙等采用疏肝健脾活血法治疗本病,基本方:柴胡、当归、白芍、白术、茯苓、生甘草、郁金、川芎、青皮各 10g;对照组以优甲乐(左甲状腺素钠)片口服,每次 25μg,每日 1 次,并逐渐增加剂量至 TSH 水平正常。两组均治疗 3 个月后停药,半年后评价疗效。治疗组总有效率为 89.3%,对照组总有效率为 33.3%。两组总有效率比较有显著性差异($P<0.05$)。

3. **分期论治** 高天舒认为甲减早期表现为肝郁及脾,治宜疏肝解郁,方用逍遥散加减。脾虚明显者,合用参苓白术散加减;兼胸胁胀痛者,加合欢皮、郁金;兼颈前肿大者,加陈皮、夏枯草、牡蛎等。甲减中期表现为脾阳虚弱,气血不足,治宜温阳健脾、补气生血,方用补中益气汤加味。如心血不足者,加远志、熟地黄、茯神、龙眼肉;气血亏虚者合八珍汤加减。甲减晚期表现为肾阳虚衰,水湿内停,治宜温肾健脾、通阳利水,方用金匮肾气丸合五皮饮加减。湿阻气滞可加厚朴、木香;上身肿甚而喘者合越婢加术汤或葶苈大枣泻肺汤。心肾阳虚者治宜温通心阳、补肾益气,方用金匮肾气丸合苓桂术甘汤加减。胸闷憋痛明显者,加瓜蒌、薤白、川芎、延胡索等;形寒肢冷者加淫羊藿;神倦乏力明显者加生黄芪。

4. **中西医结合治疗** 谢春光教授针对脾肾阳虚型甲减患者,随机抽取 60 例分组治疗,治疗组予以中药自拟方:附子、黄芪各 20g,肉桂、杜仲、菟丝子、熟地黄、当归、山药、山茱萸各 15g,泽泻 30g,以及西医基础治疗即口服左甲状腺素钠片,对照组给予西医基础治疗。进行临床观察,治疗 12 周。总有效率:治疗组 93.3%,对照组 76.7%,差异有统计学意义($P<0.05$)。倪青教授以自拟的温阳健脾利水方

配合左甲状腺素钠片改善甲状腺激素水平,中西合用,疗效甚好。对门诊80例甲减患者的对照研究显示,中西医结合治疗脾肾阳虚证的总有效率达100%。李素娟用加味补中益气汤对107例甲减患者进行分组治疗,研究组口服左甲状腺素钠片,配合中药加味补中益气汤进;对照组给予西医基础治疗。进行临床疗效观察,两组疗效差异显著($P<0.05$)。刘丽芬对60例甲减患者进行分组治疗,两组均予以左甲状腺素治疗,治疗组加用理中丸合二仙汤加减方,治疗12周,两组临床疗效有显著性差异($P<0.05$)。熊莉华等采用温肾阳的方法对63例甲减患者进行临床分组对比治疗,两组均予以西药保守常规治疗,治疗组加以中药方剂:熟地黄20g,山药、枸杞子、杜仲各15g,山茱萸、制附子各10g,炙甘草、肉桂各5g,治疗前后两组有显著性差异($P<0.05$),疗效肯定。陈文娟等应用真武汤加减并配合小剂量L-甲状腺钠片(每日25~50μg)治疗,对照组予常规剂量L-甲状腺钠片治疗。疗程为6周,结果治疗组总有效率为93.3%,对照组总有效率为70.0%,两组总有效率比较差异有显著性意义($P<0.05$)。滕士超采用归脾丸配合小剂量甲状腺素治疗轻微型甲减,结果治疗组的总有效率为90.5%,而对照组为80.0%。两组总有效率比较有显著性差异($P<0.05$)。

5. 针灸及穴位埋线治疗 路玫在治疗甲减时多取大椎、脾俞、肾俞等为主穴,施以隔姜灸治疗,温补肺肾,健脾除湿,同时取局部配穴以行气活血,化瘀通络。赵宇翔等采用针刺治疗甲减26例,主要取穴气海、脾俞、肾俞、心俞、足三里。每次留针30min,每周3次。共治疗26例,结果痊愈4例,好转22例。赵立明采用中药(黄芪30g,党参20g,附子、肉桂各12g,仙茅9g,淫羊藿、薏苡仁各30g,枸杞子12g)配合穴位注射(黄芪注射液2ml加0.1%利多卡因注射液0.2ml;取穴人迎、大椎、肾俞、脾俞、太溪、足三里、关元、曲池)治疗甲减23例,其总有效率为100%,对照组13例,总有效率为92.3%,两组总有效率比较有显著性差异($P<0.05$)。曹金梅采用穴位埋线治疗,2周1次,共治疗6次,同时口服抑减胶囊(仙茅、淫羊藿、泽泻、巴戟天、炙黄芪各1g,夏枯草、茯苓各30g),每次3粒,每日3次。

甲减作为内分泌系统的常见病,其发病机制较为复杂,西医学界尚未明确指出甲减发病的病因病理。针对西医单一用药治疗过程中可能出现的不良反应,以及水肿、失眠、便秘等各种合并症的出现,为中医的治疗提供了很好的切入点。通过对中医药治疗甲减的文献整理、归纳、分析,可见中医学在甲减的病因病机、辨证、治疗研究方面取得了重要进展。各医家总结的根据辨证论治、专方治疗、分期论治、中西医结合治疗及针灸及穴位埋线等疗法,针对甲减的关键病机分别采用温阳、补肾、健脾等治法,临床取得了较好的疗效。在运用中药对于甲减的治疗方面,西药基础治疗合并中药汤剂或者其他剂型的治疗方面,都能很好地做到改善主症、并发症、化验指标等,治疗前后,治疗组的有效率均高于对照组有效率。在样本容量方面,多采用60例的小样本,缺少大样本研究。对于甲减的中医疗效探索,除中药对单纯甲减的疗效,也应当观察中药对妊娠期甲减、甲减合并心脏病,包括合并针灸、穴位埋线疗法,开发多途径的中医治疗手段,制订符合临床实际的甲减中医诊疗指南,以更好地指导和提高中西医结合治疗甲减的医疗水平和临床疗效。

（逢　冰）

参 考 文 献

[1] 邱惠琼,谢春光.谢春光教授诊治甲状腺功能减退症经验撷菁[J].四川中医,2014,32（1）:7-8.

[2] 武翔宇,曹世光.左甲状腺素钠治疗甲状腺功能减退症效果观察[J].解放军医药杂志,2017,29(11):76-88.

[3] 欧阳雪琴,王奕琛.中西医结合治疗甲状腺功能减退症临床观察[J].世界中西医结合杂志,2009,4（12）:881-883.

[4] 何华,王桂香.老年期虚损痰瘀病机初探[J].陕西中医,2003,24(12):1101-1104.

[5] 张梅菊,马小军,张津怀,等.王志刚主任医师从肝脾论治甲状腺功能减退症经验[J].中医研究,2016,29(5):37-39.

[6] 徐锦平.徐德凤辨治甲状腺功能减退症经验[J].辽宁中医杂志,2006,33(2):149.

[7] 王翔宇.陈如泉从脾论治甲状腺病[J].湖北中医杂志,2015,37(6):27.

[8] 陈放中.34 例原发性甲状腺机能减退症肝阳虚辨证分析[J].湖北中医杂志,2007,27（11）:23-24.

[9] 陆源源.刘永年教授从肝论治甲状腺疾病经验[J].辽宁中医药大学学报,2015,17(4):138-140.

[10] 冯鑫,李赛美.辨治内分泌疾病经验[J].辽宁中医杂志,2003,30(9):699.

[11] 卢秀鸾.曲竹秋教授辨证论治甲状腺功能减退症[J].天津中医学院学报,2000,19(2):5-6.

[12] 白鹤玲,胡伟来.甲状腺功能减退症中医药治疗[J].光明中医,2001,16(96):15-16.

[13] 范冠杰,邓兆智.内分泌科专病与风湿病中医临床治疗[M].3 版.北京:人民卫生出版社,2013:210-212.

[14] 都静,于世家.于世家教授治疗原发性甲状腺功能减退症经验撷菁[J].实用中医内科杂志,2011,25(2):11-12.

[15] 莫崇念,康晓燕,邓丽莎,等.谢春光教授治疗甲状腺功能减退症经验[J].湖南中医杂志,2012,28(1):27-28.

[16] 冯志鹏,田英军,兰新昌.从瘀论治甲减症[J].新中医,2004,36(7):74.

[17] 胡玲玲.高天舒教授运用甘温除热法治疗气虚发热的经验总结[D].沈阳:辽宁中医药大学,2012.

[18] 邓铁涛.久病肾阳虚肿胀(甲状腺功能减退症)[J].浙江中医杂志,1980,15(8):363.

[19] 邝安堃,丁霆,陈家伦,等.中医辨证论治对原发性甲状腺功能减退症的疗效与淋巴细胞核T3 受体的关系[J].中西医结合杂志,1988,8(11):650.

[20] 张元莹.张琪老中医临证备忘录[M].北京:化学工业出版社,2007:49.

[21] 徐灿坤.冯建华补中益气汤治疗原发性甲减临床经验[J].中国中医药现代远程教育,2015,
13(9):32-33.

[22] 吴瑞鑫,杭程,李兆楠,等.米烈汉主任医师治疗甲状腺功能减退症的经验浅析[J].光明中
医,2016,31(6):784-785.

[23] 李发荣,周慧泽,李茂倍.九味暖肾汤治疗甲减 56 例分析[J].实用中医内科杂志,2003,17
(5):410.

[24] 梁军,张洁玉.补肾填精方治疗甲状腺功能减退症 126 例[J].中国中医药科技,2001,8
(4):210.

[25] 贾春蓉.健脾疏肝法治疗甲状腺功能减退症 26 例[J].浙江中医杂志,2005,40(5):201.

[26] 冯建华,刘玉健.右归丸加味治疗老年甲状腺功能减退症[J].山东中医药大学学报,2006,
30(1):42-44.

[27] 张美珍,逢冰,倪青.温阳健脾利水方治疗甲状腺功能减退症[J].中医杂志,2018,59(21):
1880-1890.

[28] 方立曙,盛燮荪.疏肝健脾活血法治疗亚临床甲状腺功能减退症 28 例[J].浙江中医杂志,
2004,39(9):385.

[29] 李静.高天舒教授治疗原发性甲状腺功能减退症经验介绍[J].新中医,2007,39(11):8-9.

[30] 李海洋,富晓旭,莫崇念,等.温补脾肾法治疗脾肾阳虚型甲状腺功能减退症临床观察[J].
新中医,2016,48(2):66-68.

[31] 刘瑜,倪青.中西医结合治疗甲状腺功能减退症 40 例临床观察[J].北京中医药,2013,32
(8):598-600.

[32] 李素娟.加味补中益气汤治疗原发性甲状腺功能减退症的疗效观察[J].中西医结合心血
管病杂志,2015,3(27):48-49.

[33] 刘丽芬.中西医结合治疗甲状腺功能减退症 60 例观察[J].实用中医药杂志,2014,30(2):
140-141.

[34] 熊莉华,魏华,隋昳,等.温肾阳法治疗甲状腺机能减退症疗效观察[J].新中医,2014,46
(6):39-40.

[35] 陈文娟,钟妙文.真武汤加减治疗甲状腺功能减退症(脾肾阳虚型)30 例疗效观察[J].新中
医,2006,38(3):41-42.

[36] 滕士超.归脾丸配合小剂量甲状腺素治疗轻微甲状腺功能减退临床疗效观察[J].河北中
医,2003,25(12):895-896.

[37] 范家英,玄亨涉,于东东,等.路玫教授隔姜灸治疗甲状腺功能低下症经验[J].中医学报,
2012,27(1):112-113.

[38] 赵宇翔,王旭,赵晓光,等.针灸治疗甲状腺机能减退 26 例[J].上海针灸杂志,2005,24
(1):25-26.

[39] 赵立明.针药结合治疗甲状腺机能减退症疗效观察[J].辽宁中医学院学报,2003,5(1):37.

[40] 曹金梅.中药内服配合穴位埋线治疗甲状腺功能减退症 36 例[J].浙江中医杂志,2003,38
(5):194.

第七节　甲状腺相关眼病

一、概述

甲状腺相关眼病（thyroid associated ophthalmopathy，TAO）是 1991 年由 Weetman 提出的，这一命名强调了眼病和甲状腺疾病的相关性，目前已经被普遍接受。TAO 又名内分泌突眼、浸润性突眼、甲状腺眼病。甲状腺相关性眼病是由多种甲状腺疾病所引起的眼部损伤。其中，由 Graves 病引起的眼病最多见，又称为 Graves 眼病（Graves' ophthalmopathy，GO），约占 90%，亦可见于桥本甲状腺炎、甲状腺功能减退和甲状腺功能正常者。GO 的年发病率为 42.2/100 万人。中度以上 GO 年发病率 16.1/100 万人，男女比例为 1:5，高峰年龄在 40－60 岁。TAO 主要表现为突眼、眼睑退缩、眶周水肿和眼球运动障碍等，严重时会导致暴露性角膜炎、复视及视神经受压等，成为主要致盲原因之一。TAO 的确切发病机制目前并不清楚，认为是由多种因素相互作用所致，包括环境、免疫、遗传等。

中医古籍里对 TAO 并没有完全准确的对应病名。《医宗金鉴·眼科心法》中记载："鹘眼凝睛之证，睛突于外，不能动转，坚硬高努如鹘眼，胀痛疼痛难忍。此积热上冲，脑中风热，壅注于目所致。"这些描述在《证治准绳·杂病》中亦提及，如"状如鱼胞、气胀、白睛浮壅"，均与甲状腺相关性眼病的症状非常相似。因此，TAO 属中医学"鹘眼凝睛""神目自胀""状如鱼胞证""肿胀如杯证"的范畴。《秘传眼科龙目论·鹘眼凝睛》中记载"此皆因五脏热壅冲上，脑中风热入眼所致"，《银海精微·鹘眼凝睛症》中提到"因五脏皆受热毒，致五轮振起，坚硬不能转运，气血凝滞"。早期的古籍记载中多认为本病是由于脏腑积热或风热蕴结，阳邪亢害，邪热上壅于目，目络涩滞，清窍闭阻致目珠暴突所致。随着对本病认识的逐渐深入，现代中医认为该病多数与情志有关，与肝脾关系密切，气滞、痰凝、血瘀是基础病理变化，本病特点是本虚标实，虚实夹杂。

二、病因病机

(一)病因

1. **先天禀赋不足**　《素问·刺法论》里说："正气存内，邪不可干，邪之所凑，其气必虚。"此认为禀赋不足、后天调摄失时，加上外邪侵袭，更容易患此病。

2. **情志损伤**　长期忧思、郁闷，情志不遂，肝失疏泄，导致肝郁气滞，气郁化火，肝火上逆，目失所养，出现目赤胀痛、畏光流泪、甚则视力减退等症状。热灼津液，津液不能归于正化而凝聚成痰，肝火挟痰上逆，循肝脉而上凝聚于目，则眼球突出，眼睑肥厚，甚则闭合不全。

3. **饮食劳倦** 饮食不节、劳倦内伤,都会伤及脾胃,脾失健运,无力运化水谷精微,湿气积聚,气不化津而成痰饮。患者眼睑肿胀、结膜水肿,属于脾虚痰凝所致。肝郁乘脾,脾虚水湿不化,聚而生痰,气滞痰凝,痰湿聚集在目致眼睑肿胀、结膜水肿。

4. **环境因素** 吸烟能够加重突眼的病情进展,是非常重要的危险因素,对治疗产生很大的影响。

(二)病机

多数学者认为本病病性属本虚标实。本虚系冲、任、督三脉失养而虚衰,精血、津液不能渗灌眼目而致眼疾;标实主要表现为热毒、肝火、痰凝等。一般认为该病大多与情志变化有关,病位主要在肝脾两脏。目为肝之窍,肝喜条达而恶抑郁,肝气郁结,肝郁乘脾,脾失健运,水湿潴留,凝聚为痰饮,痰凝日久生瘀,故湿、痰、瘀积聚于目,导致双眼突出。气滞、痰凝、血瘀为主要病理变化及产物。事实上,不同学者对病因病机的观点并不相同。有的认为热毒时发生突眼的始动因素;有的认为痰毒贯穿始终;有的认为肝火灼目是基本病机。关于 TAO 的病机认识目前并没有完全统一。相对而言,标实多见于 TAO 的活动期,本虚则多发生于非活动期。

三、临床表现

根据患者的甲状腺功能可将本病分为功能正常型、功能亢进型和功能低下型。其中功能亢进型约占 95%。

1. **甲状腺表现** 甲状腺弥漫性增大,变软或甲状腺有硬性结节。

2. **全身表现** 甲亢的症状:患者可出现心慌、怕热、出汗、体重下降、食欲增加、腹泻、情绪激动、易怒、烦躁不安、失眠、乏力、骨骼肌肉无力、手指震颤、脱发等。

甲减的症状:心动过缓、嗜睡、可怜的心理状态、肌肉痉挛、体重增加、干性皮肤、抑郁、畏寒等。

老年患者还可能出现精神萎靡不振。男性患者可出现性欲减低、阳痿,女性患者可出现月经量减少,经期紊乱甚至闭经。

3. **眼部表现** 大部分患者的自觉症状常常出现在全身体征之后,常见的有畏光、流泪、异物感、眼胀痛、复视、阵发性视物模糊、视力下降,甚至失明。眼征还包括眼睑肿胀、眼睑退缩、结膜充血、结膜水肿、眼球突出、复视等。

四、辅助检查

(一)实验室检查

1. 甲状腺功能:FT_3、FT_4、T_3、T_4、TSH。

2. 甲状腺自身抗体：TRAb、TgAb、TPOAb、眼外肌自身抗体（EMAb、G2SAb）。

3. 促甲状腺激素释放激素（TRH）试验。

4. T_3 抑制试验。

(二)影像学检查

眼科 A 超：精确测量眼肌厚度。眼外肌增粗（>95%）；内直肌>5.20mm；下直肌>4.45mm；外直肌>5.12mm；上直肌>4.80mm。

眼科 B 超：形象和准确地显示病变的位置、形态、边界等，较为准确地判断病变的组织结构。眶内脂肪和骨之间无回声区扩大；眼外肌边缘描述增加；肌肉增粗后球后脂肪成扇形或凹入式；在甲状腺视神经疾病中可见为双侧性；检测不到肿瘤组织。

眼眶 CT：显示眶内软组织和眼眶骨性结构。眼外肌肌腹肥大，肌腱不受累；眶内脂肪可表现为正常或体积增大，眶隔前突；急性期，由于炎症浸润，眶压高，静脉回流受阻，眶脂肪内可见点、线、片状密度增高影；眼上静脉扩张，眶脂肪内点、弧形密度增高影；单独下直肌肥大时，水平扫描中酷似眶尖肿瘤；眶尖处肥大眼外肌压迫视神经，引起视神经病变，视神经增粗；少数眶内壁向内移位，呈现"细腰瓶"样改变；泪腺肿大；眶内无肿块，无副鼻窦累及。

眼眶 MRI：可用于观察结构形态学改变，评判眼病活动度，是 TAO 诊断的最佳手段之一，可显示视神经、眼眶脂肪和眼外肌。增粗的眼外肌 T_1 等信号、T_2 等或轻度高信号；T_1 高信号表明眼外肌脂肪浸润（与假瘤鉴别）；T_2 高信号表明含"水"多，抗炎治疗效果佳。

核素扫描：TAO 的核素检查应用不广泛，主要用于评价 TAO 的活动性。常用的方法有正电子发射型计算机断层显像（positron emission computed tomography，PET）和奥曲肽扫描（Sandostain scan，SRS）。SRS 中，核素摄取越多，奥曲肽或放疗的效果越佳。核素检查有助于在眼眶减压术前判断眶内疾病的稳定性。

(三)其他检查

眼球突出度（Hertel 突眼度计）、视力、视野、眼压等。

五、诊断与鉴别诊断

(一)诊断要点

按照 1977 年美国甲状腺学会（American Thyroid Association，ATA）的 Graves 病眼征分级（表 4-1），需达到Ⅲ级以上可以诊断为本病。

1. 1977 年美国甲状腺学会（ATA）的 Graves 病眼征分级标准

表 4-1　Graves 病眼征的分级标准（ATA,NOSPECS,1977）

级别	眼部表现
0	无症状和体征
1	无症状,体征有上睑挛缩、Stellwag 征、von Graefe 征等
2	有症状和体征,软组织受累
3	突眼（>18mm）
4	眼外肌受累
5	角膜受累
6	视力丧失（视神经受累）

2. 严重程度评估及活动度复视评分　由于 TAO 的治疗与其严重程度是密切相关的,临床需要对 TAO 的严重程度及活动度进行病情的评价。2006 年 GO 欧洲研究组（EUGOGO）提出 GO 病情严重度评估标准（表 4-2）,他们仅使用突眼度、复视和视神经损伤三个指标。国际上四个甲状腺学会还联合提出了判断 GO 活动的评分方法（clinical activity score,CAS）,即以下表现各为 1 分,CAS 积分达到 3 分判断为疾病活动。积分越多,活动度越高。具有标准包括:眼部分级标准,即 NOSPECS 标准;眼部病变的临床活动度性评分,即 CAS 评分;复视的主观评分标准。

（1）GO 病情严重程度评估

表 4-2　GO 病情严重度评估标准（EUGOGO,2006）

级别	突眼度（mm）	复视	视神经受累
轻度	19~20	间歇性发生	视神经诱发电位或其他检测异常,视力>9/10
中度	21~23	非持续性存在	视力 5/10~8/10
重度	>23	持续性存在	视力 <5/10

注:间歇性复视:在劳累或行走时发生;非持续存在复视:眨眼时发生复视;持续存在的复视:阅读时发生复视。

严重的 GO:至少 1 种重度表现,或 2 种中度,或 1 种中度和 2 种轻度表现。

（2）EUGOGO 推荐的 GO 严重度分级（表 4-3）

（3）临床活动度评分（CAS）

临床活动度评分包括:①眼球或球后疼痛或压迫感;②眼球左右上下运动感疼痛;③眼睑充血;④眼结膜弥漫性充血;⑤球结膜水肿;⑥眼阜水肿;⑦眼睑水肿;⑧突眼度在 1~3 个月内增加 2mm 或以上;⑨1~3 个月内视敏度下降 1 行;⑩1~3 个月内眼球运动在任何方向下降 5 或以下。

以上每点为 1 分;0~2 为无活动;3~6 为轻度活动;7~10 为活动。

表 4-3　GO 严重度分级(Ⅳ,C)

威胁视力 GO	甲状腺疾病相关的视神经病变(dysthyroid optic neuropathy,DON) 和(或)角膜损伤,立即干预治疗是很有必要的
中重度 GO	GO 尚未影响视力,但是对生活质量(quality of life,QoL)有很大影响,以评估外科手术或免疫抑制治疗的风险
轻度 GO	GO 对 QoL 影响很小,无法充分证实外科手术治疗或免疫抑制治疗风险的必要性

(4)复视的主观评分标准(表 4-4)

表 4-4　复视的主观评分标准

分级	定义
0 级	无复视
Ⅰ级	劳累后出现的一过性复视
Ⅱ级	向上或两侧凝视后出现的非持续性复视
Ⅲ级	可被棱镜纠正的持续性复视
Ⅳ级	棱镜无法纠正的持续性复视

(二)鉴别诊断

1. 眼眶炎性假瘤　炎性假瘤发病较急,无上眼睑收缩及迟落,并且成人常累及单条眼外肌。儿童虽可累及多条肌肉,但较为少见。CT 扫描可以证实眼外肌不规则肥大,累及肌腹和肌腱;眶脂肪、视神经、筋膜囊或巩膜部均可受累;还有眼环肌厚等。

2. 眼眶原发性肿瘤　少数 Graves 病的眼外肌增大酷似眼眶内的肿瘤,但因其肌腹部呈纺锤状增粗,因而根据眼眶的 CT 扫描可判断肿块来源于肌肉。Graves 眼病一般以下直肌受累明显,其次为内、上、外直肌。

3. 颅内肿瘤　较为常见的蝶骨嵴脑膜瘤,可有眼睑肿胀、眼球突出等。但多数无眼球表面充血,亦无上睑退缩及迟落。可伴同侧视神经萎缩。X 线片常显示局部骨质破坏或增生。多数为单侧受累。

4. 眼眶转移瘤　体内肿瘤转移到眼外肌或眼眶内,发生眼睑肿胀、眼球运动障碍及眼球突出。但这种患者常有全身恶性肿瘤的病史或体征。CT 可检查出特征性结节,局部活检更易明确诊断。

六、治疗

(一)中医治疗

1. 分型辨治

(1)肝气郁结证

临床表现:双眼突出,胸闷,颈前肿大,质软不痛,胸胁窜痛,病情常随情志波动。舌质淡红,苔薄白,脉弦数。

治疗法则:疏肝理气,消瘿散结。

方药运用:柴胡疏肝散(《医学统旨》)合逍遥散(《太平惠民和剂局方》)加减。柴胡、郁金、青木香、陈皮、枳壳、芍药、玄参、浙贝母等。

加减:自汗盗汗,或头痛目涩,或颊赤口干,加牡丹皮、栀子。

(2)肝火旺盛证

临床表现:双眼突出,烦热汗出,消谷善饥,面部烘热,颈前包块,手指震颤,眼球突出。口苦咽干,大便秘结,头晕目眩,心悸胸闷,失眠。舌红苔黄,脉弦数。

治疗法则:清热泻火,消瘿散结。

方药运用:栀子清肝饮(《医学入门》)加减。生地黄、当归、山栀子、牡丹皮、黄芩、黄连、浙贝母、酸枣仁、牛蒡子、柴胡、川芎、白芍、龙胆等。

加减:便秘者加大黄;阴液亏耗者加麦冬、玄参、知母。

(3)风阳内动证

临床表现:双眼突出,畏光流泪、眼胀涩,眼球运动障碍,颈前包块。头晕头胀,头部、肢体颤抖。舌质红,舌苔黄,脉弦或数。

治疗法则:育阴潜阳,消瘿散结。

方药运用:六味地黄丸(《小儿药证直诀》)合天麻钩藤饮(《中医内科杂病证治新义》)加减。熟地黄、山茱萸、山药、泽泻、牡丹皮、茯苓、天麻、钩藤、生石决明等。

加减:眩晕头痛剧者,可酌加羚羊角(代)、龙骨、牡蛎;若肝火盛,口苦面赤,心烦易怒,加龙胆、夏枯草。

(4)气阴两虚证

临床表现:双眼突出,畏光流泪、眼胀涩,眼球运动障碍,复视,颈前包块。头晕心慌,失眠多梦,体倦乏力,易汗出,腰膝酸软,耳鸣健忘。舌红苔少,脉细无力。

治疗法则:益气养阴,消瘿散结。

方药运用:加味生脉饮(《内外伤辨惑论》)合消瘰丸(《疡医大全》)加减。生脉饮、生地黄、龟甲、玄参、川芎、地骨皮、牡丹皮、生山楂、夏枯草、麦冬、鳖甲、当归、黄芪、柴胡、桔梗、五味子等。

加减:若夹阳虚者,加附子;若气虚甚者,加黄芪。

(5)痰结血瘀证

临床表现:双眼突出,胀痛,颈前肿大,按之较硬或有结节,肿块经久不消、胸闷、纳呆。舌质暗或紫,苔薄白或白腻,脉弦。

治疗法则:化痰软坚,活血化瘀。

方药运用:二陈汤(《太平惠民和剂局方》)合消瘰丸(《疡医大全》)加减。熟地黄、白芍、红花、贝母、陈皮、青皮、川芎、当归、连翘、法半夏、柴胡、桔梗等。

加减：湿痰者,加苍术、厚朴;热痰者,加胆南星、瓜蒌;寒痰,可加干姜、细辛。

(6)阳虚水泛证

临床表现：双眼突出,畏光流泪、眼胀涩、眼球运动障碍,复视,颈前包块。面色㿠白、形寒肢冷、水肿、腰背冷痛、精神不振。舌胖嫩有齿痕,质暗或红,苔白滑或腻,脉沉细。

治疗法则：温阳利水,消瘿散结。

方药运用：真武汤(《伤寒论》)合消瘰丸(《疡医大全》)加减。附子(先煎)、白术、茯苓、生姜、桂枝、熟地黄、山茱萸、山药、泽泻、牡丹皮、黄芪、当归、冬瓜皮、大腹皮、玄参、浙贝母等。

加减：若水寒射肺咳嗽者,加干姜、细辛、五味子;水寒犯胃而呕者,加半夏、吴茱萸。

2. 分期论治　以下介绍活动期与非活动期的分期辨证治疗。

(1)活动期

①风毒肝火、上攻眼目型

临床表现：目突,眼球或球后疼痛,结膜、眼睑充血,畏光流泪,心烦易怒,大便秘结,舌红,苔黄,脉洪数有力。

治疗法则：疏肝泻火,清热解毒。

推荐方药：经验方。柴胡、防风、黄芩、玄参、大黄、白花蛇舌草等。

②肝郁脾虚,痰饮积聚型

临床表现：目突,眼球或球结膜水肿,眼球或球后胀痛,胸闷、善太息,或胸胁窜痛,大便时溏,舌淡红、苔薄白,脉弦。

治疗法则：疏肝健脾,化痰利水。

推荐方药：经验方。白芍、柴胡、茯苓、白术、法半夏、浙贝母等。

③阴虚火旺,气滞痰凝型

临床表现：目突,红肿刺痛,结膜、眼睑充血,干涩无泪,畏光,复视,耳鸣,五心烦热,咽干口燥,舌红、少苔,或见剥苔,脉细数。

治疗法则：滋阴降火,行气化痰。

推荐方药：经验方。柴胡、牡丹皮、白芍、女贞子、生地黄、谷精草、麦冬、枸杞子、玄参等。

(2)非活动期

①气阴两虚,痰瘀阻滞型

临床表现：单侧或双侧眼球突出,转动受限,眼球胀痛,视物不清,易于疲劳,气短乏力,自汗盗汗,咽干,面色无华,便溏或便秘,舌淡、苔少,边有齿痕,脉虚细数。

治疗法则：益气养阴,化痰祛瘀。

推荐方药：经验方。瓜蒌、白薇、黄芪、丹参、石斛、枸杞子、密蒙花、谷精草等。

②阳气亏虚,痰瘀阻滞型

临床表现:单侧或双侧眼球突出,转动受限,眼球胀痛,视物不清,恶寒,四肢不温,乏力,自汗,大便溏涩不爽,小便清长,舌质淡青紫色,苔白腻,脉沉细涩。

治疗法则:温阳益气,化痰祛瘀。

推荐方药:经验方。白芥子、附子、肉桂、党参、生黄芪、牡丹皮、海藻、昆布、玄参等。

3. 其他疗法

(1)针刺治疗

①肝气郁结证

选穴:风池、瞳子髎、攒竹、丝竹空、太冲、肝俞、胆俞。

操作:风池穴作导气法诱导针感传至眶区,瞳子髎、攒竹、丝竹空不行手法,太冲、肝俞、胆俞用平补平泻。

②肝火旺盛证

选穴:风池、瞳子髎、攒竹、丝竹空、阳白、阳陵泉、太冲、内庭、侠溪。

操作:风池穴作导气法诱导针感传至眶区,瞳子髎、攒竹、丝竹空、阳白不行手法,阳陵泉、太冲、内庭、侠溪用泻法。

③风阳内动证

选穴:风池、瞳子髎、攒竹、丝竹空、阳白、行间、太冲、太溪、三阴交。

操作:风池穴作导气法诱导针感传至眶区,瞳子髎、攒竹、丝竹空、阳白不行手法,行间、太冲、太溪用泻法,三阴交用补法。

④气阴两虚证

选穴:风池、瞳子髎、攒竹、丝竹空、阳白、脾俞、足三里、三阴交、太溪。

操作:风池穴作导气法诱导针感传至眶区,瞳子髎、攒竹、丝竹空、阳白不行手法,脾俞、足三里、三阴交、太溪用补法。

⑤痰结血瘀证

选穴:风池、瞳子髎、攒竹、丝竹空、阳白、足三里、阴陵泉、血海。

操作:风池穴作导气法诱导针感传至眶区,瞳子髎、攒竹、丝竹空、阳白不行手法,足三里、阴陵泉、血海用补法。

⑥阳虚水泛证

选穴:风池、瞳子髎、攒竹、丝竹空、阳白、肾俞、关元、复溜、中极。

操作:风池穴作导气法诱导针感传至眶区,瞳子髎、攒竹、丝竹空、阳白不行手法,肾俞、关元用补法,复溜、中极用泻法。

(2)饮食疗法

①肝气郁结证:宜进食疏肝理气、降肝火的食品,如丝瓜、山楂、绿芽菜、芹菜、胡萝卜、山药、蘑菇、银耳等食品。

②肝火旺盛证：宜进食清肝降火的食品，如雪梨、苦菜、荸荠、苦瓜、西红柿、绿豆、绿豆芽等，少食辛辣、海腥、过腻过酸、煎炸食品等。

③风阳内动证：宜进食平肝息风的食品，如小米、新鲜蔬菜、核桃等。

④气阴两虚证：宜进食补气滋阴的食品，如鸭肉、甲鱼、糯米、莲子、山药、白扁豆、大枣、鹌鹑、黄鳝等。

⑤痰结血瘀证：宜进食化痰活血的食品，如杏仁、白果、白木耳、橘皮、山楂、桃仁等食物。

⑥阳虚水泛证：宜进食温补阳气、利尿消肿的食品，如韭菜、羊肉、牛肉、泥鳅、黑芝麻、黑米、核桃仁、冬瓜、绿豆、红豆等。

（3）以下中医医疗技术适用于所有证型

①耳穴治疗

选穴：神门、肝、肾、心、内分泌。

方法：埋王不留行籽于神门、肝、肾、心、内分泌等耳穴，用拇指按压至产生酸痛感即可，并嘱患者每日按压数次，每次贴压一侧耳穴，3天后交替，1个月为1疗程。可隔月1次，反复3～5个疗程。或用耳针轻刺激耳穴。

②中药膏剂贴敷

治法：以明目通络、消瘿散结、活血化瘀为主。

推荐方药：土鳖虫、穿破石、地龙、苏木、蒲公英、月季花、夏枯草、野菊花、穿山甲等。

使用方法：上药与凡士林制成膏状保存，每次取5～10g平铺于纱布内，贴敷于颈部及眼周相关穴位（如承泣、丝竹空、四白、鱼腰、攒竹、睛明等）。

可配合选用激光治疗仪。

③中药熏蒸疗法：通过智能型中药熏蒸自控治疗仪熏蒸双眼。药物可据证型选择活血化瘀类中药。可配合选用中药离子导入仪将药物导入。

④穴位注射疗法

取穴：足三里（双）、丰隆（双）。

药物：用维生素 B_1、维生素 B_{12} 注射液，每穴注射 0.5ml。

方法：穴位常规消毒，选用5ml注射器，针尖垂直刺入足三里（双）、丰隆（双），上下提插2～3次，有酸胀感后，每穴注入维生素 B_1、维生素 B_{12} 注射液 0.5ml。每日1次，10～15次为1个疗程。

（4）中医药免疫治疗：TAO 是一种器官特异性自身免疫性疾病。现代药理学研究证实许多中药具有免疫调节作用。雷公藤多苷具有与糖皮质激素相似的免疫抑制作用，且不良反应小。研究表明与泼尼松比较，雷公藤多苷治疗 TAO 的总有效率无明显差异，对软组织炎症的治疗明显好于泼尼松。火把花根有良好抗炎及免疫调节作用，而且没有激素样不良反应，能抑制炎症性的毛细血管通透性增加，减少渗出和水肿,对本病有良好的效果。

(二)西医治疗

1. 一般治疗

(1)局部治疗:人工泪液、眼用凝胶或软膏。

(2)戒烟:吸烟者 GO 眼病的严重程度更重。吸烟影响接受免疫抑制药治疗患者的疗效。回顾性研究显示戒烟可降低 GO 患者的患病风险。

(3)维持甲状腺功能稳定:口服药物维持甲功稳定有利于 GO 眼病症状的改善。

(4)其他:玻璃酸钠滴眼液、妥布霉素地塞米松滴眼液、阿米洛利等。

2. GO 的治疗

(1)轻度 GO 的治疗:①观察性等待;②补硒治疗 6 个月;③改善眼部症状;④提高生活质量;⑤预防眼病进展。

(2)中重度 GO

①中重度活动期 GO 患者需应用静脉糖皮质激素治疗(图 4-1)。治疗疗程不超过 12 周;治疗累计剂量<8.0g。

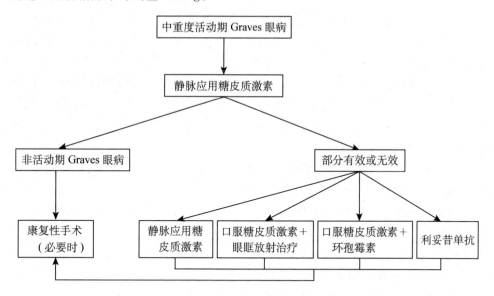

图 4-1　中重度活动期 GO 的糖皮质激素治疗方案

②二线治疗方案包括:第二疗程激素冲击治疗;球后放疗+口服激素;环孢素+口服激素;利妥昔单抗;观察性等待。

③其他治疗:眶周注射曲安奈德——缓解复视症状及眼外肌肿胀;结膜下注射曲安奈德——缓解眼睑肿胀、眼睑挛缩;硫唑嘌呤、睛美克松、生长抑素类似物——费用较高,疗效不肯定;免疫球蛋白静脉冲击——疗效与口服激素相仿;棱镜——

矫正复视；肉毒素——眼睑挛缩、眼睑无法闭合；血浆置换。

（3）极重度 GO：①严重角膜暴露者：药物或手术治疗；角膜穿孔者，紧急手术治疗；②DON：超大剂量激素静脉冲击治疗：500～1000mg 甲泼尼龙静脉滴注连续3天，或隔日冲击；③可重复1周，如第2周仍无改善，紧急眼眶减压术。

（4）康复性手术：①包括眼眶减压手术；眼睑手术；斜视手术。②适用于：眼病影响视功能或者 QoL；眼病非活动期，稳定半年以上。

七、预防、预后及调护

1. 饮食护理　低盐饮食或忌碘低盐饮食。忌食含碘食物：海产品如海带、紫菜、海鱼、虾等；忌用含碘药物：如海藻、昆布、碘制剂等。

2. 眼部护理　避免强光刺激，予佩戴眼罩、有色眼镜等预防眼部受到刺激和伤害；抬高头部，减轻球后水肿。

3. 调节情志　保持心情舒畅，避免情绪波动和精神刺激。

八、中医防治进展

针对 TAO 的辨证治疗，不同医家的辨证思路也不同，为临床个体治疗提供了多种建议。很多学者认为本病有一个发生发展的过程，在不同的发病阶段其病理变化也不同。

徐蓉娟教授认为，应当按照活动期和非活动期对 TAO 进行辨证治疗。她把活动期分为风毒肝火、上攻眼目证，肝郁脾虚、痰饮积聚证，阴虚火旺、气滞痰凝证；非活动期分为气阴两虚、痰瘀阻滞证，阳气亏虚、痰瘀阻滞证。李红教授也自创平目汤，用于治疗非活动期的阳气亏虚、痰凝阻滞证。

王旭则认为 TAO 应当分早中后三期辨证论治。早期清肝泻火、化痰祛瘀、散结明目；中期健脾利湿、养血明目；后期滋补肝肾、泄热化痰、散瘀明目。

廖世煌将甲亢突眼分为2期，分别是突眼伴甲亢期和甲亢之后突眼期。突眼伴甲亢期，表现为单侧或双侧眼球突出，白睛红赤，眼胀眼痛，畏光多泪或目涩，伴甲状腺肿大，急躁易怒者，用小柴胡汤加白芍、白蒺藜、青葙子疏肝清火，凉血化痰明目。甲亢之后突眼期又分为2型：脾虚湿瘀内阻型选参苓白术散加车前子、白芍、茺蔚子、青葙子等健脾渗湿，化痰祛瘀明目。肝肾阴虚，痰瘀内阻型选杞菊地黄丸或石斛夜光丸加茺蔚子、青葙子、谷精草以滋补肝肾，明目祛瘀。

潘拓方总结高天舒的经验，认为痰毒贯穿发病始终，主张从痰毒论治。赵勇等总结陈如泉教授经验，认为 TAO 发病与肝密切相关，肝火灼目为基本病机，治疗以清肝泻火明目为基本方法。此外，陈继东等还总结陈如泉教授经验，认为水瘀互结是甲状腺疾病的重要环节，依据血水同治的理论运用活血利水法，并与软坚散结、清热凉血、息风缓急法等相结合能取得较好疗效。虽然各个医家辨证观点不同,但终究离不开中医辨证论治的基本法则。

刘喜明也主张根据病因病性病位的不同,分型分期治疗。良性突眼常认为是肝阴不足,肝火上炎,用一贯煎加养肝明目药物,如桑叶、菊花、夏枯草、天麻、白芍、女贞子、枸杞子、石斛。恶性突眼伴甲亢则属肝胆火盛,火热上冲二目,治以龙胆泻肝汤加减。甲亢之后突眼者辨证属脾不健运,湿浊聚于二目,以补气健脾为法,方用二妙丸或五苓散,药用黄芪、苍术、车前子、薏苡仁、茯苓、猪苓、白术、泽泻等。甲亢后期突眼认为是肝肾阴虚,不能濡养二目,以滋养肝肾为法,方用杞菊地黄丸,药用桑叶、菊花、熟地黄、山茱萸、山药、枸杞子、女贞子、石斛、白芍等。用药方面主张:①多用菊花,《神农本草经》中记载菊花"主治风头眩、肿痛、目欲脱""泪出",这里的目欲脱正是突眼的表现;②重用车前子,"诸湿肿满皆属于脾",球结膜水肿、眼睑肿胀等属脾虚湿浊内聚于二目,应从脾湿内聚考虑。《药性论》中记载车前子能去风毒,肝中风热,毒风冲眼目。赤痛障翳,脑痛泪出,去心胸烦热。《本草纲目》载车前子"疗目赤肿痛,去风毒,肝中风热,毒风钻眼,赤痛眼浊,头痛,流泪"。肝肾同源,眼干涩,畏光,视物不清属日久伤阴,肝肾阴虚,阴液不能濡养,目精失养,所以治疗需养阴以治目。此外,兼证用药也不可忽视。外邪上扰空窍致眼痒、迎风流泪等酌加风药,如防风、白蒺藜、蝉蜕、薄荷等;眼肌痉挛较重者加白芍敛肝缓急;双目灼热较重者加钩藤清热肝热;以胀痛为主或双眼夜间疼痛者可加夏枯草;眼睑增厚者可用浙贝母、夏枯草、连翘软坚化痰散结。

TAO 的治疗是个漫长的过程。甲状腺相关性眼病目前仍是医学上的难题。西医学针对 TAO 的治疗措施效果欠佳。目前,国内外对于 TAO 缺乏特异而有效的内科治疗方法。近年来,中医药在 TAO 的研究和治疗中扮演着越来越重要的角色。中医药治疗 TAO 目前取得了一定的疗效,在充分发挥辨证论治优势的前提下,可以减少 TAO 并发症,减轻抗甲状腺药物的不良反应,减少糖皮质激素治疗的不良反应,降低复发率,缩短治疗周期,稳定治疗效果,具有一定的优势。

目前,中医药治疗 TAO 的部分研究存在设计上的规范问题,缺乏远期疗效的跟踪。此外,现有研究中缺乏大样本的研究,对于有效案例的大样本回顾分析较少。在研究中进行疗效评估的标准尚未完全统一,因此疗效评估的可信度不够。临床上很多医生还是根据自己的经验积累或借鉴前辈和同行的经验,所以不可避免存在某些偶然因素。因此,建立实用的、公认的、统一的标准,开展更专业全面的临床研究才能更好地指导临床用药,为开发疗效显著、不良反应小的中药制剂和方法提供可靠依据。

(苏　浩)

参 考 文 献

[1]　汤玮,石勇铨.甲状腺相关眼病及新进展[J]. Modern Practical Medicine,2012,24(8):

844-856.

[2] 赵泽飞,赵咏桔.甲状腺相关眼病的治疗进展[J].国际内科学杂志,2009,36(4):211.

[3] 梁苹茂,黄梦哲,刘倩,等.瘿病原道说解[J].中华中医药杂志,2011,26(9):1943-1946.

[4] 周华祥,王万杰,周春阳,等.中医眼科对鹘眼凝睛的认识与治疗[J].四川中医,2006,24
(12):19-21.

[5] 傅凤侠,朱社教.甲状腺机能亢进症从肝论治[J].陕西中医,1996,17(2):951.

[6] 曹国蓉.甲状腺机能亢进症的辨证论治[J],新中医,1996,28(9):51.

[7] 高龙,李红.中医药辨治 Graves 眼病研究进展[J].辽宁中医药大学学报,2017,19(9):
100-103.

[8] 潘拓方,高天舒.辨证论治甲状腺相关性眼病[J].中医药临床杂志,2015,27(11):
1564-1566.

[9] 王伟,杨宾,孙浩杰,等.^{131}I 联合雷公藤多甙治疗 Graves 眼病 [J].中华核医学杂志,2004,
24(3):25-26.

[10] 白耀.甲状腺病学——基础与临床[M].北京:科学技术文献出版社,2008:279-302.

[11] 李红,葛芳芳,徐蓉娟.徐蓉娟教授辨治毒性弥漫性甲状腺肿浸润性突眼经验介绍[J].新
中医,2005,37(4):21-22.

[12] 胡齐鸣.徐蓉娟治疗 Graves 眼病经验[J].江西中医药,2003(7):7-8.

[13] 陈秋颖,李红.李红治疗非活动期 Graves 眼病经验撷要 [J].四川中医,2014,32(1):4-5.

[14] 王旭.浅论甲亢性眼病的中医辨治[J].四川中医,2003,21(12):11-12.

[15] 李苏珊,王旭.王旭教授从肝脾肾分期论治甲亢突眼的经验[J].浙江中医药大学学报,
2016,40(10):756-758.

[16] 谢娟,李莎,廖世煌.廖世煌教授脏腑辨证治甲亢突眼经验撷要[J].中国中医药现代远程
教育.2012,10(1):28-29.

[17] 刘清平.廖世煌辨治甲状腺机能亢进突眼症经验[J].浙江中医杂志,2001,36(1):41.

[18] 潘拓方,高天舒.化痰解毒法治疗甲状腺相关性眼病探讨[J].陕西中医,2016(3):
326-328.

[19] 赵勇,徐文华,陈继东,等.陈如泉从肝火论治甲状腺相关眼病经验 [J].辽宁中医杂志,
2014,41(8):1593-1595.

[20] 陈继东,赵勇,徐文华,等.陈如泉运用活血利水法治疗甲状腺相关疾病经验 [J].中国中医
基础医学杂志,2015,21(9):1113-1114.

[21] 巩静,张忠茂,陈如泉.陈如泉教授治疗甲状腺相关眼病经验介绍[J].新中医,2012,44(3):
159-161.

[22] 蔡胜杰,刘喜明.刘喜明治疗甲状腺相关性眼病心悟[J].辽宁中医杂志,2014,41(8):
1598-1599.

第5章

甲状旁腺疾病

甲状旁腺疾病包括激素作用增强的功能亢进症与激素作用减弱的功能减退症。甲状旁腺疾病是少见病，患者的诊断大多数被拖延。据统计，本病从发病到确诊一般要 3～5 年，即原发性甲状旁腺功能亢进的高血钙所致的合并症出现后，原发病才被注意到。30％～40％的患者有泌尿系结石，80％以上的患者有骨质疏松、脱钙、骨囊性变，甚至病理骨折，长期卧床，严重的患者还可发生高血钙危象。对于高血钙患者，进一步做定性和定位的诊断，测定血清甲状旁腺激素最为可靠。B超、CT 扫描及磁共振成像都对诊断有重要帮助。异位病变的个别病例可用颈内静脉、无名静脉、锁骨下静脉、上腔静脉分段取血检测甲状旁腺激素。甲状旁腺疾病的治疗主要是针对病因对症治疗，或者选择外科手术治疗，中医药疗法对本病症状有较好的改善作用。

第一节　甲状旁腺功能亢进症

一、概述

甲状旁腺功能亢进症（hyperparathyroidism，甲旁亢）可分为原发性、继发性和三发性。原发性甲状旁腺功能亢进症（primary hyperparathyroidism，PHPT）是由于甲状旁腺本身病变（肿瘤或增生）引起的甲状旁腺激素（parathyroid hormone，PTH）合成、分泌过多引起的钙、磷和骨代谢紊乱的一种全身性疾病，表现为骨吸收增加的骨骼病变、肾结石、高钙血症和低磷血症等。甲旁亢的主要病理生理改变是 PTH 分泌过多。其甲状旁腺组织病理变化有腺瘤、增生和腺癌。腺瘤占80％～85％，多为单个腺瘤，多位于下极甲状旁腺，6％～10％位于胸腺、心包、食管后，有完整的包膜。增生占 10％～15％，常累及 4 个腺体，无包膜。腺癌占 2％以下，可远处转移至肺、肝、骨。继发性甲旁亢是由于各种原因所致的低钙血症，刺激甲状旁腺，使之增生肥大，分泌过多的 PTH 所致，见于肾功能不全、骨质软化症和小肠吸收不良或维生素 D 缺乏与羟化障碍等疾病。三发性甲旁亢是在继发性甲旁亢的基础上，由于腺体受到持久和强烈的刺激，部分增生组织转变为腺瘤伴功能亢进，自主地分泌过多的 PTH，常见于肾脏移植后。

在欧美国家，PHPT 是一种相对常见的疾病，有报道称发病率为 1/500～1000人，其中 2% 的患者为绝经后女性，多发于绝经后前 10 年。女性较男性多见，比例为 2～4:1，多见于 20—50 岁成年人。本病在国内相对较少，也无确切的发病率数据。但随着我国科学技术的不断发展，检查技术的不断提高，越来越多的 PHPT因血钙升高而被发现。原发性甲旁亢的发病率逐年增高，由于我国这方面的流行病学资料仍缺乏，同时本病早期特征性的表现不明显，尚无比较特殊的检测方式，很容易造成漏诊和误诊，从而导致患者的诊断、治疗及预后受到影响。因此，早期诊断、早期治疗对 PHPT 患者来说显得尤其重要。

甲旁亢的病因并不完全明了。部分患者是家族性或综合征性 PHPT，与单基因病变、抑癌基因失活或原癌基因活化有关。散发性 PHPT 可能与颈部外照射、锂剂及原癌或抑癌基因改变有关。约 3% 的病例是多发性内分泌腺瘤病（multiple endocrine neoplasia，MEN）的一部分，为常染色体显性遗传，有明显的家族发病倾向。MEN 1-Wermer 综合征包括：甲状旁腺增生、肠胰内分泌瘤（胃泌素瘤、胰岛细胞瘤）、垂体瘤。MEN 2A-Sipple 综合征包括：甲状腺髓样癌、嗜铬细胞瘤及甲状旁腺功能亢进症。MEN 2B 包括：甲状腺髓样癌、嗜铬细胞瘤及黏膜神经瘤。

由于古代认知条件有限，中医学并无"甲旁亢"这一病名。我国的古代医籍中也没有专门的医籍或者文章记载甲旁亢这类疾病。近些年来，随着中西医结合研究的深入开展，中医药对本病的研究也有了一定的进展。根据临床表现和发病特点及病位，后世医家多将其归纳到"痹症""骨痿""虚劳""瘿病"的范畴。《素问·痿论》中记载："肾气热，则腰背不举，骨枯而髓减，发为骨痿。"《金匮要略》将虚劳的病因归于劳伤，并缘于劳伤从而导致脏腑气血不足，阴阳虚弱，是而发病。《素问·生气通天论》对于骨病的发生描述为"肾气乃伤，高骨乃坏"，并进一步解释骨、髓、肾之间的关系，提出肾藏精、精生髓、髓养骨的理论，指出一旦肾气受损，精不生髓，髓不养骨，骨失濡养，则见"骨弱"，这些骨病变与甲旁亢的骨骼病变是一致的。

二、病因病机

（一）病因

本病是由内伤情志、饮食不节、年老体虚等引起的脏腑功能失调，气血津液代谢障碍的疾病。

1. 饮食失调 《灵枢·玉版》有言："胃者，水谷气血之海也。"《脾胃论》云："脾受胃禀，乃能熏蒸腐熟五谷"。水谷入口，由胃容纳。水谷精微化生人体气血，所以脾胃又被称为"水谷气血之海"。水谷为气血生化之源，而器官、脏腑功能活动的物质基础则是气血，故人以水谷为本。因此，脾胃对机体生命活动的维持有非常重要的作用。脾胃虚弱或饮食不节,劳倦思虑太过,或久病致虚,脾气受损,脾胃受纳、运化、吸收和输布水谷精微的功能失司,气血津液化源不足,无以濡养脏腑、四肢,乃致脾虚骨痿。

2. **久病房劳** 先天禀赋不足,或久病劳伤体虚,或房劳过度,损及肾肝,精血亏虚;或劳逸太过而致肾伤,损及阴精,肾精亏虚,筋脉骨骼失于濡养,久则阴损及阳,阴阳俱虚。

3. **情志内伤** 患者情志不遂,肝脏失于疏泄,气机运行不畅,肝郁气结,而成气郁;气郁日久而化火,则肝火上炎,而成火郁;思虑过甚,精神紧张,或肝郁横逆犯脾,脾胃失于健运,水湿停聚于颈部,而成痰郁;情志过极,损及心神,心神失守,而成精神惑乱;病变日久,损及肝脾肾,使肝肾不足,或肝脾两虚,先天失养,而致脾肾两虚;总之,当肝脏疏泄失常,脾脏失于健运,脏腑气血失调,使心神失濡或被扰,气机运行失畅,则津液不能正常输布,易于凝集成痰,气滞痰凝,结于颈前,发而为病。气郁化火,灼津成痰,日久伤阴,久病及肾,肝肾阴虚。《金匮要略·妇人杂病》篇提出的"脏躁"及"妇人咽中如有炙脔"等证,都是本病的主要临床表现。

(二)病机

本病特点是本虚标实,虚实夹杂。本虚以肾阴阳两虚为主,标实是以肝火、气滞、痰湿为主。本病虚实夹杂,以虚为主。由于肾主骨、生髓,脾主肌肉四肢,本病病位在颈部,病本在脾肾,与肝有关,主要的病理产物为痰湿。近代医家对本病也做了诸多研究,多数认为本病病机是围绕肾阴虚、肾阳虚、脾胃虚弱、肝郁气滞展开的。

1. **脾运失司** 脾胃虚弱,无力运化水谷精微,致气血后天化生乏源,或脾虚失司,运化无力,使痰浊、水湿内停,阻碍气机,痰浊、水湿结于颈部,最终发病。

2. **肝脾失调** 叶天士之《医门补要》:"善怒多思之体,情志每不畅遂。怒则气结于肝,思则气并于脾,一染杂症,则气之升降失度,必加呕恶、胸痞、胁胀、烦冤。"肝气郁结、脾运失司是导致本病的主要原因。肝为"罢极之本",喜条达而恶抑郁,气机不畅,逆犯脾胃,致使脾失健运,脾胃虚弱,水谷精微不得运化,而致肌肉、筋骨、四肢失于濡养,而发为痿证;肝气郁结,炼津成痰,结于颈部,发为瘿病。

3. **肾阳虚** 肾者主水,肾阳对水液有蒸腾气化作用,若肾阳不足,对水液蒸腾气化无力,则会出现小便清长等表现,故肾阳虚证有肾脏的病理改变。肾为十二经之根,先天之本在于肾。肾是人身阴阳消长之枢纽。肾阳主一身之阳气,其本虚衰则阳虚之证迭出。肾阳虚弱,导致腰酸脊冷,膝软无力,腰弯背驼,畏寒肢冷,面色㿠白,小便清长,或尿少水肿,大便久泻不止,完谷不化,五更泄泻,舌淡胖嫩,苔白滑,脉沉迟无力;易发骨折、骨痛等症。

4. **肾阴虚** 《医经精义》曰:"肾藏精,精生髓,髓生骨,故骨者肾之所合也;髓者,肾精所生,精足则髓足,髓在骨内,髓足者则骨强。"肾精亏虚,虚热内生;肾阴虚多由久病耗伤,或先天禀赋不足,或房劳太过,或过服温燥伤阴之品所致。症见腰背疼痛，腰膝酸软，头晕耳鸣，五心烦热，失眠多梦，潮热盗汗，咽干颧红，舌红无苔，脉细数等，易导致泌尿系感染、泌尿系结石。

三、临床表现

PTHP的病情程度不同，临床表现亦有轻重，可累及机体多个系统，主要是骨骼和泌尿系统。

1. 非特异性症状　乏力、疲劳、体重下降和食欲减退等。

2. 骨骼　典型病变是广泛脱钙、纤维囊性骨炎、囊肿形成、病理性骨折和骨畸形。常表现为全身性、弥漫性、逐渐加重的骨骼关节疼痛，承重部位骨骼的骨痛较为突出，如下肢、腰椎部位。病程长的患者可出现胸廓塌陷、脊柱侧弯、骨盆变形、四肢弯曲、身高变矮等。轻微外力就可引发病理性骨折，或者出现自发性骨折。纤维囊性骨炎好发于颌骨、肋骨、锁骨及四肢长骨，病变部位可有触痛和压痛，容易发生骨折。患者活动能力明显下降，甚至活动受限。

3. 泌尿系　患者常出现口渴、多饮、多尿；反复、多发泌尿系统结石，引起肾绞痛、输尿管痉挛、肉眼血尿、乳糜尿，甚至尿中排沙砾样结石。患者反复泌尿系感染，少数病程较长或者病情较重的患者在病程晚期还可发生肾功能不全和尿毒症。

4. 消化系统　患者有恶心、呕吐、消化不良、食欲缺乏、腹胀和便秘等。部分患者可出现反复消化道溃疡，表现为上腹部疼痛、黑粪等。部分高钙血症患者可出现急性或慢性胰腺炎。

5. 心血管系统　高血压是PTHP最常见的心血管系统表现，少数患者还可出现心动过速或过缓、ST段缩短或消失、Q-T间期缩短、严重高钙血症，还可能出现心律失常。

6. 神经肌肉系统　高钙血症患者可出现烦躁、记忆力减退、淡漠、迟钝，严重者还会出现幻觉、躁狂甚至昏迷等中枢神经系统症状。患者还会出现四肢疲劳、肌肉无力、疼痛、萎缩或腱反射减退。

7. 精神心理异常　患者可出现嗜睡、情绪抑郁、多疑多虑、情绪不稳、倦怠，甚至认知障碍等心理异常的表现。

8. 血液系统　部分患者可以出现贫血，尤其是病程较长或是甲状旁腺癌的患者。

9. 其他代谢异常　部分患者可以伴发糖代谢异常，包括糖耐量异常、糖尿病和高胰岛素血症，并且出现相应的临床症状。

四、辅助检查

（一）实验室检查

1. 血钙　正常成人血清钙为2.2～2.6mmol/L；＞2.65mmol/L则偏高；＞

2.75mmol/L 则为高钙血症。

血钙如反复多次超过 2.75mmol/L,应视为疑似病例。早期血钙增高程度较轻,且可呈波动性,故应反复测定。

2. **血磷** 正常成人空腹血磷为 0.87~1.45mmol/L;>1.45mmol/L 为高血磷;<0.87mmol/L 为低血磷。

血磷的诊断意义不如血钙高,特别在晚期患者肾功能减退时,磷排泄困难,血磷可出现增高。

3. **尿钙、磷** 血钙过高后肾小管滤过增加,尿钙也增多。高尿钙为女性>250mg/24h,男性>300mg/24h,儿童>4 或 6mg/kg 体重。正常人群 24h 尿磷<1g,甲旁亢患者常出现增高。尿中 cAMP(环磷酸腺苷)及羟脯氨酸排泄增多,后者增多系骨质吸收较灵敏指标。

4. **血甲状旁腺激素(PTH)** 参考范围:1~10pmol/L。

原发性甲状旁腺功能亢进症时 PTH 可高于正常人的 5~10 倍。血 PTH 升高的程度与病情严重程度相一致,但有 10% 的患者可正常。通过检测 PTH 和钙、磷代谢相关指标,可以帮助我们了解甲状旁腺的功能状态并进行诊断。在经病理证实的原发性甲旁亢中,90% 患者的血清 PTH 和钙均明显高于正常值。血浆 PTH 明显高于正常,且血清钙浓度的升高不能抑制甲状旁腺激素的分泌,提示原发性甲状旁腺功能亢进。

5. **血清碱性磷酸酶(alkaline phosphatase,ALP)** 原发性甲状旁腺功能亢进症时,排除了肝胆系统的疾病存在,血 ALP 增高反映骨病变的存在,骨病变愈严重,血清 ALP 值越高。

(二)影像学检查

1. **X 线检查** X 线片多见①骨膜下皮质吸收、脱钙;②囊肿样改变较少见;③骨折及(或)畸形。

以指骨内侧骨膜下皮质吸收、颅骨斑点状脱钙,牙槽骨骨板吸收和骨囊肿形成为本病的好发病变(阳性率 80%),有助于诊断。少数患者尚可出现骨硬化和异位钙化。X 线片尚可见多发性、反复发作性的尿结石及肾钙盐沉着症,对诊断均有价值。

全身骨骼广泛性骨质疏松是 X 线诊断本病的一个重要征象,指骨内侧骨膜下皮质吸收及颅骨斑点状脱钙是 X 线诊断本病可靠并具有特征性的表现。弥漫性骨质疏松是本病早期的唯一表现,也是整个病程最常见的改变。又因多种疾病都可引起骨质疏松,仅凭骨质疏松不能做出诊断。本病早期改变在手、颅骨、牙周骨组织。沿中位指骨的桡侧缘出现骨膜下骨质疏松是可靠征象。此外,还有末节指骨甲粗隆吸收,尚多见于骶髂关节、耻骨联合、肩锁关节,其中骨膜下骨质吸收表现为花边样脱钙,有时出现平行于骨干的线条形透亮带。颅骨出现颗粒状囊性脱钙区,似花椒盐。牙根周围硬板消失。婴儿骨骼改变多见于干骺端出现透亮环，常伴有骨折。纤维囊性骨炎是本病的晚期改变，是最易诊断的一种病变。因纤维组织变性出血，囊内有陈旧性出血而呈棕色，故又称棕色瘤，而棕色瘤的出现标志本病进入晚期。棕色瘤多位于骨干，少数位于干骺端。骨盆与脊椎病变见膨胀，骨皮质变薄。脊柱病变有时出现双凹状变形，后凸侧弯。骨盆出现变形，假骨折。甲旁亢合并关节或纤维软骨纤维化者占 10％～20％，膝关节半月板和腕三角骨是最易发生钙化的部位，尿路结石约占 5％，甲状旁腺包膜也可发生钙化。

最具有诊断价值的早期 X 线表现是末节指骨尖端的骨膜下骨腐蚀，它比牙槽板的腐蚀更为可靠。常见骨腐蚀的部位有锁骨的外 1/3，股骨的远端，股骨颈的内侧面和胫骨上端的内侧面。

2. 其他检查　超声、CT、MRI 等。

五、诊断与鉴别诊断

(一)诊断要点

本病可根据病史、骨骼病变、泌尿系统结石和高钙血症的临床表现，以及高钙血症和高 PTH 血症并存做出定性诊断(血钙正常的原发性甲旁亢例外)。此外，ALP 水平升高，低磷血症，尿钙和尿碱排出增多，X 线影像的特异性改变等均支持原发性甲旁亢诊断。

定性诊断明确后，可通过超声、放射性核素扫描等检查了解甲状旁腺病变的部位完成其定位诊断。

(二)鉴别诊断

1. 恶性肿瘤　恶性肿瘤性高钙血症常见于：①肺、肝、甲状腺、肾、肾上腺、前列腺、乳腺和卵巢肿瘤的溶骨性转移；②假性甲旁亢：恶性肿瘤如肺癌、乳腺癌，分泌甲状旁腺素相关肽(PTHrP)引起高钙低磷，但假性甲旁亢的病情进展快、症状严重、常有贫血，一般还有原发肿瘤的表现。

2. 多发性骨髓瘤　有骨痛、骨质疏松和高钙血症，但红细胞沉降率快、免疫球蛋白升高、尿本-周蛋白阳性、贫血有助于鉴别，骨穿可确诊。

3. 结节病　有高血钙、高尿钙、低血磷和 ALP 增高，与甲旁亢颇类似，但无普遍性骨骼脱钙，血浆球蛋白升高，血 PTH 正常或降低。类固醇抑制试验有鉴别意义。

4. 甲状腺功能亢进症　由于过多的 T_3 使骨吸收增加，约 20％的患者有高钙血症(轻度)，尿钙亦增多，伴有骨质疏松。

六、治疗

(一)中医治疗

原发性甲旁亢中医辨证分型标准：参照《中医内科学(新世纪全国高等中医药

院校规划教材)》及 2002 年《中药新药临床研究指导原则》(试行)之中医辨证分型方案。

1. 原发性甲旁亢的辨证用药

(1)肾阳亏虚证

临床表现:腰酸脊冷,膝软无力,腰弯背驼,肢冷畏寒,面色㿠白,小便清长,或尿少水肿,大便久泻不止,完谷不化,五更泄泻,舌淡胖嫩,苔白滑,脉沉迟无力。

治疗法则:温补肾阳,填精补血。

方药运用:肾气丸(《金匮要略》)或右归丸(《景岳全书》)。干地黄、山药、山茱萸、泽泻、茯苓、牡丹皮、桂枝、附子、枸杞子、鹿角胶、菟丝子、杜仲、当归、肉桂等。

加减:夜尿多者,可加巴戟天、益智仁、金樱子、芡实。

(2)肾阴亏虚证

临床表现:腰疼背痛,手足心热,头晕耳鸣,腰酸膝软,口燥咽干,舌质红,苔少,脉细而数。

治疗法则:滋阴补肾,填精益髓。

方药运用:左归丸(《景岳全书》)或六味地黄丸(《小儿药证直诀》)。生地黄、山茱萸、山药、泽泻、茯苓、牡丹皮、枸杞子、川牛膝、菟丝子、鹿角胶、龟甲胶等。

加减:虚烦盗汗、骨蒸劳热者,加知母、黄柏。

(3)脾胃虚弱证

临床表现:腰脊疼痛酸软,神倦体疲,恶心呕吐,纳差乏力,腹胀便溏,面白少华,舌淡苔白,脉细无力。

治疗法则:益气健脾,渗湿止泻。

方药运用:四君子汤(《太平惠民和剂局方》)或参苓白术(《太平惠民和剂局方》)散。人参、白术、茯苓、炙甘草、莲子肉、薏苡仁、缩砂仁、桔梗、白扁豆、山药等。

加减:纳呆嗳气、脘腹胀满加香附、砂仁;食欲缺乏或呕吐泄泻加陈皮。

(4)肝郁气滞证

临床表现:腰胁胀痛,痛无定处,肢体麻木,易抽筋,急躁易怒,嗳气呕恶,吞酸嘈杂,不思饮食,抑郁嗜睡,舌淡红,苔白,脉弦。

治疗法则:疏肝解郁,理气健脾。

方药运用:柴胡疏肝散(《医学统旨》)或逍遥散(《太平惠民和剂局方》)加减。柴胡、郁金、青木香、陈皮、枳壳、芍药、玄参、浙贝母等。

加减:自汗盗汗加生龙骨、生牡蛎,头痛目涩或颊赤口干,加牡丹皮、栀子。

2. 继发性甲旁亢的辨证用药

(1)脾肾阳虚证

临床表现:畏寒肢冷,神疲倦怠,纳呆,腰酸,便溏,尿频,少尿或无尿,舌淡红或舌淡胖,脉弱。

治疗法则：补益脾肾，强筋壮骨。

方药运用：肾气丸(《金匮要略》)。干地黄、山药、山茱萸、泽泻、茯苓、牡丹皮、桂枝、附子。

加减：腰膝酸软者加桑寄生、杜仲，畏寒肢冷甚者，可桂枝改为肉桂，并加重桂、附用量。

(2)肝肾阴虚证

临床表现：手足麻木，双目干涩，视物昏花，便干，虚烦不寐，舌红少苔，脉沉弦细。

治疗法则：补益肝肾，益精养阴。

方药运用：六味地黄丸(《小儿药证直诀》)、杞菊地黄丸(《审视瑶函》)、大补阴丸(《丹溪心法》)等。生地黄、山茱萸、山药、泽泻、茯苓、牡丹皮、枸杞子、川牛膝、菟丝子、鹿角胶、龟甲胶、菊花、黄柏、知母等。

加减：咳嗽喘逆，潮热盗汗，加麦冬、五味子。

(3)瘀血内阻证

临床表现：以全身骨痛、下肢痛、腰痛为主要临床表现，舌象可见色暗有瘀斑，脉涩。

治疗法则：理气活血，化瘀止痛。

方药运用：身痛逐瘀汤(《医林改错》)加减。药用秦艽、羌活、香附、川芎、桃仁、没药、牛膝、地龙、甘草等。

加减：若微热，加苍术、黄柏；若神疲气短、虚弱，加黄芪。

(4)浊毒内停证

临床表现：该证型以纳呆、恶心、胸闷、皮肤瘙痒、手足抽搐、健忘、腹胀不适、水肿为主要临床症状，舌苔厚腻，脉濡滑。

治疗法则：利尿消肿，解毒清热。

方药运用：麻黄连翘赤豆汤(《伤寒论》)、防己黄芪汤(《金匮要略》)等。药用麻黄、连翘、杏仁、赤小豆、大枣、桑白皮、生姜、炙甘草、黄芪、赤芍、防风等。

加减：腹痛肝脾不和者，加芍药柔肝理脾；冲气上逆者加桂枝平冲降逆。

继发性甲旁亢是由于慢性肾病日久，脏腑虚损，邪毒瘀滞体内，因虚致实所致。脾肾阳虚、肝肾阴虚、瘀血内阻、浊毒内停四证可独立存在于疾病的某一阶段，也可相互演变，在疾病发展过程中虚实证型均可见，但以肝肾脾三脏衰败为主，且贯穿于疾病的早中晚三期，同时由于疾病病程时间长，病情发展的深入，加上患者自身基础疾病的影响，证候之间的兼见就越复杂。因此，在辨证过程当中，关键是辨其正虚邪实及相互转化。在治疗上，脾肾阳虚型、肝肾阴虚型以补益肝脾肾、益精养阴为大法，常用的方剂有六味地黄丸、杞菊地黄丸、大补阴丸、肾气丸等；对于瘀血内阻、浊毒内停型以活血化瘀、利尿消肿、解毒清热为主，常以麻黄连翘赤豆汤、防己黄芪汤等治疗。继发性甲旁亢是慢性肾衰竭毒症期患者最常见、危害最大的伴发症状之一,临床上多见骨与关节的增生变形、心脑血管疾病、皮肤瘙痒、神经系统病变、代谢紊乱等症状。中医学对于继发性甲旁亢的研究相对较少,对于其证候类型的界定还不是很明确。刘奎等经过临床总结和观察,将继发性甲旁亢的中医证型分为脾肾阳虚、肝肾阴虚、瘀血内阻、浊毒内停四型,四证型反映继发性甲旁亢四类不同疾病阶段,病证之间可独立存在也可相互演化,贯穿于疾病的始终。在治疗上以补虚祛实为主要治疗方法,因为在疾病发生早期多以脾肝肾三脏的虚证多见,故补虚即是补益脾肝肾三脏;病程日久即可兼见痰浊瘀毒等标实症状,此时应在扶正的基础上祛除邪毒。

3. 其他治法

(1)灸法:取穴肾俞、脾俞、足三里、大椎、大杼、命门、神阙、中脘、关元和痛处所属经脉络穴。可直接灸或隔药饼灸。

(2)灌肠疗法(结肠透析):根据病情,辨证使用中药(可选用大黄、牡蛎、蒲公英等药物),水煎取液,适宜温度,保留灌肠(中药结肠透析)。亦可采用中药结肠透析机等设备进行治疗。

(3)饮食疗法

①肾阳亏虚证:饮食宜营养丰富,忌生冷油腻食物。多食丝瓜、生姜、樱桃、五加皮等。如乌头粥、当归生姜羊肉汤等。

②肾阴亏虚证:饮食宜补肾为原则,可逐步增加血肉有情之品及补肾之食物,如动物肝、肾及核桃、枸杞子等,如枸杞子羊肾粥、杜仲核桃猪腰汤等。

③脾胃虚弱证:宜进食益气健脾的食品,如山药、薏苡仁粥等,少食辛辣、油腻过酸、煎炸食品等。

④肝郁气滞证:饮食宜清淡、易消化,多食粗纤维蔬菜及水果,忌辛辣、刺激性食物,可食桃仁粥、川芎羊肉汤等。

(二)西医治疗

1. 原发性甲旁亢的治疗　本病原则上首选手术治疗,如高钙血症轻微或年老体弱不能手术者,可试用药物。若为肿瘤应将病变腺体切除,若为增生应做甲状腺大部分切除,即切除3～5个腺体。

如手术成功,血清甲状旁腺激素浓度及血、尿钙、磷异常代谢可获得纠正,血磷可于术后迅速升至正常,而血钙亦可在1～3天后下降至正常范围内。

2. 高钙血症的治疗

(1)高钙血症的分级:轻度高钙血症,2.75～3.0mmol/L;中度高钙血症,3.0～3.5 mmol/L;重度高钙血症,>3.5 mmol/L。

高钙血症的治疗取决于血钙水平和临床症状:轻度高血钙无临床症状,无需特殊处理;有症状、体征的中度高血钙,须立即进行治疗,无症状者,根据病因决定治疗和采取何种治疗；重度高钙血症者，无论有无临床症状，均须立即采取有效措施。

（2）高钙血症的处理

①扩容、促尿钙排泄：生理盐水，开始24～48h每日持续静滴3000～4000ml。老年患者或心肾功能不全的患者需谨慎，心功能不全的患者可从胃肠道补充盐水。利尿：细胞外液容量补足后可静脉注射呋塞米，应用剂量为20～40mg；当给予大剂量呋塞米（每2～3h 80～120mg）时，需注意补充水和电解质。利尿药常与抗骨吸收药物一同使用，一般仅用1～3天，在抗骨吸收药物起效后即可停用。由于噻嗪类利尿药可减少肾脏钙的排泄，加重高血钙，因此绝对禁忌。

②抑制骨吸收药物的应用：双膦酸盐，静脉使用双膦酸盐是迄今为止最有效的治疗高钙血症的方法。双膦酸盐起效需要2～4天，达到最大效果需要4～7天，必须尽早开始使用；效果可持续1～4周。降钙素，起效快，但效果不如双膦酸盐显著。常用剂量为鲑鱼降钙素2～8U/kg，鳗鱼降钙素0.4～1.6U/kg，均为皮下或肌内注射，每6～12h重复注射，停药后24h内血钙回升。

③糖皮质激素：可通过多种途径达到降血钙的目的，如抑制肠钙吸收、增加尿钙排泄等；常用剂量为氢化可的松200～300mg每日静滴，共用3～5天。

④其他：使用低钙或无钙透析液进行腹透或血透，治疗顽固性或肾功能不全的高钙危象，可迅速降低血钙水平。卧床患者尽早活动，以避免和缓解长期卧床造成的高钙血症。

七、预防、预后及调护

中医素来讲究"未病先防"及平时的调养护理，患者平时要注意以下各方面。

（1）注意保暖，防止受凉，避免风寒侵袭。

（2）调摄精神。

（3）调节饮食，多食含钙及蛋白质的食物，多喝牛奶及豆制品（血钙高的时候除外）。因为牛奶及豆制品含钙较多，鱼、鸡、牛肉蛋白质含量丰富。多食深绿色蔬菜。避免过度吸烟、饮酒，服用过多的咖啡因，应控制服用影响钙利用的药物或营养物。长期严格素食或低盐饮食者更应注意钙的补充。药膳推荐食用黄芪虾皮汤、豆腐猪蹄汤、羊骨羊腰汤、黑豆猪骨汤、怀杞甲鱼汤等。

（4）起居有常，顺应四时气候变化。

（5）科学健身，适量运动，要持之以恒，根据自身感觉、呼吸频率、脉搏的变化来控制运动量。患者应避免从事太激烈、负重太大的运动。如五禽戏、太极拳、导引、散步、八段锦、慢跑、游泳等，适当晒太阳。避免暴晒，晒太阳时要保护眼睛。

（6）在治疗的过程中还要注意避免跌倒，以防骨折的发生，不睡软床，穿合适的鞋子、衣裤，选择地面平整、干燥、光线充足的场所进行活动锻炼。上、下楼梯时借助扶手、手杖、助步器保持身体平衡。改变体位时动作宜慢，夜间床旁备便器。外出检查、治疗有专人陪伴、搀扶等。

八、中医防治进展

随着西医学诊疗技术的不断发展,甲旁亢的诊出率不断提高,发病率日益增高。在临床的治疗过程中,除了基础的西医治疗,传统中医药疗法为甲旁亢的临床治疗提供了新的思路。

临床上,甲旁亢患者的临床表现与中医学肾、脾的证候高度切合。中医学理论认为,肾为先天之本,主骨生髓,肾精与骨的发育、生长、强劲与痿弱均有着密切的关系,肾藏精,精化气,气分阴阳,肾精充盈则阴阳足,则骨髓化生有源,骨骼得以滋养而强劲有力,肾精亏损则肾阴虚、肾阳虚,生化骨髓之无源,骨骼失濡骨弱无力。肾精的来源,一是禀受父母先天之精,二是依赖于后天脾胃化生之气血的充养,而老年人因为年龄增大而肾精渐衰,或脾胃虚弱,无力运化水谷,致气血后天化生乏源及先天已亏,化源不足致骨髓不能濡养强劲骨骼。此外,本病还有瘀血内阻、浊毒内停、肝郁气滞等病机。治疗多数以温肾助阳、滋补肾阴、健脾益气、疏肝解郁、活血化瘀等为治疗原则,临床上多采用口服中药治疗。

虽然口服中药暂无降 PTH 之治法,但对甲旁亢导致的骨痛、骨质疏松、乏力等一系列问题有很好的改善作用。例如臧天霞就报道从肾论治甲旁亢,以补肾为法,兼以益气养血,用医院自制的补肾益骨灵胶囊治疗原发性甲旁亢,治疗后患者骨痛消除,减轻乏力、肌肉无力症状,血钙、磷恢复正常水平。盛建萍对原发性甲旁亢的中医证型分布进行了分析,她的研究表明,脾胃虚弱是原发性甲旁亢最为常见的证型,其次是肾阳虚证、肾阴虚证和肝郁气滞证。肾阳虚证患者年龄多在 60 岁以上,而脾阴虚证患者年龄则相对年轻,且病程相对较短。黄勇针对继发性甲旁亢导致的骨质疏松,肾阳虚者用右归丸或附桂八味丸加减,肾阴虚者用左归丸或六味地黄丸加减,肝肾气血俱虚者用八珍汤或独活寄生汤加减,经过几个月的治疗,疗效优良率为 83%。

中医讲的辨证论治是建立在对疾病证型的研究之上,反映了疾病发生发展的本质。关于甲旁亢的中医药治疗,近代医家也做了不少研究,但是对于其证候类型的界定还不是很明确,目前的研究还缺少大样本数据。此外,现有关于甲旁亢的中医学研究总体数量不多,研究例数较少。现有资料显示,中医药治疗对缓解甲旁亢患者的骨痛、促进健康、延缓衰老、提高生活质量发挥了非常重要的作用,但需要更多的研究数据来证实。因此,对于甲旁亢的临床分型及中医药治疗仍然需要开展更一步的研究。

(苏 浩)

参 考 文 献

[1] 孟迅吾,沙利进.原发性甲状旁腺功能亢进症[M]//史轶繁.协和内分泌代谢学.北京:科学出版社,1999:1464-1477.

[2] 丁海拔.慢性肾衰竭伴继发性甲旁亢中医证候的临床分析[D].南京:南京中医药大学,2010.

[3] 李慧,宋立群,张传方,等.维持性血液透析继发性甲旁亢患者的中医证候研究[J].中国中西医结合肾病杂志,2013,14(5):426-427.

[4] 苏维霞.《脾胃论》胃病证治规律研究[D].银川:宁夏医科大学,2012.

[5] 林淑华,张玮.王育群教授疗病诊疾重视脾胃的学术思想初探[J].中国民间疗法,2005,13(8):4-5.

[6] 张海莹.《内经》中脾系功能与妇科疾病的研究[J].光明中医,2006,21(12):13-14.

[7] 薛继强,王琦,谢根东,等.从肾阳虚论治骨质疏松症浅析[J].陕西中医,2008,29(7):936.

[8] 胥波,吴承玉.肝气郁结证病机特点与辨证标准规范研究思路[J].辽宁中医杂志,2006,33(11):1419.

[9] 陈燕云.薄氏腹针配合体针治疗轻中度抑郁症的临床研究[D].广州:南方医科大学,2011.

[10] 吴飚.浅论肝脾不调的辨证[J].辽宁中医药大学学报,2007,9(3):21.

[11] 刘霞.针灸配合穴位贴敷治疗腰椎盘突出 30 例临床观察[J].内蒙古中医药,2015,(7):76.

[12] 邢训颜,高毅,管琳,等.绝经后低骨量女性骨密度变化及中医证型分布规律[J].中国中西医结合影像学杂志,2015(4):409-410.

[13] 张国江,廉印玲.诸云龙主任医师治疗郁病的临床经验[J].中国中医药现代远程教育,2015,13(12):25-28.

[14] 孙玉洁.《伤寒杂病论》精神情志病症证治规律研究[D].武汉:湖北中医药大学,2014.

[15] 郭女菁."气郁"病机基础理论研究[D].北京:北京中医药大学,2007.

[16] 陈锦锋,王爱成,王玉来,等.肝气郁结证诊断的必备症状以及与抑郁状态的关系探讨[J].辽宁中医杂志,2005,32(1):19-22.

[17] 李春生.瘿病从肝论治 3 法临床应用体会[J].山西中医,2002,18(2):64.

[18] 关晓宏,田晓天,冯毅,等.原发性甲状旁腺功能亢进症一例误诊[J].临床误诊误治,1999,12(5):348-349.

[19] 江丽汗·阿黑哈提.慢性肾病中医证型的临床观察[D].乌鲁木齐:新疆医科大学,2010.

[20] 邓跃毅,杨洪涛,孙伟,等.慢性肾脏病主要证型的中医辨证与治疗[J].中国肾病研究电子杂志,2013,2(5):9-12.

[21] 刘奎,李月红.继发性甲状旁腺功能亢进的中医证型探究[J].光明中医,2016,31(8):1089-1090.

[22] 孔喆,杨洪,向建文,等.中医整体疗法联合甲状旁腺全切加自体移植术治疗继发性甲状旁腺功能亢进症研究[J].新中医,2017,49(7):77-80.

[23] 臧天霞.补肾益骨中药治疗甲状旁腺功能亢进症继发骨质疏松案例报告[J].中国骨质疏

松杂志,2000,6(4):65-66.

[24] 盛建萍.原发性甲状旁腺机能亢进症的中医证候分布规律及西医诊断治疗[D].济南:山东中医药大学,2014.

[25] 梅启元.补肾健脾法治疗原发性骨质疏松症的临床研究[D].武汉:湖北中医药大学,2014.

第二节　甲状旁腺功能减退症

一、概述

甲状旁腺功能减退症(hypoparathyroidism,HP,甲旁减),是指甲状旁腺激素(PTH)分泌过少和(或)效应不足而引起的一组临床综合征。其临床特征有低钙血症、高磷血症和由此引起的神经肌肉兴奋性增高及软组织异位钙化等,同时PTH水平低于正常或处于与血钙水平不相应的"正常"范围。其临床常表现为手足抽搐、癫痫样发作、低钙血症和高磷血症。常见类型有特发性甲旁减、继发性甲旁减、低血镁性甲旁减和新生儿甲旁减。此外,还有一组由于外周靶细胞对PTH抵抗所致的临床综合征称为假性甲状旁腺功能减退症(pseudohypoparathyroidism,PHP),其具有与甲状旁腺功能减退类似的生化表现,但PTH水平显著高于正常;部分并发典型的Albright遗传性骨营养不良(Albright's hereditary osteodystrophy,AHO)。仅存在AHO特殊体征,但缺乏相应的生化及代谢异常者称为假-假性甲状旁腺功能减退症(pseudo-pseudo hypoparathyroidism,PPHP)。长期口服钙剂和维生素D制剂可使病情得到控制。

甲旁减的最常见病因是甲状旁腺术后,其次是自身免疫性疾病和罕见的遗传性疾病,更罕见的病因包括甲状旁腺浸润性疾病、外照射治疗和放射性碘治疗甲状腺疾病。甲旁减为少见病,多数国家和地区缺乏患病率资料。在美国,估计甲旁减的患病率为37/10万人,丹麦为22/10万人;一项研究调查了1998年全日本的PHP患者,推测其患病率接近0.34/10万人,其中58%为女性;2000年一项包括533万名丹麦居民的研究推测,PPHP在丹麦的患病率约为1.1/10万人。我国缺少HP及PHP的流行病学资料,但临床上术后甲状旁腺功能减退患者逐渐增多,已经成为甲状腺、甲状旁腺和头颈外科手术面临的主要临床问题之一。

中医学无"甲状旁腺功能减退症"病名,也未见对本病的系统论述。结合此病证候表现将其归属中医学"痉病""瘛疭"范畴。痉病源于《素问·至真要大论》"诸暴强直,皆属于风",提出项强、强直为主要特征,并指出风与湿邪为致病之因,奠定了外邪致痉的理论基础。《金匮要略》在继承《内经》理论的基础上,以表虚有汗和表虚无汗分为柔痉和刚痉,并提出了误治致痉的理论,其有关伤亡津液而致痉的认识,为后世医家提出内伤致痉理论奠定了基础。宋代《三因极一病证方论》明确了瘛疭的病变部位在筋,病机是"筋无所营"。《景岳全书·痉证》说:"凡属阴虚血少之辈,不能养营筋脉,以致搐挛僵仆者,皆是此证。"在清代以前"瘈"与"痉"属同一个病证,直到清代的吴鞠通在《温病条辨·痉病瘈病总论》中才明确了中医中的"痉"与"瘈"的概念,"痉者,强直之谓,后人所谓角弓反张,古人所谓痉也。瘈者,蠕动引缩之谓,后人所谓抽掣、搐搦,古人所谓瘈也。"温病学说的发展与成熟,更进一步丰富了本病的病因病机。如《温病条辨》下焦篇曰:"热邪久羁,吸烁真阴……神倦瘈疭。"《温热经纬·薛生白湿热病》说:"木旺由于水亏,故得引火生风,反焚其木,以致痉厥。"

二、病因病机

(一)病因

归纳起来,本病的病因有禀赋不足、情志失调、手术损伤等诸因素,引起气血不足或气血不畅,壅阻经络或阴虚血少,筋脉失养,最终发为本病。

1. **禀赋不足** 先天禀赋不足,五脏虚弱,真元本虚,六淫之乘袭,致津血有亏,尤以滋养经脉,以致搐挛僵仆。清代医家何秀山的《重订通俗伤寒论》认为:"血虚生风,非真风也,实因血不养筋,筋脉拘挛,伸缩不能自如,故手足瘈疭,类如风动,故名内虚暗风。"

2. **情志内伤** 情志失调,肝气郁结,疏泄失司,肝郁化风,内气内动,如清代医家林珮琴在《类证治裁》中所说"风依于木,木郁则化风"。肝气犯脾,脾气不足,或久思伤脾,导致气血生化乏源。气血亏虚筋脉失养。《素问·举痛论》中指出"怒伤肝""喜伤心""思伤脾""忧伤肺""恐伤肾"。

3. **手术损伤** 甲状旁腺手术伤及正气,导致脏腑功能失调。肝血亏虚、脾肾阳虚。气血凝敛,筋脉失养,则筋脉拘挛,关节屈伸不利。《素问·至真要大论》云:"诸寒收引,皆属于肾"。

(二)病机

本病病位在甲状旁腺,发病在筋脉,与肝、脾、肾关系密切,病性属虚实夹杂。

本病早期由于多种因素导致肝失疏泄,气机升降失常,肝气郁滞,肝气郁结可至肝阳化风。木旺侮土,导致脾虚痰湿内阻;肝气郁久,血随气滞,瘀阻经络;痰瘀相挟、风痰阻络、筋脉失养而致僵硬强直。气郁日久化火消灼肝肾之阴、阴亏无以制阳导致肝阳上亢,引动肝风,出现眩晕、面目麻木症状,阴气亏虚,不能濡养筋脉,可引起手足震颤、蠕动等动风证候。清代俞根初认为:"阴虚则内风窜动,上窜脑户,则头摇晕厥,横窜筋脉,则手足瘈疭。"肝郁日久,阴血暗耗,阴血不足,筋脉失养,则手足蠕动。疾病晚期正气虚损,精血耗伤,脾肾虚衰,阳虚无以温煦与通达四肢,而致筋脉拘挛、屈伸不利。

本病早中期以邪实为主,包括风、痰、火、瘀等;晚期以虚为主,主要为气血两虚,肝肾阴虚,脾肾阳虚。本病症状靶为手足搐搦,筋脉拘挛,屈伸不利。指标靶为甲状旁腺激素及血钙的水平。其基本病机为肝风内动,筋脉失养。本病以肝郁风动为先导,气郁化火过程中出现肝阳上亢、阴虚内热两种表现,此阶段多见于本病的早中期,随着疾病进一步发展表现为肝肾、气血亏虚,晚期则出现阴损及阳、脾肾阳虚之证。

三、临床表现

本病以角弓反张、四肢抽搐频繁有力而幅度大为主要表现者,多属实证,多由肝阳化风所致。以手足蠕动,或抽搐时休时止,神疲倦怠为主要表现者,多属虚证,多由气血阴液不足所致。气血亏虚,肝肾阴虚为病之本,属虚;风、火、痰等病理因素多为病之标,属实。

甲状旁腺功能减退症的症状取决于血钙降低的程度与持续时间及下降的速度。

1. 低钙血症增高神经肌肉应激性　可出现指端或口周麻木和刺痛,手足与面部肌肉痉挛,严重时出现手足搐搦(血清钙一般<2mmol/L),典型表现为双侧拇指强烈内收,掌指关节屈曲,指骨间关节伸展,腕、肘关节屈曲,形成鹰爪状。有时双足也呈强直性伸展,膝关节与髋关节屈曲。发作时可有疼痛,但由于形状可怕,患者常异常惊恐,因此加重手足搐搦。有些轻症或久病患者不一定出现手足搐搦,其神经肌肉兴奋性增高主要表现为面部叩击征(Chvostek 征)阳性。束臂加压试验(Trousseau 征)阳性,维持血压稍高于收缩压(10mmHg)2~3min,如出现手足搐搦即为阳性。

2. 神经、精神表现　有些患者,特别是儿童可出现惊厥或癫痫样全身抽搐,如不伴有手足搐搦,常被误诊癫痫大发作。手足搐搦发作时也可伴有喉痉挛与喘鸣。常由于感染、过劳和情绪等因素诱发。女性在月经期前后更易发作。

除了上述表现外,长期慢性低钙血症还可引起锥体外神经症状,包括典型的帕金森病表现,纠正低血钙可使症状改善。少数患者可出现颅内压增高与视盘水肿,也可伴有自主神经功能紊乱,如出汗、声门痉挛、气管呼吸肌痉挛及胆、肠和膀胱平滑肌痉挛等。慢性甲旁减患者可出现精神症状,包括烦躁、易激动、抑郁或精神病。

3. 外胚层组织营养变性　低血钙引起白内障颇为常见,严重者影响视力。纠正低血钙可使白内障不再发展。牙齿发育障碍,牙齿钙化不全,齿釉发育障碍,呈黄点、横纹、小孔等病变。长期甲旁减患者皮肤干燥、脱屑,指甲出现纵嵴,毛发粗而干,易脱落,易患念珠菌感染。血钙纠正后,上述症状能逐渐好转。

4. 其他　转移性钙化多见于脑基底节(苍白球、壳核和尾状核),常呈对称性分布,出现较早,并可能成为癫痫的重要原因,也是本病特征性表现。其他软组织、肌腱、脊柱旁韧带等均可发现钙化。心电图检查可发现 QT 时间延长,主要为 ST 段延长,伴异常 T 波。脑电图可出现癫痫样波。血清钙纠正后,心、脑电图改变也随之消失。慢性低血钙患者常感无力、头痛，全身发紧，举步困难，张口困难、口吃或吐字不清，智力可减退。

四、辅助检查

(一)实验室检查

1. 血钙　多次测定血清钙，若血钙≤2.13mmol/L(8.5mg/dl)，则存在低钙血症。有症状者，血清总钙一般≤1.88mmol/L(7.5mg/dl)，血游离钙≤0.95mmol/L(3.8mg/dl)。由于40%~45%的血钙为蛋白结合钙，因此在诊断时应注意血白蛋白对血钙的影响。常用计算公式为：血白蛋白每下降10g/L(1g/dl)，血总钙下降0.2mmol/L(0.8mg/dl)。在低白蛋白血症时，血游离钙的测定对诊断有重要意义。

2. 血磷　多数患者血清磷增高，部分正常。

3. 尿钙、尿磷　通常而言，尿钙、尿磷排出量减少。但ADII患者尿钙排出增加，表现为高尿钙性低钙血症。接受钙和维生素D制剂治疗的甲旁减患者，随着血钙水平的纠正，易出现高钙尿症。

4. 骨转换指标　碱性磷酸酶(ALP)水平正常。血β-Ⅰ型胶原羧基末端肽(β-isomerized carboxy-terminal cross-linking telopeptide of type Ⅰ collagen,β-CTX)水平可正常或偏低；部分甲旁减患者骨转换指标血ALP及β-CTX水平可高于正常。

5. 血PTH　一般情况下甲旁减患者血PTH水平低于正常，也可以在正常范围。因低钙血症对甲状旁腺是一种强烈刺激，当血清总钙值≤1.88mmol/L(7.5mg/dl)时，血PTH值应有5~10倍的增加。患者发生低钙血症时，如血PTH在正常范围，仍属甲旁减，因此测血PTH时应同时测血钙，两者综合分析。PHP患者血PTH水平高于正常。

(二)影像学检查

头颅计算机断层照相术(CT)平扫可评估有无颅内钙化及范围。应用裂隙灯检查可评估是否并发低钙性白内障。应用腹部超声、必要时泌尿系统CT可评估肾脏钙化(泌尿系统结石)。如需要了解PHP患者的骨密度，可通过双能X线吸收测定法(dual energy X-ray absorptiometry,DXA)进行检测。

五、诊断与鉴别诊断

(一)诊断要点

参考2018年7月中华医学会骨质疏松和骨矿盐疾病分会、中华医学会内分泌学分会、代谢性骨病学组《甲状旁腺功能减退症临床诊疗指南》：甲状旁腺功能减退的典型生化特征是低钙血症、高磷血症、PTH水平降低，结合临床表现可做出诊断。

1. 病史　本病常有手足搐搦反复发作史。

2. 临床表现　急性低钙血症术后迅速发生的低钙血症可以出现急性低钙血症相关症状,典型表现为手足搐搦,有时可伴喉痉挛和喘鸣,甚至惊厥或癫痫样发作。长期甲旁减导致的慢性低钙血症患者可能没有症状,除非血钙浓度降低到一定严重程度而出现神经肌肉兴奋性增加。高血磷通常无症状,但慢性高血磷会在血管、神经、肾脏等器官的软组织发生异位矿化,从而永久损伤这些器官的功能。许多甲旁减患者伴随慢性低镁血症,可能加重其临床症状。

(二)鉴别诊断

1. 根据血钙、血镁或血液酸碱度鉴别手足搐搦病因　根据血钙水平,手足搐搦可分为低钙血症性和正常血钙性。

(1)低钙血症性手足搐搦:手足搐搦的病因(酸中毒、缺氧、脑损伤等)很多。首先应确立手足搐搦的类型,并且需与癫痫的全身性惊厥状态鉴别。低钙血症性手足搐搦主要有下列四种情况:①维生素D缺乏引起的成人骨质软化症:血清无机磷降低或正常。X线骨片有骨质软化特征表现。②肾性骨病肾衰竭患者虽可有低血钙和高血磷,但伴有氮质血症和酸中毒。肾小管性酸中毒患者虽血清钙降低,但血清磷正常或降低,常伴低血钾、酸中毒、尿酸化能力减退。肾性骨病虽然血清总钙降低,但因酸血症能够维持离子钙浓度接近正常,很少发生自发性手足搐搦。③其他原因引起的低钙血症:饮食含钙低、消化道钙吸收不良、妊娠或骨折愈合期的钙质需要量增多,偶可伴有手足搐搦。在临床上,与药物(降钙素、双膦酸盐、天冬酰胺、苯妥英钠等)引起的低血钙易于鉴别。④甲状旁腺切除术后纤维性骨炎:严重纤维囊性骨炎时,因骨矿物质缺乏而在甲状腺切除后出现的血钙降低。

(2)正常血钙性手足搐搦:引起正常血钙性手足搐搦的原因主要有呼吸性碱中毒、代谢性酸中毒、低镁血症和神经精神性疾病,根据血钙、血镁、血液酸碱度等容易鉴别。大多数低镁血症是由于长期营养缺乏所致;在这种情况下,低钙血症主要是由于PTH急性缺乏所致,但血磷酸盐下降(甲旁减者升高),在慢性肾衰竭患者中尽管有继发性甲旁亢,仍常存在低钙血症和高磷酸盐血症。

2. 根据临床表现、PTH、25-(OH)D或血磷鉴别低钙血症病因　急性暂时性低钙血症多是急性重症疾病的一种并发症,而慢性低钙血症一般只见于几种有PTH缺乏或作用障碍性疾病。低钙血症的病因可分为甲状旁腺相关性低钙血症、维生素D相关性低钙血症和其他原因所致的低钙血症三类。对于低钙血症患者,应首先除外低白蛋白血症,并应常规测定血磷、ACP和尿素氮。如低钙血症伴低磷血症,ACP增高而尿素氮正常,或营养不良者伴小肠吸收不良、肝脏病变时,应考虑维生素D缺乏性低钙血症可能。

(1)甲状旁腺相关性低钙血症:测定血钙、血磷和肌酐可做出低钙血症的初步判断。低钙血症伴高磷血症且肾功能正常为甲旁减的表现。血PTH下降，无论有无低钙血症均可诊断为甲旁减。颈部手术提示为迟发性术后甲旁减。发育缺陷，尤其是在儿童和青少年期出现的发育缺陷，提示假性甲旁减的诊断。

（2）维生素D相关性低钙血症：维生素D缺乏症、维生素D抵抗综合征、1,25-$(OH)_2D$生成障碍或维生素D丢失过多均可引起低钙血症。低钙血症伴正常或降低的血磷时，应测定维生素D。成人新近发生的低钙血症通常是由于营养缺乏、肾衰竭或肠道疾病所致。维生素D水平正常或升高而伴有佝偻病（骨质软化）和各种神经肌肉综合征及骨畸形，提示维生素D抵抗性甲旁减。

六、治疗

（一）中医治疗

本病治疗原则为急则治其标，缓则治其本。治标应舒筋解痉，肝郁致肝阳化风者治以疏肝理气，息风解痉。治本以养血滋阴，温煦脾阳，疏筋止痉为主。津伤血少在本病的发病中具有重要作用，所以滋养营阴、潜阳息风亦是治疗本病的重要方法。

1. 辨证用药

（1）肝郁络阻证

临床表现：情绪忧郁，心烦易怒，头晕目眩，胁肋疼痛，夜寐不安，手足拘急，舌苔薄，脉弦。

治疗法则：疏肝理气，舒筋活络。

方药运用：柴胡疏肝散（《景岳全书》）加减。柴胡、香附、当归、白芍、川芎、首乌藤、红花、郁金、枳壳、青皮。

加减：胁痛剧烈者，加丝瓜络理气通络；气郁甚者，加沉香、木香行气降气；夜寐不安甚者，加远志、酸枣仁解郁安神；头晕目眩甚者，加夏枯草、珍珠母平肝潜阳。

（2）气血亏虚证

临床表现：面色苍白，唇甲淡白，爪甲色淡，头晕目眩，心悸失眠，神疲乏力，动则气短，肌肉搐动或抽搐，四肢麻木或刺痛，自汗失眠，女性月经稀少，色淡甚或闭经，舌质淡，舌苔薄白，脉细无力。

治疗法则：益气养血，濡养筋脉。

方药运用：人参养荣汤加味《太平惠民和剂局方》。加减：熟地黄、当归、白术、人参、茯苓、白芍、黄芪、天麻、炙甘草、钩藤、珍珠母、五味子、远志、肉桂。

加减：若见肌肉响动或抽搐，可加豨莶草、桑枝；血虚甚者，加制何首乌、枸杞子、鸡血藤增强补血养肝的作用。

（3）脾虚风动证

临床表现：手足搐搦，肌肉痉挛，甚则癫痫发作，可常见呕吐、恶心，痰鸣，苔白腻,舌震颤,舌体胖,脉沉弦而缓。

治疗法则:健脾益气,息风止痉。

方药运用:醒脾散(《中医内科辨病治疗学》)。党参、黄芪、白芍、甘草、全蝎、白附子、茯苓、莲子肉、白术、天麻、木香、煅龙骨、煅牡蛎。

加减:痰热明显者,加人工牛黄(冲服)、僵蚕;风痰盛者,加天南星、竹沥、蜈蚣等。

(4)肝肾阴亏证

临床表现:头晕目眩,肌肉痉挛,手足抽搐,项背强急,头发脱落,肌肤甲错,指甲薄脆,齿生迟缓,潮热盗汗,五心烦热,虚烦少寐,舌红或红绛少津,舌苔薄,脉沉缓或细数。

治疗法则:滋补肝肾,潜阳息风。

方药运用:大定风珠(《温病条辨》)加减。白芍、阿胶、龟甲、熟地黄、鳖甲、生牡蛎、麦冬、五味子、茯神、龙骨、炙甘草。

加减:神志不清,加菖蒲、远志;虚烦不寐,加酸枣仁、柏子仁养心安神;手足挛急重者,加钩藤、全蝎平肝息风止痉;潮热盗汗者,加白薇敛阴止汗。

(5)阴阳两虚证

临床表现:手足及面部肌肉痉挛,或惊厥,或咽喉痉挛,或喘鸣,或自汗,或盗汗,或烦躁,面色㿠白,皮肤粗糙,毛发脱落,形寒肢冷,指(趾)甲脆软甚或脱落,神志萎靡,甚或记忆减退,舌淡,苔少,脉沉细或沉微等。

治疗法则:滋阴补阳,温煦筋脉。

方药运用:右归丸(《景岳全书》)加减。熟地黄、山药、枸杞子、山茱萸、甘草、肉桂、杜仲、人参、附子。

加减:若阴虚偏甚者,加鳖甲、龟甲滋阴息风;若神情萎靡、记忆减退者,加远志、益智仁养心安神益智;若手足挛急发作频繁者,加钩藤、全蝎以息风止痉;若咽喉痉挛者,加蜈蚣、桔梗以祛风利咽;若惊厥者,加琥珀、紫石英以重镇安神。

2. 其他疗法

(1)单方、验方

煅蛤粉,每次 0.5~1g,每日 3 次,加糖口服。

吴茱萸 2.5g,木瓜 4g,每日 3 次,水煎服。

全蝎、蜈蚣各等分,共为细末,每次 0.1g,每日 3 次,口服。

(2)针灸治疗

主穴:风府、哑门。

配穴:内关、后溪、风池、四神聪、人中。

采用强刺激手法,每日 1 次,7 天为 1 个疗程。

(二)西医治疗

1. 急性低钙血症的处理 处理原则为补充钙剂和活性维生素 D,并需纠正低镁血症。治疗目标为将血钙升至正常低值或略低,缓解临床症状和低血钙的并发症;同时,避免治疗后继发的高钙血症和高钙尿症。

2. 甲状旁腺功能减退的长期治疗　常规长期治疗应用口服钙剂、活性维生素D或其类似物,以及普通维生素D。该治疗原理是通过口服大剂量钙和活性维生素D或其类似物提高肠内钙吸收,进而纠正因肠钙吸收减少和肾脏钙排泄率增加所致的低钙血症。

3. 治疗目标

(1)减轻低钙血症所产生的症状。

(2)对于甲状旁腺功能减退患者,维持空腹血钙在正常低值或略低于正常,尽可能维持在 2.0mmol/L 以上,甲状旁腺功能减退患者维持血钙在正常范围。

(3)维持血磷在正常或略高。

(4)避免或减少高钙尿症的发生。

(5)维持钙磷乘积在 $55(mg/dl)^2$ 或 $4.4(mmol/L)^2$ 以下。

(6)防止肾脏等软组织的异位钙化,如肾结石或肾钙质沉积。

七、预防、预后及调护

本病的最主要发病因素为颈前手术损伤。患者术前维生素D状态、手术范围、术者经验、术野暴露程度等多种因素会影响到术后甲状旁腺功能减退的出现和程度。因此推荐术前纠正维生素D缺乏。原位保留的甲状旁腺数目是发生暂时性和永久性甲状旁腺功能减退风险的主要决定性因素。甲状腺切除术后 24h 内的PTH 水平较血钙浓度能更准确地预测甲状旁腺功能减退的发生。术后 PTH 水平低于 10～15ng/L 时,建议口服补充钙剂和活性维生素D。先天禀赋不足是甲状旁腺功能减退的第二大病因,自身免疫性疾病和遗传因素可以造成孤立性甲状旁腺功能减退,或者并发甲状旁腺功能减退的综合征,尚无有效措施进行预防。

本病预后视甲状旁腺功能、低血钙程度、血钙下降速度和持续时间、症状轻重与是否及时治疗等情况又有所不同。轻症患者单纯服用钙剂,进高钙低磷饮食即可,维持血钙接近正常水平,预后良好。重症患者反复发作手足搐搦,甚或惊厥,或癫痫样全身搐搦,发作持续时间长,若不及时抢救,可危及生命,发生喉头和支气管痉挛者,病情比较险恶。

甲状旁腺减退症患者可多食高钙低磷食物,如豆腐、蛋白、白面粉等。慎食蛋黄、菜花、鱼类、花生等食品。患者宜远寒湿、避风寒,防止过劳过累、精神刺激等诱发因素。

需重视科普教育,让患者了解甲状旁腺功能减退的相关知识,特别是让患者及家属了解定期检查随访的重要性,重视高尿钙的危害,理解 24h 尿钙等一些繁琐检查的必要性,以预防或延缓长期并发症的发生。

八、中医防治进展

中医对本病的防治记载较少。近年来公开发表的文献显示，本病发作期的治疗以息风解痉、养阴柔筋为主，缓解期以滋养营阴、潜阳息风为主。

巴坤杰认为甲状旁腺功能减退症的中医辨证属内风，治以养血镇潜、祛风和络为原则，治以当归、赤芍、天麻、秦艽各10g，阿胶（烊化）、珍珠母（先煎）、炒桑枝各15g，生地黄、熟地黄各8g，黄芪20g，生龙骨、生牡蛎（后下）各30g，全蝎2g，蜈蚣2条，生甘草3g。

刘元炜等认为本病病理变化为本虚标实，其虚为外感或内伤各种原因所致的阴虚血少，筋脉失养为本；实为风、热、湿、痰、瘀之邪等阻滞经脉。治疗上，一方面去除病因，息风解痉；另一方面养阴柔筋，使筋脉得养，则诸证可平。中药汤剂以"平肝息风，养阴柔筋"为治则。以天麻息风，煅龙牡、珍珠母、煅磁石、煅石决明重镇平肝潜阳；石菖蒲、薏苡仁、砂仁、蚕沙、木瓜、伸筋草祛湿柔筋；当归、生地黄、川芎、白芍合四物汤之义，以补血养血；加用川牛膝、酒大黄寓"治风先治血、血行风自灭"之义；同时，重用白芍，敛阴益营，散邪行血。全方合用，平肝息风，养阴柔筋，使阳亢自平，风湿得祛，筋柔络通。

（王 涵）

参 考 文 献

[1] 廖二元.内分泌代谢病学[M].3版.北京：人民卫生出版社，2012：564-574.

[2] Bilezikian JP，Khan A，Potts JT Jr，et al. Hypopara-thyroidism in the adult：epidemiology，diagnosis，pathophysiology，target-organ involvement，treatment，and challenges for future research [J]. J Bone Miner Res，2011，26：2317-2337.

[3] Powers J，Joy K，Ruscio A，et al. Prevalence and incidence of hypoparathyroidism in the United Statesusing a large claims database [J]. J Bone Miner Res，2013，28：2570-2576.

[4] Underbjerg L，Sikjaer T，Mosekilde L，et al. The epidemiologyof nonsurgical hypoparathyroidism in Denmark：a nationwide case finding study [J]. J Bone Miner Res，2015，30：1738-1744.

[5] Clarke BL，Brown EM，Collins MT，et al. Epidemiologyand diagnosis of hypoparathyroidism [J]. J Clin Endocrinol Metab，2016，101：2284-2299.

[6] Bollerslev J，Rejnmark L，Marcocci C，et al. European Society of Endocrinology Clinical Guideline：Treatmentof chronic hypoparathyroidism in adults [J]. Eur J Endocrinol，2015，173：G1-G20.

[7] Nakamura Y，Matsumoto T，Tamakoshi A，et al. Prevalence of idiopathic hypoparathyroidism and pseudohypoparathyroidism in Japan[J]. J Epidemiol，2000，10：29-33.

[8] Underbjerg L，Sikjaer T，Mosekilde L，et al. Pseudohypoparathyroidism － epidemiology，

mortality and riskof complications [J]. Clin Endocrinol (Oxf),2016,84:904-911.

[9] 刘元炜,王萍,燕树勋.中医治疗特发性甲状旁腺减退症伴颅内钙化1例并文献复习[J].中国社区医师,2019,35(3):108,110.

[10] 姜德友,任鹏鹏,韩洁茹.痉病源流考[J].中国中医急症,2018,27(11):2041-2044.

[11] Schafer AL,Shoback D. Hypocalcemia:Definition, etiology, pathogenesis, diagnosis, and management[M]//Primer on the metabolic bone diseases anddisorders of mineral metabolism. 8th ed. Ames,IA:American Society of Bone and Mineral Research,2013:572-578.

[12] Shoback D. Clinical practice. Hypoparathyroidism[J]. N Engl J Med,2008,359:391-403.

[13] Clarke BL,Brown EM,Collins MT,et al. Epidemiology and diagnosis of hypoparathyroidism [J]. J ClinEndocrinol Metab,2016,101:2284-2299.

[14] Shoback DM,Bilezikian JP,Costa AG,et al. Presentation of hypoparathyroidism:Etiologies and clinicalfeatures [J]. J Clin Endocrinol Metab,2016,101:2300-2312.

[15] Bilezikian JP,Brandi ML,Cusano NE,et al. Management of hypoparathyroidism:Present and future [J]. J Clin Endocrinol Metab,2016,101:2313-2324.

[16] 郑日新,巴执中,肖金.巴坤杰治疗甲状旁腺功能减退症1例[J].安徽中医学院学报,1993,(S1):74-75.

第6章

糖 尿 病

糖尿病(diabetes mellitus,DM)是由于胰岛素分泌绝对或相对不足(胰岛素分泌缺陷),以及机体靶组织或靶器官对胰岛素敏感性降低(胰岛素作用缺陷)引起的以血糖水平升高,可伴有血脂异常等为特征的代谢性疾病。根据2003年国际糖尿病联盟(International Diabetes Federation,IDF)报告,全世界已经确诊的DM患者约1.94亿,到2025年将突破3.33亿。在我国,1980年DM的患病率为0.67%,1994年为2.51%,1996年上升到3.21%,大城市达4%~5%,患病人数达4000万。

随着人们生活水平的提高,现代临床中所见糖尿病较过去人们所认识的消渴病已经发生了很大变化。糖尿病应首先区分胖与瘦,其类型不同,发病的原因、病理特征、进程和预后都有很大差别。肥胖型糖尿病是以肥胖为主要特征的一类糖尿病,血糖升高的同时常伴有血脂异常、血压升高、血尿酸升高等多代谢紊乱,多因长期过食肥甘厚味,醇酒炙煿,加之久坐少动,致饮食水谷堆积壅滞,日久化热而成,是罹患糖尿病的主体人群。我们将以过食肥甘为始动因素,以肥胖为根源的肥胖型糖尿病归属于"脾瘅"范畴。脾瘅阶段若不能得到有效控制,可发展为古代中医所论之"消渴"。若消渴日久,变证百出,则进入后期并发症阶段。可以说,肥胖(或超重)——脾瘅——消渴——消渴并发症是肥胖型糖尿病的自然发展进程。消瘦型糖尿病是以消瘦为主要特征的一类糖尿病,患者往往体弱偏虚,并且病程始末均不出现肥胖,其发病多与遗传、体质、情志等因素相关,包括按西医学标准分类的1型糖尿病、1.5型糖尿病和部分2型糖尿病。这类起病即瘦的消瘦型糖尿病应归属于"消瘅"范畴。先天禀赋薄弱是消瘅发病的先决条件,情志郁怒是促使其发病的重要因素,化"热"是其主要病机,消瘦是其基本特征。若消瘅日久,内热持续耗灼阴液,则可发展为消渴。消渴日久,亦将归于后期并发症阶段,故消瘅——消渴——消渴并发症是消瘦型糖尿病的自然发展进程。

糖尿病的发展演变是一个动态过程,大致分为郁、热、虚、损四个阶段,可理解为因郁而热,热耗而虚,由虚及损,辨证必须首先分清目前疾病所处阶段,向哪个阶段发展,然后标本兼治,既病防变,未病先治。因此,明确糖尿病的发展阶段,把握其论治全貌,规律性地分阶段辨证论治,对提高临床疗效意义重大。

第一节　糖尿病性心脏病

一、概述

糖尿病性心脏病是糖尿病患者在糖脂代谢紊乱的基础上并发或伴发的心脏血管系统病变,包括冠状动脉粥样硬化性心脏病(冠心病),微血管病变性心肌病和心脏自主神经功能失调所致的心律失常和心功能不全。糖尿病性心脏病涉及心脏的大、中、小及微血管损伤,是糖尿病最严重的长期并发症和主要死因之一。其发病机制非常复杂,严重影响患者的生活质量,给患者和社会带来了巨大的负担。

糖尿病性冠心病是糖尿病性心脏病中最主要的一种类型,其发病率最高。糖尿病性冠心病是由于糖尿病并发血脂、血压等代谢紊乱,产生相互作用,进一步导致心脏冠状动脉发生粥样硬化,血管壁形成斑块,致使管腔狭窄或闭塞,血流量减少,造成心脏组织缺血和坏死,该病变可波及多个部位,以弥漫性、多支同时发生病变为特点。据统计,26%~35%的糖尿病患者同时患有冠心病,其中老年人、女性患者冠心病的发病率更高。另一项对中国冠心病住院患者的调查显示,76.9%的患者并发糖代谢异常。

糖尿病性心肌病是糖尿病引起心脏微血管病变和心肌代谢紊乱所致的心肌广泛性坏死,其特点以舒张功能异常为主,心肌间质纤维化、心肌细胞坏死,出现亚临床心功能异常。其早期以舒张性心力衰竭为主,后期可出现收缩性心力衰竭、心律失常及心源性休克,甚至猝死。

糖尿病性心脏自主神经病变是糖尿病引起支配心脏血管自主神经系统病变,导致心律异常,血管舒缩功能紊乱。糖尿病性心脏自主神经病变早期为副交感神经异常,晚期累及交感神经,常因晕厥、恶性心律失常及心衰而致死。

糖尿病心脏病在中医学中论述较少,亦无相应的病名,依其临床表现,可将其归属于糖络病并发或伴有"心悸""怔忡""胸痹""心痛""厥心痛""真心痛""水肿"等病范畴。糖尿病和心脏病变最早可追溯至《内经》时期,如《灵枢·五变》中提出"五脏柔弱者,善病消瘅",《灵枢·本脏》中又进一步说明"心脆则善病消瘅热中",《灵枢·邪气脏腑病形》也提到"心脉微小为消瘅",表明糖尿病与心这一重要脏器间的关系。此后,不少古籍中亦明确说明糖尿病可并发心脏病变。《伤寒论·太阳病》中"消渴,气上撞心,心中疼热",是较早的 "心中疼热"的记载。《诸病源候论》载有"消渴重,心中痛",认为"心中痛"是消渴病晚期重症之一。而《圣济总录》载用止渴瓜蒌饮治疗"……口干舌焦,饮水无度,小便数多,心欲狂乱",用瞿麦穗汤治疗"消渴后头面脚膝浮肿……心胸不利",可视为治疗糖尿病性心脏病较为明确的记载。

二、病因病机

(一)病因

本病多由于糖尿病迁延日久,累及心脏,因心气阴虚或心脾两虚,致痰浊、瘀血内阻心络,或素体心阴阳亏虚,或久病而致心肾阳虚。发病初期为心之气阴不足,心脾两虚,心脉失养,或脾虚痰浊闭阻,胸阳不振;渐至伤及肝、肾,血瘀阻塞心络,心之络脉绌急;病变晚期,心气衰微,水饮停聚,痰、瘀、水互结,络脉受阻,甚或阴损及阳,阴竭阳绝,阴阳离决。

1. **饮食失调** 饮食不当,恣食肥甘厚味或经常饱餐过度,日久损伤脾胃,运化失司,酿湿生痰,发为脾瘅。痰浊上犯心胸,清阳不展,气机不畅,心脉痹阻,遂成本病。或痰郁化火,火热又可炼液为痰,灼血为瘀,痰瘀交结,痹阻心脉而发为本病。

2. **素体虚弱** 素体心脾之气不足,或素体阳虚,血脉失于阳之温煦、气之鼓动,则气血运行滞涩不畅,心脉痹阻,故而发为本病;或素体阴虚,阴亏则火旺,灼津为痰,得之消瘅,痰热上犯于心,心脉痹阻,则发为本病。

3. **情志失调** 忧思伤脾,脾虚气结,运化失司,津液不行输布,聚而为痰,痰浊聚于中焦,阻碍全身气机,气血运行不畅,心脉痹阻,而发为本病。或郁怒伤肝,肝郁气滞,郁久化火,灼津成痰,气滞痰浊痹阻心脉,遂成本病。

4. **日久失治** 糖尿病性心脏病乃消渴病之严重的病证,于中后期出现。因此,消渴病患者迁延,日久失治,血糖失于控制,进一步导致血脂、血压等代谢紊乱,损伤心脏大小血管,心脉痹阻,遂发为本病。

(二)病机

本病是糖尿病长期发展、迁延日久而导致的心脏血管病变,主要为脉损和络损两大类。发病初期,心之气阴不足,心脉失养,同时脾气虚弱,痰浊闭阻上犯于心,心阳不振;或因患者素体阴虚,津伤液少,心之络脉失于滋养。病情进一步发展,瘀血阻滞心之脉络,与痰浊相互搏结,痹阻于心,心之络脉绌急。在糖尿病性心脏病晚期,心气衰微,脉络痹阻严重,痰、瘀、水互结,水饮停聚心胸,甚则阴损及阳,阴竭阳绝。因此,本病病机复杂,总体以气血阴阳亏虚为本,痰凝、血瘀、寒凝、水饮为标,属本虚标实证,其主要病位在心,而伤及脾、肝、肾等脏腑。

1. **痰瘀积脉** 患者或过食肥甘,损伤脾胃,或情志不调,忧思劳倦伤脾,致使脾失健运,水谷精微输布失常,内生痰浊,发为脾瘅。而脾瘅者,痰浊内蕴,日久化热伤阴,则痰热互结,损伤心脉;痰浊内停,令血行瘀滞,痰瘀互结,痹阻心脉。脉络具有渗濡灌注、沟通表里、贯通营卫、津血互渗的生理功能。心脉受损,则发为糖尿病性心脏病。

2. **阴伤络损** 消瘅患者或素体阴虚,或情志不调、五志化火,或年老体衰阴精亏虚,病程日久,阴虚燥热、气阴两虚。气虚者精微物质不能散布周身,留滞于血液,致血瘀。阴虚者,津亏液少,血行不畅,瘀血又化热伤阴,阴伤更甚,形成恶性循环。络脉失于滋养,血流不畅,病理产物堆积,血流动力学发生改变发为糖尿病性心脏病。

三、临床表现

(一)糖尿病性冠心病

1. 症状表现　有明显诱因,如劳累、情绪变化,还包括饱餐、受寒、阴雨天气等因素。有心绞痛表现,常不典型。一般表现为胸闷痛,心前区不适,常为绞痛、紧缩、压迫或沉重感,疼痛放射至后颈背、左肩、上腹部,持续时间几分钟,休息或舌下含服硝酸甘油片常在30s至数分钟内缓解。病情发展可出现心肌梗死。

2. 体征　早期一般没有明确的阳性体征,但疾病发展则出现典型体征,包括第一心音减弱、心界向左下扩大、有时候在心律失常时出现心房颤动、期前收缩。合并心衰时心尖部可闻及奔马律,两下肺可闻及湿性啰音等。

3. 病史　有糖尿病病史或诊断糖尿病的证据,年龄>40岁。具有2条以上冠心病危险因素病史,如高血压、高脂血症、尿微量白蛋白、高胰岛素血症、吸烟史、家族史。

(二)糖尿病性心肌病

1. 症状表现　临床表现为心悸、胸闷、气短、乏力、呼吸困难、发绀、水肿等症状。

2. 体征　可出现心脏扩大,心尖部第一心音减弱。心尖常有收缩期杂音,偶尔心尖部可闻舒张期杂音,心衰加重时杂音增强,心衰减轻时杂音减弱或消失。大多数患者常出现第三心音及第四心音。

心电图表现为房室传导阻滞及室内传导阻滞,室性期前收缩,心房颤动,左心室扩大,有的只有ST改变。胸部X线片可出现心脏扩大,肺淤血。心功能检查可体现为收缩前期(presystole,PEP)延长,左室射血时间(left ventricalar ejection time,LVET)及PEP/LVET比值增加。

3. 病史　有糖尿病病史或诊断糖尿病的证据。

(三)糖尿病性心脏自主神经病变

1. 症状表现　主要可表现为"钟摆样"固定心率,即心率不随呼吸和运动发生快慢变化;同时在体位改变时常出现眩晕,无力,心慌,疲乏等症状;严重者可出现猝死。男性患者发生自主神经病变还可能引起阳痿等性功能障碍表现。

2. 体征　最典型的体征为体位性低血压,表现为体位由卧位至立位变化时出现血压下降(如收缩压>20mmHg或舒张压>10mmHg)。

乏氏反应指数、深呼吸试验、立卧位心率差等功能检查符合糖尿病心脏自主神经病变。

3. 病史 有糖尿病病史或诊断糖尿病的证据。

四、辅助检查

(一)糖尿病性冠心病

1. 心电图 有典型或不典型心肌缺血,休息时心电图心肌缺血的意义大于非糖尿病患者。糖尿病心肌梗死大多有不典型心电图,可表现为 ST 段抬高或者非 ST 抬高和有 Q 波或无 Q 波心肌梗死。

2. 心肌酶谱 若出现心肌梗死可检测到心脏标记物(肌钙蛋白 T 或 I,血清酶学改变)。

(二)糖尿病性心肌病

1. 心电图 可见房室传导阻滞及室内传导阻滞,室性期前收缩,心房颤动,左心室扩大,有的只有 ST 改变。

2. 胸部 X 线片 心脏扩大,肺淤血。

3. 超声心动图 左心室扩大,室壁运动减弱、消失或僵硬,心功能下降。

4. 心功能检查 PEP 延长,LVET 及 PEP/LVET 比值增加。

(三)糖尿病性心脏自主神经病变

1. 心血管反射试验 心血管反射试验在糖尿病性心脏自主神经病变中发挥着重要作用。目前常用的心血管反射试验包括静息时心率测定,深呼吸时心率变化,握拳试验,直立性低血压,立卧位试验。

2. 心率变异度分析 自主神经系统对窦房结的影响是随着体内或外部环境的变化而时时刻刻变化的,这种随着时间而产生的心率周期性变化即为心率变异度。心率变异度可用于评价与心脏有关的自主神经中副交感神经的功能活跃程度,减低为糖尿病性心脏自主神经病变。

五、诊断与鉴别诊断

(一)诊断要点

参考 2009 年出版的《中国医药指南》,糖尿病性心脏病的诊断要点包括:①确诊糖尿病;②有心力衰竭的临床表现;③心脏无扩大者,辅助检查证实有舒张功能障碍;心脏扩大者,伴收缩功能障碍;④排除高血压性心脏病、冠心病、心律失常、心脏瓣膜病等心脏病及甲状腺功能亢进、恶性肿瘤、慢性阻塞性肺疾病等;⑤必要时可行心内膜活检,镜下观察到微血管的改变及 PAS 染色(periodic acid-schiff stain)呈阳性可确诊;⑥存在其他微血管病变的表现,如视网膜、肾血管病变者可间接支持诊断。

(二)鉴别诊断

1. 非糖尿病性冠心病 可通过病史、血糖、糖化血红蛋白检查予以鉴别。

2. **急性心肌梗死应激状态高血糖** 急性心肌梗死时,机体通过大脑垂体-肾上腺系统,促使肾上腺皮质激素大量分泌及肾上腺髓质激素分泌增加,具有拮抗胰岛素作用,使血糖上升,但随着病情好转,3~6个月可恢复正常。

3. **低血糖** 糖尿病患者注射胰岛素时可出现低血糖反应,如心悸、大汗出、头晕等症,通过监测血糖鉴别。

六、治疗

(一)中医治疗

糖尿病性心脏病虽临床表现复杂,包括糖尿病性冠心病、糖尿病性心肌病及糖尿病性心脏自主神经病变三类表现形式。其中医病机总体以气血阴阳亏虚为本,痰凝、血瘀、寒凝、水饮为标,在辨证用药上可参考如下治则治法。

1. **辨证用药**

(1)气阴两虚证

临床表现:胸闷隐痛,时作时止,心悸气短,神疲乏力,自汗,盗汗,口干欲饮,舌偏红或舌淡暗,少苔,脉细数或细弱无力或结代。

治疗法则:益气养阴,活血通络。

方药运用:生脉散(《医学启源》)加减。太子参、麦冬、五味子、三七、丹参。

加减:口干甚、虚烦不得眠,加天冬、酸枣仁;气短甚者,加黄芪、炙甘草。

(2)痰浊阻滞证

临床表现:胸闷痛如室,痛引肩背,心下痞满,倦怠乏力,肢体重着,形体肥胖,痰多,舌体胖大或边有齿痕,舌质淡或暗淡,苔厚腻或黄腻,脉滑。

治疗法则:化痰宽胸,宣痹止痛。

方药运用:瓜蒌薤白半夏汤(《金匮要略》)加减。瓜蒌、薤白、半夏、白酒、干姜。

加减:痰热口苦,加黄连。

(3)心脉瘀阻证

临床表现:心痛如刺,痛引肩背、内臂,胸闷心悸,舌质紫暗,脉细涩或结代。

治疗法则:活血化瘀,通络止痛。

方药运用:血府逐瘀汤(《医林改错》)加减。桃仁、当归、红花、赤芍、牛膝、柴胡、桔梗、枳壳、生地黄、甘草。

加减:心痛甚者,加三七、延胡索、丹参;脉结代,可加炙甘草、人参、桂枝。

(4)阴阳两虚证

临床表现:头晕目眩,心悸气短,大汗出,畏寒肢冷,甚则晕厥,舌淡,苔薄白或如常,脉弱或结代。

治疗法则:滋阴补阳。

方药运用:炙甘草汤(《伤寒论》)加减。炙甘草、生地黄、人参、桂枝、生姜、阿胶、麦冬、火麻仁、当归。

加减:五心烦热,加女贞子、墨旱莲;畏寒肢冷,酌加仙茅、淫羊藿。

(5)心肾阳虚证

临床表现:猝然心痛,宛若刀绞,胸痛彻背,胸闷气短,畏寒肢冷,心悸怔忡,自汗出,四肢厥逆,面色㿠白,舌质淡或紫暗,苔白,脉沉细或沉迟。

治疗法则:益气温阳,通络止痛。

方药运用:参附汤合真武汤(《圣济总录》《伤寒论》)加减。人参、附子、白术、茯苓、白芍。

加减:面色苍白、四肢厥逆,加大人参、制附子用量;大汗淋漓,加黄芪、煅龙骨、煅牡蛎。

(6)水气凌心证

临床表现:气喘,咳嗽吐稀白痰,夜睡憋醒,或夜睡不能平卧,心悸,动辄加剧,畏寒,肢冷,腰酸,尿少,面色苍白或见青紫,全身水肿,舌淡胖,苔白滑,脉沉细或结代。

治疗法则:温阳利水。

方药运用:葶苈大枣泻肺汤合真武汤或苓桂术甘汤(《医宗金鉴》《伤寒论》《金匮要略》)加减。葶苈子、制附子、茯苓、白术、人参、白芍、桂枝、五加皮。

加减:胸腹水,加桑白皮、大腹皮。

2. 其他疗法

(1)中成药

①糖尿病合并冠心病

通心络胶囊[人参、水蛭、全蝎、赤芍、蝉蜕、土鳖虫、蜈蚣、檀香、降香、乳香(制)、酸枣仁(炒)、冰片]:每粒0.26g。建议用法用量:一次2～4粒,一日3次。口服。用于心脉瘀阻证。

复方丹参滴丸(丹参、三七、冰片):每丸27mg。建议用法用量:一次10丸,一日3次;4周为1个疗程;急性发作时,一次10～15粒。口服或舌下含服。用于心脉瘀阻证。

速效救心丸(川芎、冰片):每粒40mg。建议用法用量:一次4～6粒,一日3次;急性发作时,一次10～15粒。含服。用于心脉瘀阻证。

地奥心血康胶囊(黄山药或穿龙薯蓣根茎的提取物):每粒含甾体总皂苷100mg。建议用法用量:一次1～2粒,一日3次。口服,饭后服用。用于心脉瘀阻证。

养心氏片[黄芪、党参、丹参、葛根、淫羊藿、山楂、地黄、当归、黄连、延胡索(炙)、灵芝、人参、甘草(炙)]:每片0.3g。建议用法用量:一次4～6片,一日3次。口服。用于气阴两虚证。

②糖尿病合并心律失常

参松养心胶囊[人参、麦冬、山茱萸、丹参、酸枣仁(炒)、桑寄生、赤芍、土鳖虫、甘松、黄连、南五味子、龙骨]：每粒 0.4g。建议用法用量：一次 2～4 粒，一日 3 次。口服。用于气阴两虚证。

稳心颗粒(党参、黄精、三七、琥珀、甘松)：每袋 9g。建议用法用量：一次 1 袋，一日 3 次。开水冲服。用于气阴两虚证。

参芪降糖颗粒(人参茎叶皂苷、五味子、黄芪、山药、地黄、覆盆子、麦冬、茯苓、天花粉、泽泻、枸杞子)：每袋 3g。建议用法用量：一次 1g，一日 3 次，1 个月为 1 个疗程，效果不显著或治疗前症状较重者，一次用量可达 3g，一日 3 次。口服。用于气阴两虚证。

③糖尿病合并心衰

芪苈强心胶囊(黄芪、人参、附子、丹参、葶苈子、泽泻、玉竹、桂枝、红花、香加皮、陈皮)：每粒 0.3g。建议用法用量：一次 4 粒，一日 3 次。口服。用于心肾阳虚证。

麝香保心丸(人工麝香、人参提取物、人工牛黄、肉桂、苏合香、蟾酥、冰片)：每丸 22.5mg。建议用法用量：一次 1～2 丸，一日 3 次，或症状发作时服用。口服。用于心脉瘀阻证。

(2)针灸

①糖尿病合并心律失常

体针：穴位组方以心俞、巨阙、内关、神门为主。采用平补平泻法，阳虚和血瘀患者用温法。具有宁心安神、定悸的功效，加减用于治疗糖尿病合并心律失常各证型。

耳针：穴位组方以心俞、神门、皮质下、胰俞、交感、内分泌为主。每次 3～4 穴，中等刺激留针 15～30min，一日 1 次或用压丸法。具有宁心定悸、降糖的功效，加减用于治疗糖尿病合并心律失常各证型。

②糖尿病合并冠心病

体针：穴位组方以巨阙、膻中、心俞、厥阴俞、膈俞、内关为主。采用捻转泻法，行手法后久留针。具有益气活血、通阳化浊的功效，加减用于治疗糖尿病合并冠心病各证型。

耳针：穴位组方以心、交感、神门、内分泌为主。强刺激久留针，间歇行针，或压丸法。具有益气活血、宁心定志的功效，加减用于治疗糖尿病合并冠心病各证型。

③糖尿病合并心衰

体针：穴位组方以心俞、厥阴俞、膏肓俞、膻中、大椎、内关为主。行针时先泻后补或配灸法。具有补心气、温心阳的功效，加减用于治疗糖尿病合并心衰各证型。

耳针：穴位组方以心、肾、神门、交感、平喘、皮质下、肾上腺为主。强刺激留针

30～60min。具有温阳化水、定气平喘的功效，加减用于治疗糖尿病合并心衰各证型。

（3）中药注射剂

①复方丹参注射液：每次 2ml，肌内注射，一日 2 次；静脉滴注，一日 1 次。用于糖尿病合并心绞痛及急性心肌梗死。

②参麦注射液：一次 20～100ml，用 5％葡萄糖注射液 250～500ml 稀释后应用，一日 1 次。用于治疗糖尿病合并冠心病之气阴两虚证。

③参附注射液：一次 20～100ml，用 5％～10％葡萄糖注射液 250～500ml 稀释后使用，一日 1～2 次。用于糖尿病合并心衰中因阳气暴脱而导致的厥脱证（感染性、失血性、失液性休克等）；也可用于阳虚（气虚）所致的惊悸、怔忡、喘咳等。

临床上用于治疗心血管病的中成药及中药注射剂很多，只要是不含糖的剂型几乎都可用于糖尿病心脏病的治疗，但一定要辨证施治，切忌辨病不辨证。

（二）西医治疗

1. 控制危险因素　包括糖代谢紊乱、高血压、高血脂和吸烟。

①糖尿病基础治疗：在饮食和运动治疗的基础上，选择合适的降糖药物治疗，要特别强调防治低血糖的发生，以免诱发心、脑血管意外。

②控制高血压：高血压的治疗应包括生活方式干预，着重于运动、减轻体重、限盐及限制饮酒，药物治疗以血管紧张素转化酶抑制药（ACEI）或血管紧张素Ⅱ受体拮抗药为首选。为达到降压目标，通常需要多种降压药物联合应用，使用 β 受体阻滞药和噻嗪类利尿药需注意药物对糖代谢的不良影响。

③调节血脂：在进行调脂治疗时，应将降低低密度脂蛋白、胆固醇作为首要目标。根据血脂谱检验的指标有针对性地选择降血脂药物，并接受强化的生活方式干预治疗，包括减少饱和脂肪酸和胆固醇的摄入、减轻体重、增加运动及戒烟、限酒、限盐等。

2. 糖尿病合并冠心病的治疗　抗血小板治疗，抗凝治疗、β 受体阻滞药、硝酸酯类药物、钙通道阻滞药及冠状动脉重建术等。

3. 糖尿病并发急性心肌梗死的治疗　急性心肌梗死患者均应进入 CCU 病房，吸氧，心电图和血压监测，检查心肌酶谱，进行评价，解除焦虑，解除疼痛；心肌再灌注治疗，包括静脉溶栓和急行经皮冠状动脉介入；出现严重心律失常、心力衰竭或心源性休克等并发症时应及时处理。

4. 糖尿病并发心功能不全的治疗

①非药物治疗：主要包括减轻心脏负荷和增强心肌收缩力。休息是减轻心脏负荷的主要措施之一，包括限制体力和心理活动。低盐饮食也是减轻心脏负荷的方法之一。

②心力衰竭的治疗：选用利尿药和（或）硝酸酯类药物；若出现窦性心动过速，

加用 β 受体阻滞药；快速心房颤动可使用洋地黄，避免用血管扩张药。

③晚期左心衰竭的治疗：选用 ACEI 类；利尿药改善充血症状和消除水肿；洋地黄类；其他正性肌力药物；扩张血管药物；其他辅酶 Q10、多种维生素等。

5. 糖尿病心脏自主神经病变的治疗

①使用醛糖还原酶抑制药和食物中补充肌醇等有助于防治神经病变。

②β-肾上腺素受体阻滞药：心动过速选用普萘洛尔。

③钙拮抗药：快速心律失常，用维拉帕米、地尔硫卓。

④心功能不良：洋地黄与利尿药合用。

⑤体位性低血压的治疗：体位改变时动作要缓慢，避免骤然起立，平时宜穿弹力袜、紧身裤或用弹力绷带，以减少直立时下肢静脉血液瘀滞。必要时服用泼尼松等药物。

⑥补充大量维生素：如维生素 B_1、维生素 B_6、维生素 C、维生素 E 和烟酸，甲钴胺，硫辛酸。

⑦其他支持疗法：腺苷三磷酸（ATP）、辅酶 A、辅酶 Q10、肌苷均可选用。

七、预防、预后及调护

(一)预防

糖尿病患者并发心脏病时，一般糖脂代谢紊乱已比较严重，患者病程多漫长，因此对于糖尿病性心脏病应以预防为主要原则。应及早发现、诊断糖尿病患者的心功能损伤情况，及早诊断糖尿病性心脏病。对于已经确诊的患者应定期进行心电图检查，观察患者心功能的动态变化，定期监测患者血压、血脂、血糖等血生化指标，若患者出现明显的心律不齐、血压降低、恶心呕吐、疲乏等症状或体征时，应引起患者及医师的重视，及时进行心功能方面的检查，避免患者心血管并发症的误诊与漏诊。

控制血糖是预防糖尿病性心脏病的重要手段，通过积极控制血糖，稳定患者糖脂代谢异常状态，尽可能将血糖维持在正常或接近正常水平，可遏制糖尿病进一步发展，产生心血管病变。

其次，应对糖尿病患者强化糖尿病及其并发症的相关健康知识，强化患者和高危人群自我管理和保健意识。要求患者根据病情需要及时进行复查、定期进行血糖监测，并主动寻求医疗帮助，积极配合糖尿病及其他代谢紊乱的临床治疗，这样可在根源上预防糖尿病性心脏病及其他糖尿病并发症的发生。

另外，在糖尿病性心脏病的预防中，运动习惯与生活方式亦至关重要。糖尿病患者及其他高危人群应保持健康、良好、规律的生活习惯，在饮食方面要做到适量、适时、适当，合理搭配营养摄入，控制总热量的摄入，饮食保持清淡。同时，糖尿病患者及高危人群应戒烟、戒酒。近年来已有临床研究显示，吸烟在诱发糖尿病性心脏病中具有重要作用。

(二)预后与疾病转归

糖尿病性心脏病作为糖尿病最严重的并发症,患者往往临床结局较差,致死率、致残率较高。统计表明,70%～80%的糖尿病患者死于心血管并发症或伴随症,病程进展快,预后差。

在糖尿病性心脏病的早期,其多以实证为主,寒凝、气滞、血瘀、痰阻之间相互影响;在实证形成的过程中,则阴、阳、气、血渐虚,常交互出现,逐渐加重。若辨证准确,及时治疗,标本兼顾,去除诱因,病情一般可得到控制和缓解。若失治误治,病情可不断进展,最终导致心脉闭塞,可发为心肌梗死,若合并心力衰竭、心源性休克,常危及生命。

(三)调摄与护理

1. 合理的膳食 饮食的调摄对于糖尿病性心脏病患者十分重要,患者在治疗中应遵循低脂、低盐、低碳水化合物、高蛋白质、高纤维素食物的原则;少食多餐,忌甜食、饱食、烟、酒及刺激性食物,提高严格和长期执行规范饮食管理的自觉性,定量进餐。

2. 适当的运动 运动主要以有氧训练为主,包括步行、骑车、爬山、游泳、打门球、打乒乓球和羽毛球等。有节律的舞蹈、中国传统的拳操等也是合适的运动方式,可因人而异。建议每周至少进行150min中等强度有氧运动或90min高强度有氧运动。体力活动至少每周进行3次,且不能连续2天无体力活动。较大量活动(每周7h中高强度有氧运动)有助于长期大幅体重减轻。当然一定注意个体差异,循序渐进。

3. 控制体重 肥胖是导致糖尿病性心脏病的重要因素,控制体重可以显著减少肥胖患者与2型糖尿病相关的心血管疾病。控制体重主要包括减少脂肪摄入、降低总能量摄取及增加体力活动。

4. 戒烟 吸烟是心血管疾病的重要危险因素,可使心血管患者人群的10年死亡率增加20%,而在糖尿病人群中死亡风险急剧增加至120%。因此,糖尿病性心脏病患者应完全戒烟。

八、中医防治进展

本病临床以虚实夹杂多见,治疗时应标本兼顾。本虚以气血阴阳亏虚为主,其中补气为治本的关键,同时根据病情而施以养阴、补阳、补血之法;标实以痰凝、血瘀、寒凝、水饮为标,临床当综合辨证,施以化痰、活血、祛寒、化饮之法。文献研究表明,临床用于治疗糖尿病性心脏病最常用的药物类型为补虚药,佐以清热药和活血化瘀药,同时根据临床表现可灵活配伍理气药、利水渗湿药、解表药及化痰止咳平喘药等。临床对于糖尿病性冠心病、糖尿病性心肌病及糖尿病性心脏自主神经病变的治疗,具体又各有其特色。

(一)糖尿病性冠心病

董学芳等采用益气养阴、活血通络的方法治疗糖尿病合并冠心病气阴两虚型兼有血瘀患者,方选生脉汤合补阳还五汤加减(生黄芪、人参、麦冬、赤芍、白芍、川芎、当归、地龙、桃仁、丹参、五味子等),治疗后患者心前区不适症状明显缓解,总有效率达 93.75%。温兴韬等运用益气养阴活血法,治疗糖尿病合并冠心病气阴两虚兼有血瘀型患者,自拟方药(黄芪、山药、生地黄、玄参、丹参、太子参、茯苓、白术、红花、苍术、知母、天花粉等),该方根据患者中医证候进行辨证加减,不但能减轻患者糖脂代谢和临床症状,而且还能改善患者预后情况。支艳等临床应用健脾化痰、活血化瘀、益气养阴法,方选祛痰化瘀饮(茯苓、石菖蒲、丹参、赤芍、川芎、郁金、鬼箭羽、黄芪、天花粉、泽泻、山楂等),通过临床观察证实此法能够改善糖尿病合并冠心病患者血脂和临床症状。雷义举善用补脾肾气、化痰祛瘀法治疗本病,选用六味地黄丸、生脉饮为主,选加二陈汤、桃红四物汤化裁对 32 例糖尿病合并冠心病患者进行治疗,经过 2 个月的治疗,临床症状及心电图检查均有所改善。

(二)糖尿病性心肌病

张艳等通过 80 例早期糖尿病性心肌病患者,给予益气养阴活血方(黄芪、葛根、丹参、牡丹皮、五味子等),12 周后与对照组相比,益气养阴活血组患者 hs-CRP(超敏 C 反应蛋白)、BNP(脑钠肽)、D-D(D-二聚体)水平显著降低,证明了益气养阴活血的方法对于早期糖尿病性心肌病具有一定的效果。冉永玲等通过 2012—2015 年住院的 80 例糖尿病心肌病心功能不全患者给予芪参益气滴丸来研究其治疗效果。本方主要成分有黄芪、丹参、三七及降香,具有益气活血、通脉止痛之效。结果显示,与对照组相比,使用芪参益气滴丸治疗的患者空腹血糖、餐后 2h 血糖、糖化血红蛋白、血脂、BNP、6min 步行距离、心电图、超声心动图均有改善,表明其对糖尿病心肌病心功能不全患者机体的代谢及微血管病变起到积极的治疗作用,进而预防糖尿病心肌病心功能不全的发生和发展,并改善其预后。陈淼等选取糖尿病心肌病且存在心衰症状、体征,左室射血分数>47%,BNP>400ng/L 的患者120 例,在常规治疗的基础上给予研究组心衰宁合剂(红参、炙甘草、黄芪、玉竹、红花、附片、益母草、丹参等),治疗后研究组血浆 BNP、血清 AGEs(晚期糖基化终末产物)、IL-6(白细胞介素-6)、CRP 水平,心室舒张功能的改善幅度均较对照组显著,表明了心衰宁合剂能够改善糖尿病心肌病患者的心脏舒张功能。杨龙采用清热滋阴,安神养阴的治法,以天王补心丹加味(白茯苓、远志、丹参、龙眼肉、玄参、麦冬、桔梗、柏子仁、生地黄、酸枣仁、人参、五味子、当归、天冬、炙甘草等)治疗 42 例糖尿病性心肌病患者,治疗后治疗组患者临床症状得到明显改善,其有效率为90.5%。在心肌酶谱检测结果中,治疗组患者降低水平明显高于对照组患者。

(三)糖尿病性心脏自主神经病变

阎英杰等纳入 120 例糖尿病性心脏自主神经病变患者,治疗组在西医常规治疗的基础上采用具有益气养阴、清热活血功效的益心胶囊治疗,治疗后患者临床症状、体征及糖化血红蛋白、心率变异性各指标较治疗前有明显改善,与对照组相比具有统计学差异,证明了益心胶囊具有降低血糖、调节心脏神经功能的作用。李家柱纳入 80 例糖尿病性心脏自主神经病变,治疗组在常规治疗的基础上用桂枝汤加减治疗,治疗后患者的心率变异性指标显著优于治疗前及对照组,提示了桂枝汤能够有效促进患者心脏自主神经功能的改善。李秋雨对 60 例糖尿病性心脏自主神经病变(气虚血瘀型)患者在西医基础治疗的基础上给予参红凝心胶囊加甲钴胺片,治疗后与对照组基础治疗加甲钴胺片相比,治疗组的中医证候积分、心率变异性指标具有显著改善,其总有效率达 93.3%。刘昕烨等纳入 100 例糖尿病性心脏自主神经病变患者,治疗组在常规治疗的基础上给予调心饮(黄芪、桂枝、白芍、黄连、黄芩、栀子、炙甘草等),治疗后其总有效率为 82.35%,血糖及心率变异性指标均明显降低,证实了中药调心饮对改善糖尿病性心脏自主神经病变的预后有重要意义。

(郑玉娇)

参 考 文 献

[1] 中华中医药学会糖尿病分会.糖尿病中医防治指南[M].北京:中国中医药出版社,2007:47-52.

[2] 《中国糖尿病防治指南》编写组.中国糖尿病防治指南[M].北京:北京大学医学出版社,2010:29-32.

[3] 苏胜偶.糖尿病诊治和预防[M].石家庄:河北科学技术出版社,2002:61-64.

[4] 吴金荣,赵忠印.老年糖尿病并发症防治与调养[M].北京:金盾出版社,2003:73-144.

[5] 邓尚平.临床糖尿病学[M].成都:四川科技出版社,2000:220.

[6] 李广智.糖尿病性心脏病——陈灏珠院士[J].老年医学与保健,2006,12(1):64-65.

[7] 中国心脏调查组.中国住院冠心病患者糖代谢异常研究[J].中华内分泌代谢杂志,2006,22(1):7-10.

[8] 张发荣.中西医结合糖尿病治疗学[M].北京:中国中医药出版社,1998:214-215.

[9] 林兰.中西医结合糖尿病学[M].北京:中国医药科技出版社,1999:64,339-365.

[10] 沈稚舟,吴松华,邵福源,等.糖尿病慢性并发症[M].北京:科学出版社,1999:98-116.

[11] 李霞.糖尿病性心脏病的治疗及预防方式[J].医疗装备,2016,29(12):202-203.

[12] 张桂华.糖尿病饮食治疗中食物交换份的计算[J].护士进修杂志,2005,20(8):727-728.

[13] 张红,巴哈尔·木提拉.糖尿病性心脏病的特点与护理对策[J].新疆医学,2011,41(4):76-77.

[14] 陈方敏.糖尿病心脏病中医药文献研究与方药证治规律探微[D].广州,广州中医药大学,2010.

[15] 董学芳,王寿海.生脉汤联合补阳还五汤治疗糖尿病合并冠心病 32 例[J].陕西中医,2010,

31(10):1280-1281.

[16] 温兴韬,王欢,方朝晖.益气养阴活血法治疗糖尿病性冠心病35例观察[J].中医药临床杂志,2008,20(4):384-385.

[17] 支艳,魏汉林,张文龙,等.祛痰化瘀饮对老年糖尿病合并冠心病患者胰岛素抵抗和血液高凝状态的影响[J].现代中西医结合杂志,2011,20(7):793-794.

[18] 雷义举.中医辨证治疗糖尿病性冠心病32例[J].医药论坛杂志,2004,25(6):60-61.

[19] 张艳,齐峰,张英泽,等.益气养阴活血法对早期糖尿病心肌病hs-CRP、BNP、D-D的影响[J].环球中医药,2016,9(10):1240-1242.

[20] 冉永玲,戴小华.芪参益气滴丸治疗糖尿病心肌病心功能不全临床疗效观察[J].中医药临床杂志,2016,28(6):811-815.

[21] 陈森,武星,王国兴.心衰宁合剂对糖尿病心肌病患者心脏舒张功能的影响研究[J].现代中西医结合杂志,2016,25(25):2787-2789.

[22] 杨龙.42例糖尿病性心肌病患者采用天王补心丹加味治疗的临床效果[J].糖尿病新世界,2016,19(12):9-10.

[23] 阎英杰,王淑珍,刘福来,等.中药对糖尿病心脏自主神经病变患者心率变异性的影响[J].时珍国医国药,2009,20(10):2415-2416.

[24] 李家柱.桂枝汤加减治疗糖尿病心脏自主神经病变的临床疗效[J].药品评价,2016,13(9):29-30.

[25] 李秋雨.参红宁心胶囊治疗糖尿病心脏自主神经病变(气虚血瘀型)临床观察[D].郑州:河南中医学院,2015.

[26] 刘昕烨,王燕,杨金龙,等.调心饮治疗糖尿病心脏自主神经病变临床研究[J].中国中医药信息杂志,2014,21(9):30-32.

第二节　糖尿病性脑血管病

一、概述

糖尿病性脑血管病是糖尿病致死、致残的主要原因之一,其发病率为$4.6\%\sim11.4\%$。基本病理基础为动脉粥样硬化及微血管基底膜增厚,糖原沉积,脂肪样及透明变性。糖尿病脑血管病包括出血性和闭塞性血管病变、脑梗死、一过性脑缺血、脑动脉硬化等,属于中医学"中风""偏枯"等范畴。最新资料表明,糖尿病脑动脉硬化发生率达70%。糖尿病患者合并脑血管病变的总数是非糖尿病患者的$4\sim10$倍,其中88%为缺血性卒中。

糖尿病性脑血管病与非糖尿病性脑血管病在临床类型上无特异性差别,但糖尿病性脑血管病主要为脑血栓形成,而脑出血较少,这可能是由于糖尿病患者对缺血损伤的抗损伤能力下降所致。在脑梗死中,糖尿病为非糖尿病患者的2倍以上,而在脑出血中,糖尿病为非糖尿病患者的半数以下;因脑梗死而死亡者,糖尿病患者比非糖尿病患者多2倍以上,而在脑出血中则相反。

糖尿病性脑血管病的另一个特点是中小动脉梗死和多发性病灶较为多见,尤其是腔隙性梗死更常见。这种特点与糖尿病所致脑血管损伤的广泛性及特征性的微血管病变有关。脑梗死的发病部位以椎-基底动脉系统支配的小脑、脑干、大脑中动脉支配的皮质和皮质下部位的梗死较多见。特别是脑干旁正中穿支的血管供应区损伤最多见,其中桥脑底部的软化灶为非糖尿病患者的3倍。

中医古代文献中没有"糖尿病性脑血管病"的记载。对于该病的认识和论述散见于有关"中风"或"消渴"的资料中。如《素问·通评虚实论》云"凡治消瘅,仆击,偏枯,痿厥,气满发逆,甘肥贵人,膏粱之疾也",可见早在《内经》时代,古代医家就认识到消渴与偏枯有着共同的病理基础。金元时期李东垣在《兰室秘藏》记述消渴患者有"上下齿皆麻,舌根强硬、肿痛……四肢痿弱……善怒健忘"等症状。明代戴思恭在《证治要诀·消瘅》中,对该病亦有阐述,即"三消日久,精血既亏,或目无所见,或手足偏废,如风疾"。对于糖尿病脑梗死的中医病名归属观点较多,归纳起来大约有以下三种:① 认为该病发生于消渴病的基础之上,与消渴病的病因病机基本一致,疾病早期以消渴病的临床表现为主,无明显的肢体不遂、语言不利,因此将其归属于"消渴病"的范畴;② 将其归属为"中风"范畴。认为糖尿病脑梗死虽然属于消渴病的变证,但表现为偏身麻木、语言不利,甚至半身不遂、口眼㖞斜,以中风病的临床表现为特征,以中风为急为重;③ 再者,认为糖尿病脑梗死可称之为"消渴病脑病"。广义的消渴病脑病泛指消渴合并的各种脑部病变;狭义消渴病脑病即指消渴中风,与西医学糖尿病性脑血管病变基本一致。

二、病因病机

(一)病因

1. 病因　本病病因较多,从临床看以内因引发者居多。归纳起来,中风的发生不外虚(阴虚、气虚)、火(肝火、心火)、风(肝风、外风)、痰(风痰、湿痰)、气(气逆)、血(血瘀)六端。

(1)情志郁怒:五志过极,心火暴甚,可引动内风而发卒中。临床以暴怒伤肝为多,因暴怒则顷刻之间肝阳暴亢,气火俱浮,迫血上涌则其候必发。至于忧思悲恐,情绪紧张均为本病的诱因。

(2)饮食不节:过食肥甘醇酒,脾失健运,聚湿生痰,痰郁化热,引动肝风,挟痰上扰,可致病发,尤以酗酒诱发最烈。

(3)劳累过度:《素问·生气通天论》言"阳气者,烦劳则张",即指人身阳气,若扰动太过,则亢奋不敛。本病也可因操持过度,形神失养,以致阴血暗耗,虚阳化风扰动为患。再则纵欲伤精,也是水亏于下,火旺于上,发病之因。

(4)气候变化:本病一年四季均可发生,但与季节气候变化有关。入冬骤然变冷,寒邪入侵,可影响血脉循行。正如《素问·调经论》说"寒独留,则血凝泣,凝则脉不通……"其次早春骤然转暖之时,正值厥阴风木主令,内应于肝,风阳暗动,也可导致本病发生。

(5)血液瘀滞:血瘀的形成多因气滞血行不畅或气虚运血无力,或因暴怒血蕴于上,或因感寒收引凝滞,或因热伤阴耗液所致等,本病的病机多以暴怒血蕴或气虚血瘀最为常见。

2. 西医病因 尚未阐明。已有研究证实以血管病变为主,在此基础上出现血液成分和血流动力学改变,大脑自动调节功能失调,脑局部血流量下降,脑血栓形成。血管病变的产生因素包括以下内容。

(1)高血糖:对血管内皮有直接的毒性作用,它能抑制人体内皮细胞 DNA 合成,损伤内皮屏障。体内极低密度脂蛋白(very low density lipoproteins,VLDL)生成增多,转变为高密度脂蛋白(high density lipoproteins,HDL)受限,血中低密度脂蛋白(low density lipoproteins,LDL)浓度增高。LDL 是一种高效的致动脉粥样硬化因子。

(2)高胰岛素血症:①影响体内的脂质代谢。脂蛋白脂肪酶(lipoproteinlipase,LPL)对胰岛素的调节作用产生抵抗,使 VLDL 合成增多,清除减少,导致或加重了高三酰甘油血症,刺激动脉内膜增厚。②促进动脉粥样斑块形成。在内皮受损部位,胰岛素可促使脂肪酸在细胞内合成,抑制胆固醇水解,使细胞内胆固醇沉积而导致血管粥样硬化损伤。增强交感神经系统的活性,促进肾小管对钠的重吸收,而诱发高血压。③诱导动脉壁细胞成分的生长与繁殖。胰岛素是一种促生长因子,直接作用于血管平滑肌细胞,使其增殖,并向内膜移行。

(3)蛋白非酶糖化:最终形成较为稳定的糖基化终末产物(advanced glycation end products,AGEs)。使毛细血管基底膜增厚。LDL 被糖化后形成人糖化低密度脂蛋白(GLYLDL),它能促使血小板聚集,具有细胞毒性。糖化后的 LDL 不能与特异性 B、E 受体结合,造成胆固醇在血管壁内堆积,GLYLDL 很难被成纤维细胞识别,而被巨噬细胞摄取,形成泡沫细胞,促进动脉粥样硬化形成。另外,GLYLDL 极易被 AGEs 捕获,促进血管壁纤维外脂质的堆积,进一步加速动脉粥样硬化。

(4)氧化应激:可使多种细胞成分发生氧化应激而导致组织损伤。毛细血管基底膜脂质过氧化,导致血管通透性增高,血浆蛋白渗出增加及基底膜增厚。氧化的LDL(OX-LDL)可直接损伤内皮细胞,又可增强单核细胞和 T 淋巴细胞对内皮细胞的黏附和向内皮下移行,还可诱导内皮细胞表达多种黏附因子,最后形成泡沫细胞,诱发或参与了动脉粥样硬化形成。

(5)血液流变学变化:糖尿病患者常有血浆蛋白、纤维蛋白原升高,血浆内第Ⅷ因子增加;使红细胞变形能力降低,对血管内皮细胞黏附性增强,导致血液黏度增加。使血小板功能亢进,内皮素(endothelin,ET)异常表达和释放增加,血栓素和前列环素比例失调,加速了血小板聚集,使血管舒缩功能失调,导致血液高凝、高滞。

(6)大脑自动调节功能失调:不能代偿脑灌流压的改变,导致脑局部血流量下降。发生机制中自主神经病变是重要的。

(7)脑缺血是脑细胞死亡的直接原因:研究表明,当脑血流量减少到 20ml/(100g·min)时,神经原电活动衰竭,<15ml/(100g·min)时离子泵进行性耗竭,至 10ml/(100g·min)时,神经原不可逆死亡。

脑缺血的结果主要导致:① 细胞酸中毒,使乳酸增加;② 细胞膜磷酸代谢障碍,损伤线粒体;③ 有害神经递质释放,主要释放兴奋性氨基酸、自由基、溶酶体和一氧化氮。

(8)高血压、肥胖、吸烟等。

(二)病机

中风病位在脑,病性属本虚标实。起病即见神昏者多为邪实窍闭,病位深,病情重;如昏聩不知,瞳神异常,甚至出现呕血、抽搐、高热、呃逆等,则病情危重,若正气渐衰,多难救治;以肢体不遂、口舌歪斜、言语謇涩、偏身麻木为主症而无神昏者,病位浅,经及时治疗多预后较好,但 3/4 中风患者留有不同程度的后遗症。

1. 肝肾阴虚,风阳内动　消渴病日久,脏腑愈虚,阴液亏耗。阴液亏竭,经脉失养变生内风而致虚风内动,肝阳偏亢,出现痉挛肉跳,手足麻木,甚至肢体偏瘫等症状。消渴病中风以素体肝肾亏损,气血不足为本,主要责之于肝,复因劳心过度、耗伤心血,终致肝肾阴虚;木少滋荣,必导致水不涵木,肝阳偏亢,风阳内动。

2. 津亏液耗,气阴两虚　消渴病早期常常表现为阴虚为本,燥热为标。随着病程的发展,燥热愈甚则阴津愈虚,阴津愈虚则燥热愈甚,两者相互影响,互为因果。病程迁延,使气阴两虚。燥热炽盛,煎熬阴血或气虚导致血行迟缓而成瘀血。脑络瘀阻,元神失养可出现健忘、痴呆、眩晕、偏瘫等症状。

3. 饮食不节,痰瘀痹阻　长期嗜食膏粱厚味,醇酒炙煿损伤脾胃。脾胃受损,脾失健运而致湿浊中阻,聚湿生痰,痰蕴化热化风,风热痰瘀上蒙清窍,或痰瘀阻于脑络而见半身不遂,口眼㖞斜,言语不利,甚则猝然昏仆,不省人事。

4. 劳逸失度,耗伤真阴　日久失养,或患病后过度烦劳,均可致真阴暗耗。肾阴被耗必损及肝和其他脏腑,五脏柔弱,风火痰瘀随之而生,痹阻脉络发为中风;或肝阳暴张,气血逆乱,闭塞清窍,而见意识昏蒙不清,甚则昏迷不省人事,发为中风。

三、临床表现

主症:神志障碍、半身不遂、偏身麻木、口眼㖞斜、言语謇涩等特定的临床表现。

轻症仅见眩晕、偏身麻木、口眼㖞斜、半身不遂等症状。舌质多暗,有瘀斑、瘀点,脉弦或弦滑。若脉洪大、促疾、沉迟,为病情危重之象。

前驱症状:头晕、头痛、记忆力减退、肢体感觉异常或乏力、语言不利等。发作时表现:头痛较剧,伴恶心、呕吐,或意识丧失,或有抽搐,或突然肢体偏瘫,或肢体突然变得痿弱不利。

主要体征:①颈内动脉系统:绝大多数表现为偏瘫。颅内动脉闭塞,患侧视力障碍,眼动脉闭塞则失明,视束、视放射受累则偏盲。大脑前动脉闭塞,瘫痪以足和小腿为主,旁中央小叶受累则尿失禁。大脑中动脉闭塞,内囊受累出现偏瘫、偏身感觉障碍及偏盲;优势半球有运动性失语,非优势半球有失用、失认及体象障碍。②椎—基底动脉系统:双枕叶梗死者出现皮质盲,视力丧失,光反射存在;累及优势半球颞、顶叶者有失写、失读、失认等。脑干受累的基本症状为交叉性麻痹,病变侧颅神经及对侧肢体瘫痪。延髓外侧综合征(Wallenberg syndrome)表现为眩晕、球麻痹、眼球震颤、病侧 Horner 征和小脑性共济失调,面部及对侧肢体感觉障碍。病侧外展及面部神经麻痹称脑桥腹外侧综合征(Millard-Gubler syndrome);向病侧凝视不能称脑桥腹内侧综合征(Foville syndrome);基底动脉本身闭塞出现闭锁综合征,意识保留,四肢、面部及延髓麻痹,只能用眼球上下运动示意。中大脑脚综合征(Weber syndrome)则病变侧动眼神经麻痹,对侧偏瘫,双侧病变则意识不清,四肢瘫,瞳孔散大,光反射消失,眼球上视受限,上肢有粗大舞动。

脑血供障碍程度取决于:① 供血障碍发生速度和持续时间;② 病变大小及部位:病灶大或在重要处,功能丧失重;③ 脑血管解剖特点和侧支循环建立或脑供血恢复速度及程度。

四、辅助检查

1. 血糖检测及糖耐量试验 一般血糖偏高。

2. 脑脊液检查(cerebro-spinal fluid,CSF): 一般为阴性。

3. 血脂、肾功能、血液流变学等。

4. 影像学检查 CT 检查、磁共振(MRI)可明确诊断,确定病灶部位、大小、性质的主要手段。磁共振(MRI)对腔隙性梗死的诊断优于 CT,可更早期显示微小病灶。

5. 介入放射学 数字减影血管造影(digital subtraction angiography,DSA)可发现阻塞血管的部位、范围(长度)、程度及侧支循环情况。

6. 经颅彩色多普勒超声(TCD) TCD 是检测脑血液动力学最先进的手段之一,其对脑动脉狭窄的部位、范围、程度的诊断,准确率为 87%～95%,特异性为95%～97%。TCD 可诊断颅内血管痉挛、狭窄和闭塞。局部狭窄血流,异常增高的峰值流速(VS) 提示该血管供血区可能有梗死灶。

7. 同位素脑血流测定 ① 局部脑血流量（regional cerebral blood flow，rCBF）：吸入^{133}氙（^{133}Xe）或注射放射性同位素，探测脑血流量[ml/（100g·min）]并成像，可显示缺血部位及程度；② 正电子发射脑断层扫描（PET）：回旋加速器产生的 18F－去氧葡萄糖等能参与脑代谢并发出 β 射线，经探头摄取，计算出脑代谢血流和耗氧量并成像，用于超早期诊断，但价格较贵；③ 单光子发射断层扫描（SPECT）：注射^{99m}Tc HM－PAO 后，在脑内分布同 rCBF，发出 γ 射线，扫描后重建图像。适用于大面积梗死；④同位素脑显像：注射^{99m}Tc HM－PAO 后，在脑内分布同 r CBF，发出 γ 射线，扫描后重建图像。用^{99m}锝（^{99m}Tc）显示病变，临床少见。

8. 神经电生理检查 主要用于辅助诊断及观察、预测病情。①脑电图（electro encephalogram，EEG）：急性期异常率约 75％。病灶处 α 波消失或波幅、频率低，δ和 θ 慢波增多。椎-基底动脉闭塞，45％ 呈双侧低电活动，或有"α 昏迷"电活动；②脑电地形图（brain electrocodes activity mapping，BEAM）：用计算机对脑电信号进行分析。直观，以不同灰度阶图显示脑功能状态；敏感，对散在慢波检出优于 EEG；定量分析，以 UV2 代表不同频段能量。急性期局限性 δ 波功率高，水肿时 θ 波功率高，α 波功率下降且慢化，异常率达 80％～93％。可与 EEG 互补分析；③诱发电位：体感诱发电位（somatosensory evoked potential，SEP）、视觉诱发电位（visual evoked potential，VEP）、脑干听觉诱发电位（brain stem auditory evoked potential，BAEP）等急性期阳性率为 70％～90％，VEP 急性期阳性率为 25％～30％，出现波潜伏期延长，波幅低或无典型波。对半球、视路、脑干病变有定位参考价值。

五、诊断与鉴别诊断

（一）诊断要点

1. 主症 神志障碍、半身不遂、偏身麻木、口眼㖞斜、言语謇涩等特定的临床表现。轻症仅见眩晕、偏身麻木、口眼㖞斜、半身不遂等症状。舌质多暗，有瘀斑、瘀点，脉弦或弦滑。若脉洪大、促疾、沉迟，为病情危重之象。

2. 发病情况 起病急聚，病情复杂。有暴怒之后顷刻昏仆、骤然起病者；有猝然眩晕、麻木，数小时后迅速发生半身不遂，伴有口眼㖞斜，病情逐渐加重者；有猝发半身不遂、偏身麻木等症，历时短暂而一日 3～5 次复发者。

3. 发病年龄 中年以上，糖尿病史 3 年以上者多见。50－70 岁年龄组发病率最高，占发病人数的 60％ 以上。

4. 发病先兆 一般以眩晕和（或）肢体一侧麻木为常见的发病先兆。

具备以上临床表现，结合起病形式、诱因、先兆症状、年龄即可诊断中风病。结合影像学检查（头颅 CT 或 MRI）可明确诊断。

5. **病类诊断**　临床按其有无猝然昏仆、不省人事分为中经络、中脏腑两大类。以口眼㖞斜、肢体偏废或肢体活动不利为主而无神志改变者为中经络；以猝然昏迷，不省人事等神志改变为主者属于中脏腑。起病即出现眩晕、视一为二、瞳神异常、饮水发呛等临床表现者，病情多迅速加重，直中脏腑而出现神志昏蒙。

6. **病期诊断**　急性期：发病 2 周以内，神昏者可延长至发病 4 周；恢复期：发病 2 周至 6 个月；后遗症期：发病 6 个月以后。

(二)鉴别诊断

1. **痫证**　痫证以发作性神昏、肢体抽搐为主要表现，神昏时四肢抽搐、口吐涎沫，或发出异样叫声、醒后一如常人。中风病神昏者常伴有半身不遂，神志转清后多留有半身不遂、口舌歪斜、言语謇涩等。

2. **厥证**　厥证以突然神昏、面色苍白、四肢厥冷、移时苏醒为主要表现，醒后无半身不遂等症，与中风病之神昏而半身不遂不同。

3. **口僻**　口僻以口眼㖞斜为主症，主要表现为病侧额纹消失、闭目不能、鼻唇沟变浅、口角下垂，患者发病前可有同侧耳后疼痛，但不伴有半身不遂、偏身麻木等症。部分中风病患者也可出现口眼㖞斜，但多伴有眩晕、偏身麻木或肢体力弱等症状。

4. **痿病**　痿病以肢体痿软无力、肌肉萎缩为主要特征，多发病缓慢，渐进加重；少数患者亦可急性起病，但多表现为双侧肢体无力，与中风病之半身不遂不同。

糖尿病性脑血管病的临床诊断是糖尿病与脑血管病的叠加，无论是在糖尿病的基础上发生脑血管病，还是患脑血管病后又证实有糖尿病，均可诊断为糖尿病性脑血管病。

一些患者在发生脑血管病前，糖尿病症状可以很轻，甚至缺乏，血糖在空腹状态下也可以正常。在发生急性脑血管病时，由于机体的应激状态，可使糖尿病症状典型化，血糖明显升高。另一方面，一些非糖尿病者发生急性脑卒中后，也可引起尿糖阳性，血糖升高。在此情况下，若仅是"应激性糖尿病"，随着病情的稳定，患者的血糖水平也逐渐下降，恢复正常。当然，此种情况往往是糖耐量减低所致，可在患者康复后行口服糖耐量试验来确诊。若为糖尿病引起，病情稳定后，血糖虽有一定程度下降，但仍高于正常。

具备脑血管病的诊断(多为轻型脑卒中)，血糖正常者，如存在下列条件之一者，应警惕糖尿病的存在：①发病年龄较轻的缺血性脑血管病，病因不明者；②既往有高血糖史者；③肥胖及(或)并发高血压、冠心病者；④有糖尿病阳性家族史者；⑤CT、MRI 显示多发性腔隙性脑梗死。

糖尿病患者，尤其病程较长者，往往脑部已有中、小梗死，这些病灶通常可不表现出明显的局灶性症状，但一旦发生代谢异常时，则在意识障碍的同时，即可出现局限性症状，发生偏瘫、局限性癫痫、颅神经麻痹等，很容易被误认为是新的器质性病变出现。因此,必须考虑到各种代谢障碍时出现的脑部症状的可能性并加以鉴别。这些代谢障碍中最多见者为低血糖、非酮症性高渗性糖尿病昏迷、糖尿病酮症酸中毒、糖尿病乳酸性酸中毒。

六、治疗

(一)中医治疗

消渴病中风急性期多以风、火、痰、瘀为主,恢复期和后遗症期则多转化为气虚、阴虚或兼有痰瘀。中风病证候演变迅速,应注意其动态时空性特征,根据病程进展的不同时点辨别出相应的证候要素及其组合特征,指导临床遣方用药,判断预后。

1. 辨证用药

辨证论治:临床按其有无猝然昏仆、不省人事分为中经络、中脏腑两大类,分别辨证论治。以口眼㖞斜、肢体偏废或肢体活动不利为主而无神志改变者为中经络,临床有阴虚、气虚、痰瘀等证候;以猝然昏迷、不省人事等神志改变为主者属于中脏腑,临床分为闭证和脱证。

(1)中经络:以口眼㖞斜、肢体麻木、活动不利或半身不遂为主症,而无神志改变。临床可分为三型论治。

①阴虚阳亢,风阳上扰

临床表现:头晕头痛,耳鸣眼花,心烦健忘,急躁易怒,腰膝酸软,骤见口眼㖞斜,手抖舌颤,语言謇涩,舌红,苔薄黄,脉弦数。

治疗法则:育阴潜阳,息风通络。

方药运用:镇肝熄风汤合天麻钩藤饮加减。白芍 12g,玄参、天冬各 10g,生龙骨、生牡蛎(先煎)各 30g,牛膝 10g,天麻 12g,钩藤(后下)10g,赭石(先煎)20g,生地黄 15g,龟甲 12g。

加减:痰多,加天竺黄、川贝母、胆南星;头晕头痛甚,加石决明、菊花、夏枯草;腰酸耳鸣重,加灵磁石、桑寄生。

②气虚痰盛,痰浊阻络

临床表现:眩晕,肢体麻木不仁,突然口眼㖞斜,口角流涎,舌强语謇,半身不遂,意识尚清楚,舌淡,苔白腻,脉弦滑。

治疗法则:健脾燥湿,化痰通络。

方药运用:半夏天麻汤。天麻、半夏各 10g,白术 12g,陈皮 6g,党参、茯苓各 12g,钩藤(后下)、地龙各 10g,全瓜蒌 15g。

加减:眩晕较重伴恶心、呕吐,加赭石;胸闷心烦、口苦、舌苔黄腻,加黄连;神昏嗜睡,加石菖蒲。

③气血不足,脉络瘀阻

临床表现：面色苍白，头晕目眩，气短懒言，失眠多梦，健忘纳呆，肢体麻木，突然半身不遂，口眼㖞斜，舌质暗淡或有瘀斑，苔薄白，脉濡细。

治疗法则：益气补血，活血通络。

方药运用：四君子汤合桃红四物汤加减。党参 15g，白术 10g，茯苓 12 g，甘草5 g，当归 12g，川芎 10g，生地黄 12g，丹参 15g，红花 6g，赤芍、白芍各 10g。

加减：气短乏力明显，加黄芪；有明显的肌肤甲错，加当归、川芎、三棱、莪术。

（2）中脏腑

①闭证

阳闭

肝阳鸱张，风升阳动

临床表现：突然昏仆，不省人事，牙关紧闭，口噤不开，两手紧握，大便秘结，肢体强劲拘急，伴面红身热，气粗口臭，躁扰不宁，舌红苔黄燥，脉弦滑，数而有力。

治疗法则：凉血开窍，清肝息风。

方药运用：先用局方至宝丹一粒化服，继用羚羊角汤加减。羚羊角（冲服）1g，生地黄 15g，牡丹皮 10 g，白芍 15 g，石决明（先煎）30g，菊花（后下）10g，夏枯草12g，钩藤（后下）15g，龟甲 12g。

加减：面赤，加牛膝；抽搐拘急甚，加全蝎、僵蚕；痰涎壅盛，加天南星、天竺黄、竹沥水；口臭，加藿香；便秘，加生大黄、枳实。

痰火燔结，蒙蔽清窍

临床表现：形体肥硕，痰热气盛，骤然倒仆，不省人事，牙关紧闭，声高气粗，痰声漉漉，面红目赤，两手紧握，抽搐，舌强语謇，半身不遂，大便秘结，舌红苔黄腻。

治疗法则：豁痰开窍，通腑涤窍。

方药运用：先以安宫牛黄丸化水灌服或鼻饲，再以三化汤、涤痰汤加减。大黄、厚朴、枳实、半夏各 10g，胆南星、陈皮各 6g，人参 10g，茯苓 12g，菖蒲 10g，竹茹、甘草各 6g，生姜 3 片。

加减：腹胀便秘，舌红苔黄燥者重用大黄，加芒硝；痰多加瓜蒌、天竺黄、竹茹；四肢抽搐加羚羊角（代）、钩藤；半身不遂加僵蚕、全蝎。

阴闭

临床表现：突然昏仆，不省人事，牙关紧闭，口噤不开，两手紧握，大便秘结，肢体强劲拘急，兼有痰涎壅盛，四肢欠温，静卧不烦，口唇青紫，舌紫暗或有瘀斑，苔白腻，脉沉滑。

治疗法则：辛温开窍，豁痰息风。

方药运用：先用苏合香丸化服，继服导痰汤。陈皮 6g，竹茹 12g，枳实 10g，茯苓 15g，菖蒲 8g，胆南星 10g，钩藤（后下）15g。

加减：肢体强直酌加僵蚕、全蝎、石决明；痰涎壅盛加川贝母、天竺黄、猴枣散。

②脱证

临床表现:骤然昏仆,不省人事,鼻鼾息微,手撒遗尿,肢体软瘫,汗多肢冷,目闭口开,舌淡苔白,脉微欲绝。

治疗法则:回阳固脱。

方药运用:参附汤加味。人参、附子、五味子各 10g。

加减:汗出不止加黄芪、煅龙骨、煅牡蛎;神昏加菖蒲、远志。

(3)常见变证的治疗:中风急性期重症患者出现顽固性呃逆、呕血等变证,需及时救治。

①呃声短促不连续、神昏烦躁、舌质红或红绛、苔黄燥或少苔、脉细数者,可用人参粳米汤加减,药用西洋参(单煎)6g、粳米 30g 以益气养阴,和胃降逆;如呃声洪亮有力、口臭烦躁,甚至神昏谵语、便秘尿赤、腹胀,舌红苔黄、燥起芒刺,脉滑数或弦滑而大者,选用大承气汤加减,药用大黄(后下)15g,芒硝(冲)9g,厚朴 9g,枳实 9g,沉香粉冲服以通腑泄热,和胃降逆;如烦热症状减轻,但仍呃声频频,可予平逆止呃汤(经验方)治疗,药用炒刀豆 9g,青皮 6g,枳壳 9g,旋覆花(包煎)9g,法半夏 6g,枇杷叶 9g,莱菔子 9g,鲜姜 3g 以和胃理气降逆;兼气虚加生晒参(单煎)6g。

②出现呕血、神志迷蒙、面红目赤、烦躁不安、便干尿赤、舌质红、苔薄黄或少苔无苔,脉弦数者,可予犀角地黄汤加减,药用水牛角(先煎)30g,生地黄 30g,赤芍 9g,牡丹皮 9g 以凉血止血,或选用大黄黄连泻心汤,还可用云南白药或三七粉、大黄粉等鼻饲。如出现高热不退,可给予紫雪散以清热凉血。

(4)后遗症

①半身不遂

气虚血瘀

临床表现:半身不遂,口舌歪斜,言语謇涩或不语,偏身麻木,面色㿠白,气短乏力,自汗出,心悸便溏,手足肿胀,舌质暗淡,有齿痕,舌苔白腻,脉沉细。

治疗法则:益气活血。

方药运用:补阳还五汤。黄芪 30g,当归 9g,桃仁 9g,红花 9g,赤芍 15g,川芎 6g,地龙 9g。

加减:气虚明显者,加党参 15g 或太子参 15g 以补益中气;言语不利者,加远志 9g,石菖蒲 9g,郁金 9g 以豁痰开窍;心悸喘息者,加桂枝 6g,炙甘草 6g 以温阳通脉;肢体麻木者,加木瓜 30g,伸筋草 15g 以通经活络;下肢瘫软无力者,加续断 9g,桑寄生 15g,杜仲 9g,川牛膝 9g 以滋补肝肾;小便失禁者,加桑螵蛸 9g,益智仁 9g 以固摄下焦;肢体拘挛疼痛属血瘀重者,加莪术 9g,水蛭 3g,鬼箭羽 15g,鸡血藤 30g 以活血通络;或补阳还五汤减黄芪,加蒲黄(包煎)15g,苏木 9g,䗪虫 6g,豨莶草 30g 以祛瘀通络。

阴虚风动

临床表现：半身不遂，口舌歪斜，言语謇涩或不语，偏身麻木，眩晕耳鸣，手足心热，咽干口燥，舌质红而体瘦，少苔或无苔，脉弦细数。

治疗法则：育阴息风，活血通络。

方药运用：育阴通络汤加减。生地黄 15g，山茱萸 9g，钩藤（后下）15g，天麻 9g，丹参 15g，白芍 9g。

加减：挟有痰热，加天竺黄 6g，胆南星 6g 以清化痰热；心烦失眠，加莲子心 9g，首乌藤 30g，珍珠母（先煎）30g 以清心安神；头痛、头晕重者，加石决明（先煎）30g，菊花 9g 以平肝清热；半身不遂而肢体拘急麻木，加当归 15g，鸡血藤 30g，水蛭 3g 以活血通络。

②音喑

痰浊阻窍

临床表现：舌强语涩，肢体麻木，或见半身不遂，口角流涎，舌红苔黄，脉弦滑。

治疗法则：除痰开窍。

方药运用：选用解语丹加减。天麻 9g，全蝎 6g，白附子 6g，制天南星 6g，天竺黄 6g，石菖蒲 9g，郁金 9g，远志 9g，茯苓 9g。

肝肾不足

临床表现：音喑，心悸气短，下肢软弱，阳痿遗精早泄，腰膝酸软，耳鸣，夜尿频多，舌质淡体胖，苔薄白，脉沉细。

治疗法则：补肝肾，益脑髓。

方药运用：选用地黄饮子合解语丹加减。熟地黄 15g，山茱萸 9g，茯苓 15g，肉苁蓉 15g，巴戟天 9g，石菖蒲 9g，远志 9g，郁金 9g，制天南星 6g，天竺黄 6g。

2. 其他疗法

（1）中成药及单验方

①大活络丹：理气豁痰，舒筋活络，每次 1 丸，每日 2 次。

②华佗再造丸：活血化瘀，化痰通络，每次 6g，每日 3 次。

③人参再造丸：祛风化痰，活血通络，每次 1 丸，每日 3 次。

④竹沥饮：鲜竹沥、生姜汁、生葛根汁各等分，每次 6g，开水调服。具有化痰通络之功。

（2）针灸治疗

①体针：根据病情的轻重，肢体功能障碍程度的不同，辨证取穴。

中风先兆（短暂脑缺血发作）：中风先兆的取穴与针灸方法如下。

取穴：上星、百会、印堂、肩髃、曲池、足三里、阳陵泉。眩晕加头维、风池；夜眠不安加四神聪、神门；烦躁者加太冲、合谷。

方法：上星平刺，百会直刺，印堂斜刺，施捻转补泻法，其余穴位直刺平补平泻法,每日1次,每次30min。2周为1个疗程。

中经络:中经络的取穴与针灸方法如下。

取穴:内关、人中、三阴交、极泉、尺泽、委中。上肢不能伸者加曲池;手指握固者加合谷、太冲。

方法:先刺双侧内关,捻转提插相组合泻法,继刺人中用雀啄手法。其他穴位用直刺平补平泻法,每日1次,每次30min。2周为1个疗程。

中脏腑:分为闭证与脱证。

闭证:取内关、人中用泻法,取十宣以三棱针点刺放血,每穴出血量1~2ml。

脱证:取内关、人中用泻法,取气海、关元、神阙施隔附子饼灸法,持续4~8h,取太冲、内庭施补法。

后遗症期取穴与针灸方法如下。

口眼㖞斜:取风池、太阳、下关、地仓透颊车、健侧合谷。

失语:取上星透百会、风池,取金津、玉液三棱针点刺放血,加廉泉、通里、天柱。

上肢不遂:曲池、风池、极泉、尺泽、合谷、八邪、肩髃、外关。

下肢不遂:委中、三阴交、环跳、阳陵泉、昆仑。

构音障碍、吞咽障碍(假性球麻痹):内关、人中、风池、廉泉。

以上诸穴,除特殊刺法外,均用平补平泻手法,隔日1次,每次30min至1h,1~1.5个月为1个疗程。

②头针:头与脑皆为脏腑、经络之气血聚集的部位,它们在生理上密切相关,头部是调整全身气血的重要部位,故针刺头皮部可作用于脑,可治疗中风病。选体征对侧运动区、足运感区、感觉区。进针后捻转3min,可在施术后出现症状缓解。

偏侧运动障碍:取对侧运动区;下肢瘫取对侧运动区上1/5,对侧足运区;上肢瘫取对侧运动区中2/5;面部瘫,流涎,舌歪斜,运动性失语,取对侧运动区下2/5。

偏身感觉障碍:取对侧感觉区;下肢感觉障碍,取对侧感觉区上1/5,对侧足感区;上肢感觉障碍,取对侧感觉区中2/5;头部感觉障碍,取对侧感觉区下2/5。

③耳针:取下屏尖、耳神门、肾、脾、心、肝、眼、胆、缘中、耳尖、瘫痪相应部位、降压沟。每次取3~5穴,针双侧,用毫针中等刺激。闭证可耳尖放血;后遗症隔日1次。10次为1个疗程,休息5天进入第2个疗程,疗程视病情而定。

④灸法

取穴:以足阳明经穴为主,辅以太阳、少阴经穴。

配穴:言语謇涩配哑门、廉泉、通里;口眼㖞斜配翳风、地仓、颊车、下关、合谷、攒竹、太冲;下肢瘫痪配环跳、大肠俞、阴陵泉、足三里、承扶、风市、悬钟、三阴交、委中;上肢瘫痪配肩髃、曲池、手三里、合谷、外关。

方法:治疗时每次选3~5穴,每穴灸1~3min,或5~7壮,初病每日灸1次,恢复期隔日灸1次,15次为1个疗程。

(3)中医康复治疗:在本病恢复期及后遗症期,适时要用导引、推拿、按摩等综合疗法,对于肢体功能、语言功能等方面的恢复有一定功效。

①导引疗法:主要适用于消渴病中风后遗症。主要功法是强壮功。自然呼吸法,坐式或卧式,意守丹田,辅助功法可选保健十三式、太极内功、中风导引十四法、循经大循环按摩、循经小循环按摩等任意一种。

②推拿疗法:适用于消渴病中风恢复期及后遗症期的半身不遂。手法用推、滚、按、捻、搓、拿、擦等。取风池、肩井、天宗、肩髃、曲池、手三里、合谷、环跳、阳陵泉、委中、承山等穴。部位:颜面部、背部及四肢,以患侧为重点。推拿治疗可促进气血运行,有利于患肢功能的恢复。

③穴位导引:嘱患者仰卧位或坐位,医者将丹田气运至手部内劳宫,手置于患者的头部(百会穴)用意念导引,将患者体内浊气经涌泉穴导引至体外,起到舒通经络、调和气血的作用。

④穴位按摩:嘱患者仰卧位,医者将丹田气运至两手部,再将手置于患肢部位的经穴处进行穴位按摩,顺序是从患肢远端到近端,或循经络走行方向进行。

对失语有舌伸缩障碍者,可行食中指运气点按舌根 3~5min,再行气导引,将舌向外牵拉。配合运气点颊孔、迎香、四白、承浆等穴。面肌麻痹,发音困难者,点按天突、人迎穴等。有面瘫者可以双手中指点按地仓、颊车、下关、风池、翳风、太阳、阳白、承泣、合谷、曲池等穴,或施用推拿术,用双拇指从迎香至地仓至颊车,由上及下,由内及外来回推拿 36 次。以上疗法一般每日 1 次,每次约 30min,15 次为 1 个疗程。

(二)西医治疗

糖尿病缺血性脑血管病主要指脑梗死、脑动脉硬化、一过性脑缺血等。主要治疗原则是增进血供、氧供及其利用,减少梗死区或半暗带区;降低脑代谢,尤其是发热、高血糖等增高的代谢;防止并发症;预防复发。

1. 内科综合支持治疗　应特别注意血压的调控,脑梗死早期的高血压处理取决于血压升高的程度及患者的整体情况和基础血压。如收缩压在 185～210mmHg 或舒张压在 115～120mmHg,也可不必急于降血压治疗,但应严密观察血压变化;如果＞220/120mmHg,则应给予缓慢降血压治疗,并严密观察血压变化,尤其防止血压降得过低。

2. 抗脑水肿、降颅高压　可用 20％甘露醇 125～250ml 快速静脉滴注,6～8h 1 次,颅内压增高明显或有脑疝形成时,可加大剂量,快速静推。呋塞米:一般 20～40mg 静脉滴注,6～8 小时 1 次,与甘露醇交替使用可减轻二者的不良反应。甘油果糖:250～500ml 静脉滴注,每日 1～2 次,脱水作用温和。此外还可应用七叶皂苷钠,该药具有抗炎、抗渗出及消除肿胀的作用,常用量为 10～20mg 加入 5％葡萄糖或生理盐水 100ml 中静脉滴注,每日 1～2 次。

3. 改善脑血循环

(1)溶栓治疗:在<6h 的时间窗内有适应证者可行溶栓治疗。尿激酶:100万～150 万 U,溶于生理盐水 100～200ml 中,持续静滴 30min。rtPA:剂量为0.9mg/kg(最大剂量 90mg),先静脉推注 10%(1min),其余剂量连续静滴,60min滴完。溶栓治疗后 24h 内一般不用抗凝、抗血小板药,24h 后无禁忌证者可用阿司匹林每日 300mg,共 10 天,以后改为维持量每日 75～100mg。

(2)降纤治疗:巴曲酶、降纤酶、蚓激酶等。脑梗死早期(特别是 12h 以内)可选用降纤治疗;高纤维蛋白原血症患者更应积极开展降纤治疗。

(3)抗凝治疗:不作为常规治疗,心源性梗死患者可予低分子肝素 4000～5000U 腹壁皮下注射,连用 7～10 日,华法林 6～12mg,每晚 1 次,3～5 日改为 2～6mg 维持,监测国际标准化比值(international normalized ratio,INR)。

(4)抗血小板制剂:阿司匹林每日 75～150mg,晚餐后服用。氯吡格雷每日75mg。多数无禁忌证的不溶栓患者应在卒中后尽早(最好 48h 内)开始使用阿司匹林。

(5)扩容:对于脑血流低灌注所致的急性脑梗死如分水岭梗死可酌情考虑扩容治疗,主要用低分子右旋糖酐 500ml 静脉滴注,每日 1～2 次。

(6)神经保护剂:降低脑代谢,干预缺血引发细胞毒性机制。常用的有胞二磷胆碱、吡拉西坦、钙通道阻滞药、金纳多(银杏叶提取物)等。胞二磷胆碱每次0.5～0.75g,静脉滴注,每日 1～2 次。自由基清除剂:维生素 C、维生素 E、依达拉奉。

4. 其他 脑出血的治疗主要是对有指征者,应及时清除血肿、积极降低颅内压、保护血肿周围脑组织。

(1)一般治疗:一般应卧床休息 2～4 周,避免情绪激动及血压升高。保持呼吸道通畅,吸氧,昏迷或有吞咽困难者在发病第 2～3 天即应予鼻饲。过度烦躁不安的患者可适量用镇静药;便秘者可选用缓泻药。加强口腔护理,及时吸痰,保持呼吸道通畅;预防感染。

(2)调控血压:血压≥200/110mmHg 时,在降颅内压的同时可慎重平稳降血压治疗,使血压维持在略高于发病前水平或 180/105mmHg 左右;血压降低幅度不宜过大,否则可能造成脑低灌注。

(3)降低颅内压:脑出血的降颅内压治疗首先以高渗脱水药为主,如甘露醇或甘油果糖,可酌情选用呋塞米、白蛋白。

(4)止血药物:一般不用,若有凝血功能障碍可应用,时间不超过 1 周。

七、预防、预后及调护

(一)对中风病的预防要做到"未病先防"和"既病防变"

对于素有心悸、眩晕、消渴、头痛等病证者应积极治疗,预防中风病的发生。如出现眩晕、头痛、耳鸣等肝阳上亢症状者,可予平肝潜阳法,选用天麻钩藤饮加减;若见头晕、头重或头昏沉、口中黏腻、舌苔腻、舌质紫暗等痰瘀内阻者,可予化痰通络法,以半夏白术天麻汤加减;若以头痛、手足麻木、口唇紫暗、舌质紫暗或有瘀斑、瘀点等为主要表现者,宜活血通络,以血府逐瘀汤加减。

若患者出现眩晕、头痛、一过性视物不清、言语不利、手足麻木或无力、口角流涎等视为中风先兆,应及时诊治,避免发展为中风。风痰阻络者,以息风化痰、活血通络法治疗;肝风内动者,以平肝息风、活血通络法为主,也可酌情选用活血化瘀的中药注射液静脉滴注。

（二）自我调护

1. 调节情志　消渴病中风患者病后出现肢体偏瘫、口角歪斜等症状,这往往在心理上给他们造成极大压力,大部分患者由于考虑到家庭负担、个人前程等因素而忧心忡忡或焦急烦躁,这对疾病的治疗与恢复都是不利的。作为患者,必须首先在心理上战胜自我,适时调节自己的情志,可利用听音乐、听广播或听别人读小说、报纸、讲故事等方式来放松自己,保持舒畅的心情,配合医护人员的治疗与护理,促进病体早日康复。

2. 饮食宜忌　消渴病脑卒中患者尤其要注意饮食宜忌,一方面保证营养丰富,另一方面又必须适当控制饮食量。食谱应以清淡为原则,避免油腻厚味、肥甘助湿助火之品。在恢复期,可在饮食中酌加奶、瘦肉、蛋及新鲜蔬菜如菠菜、芹菜、黄瓜等。此外,患者必须忌烟酒。

3. 预防褥疮　褥疮是中风患者的大敌,尤其消渴病脑卒中患者更易产生褥疮,且治疗比较困难。要防止褥疮的发生,必须做到勤翻身,常揉背,衣服、被单要做到平、整、干。当皮肤受压发红时,应及早以手掌揉擦或外搽红花酊,以改善局部血液循环。

八、中医防治进展

糖尿病性脑血管病的病情复杂,林兰认为本病应归于中医学"中风""偏枯"范畴,并涉及头痛、眩晕、痰证、血瘀等。博采中医学对这些疾病的认识和论述,结合糖尿病的病机特点,林兰认为糖尿病性脑血管病的发生不外虚、痰、火、气、血等多方面的病理改变。林师认为糖尿病主要分为阴虚热盛、气阴两虚和阴阳两虚三型,气阴两虚是消渴病最常见的证型。气虚、阴虚是糖尿病脏腑功能失调的必然结果,也是糖尿病性脑血管病的主要病理基础,瘀血、痰浊是主要的兼挟之邪。糖尿病性脑血管病临床按其有无猝然昏仆、不省人事,分为中经络、中脏腑两大类。中经络又以临床不同证候辨为阴虚、气虚、痰瘀等。

王佳佳认为络病是广泛存在于糖尿病慢性并发症中的病理状态,是糖尿病慢性并发症共同的病理基础,也是糖尿病性脑血管病的重要病理机制。脑络受阻是糖尿病性脑血管病病变过程中的主要病理结果,贯穿疾病发展的始终。糖尿病性脑血管病病理演变涉及络气虚滞、络脉瘀阻、络脉拙急、络脉瘀塞、络脉瘀结等证,诸证根本在于络脉阻滞,临床应仔细辨别风、痰、火、瘀及风痰、痰瘀等兼夹邪气,治疗以疏通脑络阻滞为主要原则,祛除阻滞脑络的病因,使络脉得通、脑络通利。若处于急性期,应结合络脉阻滞的原因与特点,采用息风、化痰、泻火、祛瘀等方法,使脉道通利、脑络宣通。若处于慢性期或后遗症期,则结合久病入络、络脉空虚的特点,采用益气、养阴、补血等方法,使气血充盈、脑络得养。如此以通为先、以通为用、以补为通、通补结合,可从根本上改善络阻与络虚的病理本质。虫类药为血肉有情之品,性喜攻逐走窜,通经达络,搜剔疏利,无处不至,具有破积消癥、活血祛瘀、宣风泻热、搜风剔络、行气和血、补益培本等独特的功效和治疗作用。因此在治疗糖尿病性脑血管病时,针对久病入络、血脉瘀滞证常用虫类药以疏通经络、活血化瘀。僵蚕、蝉蜕可搜风涤痰、清热通络。地龙、全蝎、蜈蚣可平肝息风、通络止痉,多用于改善"血脉绌急"引起的头痛、眩晕等症。水蛭、蛴螬、䗪虫可逐瘀破结、活血通经,适用于瘀血重症。使用虫蚁药应以"祛邪而不伤正,效捷而不猛悍"为原则,配伍恰当、选用合理则能显著改善络脉病变、调节微循环、增加脑供血、降低血糖血脂。如出现恶心、呕吐等胃肠道反应,应减少药量,或配合健脾养胃中药。如出现皮肤瘙痒、皮疹等过敏反应,应停药或配合清热疏风等中药。

仝小林等经过多年临床实践和理论总结,认为糖尿病为食、郁、痰、湿、热、瘀交织,其病机演变分为郁、热、虚、损四个阶段。糖尿病和脑血管病的病因病机在很多方面是相通的,主要病因为先天禀赋不足、脏腑柔弱或后天失养、嗜食肥甘、感受外邪、情志内伤、劳逸失度、气滞血瘀等,病机为本虚标实。糖尿病性脑血管病是在郁、热、虚、损基础上因气、火、痰、瘀等因素,导致气血上逆,挟痰挟火,横窜经络,蒙蔽清窍。纵观郁、热、虚、损四个阶段乃因郁而热,热耗至虚,由虚及损。络脉损伤在糖尿病脑血管病确诊前就已存在并贯穿疾病全过程。因糖尿病的特点是血液黏稠,重点应以调理气血,解决高凝高黏血证为主。仝小林教授认为糖尿病性脑血管病总治则为通腑活血涤痰、滋阴清热。应在早期即开始选用辛香疏络、辛润通络、活血通络诸法,不能到疾病后期才开始活血通络。该方法对减轻高血糖的损伤,延缓并发症的出现具有较高临床价值。

(徐海蓉)

参 考 文 献

[1] 迟家敏.实用糖尿病学[M].3版.北京:人民卫生出版社,2009:456.

[2] 陈丽.大面积脑梗死的诊断及治疗[J].中国城乡企业卫生,2008,1:36-38.

[3] 陆海灵,龙运玲.中西医结合治疗方法在脑梗死中的应用[J].现代中西医结合杂志,2008,17(30):4807-4808.

［4］ 倪青.糖尿病脑血管病的中西医结合诊断与治疗［J］.实用糖尿病杂志,8(1):58-59.

［5］ 王桂侠,李广仁,欧阳一冰,等.糖尿病大鼠局灶脑缺血再灌损伤与脑组织 TGF-β 1Mrnt 表达［J］.中华内分泌代谢杂志,2001,17(1):53.

［6］ 方岩,袁向东,李家亮,等.临床脑血管疾病［M］.郑州:河南医科大学出版社,1998:283-283.

［7］ 王洗,张志强.糖尿病性脑血管病［J］.天津医科大学学报,2002,8(2):274-277.

［8］ 董彦敏,倪青.辨证谨守痰虚瘀　论治慎选中西药——辨治糖尿病脑血管病的经验［J］.辽宁中医杂志,2000,6(27):241-242.

［9］ 高彦彬.络病与糖尿病慢性并发症［J］.北京中医药大学学报(中医临床版),2008,15(3):17-20.

［10］ 高想.虫类药的应用历史与展望［J］.中华中医药杂志,2010,25(6):807-808.

［11］ 何大平,丁学屏.丁学屏论治糖尿病性脑血管病变的经验［J］.光明中医,2016,31 (24):3563-3564.

［12］ 沈艳,周端,曹敏.虫类药治疗心血管疾病临床应用［J］.吉林中医药,2014,34(7):681-684.

［13］ 苏浩,仝小林,王皓洁.仝小林教授治疗糖尿病学术观点和经验［J］.中国医药指南,2008,24(6):198-200.

第三节　糖尿病肾病

一、概述

糖尿病肾病(diabetic kidney disease,DKD)作为糖尿病全身性微血管并发症之一,是由环境和遗传因素共同参与的复杂疾病。其临床特征为蛋白尿、渐进性肾损伤、高血压、水肿,晚期出现严重肾衰竭。在我国,由糖尿病引起的慢性肾脏病(chronic kidney disease,CKD)患者已占住院人数的 1.1%,是引起终末期肾病(end stage renal disease,ESRD)的最常见原因。

2017 年国际糖尿病联盟(International Diabetes Federation,IDF)发布的第 8 版全球糖尿病地图显示,糖尿病患病总人数为 4.25 亿,预计 2045 年将达到 6.29 亿。我国 2013 年进行的一项全国性横断面调查显示,成年人糖尿病患病率为 10.9%,其中男性发病率为 11.7%,女性为 10.2%,且发病年龄有年轻化趋势,40 岁以下患病率高达 5.9%,患病总人数超过 1 亿。随着糖尿病患者基数的不断增长,我国住院患者中糖尿病相关 CKD 的发病率已经超过肾小球肾炎相关 CKD,跃居 CKD 首要病因。有研究表明,糖尿病病程小于 5 年,糖尿病肾病患病率为 7%～10%,病程为 20～25 年,患病率达 20%～35%,病程大于 25 年,患病率高达 57%。由 DKD 引发的 ESRD 的比率在逐年上升,美国肾脏数据系统于 2009 年报道了多个国家和地区由 DM 导致的 ESRD 的发病率,分别是:马来西亚 58%,墨西哥 60%,泰国、新西兰、韩国、日本、中国香港、中国台湾、美国、以色列和菲律宾的发病率均大于40％。自1996年以来，根据年龄校正后由DM所致的ESRD发病率约为35％。根据北京市血液透析登记的资料，在ESED病因中DKD所占构成比例显著上升；2003年北京市血液透析患者中DKD为病因者占10.2％，2012年统计的结果显示该数字上升至35.1％。DKD作为当前严重危害人类健康的糖尿病并发症，在预防和治疗上引发广泛关注。

目前，西医在糖尿病肾病的治疗上主要是降糖、降压、控制蛋白尿、调脂等对症治疗方法，而中医有其独特的优势，在改善症状的同时还可以降低实验室指标，显示了中医在治疗糖尿病肾病方面潜在的优势和光明的前景。糖尿病肾病继发于中医消渴之症，在古代典籍中无专门对照病名，根据其发生的病因病机，归纳为"肾消"范畴论治，待后期出现相应临床症状和相关表型时，可归属于"虚劳""水肿""尿浊""溺毒"等范畴论治。

二、病因病机

(一)病因

DKD作为中医消渴病的慢性并发症。其病因可同于消渴病。中医学认为禀赋不足、饮食失节、情志失调、劳欲过度为本病之基本病因。

1. 禀赋不足　早在春秋战国时期，即已认识到先天禀赋不足是引起消渴病的重要内在因素。正如《灵枢·五变》所言："五脏皆柔弱者，善病消瘅。"这说明先天禀赋不足、五脏柔弱者，在各种致病因素的作用下易发生糖尿病，尤以脾肾为主。肾为先天之本，脾为后天生化之源，脾肾亏虚是糖尿病发生发展的重要因素。

2. 饮食失节　《素问·奇病论》有云："此肥美之所发也，此人必数食甘美而多肥也，肥者令人内热。甘者令人中满，故其气上溢。转为消渴。"饮食失节，长期过食肥甘厚味，辛辣香燥损伤脾胃，致脾胃运化失职，积热内蕴，化燥伤津，消谷耗液，发为消渴。

3. 情志失调　《临证指南医案·三消》有云："心境愁郁，内火自燃，乃消症大病。"长期过度的精神刺激，如郁怒伤肝、肝气郁结或劳心竭虑，以致郁久化火，火热内燔，消灼肺胃阴津而发为消渴。

4. 劳欲过度　《外台秘要·渴利虚经脉涩成痈肿方一十一首》说："房室过度，致令肾气虚耗，下焦生热，热则肾燥，肾燥则渴。"房事不节，劳欲过度，肾精亏耗，虚火内生，则火因水竭益烈，水因火烈而益干，终致肾虚肺燥胃热而发为消渴。

(二)病机

消渴日久，病机演变主要涉及两个方面：一是阴损及阳，阴阳俱虚，消渴虽以阴虚为本，但阴阳互根，若病程日久，阴伤气耗，最终导致阴阳俱虚；二为病久入络，血脉瘀滞，阴虚内热，耗伤津液，痰瘀内阻而致血络受损。DKD作为消渴病日久而引发的并发症，其病位在肾，可涉及五脏六腑；病性为本虚标实，本虚为肝脾肾虚，五脏气血阴阳俱虚,标实为气滞、血瘀、痰浊、浊毒、湿热等。初期临床症状多不明显,可见倦怠乏力、腰膝酸软,随着病情进展,可见尿浊、夜尿频多,进而下肢、颜面甚至全身水肿,最终少尿或无尿、恶心呕吐、心悸气短、胸闷喘憋不能平卧等。

1. 脾肾亏虚为病机之本　DKD的病机演变和症状特征分为三个阶段,是一个由轻转重、由浅入深的慢性演变过程。

(1)发病初期:气阴两虚,渐至肝肾阴虚,肾络瘀阻,精微渗漏。肾主水,司开合,糖尿病日久,肾阴亏损,阴损耗气,而致肾气虚损,固摄无权,开合失司,开多合少则尿频尿多,开少合多则少尿水肿;或肝肾阴虚,精血不能上承于目而致两目干涩、视物模糊。

(2)病变进展期:脾肾阳虚,水湿潴留,泛溢肌肤,则面足水肿,甚则胸水、腹水;阳虚不能温煦四末,则畏寒肢冷。

(3)病变晚期:肾体劳衰,肾用失司,浊毒内停,五脏受损,气血阴阳衰败。肾阳衰败,水湿泛滥,浊毒内停,重则上下格拒,变证蜂起。浊毒上泛,胃失和降,则恶心呕吐、食欲不振;水饮凌心射肺,则心悸气短、胸闷喘憋不能平卧;溺毒入脑,则神志恍惚、意识不清,甚则昏迷不醒;肾元衰竭,浊邪壅塞三焦,肾关不开,则少尿或无尿,并见呕恶,以致关格。

2. 瘀血阻络为病机之标　DKD一般病程较长,久病必瘀,久病入络,故有瘀血阻滞之标实。DKD是糖尿病常见的微血管并发症,关于糖尿病与瘀血的关系早在《内经》中就有论述。《灵枢·五变》曰:"气血逆流,髋皮充肌,血脉不行,转而为热,热则消肌肤,故为消瘅。"后世《太平圣惠方·三消论》则说:"三则饮水随饮便下,小便味甘而白浊,腰腿消瘦者,消肾也,斯皆五脏精液枯竭,经络血涩。荣卫不行,热气滞,遂成斯疾也。"DKD患者多久病消渴。致气阴两伤,气为血之帅,气行则血行,气虚不能鼓动血液运行,血液停滞成为瘀血;阴虚燥热,煎熬津液,更加津亏液少,而津血同源。互为滋生,津亏则不能载血畅行而致瘀血;DKD进一步发展,阴损及阳,阳虚则寒,寒则血凝而致瘀血阻络。

三、临床表现

(一)症状

本病早期除糖尿病症状外,一般缺乏肾损伤的典型症状;临床期肾病患者可出现水肿、腰酸腿软、倦怠乏力、头晕耳鸣等症状;肾病综合征的患者可伴有高度水肿;肾功能不全氮质血症的患者可见纳差,甚则恶心呕吐、手足搐搦;合并心衰可出现胸闷、憋气,甚则喘憋不能平卧。

(二)体征

早期无明显体征,之后可逐渐出现血压升高,或面色㿠白、爪甲色淡、四肢浮肿、胸水、腹水等。

四、辅助检查

(一)尿液检查

1. 尿微量白蛋白肌酐比(urine albumin creatine ratio,UACR)　正常人群 UACR 低于 30mg/g,早期肾病患者表现为 UACR 增加,高于 30mg/g,其中(30~300)mg/g 为微量蛋白尿,高于 300mg/g 为大量蛋白尿。美国糖尿病协会(American Diabetes Association,ADA)、美国肾脏病基金会(Nationd Kidney Fourdation,NKF)、肾脏疾病卫教防治计划(National Kidney Disease Education Program,NKDEP)、中华医学会糖尿病学分会(Chinese Diabetes Society,CDS)及中华医学会内分泌病学分会(Chinese Society of Endocrinology,CSE)均推荐白蛋白尿的诊断需在 3~6 个月内复查,3 次结果中至少 2 次超过临界值,并且排除影响因素如 24h 内剧烈运动、感染、发热、充血性心力衰竭、血糖过高、月经、血压过高、血脂过高等,方可做出诊断。然而,尿白蛋白对诊断 DKD 的特异性不足,DKD 早期可表现为尿白蛋白阴性,症状不明显,易被忽略,但目前仍缺乏比尿微量白蛋白更可靠和敏感的 DKD 早期检测指标。

2. 24h 尿蛋白定量(24-hour urinary protein quanlity,24hUTP)　正常人群 24hUTP 低于每日 0.15g,临床 DKD 尿蛋白定量每日>0.15g 提示尿蛋白排泄率增加。但 24hUTP 的样本采集时间长,影响因素较多,故临床检测多采用 UACR。

(二)血液检查

临床 DKD 及 DKD 晚期可见肾功能不全,出现血肌酐、尿素氮升高。通过血清肌酐值估算肾小球滤过率(glomerular filtration rate,GFR)可评估肾功能。目前基于血清肌酐的 eGFR 的常用计算公式有 CG(Cockcroft-Gault)公式、肾脏病饮食修正(modification of diet in renal disease,MDRD)公式和 2009 年提出的慢性肾脏病流行病协作(CKD-EPI)公式。血清肌酐在 eGFR 中存在灵敏度不足的缺点,受个体肌肉总量、蛋白质摄入、体内代谢水平、溶血、高脂血症等因素干扰。2012 年又提出基于血清胱抑素 C 的 eGFR 计算公式:-EPI 胱抑素 C 公式和 CKD-EPI 肌酐-胱抑素 C 公式。KDIGO(Kidney Disease Improving Global Outcomes)和 ADA 指南推荐使用 CKD-EPI 公式,而 CDS 专家共识推荐使用 2006 年我国 eGFR 协作组制订的适用于中国人的改良 MDRD 公式:eGFR[ml/(min・1.73m^2)]= 175×血清肌酐(Scr)−1.234×年龄−0.179(女性×0.79)。若 eGFR<60ml/(min・1.73m^2),提示肾功能受损。

(三)病理检查(肾脏穿刺活检)

肾脏穿刺活检作为 DKD 诊断的金标准,典型的 DKD 肾脏形态学改变包括:肾小球基底膜增厚、系膜基质增宽、肾小球硬化、足细胞丢失;肾小管基底膜增厚、肾小管萎缩及细胞凋亡增加、肾间质炎性浸润、肾间质纤维化、管周毛细血管稀疏;

出入球小动脉壁玻璃样变,尤以出球小动脉的玻璃样变更具特征性。病理活检被认为是 DKD 诊断的金标准。不能依据临床病史排除其他肾脏疾病时,需考虑进行肾穿刺以确诊。

五、诊断与鉴别诊断

(一)诊断

1. 确诊 CKD 是前提　DKD 是糖尿病引起的 CKD,首先需明确糖尿病是否合并CKD,CKD 诊断依据为 2012 年 KDIGO 发布的 CKD 评价与管理临床实践指南(表 6-1)。

表 6-1　KDIGO 慢性肾脏病诊断标准

肾脏受损的标志(至少满足 1 条)	①24 h 白蛋白尿(UAER≥30mg;UACR≥30);②尿沉渣异常;③肾小管相关病变;④组织学异常;⑤影像学所见结构异常;⑥肾移植病史
GFR 降低	GFR<60 ml/(min·1.73 m^2)(GFR 分期 G3a-5)

注:KDICO,改善全球肾脏病预后组织;GFR,肾小球滤过率;UAER,尿白蛋白排泄率;UACR,尿白蛋白(mg)与肌酐(g)比值;以上两项中,满足任意一项持续超过 3 个月,即可诊断为慢性肾脏病

2. DKD 诊断标准　当糖尿病合并 CKD 时,需进一步明确其病因是否为DKD。由于目前 DKD 的临床诊断为推测性诊断,缺乏特异性的标准和指标。目前 DKD 临床诊断的依据有白蛋白尿和糖尿病视网膜病变。多参考 2007 年 NKF-KDOQI 临床指南提出了 DKD 临床诊断标准和 2014 年 CDS 微血管并发症学组在《最新糖尿病肾病防治专家共识》的诊断标准,符合任何一项者可考虑为 DKD(适用于 1 型及 2 型糖尿病)(表 6-2)。

表 6-2　糖尿病肾病诊断标准

美国肾脏基金会肾脏病预后质量倡议(NKF-KDOQI)指南标准	在大部分糖尿病患者中,出现以下任何一条者考虑其肾脏损伤是糖尿病引起的: 1. 大量白蛋白尿 2. 糖尿病视网膜病变伴微量白蛋白尿 3. 在 10 年以上糖尿病病程的 1 型糖尿病患者中出现微量白蛋白尿
中华医学会糖尿病学分会微血管并发症学组工作建议	1. 大量白蛋白尿 2. 糖尿病视网膜病变合并任何一期慢性肾脏病 3. 在 10 年以上糖尿病病程的 1 型糖尿病患者中出现微量白蛋白尿

3. 排除非糖尿病性肾病(n-DKD)　在诊断 DKD 时,各指南及专家共识均推荐在出现以下情况之一时应考虑 CKD 由 n-DKD 引起:①无糖尿病视网膜病变;②GFR 较低或下降过快;③蛋白尿急剧增多或肾病综合征;④顽固性高血压;⑤出现活动性尿沉渣;⑥其他系统性疾病的症状或体征;⑦血管紧张素转化酶抑制药(ACEI)或血管紧张素 Ⅱ 受体拮抗药(ARB)类药物开始治疗后 2～3 个月内 GFR 下降超过 30%。

(二)分期分级

1. DKD 临床分期　ADA 指南推荐 DKD 分期参考 2002 年 NKF-KDOQI 指南提出的 CKD-GF 分期。而 CDS 专家共识推荐采用 2012 年 KDIGO 提出的 GFR 分期系统,相较于 KDOQI 采用的 GFR 分期系统,KDIGO 将 G3 期细分为 G3a 和 G3b 两期,在临床治疗及预后方面给予了新的时间切入点(表 6-3)。

表 6-3　2012 年 KDIGO CKD 分期及对预后的影响

肾小球滤过率分期	GFR[ml/(min · 1.73 m²)]	白蛋白尿分期		
		正常到轻度增加(A1 期)UACR<30	中度增加(A2 期)UACR 30～300	重度增加(A3 期)UACR >300
G1　正常或升高	≥90	低危	中危	高危
G2　轻度降低	60～89	低危	中危	高危
G3a　轻到中度降低	45～44	中危	高危	极高危
G3b　中到重度降低	30～44	高危	极高危	极高危
G4　重度降低	15～20	极高危	极高危	极高危
G5　肾衰竭	<15	极高危	极高危	极高危

注:CKD,慢性肾脏病;GFR,肾小球滤过率,UACR(mg/g),尿白蛋白/肌酐比值

2. DKD 病理分期　若已获得肾脏穿刺活检标本,建议进行病理分期。CDS 和 CSE 专家共识均推荐使用 2010 年肾脏病理学会国际专家组制订的分级标准分为 4 级。Ⅰ级:单纯肾小球基底膜增厚;Ⅱa 级:轻度系膜基质增生;Ⅱb 级:重度系膜基质增生;Ⅲ级:结节性硬化(Kimmelstiel-Wilson 病变);Ⅳ级:晚期糖尿病肾小球硬化。

(三)鉴别诊断

1. 非糖尿病性肾病(n-DKD)　糖尿病患者出现肾脏疾病主要表现为三种类型,由糖尿病导致的肾损伤称为糖尿病肾病;糖尿病合并其他病因导致的肾损伤称为非糖尿病性肾病(n-DKD);以及合并存在 DKD 和 n-DKD。故临床 DKD 需与 n-DKD 进行鉴别诊断,结合实验室及病理检查常可诊断明确。

在 n-DKD 患者中，膜性肾病、IgA 肾病、肾小球微小病变、系膜增生性肾小球肾炎和局灶节段性肾小球硬化分别占 38.7%、19.4%、11.9%、7.3%、5.1%。若糖尿病患者存在不典型 DKD 的特征，需排除其他原因导致的肾脏疾病。这些特征包括：不伴有糖尿病视网膜病变；突然发生的 eGFR 下降或 eGFR 快速下降；尿白蛋白急剧增加或发展为肾病综合征；顽固性高血压；活动性尿沉渣；其他系统性疾病的表现如补体下降及单克隆免疫球蛋白血症；或应用肾素-血管紧张素系统抑制药后 2~3 个月内出现 eGFR 下降>30%。

2. 功能性蛋白尿　剧烈运动、发热、原发性高血压、心功能不全等均可引起尿蛋白增加，可通过详细询问病史、临床表现及实验室等相关检查以协助诊断。

六、治疗

(一)中医治疗

1. 辨证论治　本病基本特点为本虚标实、本虚为气(脾气虚、肾气虚)阴(肝肾阴虚)两虚，标实为痰热郁瘀，所及脏腑以肾、肝、脾为主，病程较长，兼证、变证夹杂。

(1)主证

①气阴两虚证

临床表现：尿浊，神疲乏力，气短懒言，咽干口燥，头晕多梦，或尿频尿多，手足心热，心悸不宁，舌体瘦薄，质红或淡红，苔少而干，脉沉细无力。

治疗法则：益气养阴。

方药运用：参芪地黄汤加减(《沈氏尊生书》)。党参、黄芪、茯苓、地黄、山药、山茱萸、牡丹皮。

加减：水肿者，加车前子、浮萍、大腹皮、泽兰利水渗湿；尿潜血阳性者，加白茅根、紫草、紫株草、三七粉活血止血；大量蛋白尿者，加防风、蝉蜕、穿山龙、龙葵、水蛭粉等祛风活血药。

②肝肾阴虚证

临床表现：尿浊，眩晕耳鸣，五心烦热，腰膝酸痛，两目干涩，小便短小，舌红少苔，脉细数。

治疗法则：滋补肝肾。

方药运用：杞菊地黄丸加减(《医级》)。枸杞子、菊花、熟地黄、山茱萸、山药、茯苓、泽泻、牡丹皮。

加减：肾府失养、腰膝酸软者，加怀牛膝、桑寄生益肾壮骨。

③气血两虚证

临床表现：尿浊，神疲乏力，气短懒言，面色淡白或萎黄，头晕目眩，唇甲色淡，心悸失眠，腰膝酸痛，舌淡脉弱。

治疗法则：补气养血。

方药运用:当归补血汤(《兰室秘藏》)合济生肾气丸(《济生方》)加减。黄芪、当归、炮附片、肉桂、熟地黄、山药、山茱萸、茯苓、牡丹皮、泽泻。

加减:气虚甚者,可加人参、白术;血虚甚者,加熟地黄、枸杞子;阴虚甚者,加生地黄、麦冬;阳虚甚者,加菟丝子、补骨脂等。

④脾肾阳虚证

临床表现:尿浊,神疲畏寒,腰膝酸冷,肢体水肿,下肢尤甚,面色㿠白,小便清长或短少,夜尿增多,或五更泄泻,舌淡体胖有齿痕,脉沉迟无力。

治疗法则:温肾健脾。

方药运用:附子理中丸(《太平惠民和剂局方》)合真武汤(《伤寒论》)加减。附子、干姜、党参、白术、茯苓、白芍、甘草。

加减:若有阳事不举者,加巴戟天、淫羊藿;大便干结者,加火麻仁、肉苁蓉;五更泻者,加肉豆蔻、补骨脂。

(2)兼证

①水不涵木,肝阳上亢证

临床表现:兼见头晕头痛,口苦目眩,脉弦有力。

治疗法则:镇肝息风。

方药运用:镇肝熄风汤(《医学衷中参西录》)。怀牛膝、赭石、生龙骨、生牡蛎、生龟甲、白芍、玄参、天冬、川楝子、生麦芽、茵陈、甘草。

加减:如痰多者,可加胆南星、川贝母以化痰;尺脉虚者,可加熟地黄、山茱萸以滋补肝肾;如头痛较剧,两目胀痛者,可加夏枯草、钩藤、菊花等以清肝热。

②血瘀证

临床表现:舌色暗,舌下静脉纡曲,瘀点瘀斑,脉沉弦涩。

治疗法则:活血化瘀。

方药运用:桃核承气汤(《伤寒论》)。桃仁、桂枝、大黄、芒硝、甘草。

加减:血瘀重者,宜加红花、当归、川芎、丹参等以加强活血化瘀之功。

③膀胱湿热证

临床表现:兼见尿频、急迫、灼热、涩痛,舌苔黄腻,脉滑数。

治疗法则:清热利湿。

方药运用:八正散加减(《太平惠民和剂局方》)。木通、滑石、瞿麦、车前子、萹蓄、甘草、山栀子、大黄。

加减:热伤膀胱血络,小便出血者,加小蓟、白茅根、墨旱莲以凉血止血;湿热蕴结而致石淋涩痛者,加海金沙、金钱草以化石通淋;小便浑浊较甚者,加萆薢、石菖蒲以分清泌浊。

(3)变证

①浊毒犯胃证

临床表现:恶心呕吐频发,头晕目眩,周身水肿;或小便不行,舌质淡暗,苔白腻,脉沉弦或沉滑。

治疗法则:降逆化浊。

方药运用:旋覆代赭汤(《伤寒论》)加减。旋覆花、赭石、甘草、党参、半夏、生姜、大枣。

加减:呕恶甚者,加吴茱萸、黄连。

②溺毒入脑证

临床表现:神志恍惚,目光呆滞,甚则昏迷,或突发抽搐,鼻衄齿衄,舌质淡紫有齿痕,苔白厚腻腐,脉沉弦滑数。

治疗法则:开窍醒神,镇惊息风。

方药运用:菖蒲郁金汤(《温病全书》)送服安宫牛黄丸(《温病条辨》)加减。石菖蒲、郁金、炒栀子、连翘、鲜竹叶、竹沥、灯心草、菊花、牡丹皮。

加减:四肢抽搐者,加全蝎、蜈蚣;浊毒伤血致鼻衄、齿衄、肌衄等者,加生地黄、犀角粉(水牛角粉代)。

③水气凌心证

临床表现:气喘不能平卧,畏寒肢凉,大汗淋漓,心悸怔忡,肢体水肿,下肢尤甚,咳吐稀白痰,舌淡胖,苔白滑,脉疾数无力或细小短促无根或结代。

治疗法则:温阳利水,泻肺平喘。

方药运用:葶苈大枣泻肺汤(《金匮要略》)合苓桂术甘汤(《金匮要略》)加减。葶苈子、大枣、茯苓、桂枝、白术、甘草、附子、干姜。

加减:水肿甚者,可加用五皮饮(《华氏中藏经》);四肢厥冷,大汗淋漓者,重用淡附片,加人参。

2. 中医其他疗法

(1)中成药

生脉饮:用于气阴两亏,心悸气短,脉微自汗等。

附子理中丸:用于脾胃虚寒,脘腹冷痛,呕吐泄泻。

济生肾气丸:用于肾阳不足,水湿内停所致的肾虚水肿,腰膝酸重等。

(2)中药保留灌肠:DKD后期脾肾衰败,浊毒潴留,上犯脾胃,出现严重胃肠道症状,可用中药灌肠治疗。例如以生大黄、淡附片、丹参、蒲公英、煅牡蛎等,水煎浓缩至100~200ml,高位保留灌肠,每日1~2次,适用于关格实证。

(3)针灸:DKD患者行针刺治疗应严格消毒,宜慎针禁灸。

①气阴两虚证:肾俞、脾俞、足三里、三阴交、志室、太溪、复溜、曲骨,针刺用补法,行间用泻法。

②肝肾阴虚证:肝俞、肾俞、期门、委中,针刺用补法。

③阴阳两虚证:脾俞、肾俞、命门、三阴交、气海、关元,针刺用补法。

④脾肾阳虚证:脾俞、肾俞、命门、三阴交、足三里、太溪、中极、关元,针刺用补法。

(二)西医治疗原则

1. 控制血糖

(1)严格降糖治疗可延缓 DKD 的发生和进展,推荐所有 DKD 患者合理降糖(A 级)。

(2)白蛋白尿并非使用二甲双胍的禁忌(B 级)。

(3)钠-葡萄糖共转运蛋白 2(sGLT-2)抑制剂具有降糖以外的肾脏保护作用。DKD 患者使用二甲双胍后血糖不达标,可优选 sGLT-2 抑制剂(A 级)。

(4)胰高糖素样肽 1(GLP-1)受体激动药可改善 DKD 肾脏结局(B 级)。

2. 控制血压

(1)采用药物疗法及非药物疗法,血压应控制在 130/80mmHg 以下(B 级)。

(2)DKD 患者降压应首选血管紧张素转化酶抑制药/血管紧张素受体阻滞药(ACEI/ARB)(A 级);双倍剂量 ACEI/ARB 可能获益更多(B 级)。

(3)ACEI/ARB 治疗期间应定期随访 UACR、血清肌酐、血钾水平(B 级)。

(4)不推荐 ACEI/ARB 用于 DKD 的一级预防(B 级)。

(5)不推荐联合使用 ACEI 和 ARB 类药物(A 级)。

3. 纠正脂质代谢紊乱

(1)脑血管疾病(CVD)是 DKD 患者的主要死亡原因,血脂是 CVD 的可控危险因素(B 级)。

(2)对于非透析 DKD 患者,推荐降低低密度脂蛋白胆固醇(LDL-C)作为调脂治疗首要目标,首选他汀类药物(A 级)。

(3)推荐 DKD 患者血脂治疗目标为:有动脉粥样硬化性心血管疾病(atherosclerotic cardiovascular disease,ASCVD)病史或 GFR<60 ml/(min·1.73m^2)等极高危患者 LDL-C 水平<1.8mmol/L,其他患者应<2.6mmol/L(B 级)。

(4)不推荐未使用他汀类药物的透析患者开始他汀治疗,但已开始他汀治疗的透析患者可继续使用,除非出现不良反应(A 级)。

4. 终末期肾衰竭时的肾脏替代治疗　血液透析、腹透、肾或胰-肾联合移植。

七、预防、预后及调护

DKD 的防治应强调积极筛查、早期发现、综合干预。2 型糖尿病和 1 型糖尿病(病程超过 5 年)患者应每年至少检查尿常规、uACR 和血肌酐(计算 eGFR)1 次。重视对 DKD 危险因素的干预,包括高血糖、高血压、肥胖(尤其是腹型肥胖),避免肾毒性药物及食物、急性肾损伤、蛋白质摄入过多。研究表明,良好的生活方式、有效的血糖和血压控制是防治 DKD 的关键,改善生活方式,包括饮食治疗、运动、戒烟、限酒、限制盐摄入、控制体重等,有利于减缓 DKD 进展,保护肾功能。

(一)医学营养治疗

1. 总热量 每日摄入的总热量应使患者维持或接近理想体重,肥胖者可适当减少热量,消瘦者可适当增加热量。

2. 蛋白质摄入 宜给予优质低蛋白饮食。适当限制蛋白质摄入,为每日 0.8g/kg,可使早期增高的肾小球滤过率(GFR)下降;临床期 DKD 患者,GFR 开始下降,需要更严格控制在每日 0.68g/kg,以延缓和控制疾病的进展。

3. 钠、钾摄入 高盐饮食是我国特有的饮食习惯。高盐摄入可升高血压及尿蛋白,增加 ESRD、心脑血管疾病及全因死亡的风险。推荐 DKD 患者限制盐的摄入少于每日 6g,但不应低于每日 3g。对于合并高钾血症的患者,还需要限制钾盐摄入。饮食中钠、钾的摄入需个体化,根据患者的合并症情况、使用药物、血压及血生化检查进行调整。

(二)生活方式

生活方式干预还包括运动、戒烟、减轻体重等。尽管体力活动可使早期糖尿病患者的尿蛋白短暂轻度升高,但长期规律、合理的运动可减轻体重,改善脂质代谢,控制血糖、血压,提高生活质量,有助于 DKD 防治。推荐患者每周进行 5 次、每次 30min 与心肺功能相匹配的运动。

对于肥胖或超重的 2 型糖尿病患者,建议通过饮食、运动合理减轻体重。研究显示,减重(通过限制热量、增加运动,使体重至少下降 7%)可显著降低肥胖或超重 2 型糖尿病 DKD 的发生和进展风险。

吸烟是糖尿病患者白蛋白尿及肾功能进展的危险因素,戒烟或减少吸烟是糖尿病患者预防或控制 DKD 进展的重要措施。研究发现糖尿病患者吸烟量越大,UACR 越高,DKD 患病率越高。

八、中医防治进展

(一)DKD 复方治疗

秦氏用健脾固肾活血汤中药制剂(方含金樱子、芡实、粉葛、赤芍、生黄芪、生地黄、苍术、玄参、丹参、太子参、怀牛膝、生薏苡仁、益母草、石韦、茯苓、山药、僵蚕等)治疗糖尿病肾病患者 30 例,总有效率为 93.3%,且治疗前后糖化血红蛋白、β2 微球蛋白、24h 尿蛋白定量等指标均有明显改善,差异有显著性意义($P<0.05$)。毕氏等用益气养阴活血通络方(方含黄芪、川芎、党参、茯苓、白术、炙甘草、赤芍、当归、山药、陈皮、桃仁等)治疗糖尿病肾病患者 54 例,总有效率为 85.1%,且治疗后患者 24h 尿蛋白定量(UAE)、24h 尿蛋白(Upro)、空腹血浆葡萄糖(FPG)、餐后 2h 血糖(2hPG)、内生肌酐清除率(Ccr)及血脂指标较治疗前相比均有明显改善,差异有显著性意义($P<0.05$)。周氏等用益气养阴方(方含黄芪、茯苓、瓜蒌、半夏、黄

精、白芍、川芎、桃仁、女贞子、菟丝子、金樱子、覆盆子、地龙、桂枝、全蝎等)治疗糖尿病肾病患者 30 例,总有效率为 96.7%。

(二)DKD 中药制剂治疗

周氏将 31 例糖尿病肾病患者随机分为治疗组和对照组,其中治疗组患者 17 例,对照组患者 14 例。对照组采用降糖(胰岛素)、降脂(阿托伐他汀)、降压(福辛普利)等治疗,治疗组在对照组的基础上加用丹红注射液,研究结果显示治疗组能显著降低 24h 尿蛋白水平,降低 CHOL、TG、LDL-C,辅助降低糖化血红蛋白的水平,提高 HDL-C 的水平。李氏将 61 例 V 期糖尿病肾病患者随机分为治疗组和对照组,其中治疗组 31 例,对照组 30 例。对照组给予常规治疗,治疗组在对照组的治疗基础上加用肾康注射液治疗,结果显示治疗组总有效率显著高于对照组($P<$0.05)。焦氏用灯盏花素注射液治疗糖尿病肾病患者 40 例,研究结果显示临床症状有明显改善,血肌酐、血尿素氮、血浆白蛋白及 24h 尿蛋白定量等指标较治疗前相比均有明显改善,差异有显著性意义($P<0.05$)。

(三)DKD 中成药治疗

王氏等用灵芝健肾胶囊(含灵芝、黄芪、虫草精、川芎等)治疗糖尿病肾病患者 30 例,总有效率为 93.3%。刘氏等用银杏叶提取物联合百令胶囊(杭州中美华东制药有限公司生产)治疗糖尿病肾病患者 31 例,治疗后患者 UPQ、Scr、BUN、Alb 等指标较治疗前相比均有明显改善,差异有显著性意义($P<0.05$)。胡氏用肾炎康复片(含生地黄、白花蛇舌草、丹参、土茯苓、西洋参等)治疗糖尿病肾病患者 50 例,总有效率为 94.0%,且治疗后患者的生化指标较治疗前相比均有明显改善,差异有显著性意义($P<0.05$)。

(四)DKD 针灸治疗

张氏等将 144 例糖尿病肾病患者按随机数字表法分为观察组和对照组,每组 72 例。在常规治疗的基础上,观察组采用调理脾胃针法,取中脘、曲池、合谷、血海、地机、足三里、三阴交、阴陵泉、丰隆、太冲等穴;对照组参照《针灸学》教材取肾俞、太溪、三阴交、阳陵泉等穴,两组均每日治疗 2 次,6 天为 1 个疗程,休息 1 天后,继续第 2 个疗程,共治疗 6 周。观察两组糖尿病肾病患者治疗前后的临床症状体征、空腹血糖(FBG)、尿蛋白排泄率(UAER)、β_2-微球蛋白(β_2-MG)、单核细胞趋化蛋白 1(MCP-1)、总胆固醇(CHO)、丙二醛(MDA)、蛋白质羰基含量(PCO)、8-羟基脱氧鸟苷(8-OHdG)、超氧化物歧化酶(SOD)及 T 淋巴细胞(CD3[+])、辅助性 T 淋巴细胞(CD4[+])、细胞毒性 T 细胞(CD8[+])、辅助性 T 淋巴细胞/细胞毒性 T 细胞(CD4[+]/CD8[+])的变化情况。结果:在改善临床症状、体征等方面,观察组总有效率为 84.29%,对照组总有效率为 55.56%,两组比较差异有极显著性意义($P<$0.01);两组在调节糖尿病肾病患者的糖代谢、降低尿蛋白排泄率、抑制 MCP-1 过度表达、调整氧化应激水平、抑制细胞内蛋白的氧化、调节 T 淋巴细胞亚群数量及

活性异常等方面,观察组均优于对照组($P<0.01$)。杨氏用益气活血法针刺(取穴:胰点穴、水泉穴、水沟穴、太乙穴、足三里、梁门、水道、支沟等)治疗糖尿病肾病患者 27 例,总有效率为 92.6%。

(五)DKD中医综合治疗

张氏将糖尿病肾病Ⅲ期患者 120 例随机分为治疗组和对照组,每组患者均为 60 例。对两组患者均经行糖尿病健康教育,并且控制饮食及适量运动,同时皮下注射胰岛素,治疗组在此基础上加用自拟中药清肾祛瘀方(方含金银花、蒲公英、黄连、玄参、地龙、姜黄、皂刺、山茱萸、白芍等)并配合针刺疗(取穴肾俞、次髎、足三里、委中等);对照组在此基础上加用氯沙坦,研究结果显示治疗组总有效率为 90%,对照组总有效率为 61.7%,差异有显著性意义($P<0.05$)。杨氏等将 100 例早期糖尿病肾病患者随机平均分为观察组和对照组,对照组在使用胰岛素控制血糖的基础上给予低蛋白饮食,水肿严重患者给予利尿药,血压高患者加降血压药;观察组在对照组治疗的基础上给予益气利湿降浊汤联合中药灌肠治疗。研究结果显示观察组患者的总有效率为 90%,明显高于对照组的有效率 66.00%($P<0.05$)。

(六)DKD中西医结合治疗

赵氏将 160 例糖尿病肾病患者随机分为对照组和中药组,每组患者均为 80 例。对照组采用常规西医疗法治疗,通过皮下注射胰岛素或口服降糖药物,控制血糖指标,同时服用降血压和降血脂药物。中药组采用中西医结合治疗,在对照组基础上采用中医辨证联合服用中药方剂。疗程结束后,比较两组患者的临床疗效、症状积分、空腹血糖和餐后血糖、24h 尿蛋白定量指标。结果显示,治疗后治疗组患者的有效率为 88.7%,对照组有效率为 45%,差异有统计学意义($P<0.05$)。吴氏将 144 例早期糖尿病肾病患者随机分为对照组和治疗组,每组 72 例。对照组口服羟苯磺酸钙胶囊(每次 1 粒,每日 3 次)。治疗组在对照组治疗基础上口服天芪降糖胶囊(每次 5 粒,每日 3 次)。两组患者均连续治疗 2 个月。观察两组的临床疗效,比较两组治疗前后尿蛋白、肾功能指标、血清炎性因子的变化情况。结果治疗后,对照组和治疗组的总有效率分别为 77.78%、91.67%,差异具有统计学意义($P<0.05$)。

(七)DKD中医治疗相关机制探究

糖尿病肾病的中医主要病机是肾虚络瘀,前期药理和临床研究已经证实,中药复方(包括复方糖肾方、补阳还五汤、真武汤等)能够有效治疗糖尿病肾病。陈氏等对前方治疗 DKD 的机制进行了探索,结果显示中医药可从多途径治疗糖尿病肾病,包括减少细胞外基质(extracellular matrix,ECM)沉积、改善免疫应答、提高抗氧化能力以抑制氧化应激、抑制炎性反应、保护血管内皮细胞功能等,治疗作用显著。近年来,中医药防治糖尿病肾病机制的研究有了进一步发展,突出表现在抑制肾病晚期糖化终产物形成、保护足细胞损伤、调节肾素-血管紧张素系统、改善肾脏血流动力学障碍、调节细胞因子及生长因子等多方面。

（高泽正）

参 考 文 献

[1] Zhang L,Long J,Jiang W,et al. Trends in chronic kiDKDey disease in China[J]. N Engl J Med,2016,375(9):905-906.

[2] Cho NH,Shaw JE,Karuranga S,et al. IDF diabetes atlas:global estimates of diabetes prevalence for 2017 and projections for 2045[J]. Diabetes Res Clin Pratt,2018,138:271-281.

[3] Wang L,Gao P,Zhang M,et al. Prevalence and ethnic pattern of diabetes and prediabetes in China in 2013[J]. JAMA,2017,317(24):2515-2523.

[4] 迟家敏,汪耀,周迎生实用糖尿病学[M].3版.北京：人民卫生出版社,2009.

[5] United States Renal Data System. USRDS 2011 annual data report:atlas of Chronic kidney disease and end-stage renal disease in the United States. Bethesda (MD):National Institutes of Health. National Institute of Diabetes and Digestive and Kidney Diseases,2011.

[6] 北京市透析登记小组.血液透析年发病率和病因构成[J].中国血液净化,2012,11(1):6-9.

[7] 高彦彬,刘铜华,李平.糖尿病肾病中医防治指南[J].中国中医药现代远程教育,2011,9(4):151-153.

[8] 童国玉,朱大龙.糖尿病肾病国内外临床指南和专家共识解读[J].中国实用内科杂志,2017,37(3):211-216.

[9] 中华医学会糖尿病学分会微血管并发症学组.中国糖尿病肾脏疾病防治临床指南[J].中华糖尿病杂志,2019,11(1):15-28.

[10] 杨元庆,张智龙,李思,等.中医药治疗糖尿病肾病的研究进展[J].内蒙古中医药,2018,37(1):88-90.

[11] 陈立义,叶俊宏,温熙,等.中医复方治疗糖尿病肾病的药理研究及临床实践[J].中医学,2018,7(6):407-413.

[12] 曾庆春,江旭锋,刘军杰,等.中医药治疗糖尿病肾病作用机制的研究进展[J].广西中医药大学学报,2014,17(3):57-59.

[13] 郭小舟,韩永祥.中医药治疗糖尿病肾病机制研究进展[J].上海中医药大学学报,2012,26(2):96-99.

第四节 糖尿病周围神经病变

一、概述

糖尿病周围神经病变（diabetic peripheral neuropathy,DPN）是指在排除其他原因的情况下,糖尿病患者出现周围神经功能障碍相关的症状和（或）体征。其中,远端对称性多发性周围神经病变（diabetic distal symmetrical polyneuropathy, DSPN）是 DPN 中最主要的类型，约占 75％。DSPN 是由于慢性高血糖和心血管因素引起的代谢和微血管改变所导致的一种对称性、长度依赖的感觉运动型多发神经病变，为本章所概述的重点。

DPN 的发病率显著。研究表明，有多达 50％的糖尿病患者将会发展成 DPN，大部分为 2 型糖尿病患者。据统计，糖尿病患者中 DPN 的发病率大于 30％。中华医学会糖尿病学分会通过回顾性调查分析发现，44.9％的 1 型糖尿病患者并发神经病变，61.8％的 2 型糖尿病患者并发神经病变。

中医学将 DPN 归属于"消渴""血痹""麻木""不仁""脉痹"、"痿证"等范畴。张仲景首次将"血痹"作为一个完整的病名概念，《金匮要略·血痹虚劳病脉证并治第六》："血痹，阴阳俱微，寸口关上微，尺中小紧，外证身体不仁，如风痹状。""脉痹"为"五体痹"之一，最早由《素问·痹论》提出，认为其特点为"血凝而不流"。"麻木""不仁"均表示感觉障碍，"麻木"在朱丹溪《丹溪手镜》卷二中首次作为一个病证名出现，"不仁"与"麻木"词义相近。《王旭高医案》有"消渴日久，但见手足麻木，肢凉如冰"；《证因脉治》亦有关于 DPN 的记载"因膏粱积热，湿热伤脾，脾主肌肉，故常不仁"。

二、病因病机

（一）病因

本病多由于糖尿病日久，耗伤气阴。阴损及阳，阴阳气血亏虚，脏腑经络无阳气推动温煦，无阴津濡润滋养，组织器官出现功能障碍，痰瘀毒邪在体内堆积，血行瘀滞，进而络脉痹阻，出现肢体的感觉及运动障碍。该病以气血阴阳亏虚为本，痰瘀阻络为标，属本虚标实证，其病位在肌肤、筋肉、脉络而涉及肝、脾、肾等脏腑。

1. 饮食失节　是导致 DPN 的重要原因。研究表明，DPN 的发展与血糖控制不佳密切相关。过食肥甘厚味，堆积中焦，使中焦枢机不利，脾胃失于运化，变生为糖、脂、肥，转为糖尿病。若患者持续饮食失节，使膏脂继续储于体内，日久化生为痰浊瘀等病理产物，壅滞脉络，血脉不行，身体失于濡润，故出现麻木、寒凉、灼热、疼痛等感觉异常的表现。

2. 日久失治　由于 DPN 属于消渴病的变证，多出现于其中后期，往往由于患者对疾病失于重视，未及时寻医或未坚持服药，导致糖尿病迁延，病情加重。糖尿病发病初期，此时主要为糖代谢的紊乱，然日久失于治疗，糖脂堆积，痰浊瘀血内生，未经及时疏通，堵塞脉络。同时，糖尿病患者病情迁延日久，气阴皆已耗伤，阴损及阳，此时阴阳脏腑皆见虚损，加之瘀血阻于脉络，身体失养，导致 DPN 的产生和加重。因此，DPN 主要出现在糖尿病的晚期，所谓"久病入络"。戴思恭有言："三消久之津血既亏，或目无见，或手足偏废如风疾……"因此，日久失治是导致糖尿病转化为 DPN 的重要因素。

3. 情志失和 七情内伤,气血失调,气机逆乱,则津液潴留,痰瘀内生。《素问·调经论》:"五脏之道,皆出于经隧,以行血气,血气不和,百病乃变化而生。"故情志失和所致气血失调,则气机郁滞,瘀血内阻。对于 DPN 患者来说,瘀血是引发肢体感觉障碍的主要病理产物,而情志失和主要病在血分,七情失和,气郁血瘀,瘀血阻络,从而加重 DPN 的进程。同时,情志不畅主要影响肝脏,若情志失和,郁而伤肝,肝失于疏泄,气郁化火,蕴灼津液,炼而成痰,痰凝于体内,阻滞经脉,故血气不通,临床表现为 DPN 的麻木、疼痛等症状。

(二)病机

DPN 多出现于糖尿病的中后期阶段,此时虚损并见,变证丛生,属于糖尿病发展"郁热虚损"四阶段的"虚""损"阶段。在 DPN 的发展过程中,瘀血阻络、络脉受损始终是贯穿 DPN 整个疾病始终的核心病机,其病变发展经过了络滞、络瘀、络闭和络损几个阶段。络脉遍及全身,纵横交错,密如蛛网,如环之无端。其内灌脏腑而外濡腠理,是气血津液输布和内外沟通的重要枢纽和通道。《叶氏医案存真》中言"久发、频发之羔,必伤及络,络乃聚血之所,久病病必瘀闭",DPN 患者因糖尿病迁延日久,久病入络,络脉不畅,瘀血痹阻,同时多伴不同程度的气滞或痰凝。

三、临床表现

(一)症状表现

临床主要表现为麻、凉、痛、痿等症状。感觉神经和运动神经均可受累,通常为对称性,下肢较上肢严重,感觉较运动重。早期以感觉神经障碍的临床表现为主,肢端感觉异常,分布如袜套或手套样,麻木、针刺、灼热和踏棉垫感,有时伴有痛觉过敏。也可有肢痛,呈隐痛、刺痛或烧灼样痛,夜间及寒冷季节加重。晚期则出现运动神经障碍的临床表现,肌肉无力和萎缩,多见于上下肢远端肌肉。

(二)体征

有临床症状(疼痛、麻木、感觉异常等)者,5 项体征(踝反射、针刺痛觉、振动觉、压力觉、温度觉)中任 1 项异常;无临床症状者,5 项检查中任 2 项异常。

(三)病史

有糖尿病病史或诊断糖尿病的证据。采用 1999 年世界卫生组织(WHO)制订的糖尿病诊断标准:①糖尿病症状(多尿、多饮及不能解释的体重下降),并且随机(餐后任何时间)血浆葡萄糖(PBG)$\geqslant$11.1mmol/L(200mg/dl);或②空腹(禁热量摄入至少 8h)血浆葡萄糖(FPG)水平$\geqslant$7.0mmol/L(126mg/dl);或③葡萄糖(75g 脱水葡萄糖)耐量试验(OGTT)中 2h 的血浆葡萄糖(2hPG)水平$\geqslant$11.1mmol/L(200mg/dl)。

四、辅助检查

(一)神经电生理检查(nerve electrophysiology testing,NET)

目前 NET 是 DPN 诊断的主要方法,根据神经传导速度(nerve corduction velocity,NCV)减慢、动作电位波幅降低甚至消失对神经功能进行评价,但是 NET 并不能提供病变的具体部位和程度,且假阳性率较高。NCV 主要用以检测有髓粗纤维,包括感觉神经传导速度(sensory nerve conduction velocity,SNCV)及运动神经传导速度(motor nerve conduction velocity,MNCV)等。NCV 是周围神经病变诊断的"金标准",也是 DPN 重要的辅助检查手段。对于 DPN 来说,运动神经轴索受累可出现神经源性损伤;NCV 可发现 SNCV 和 MNCV 减慢,和(或)感觉神经动作电位(sensory nerve action potential,SNAP)波幅降低和复合肌肉动作电位(compound muscle action potential,CMAP)波幅降低。

(二)定量感觉检查(quantitative sensation testing,QST)

QST 有多种测量模式,包括踝反射、振动觉、压力觉、温度觉及刺痛觉检查。其中,振动觉在 DPN 前瞻性研究中应用较多。对于小神经纤维受累的 DPN,温度觉有较高的检出率。QST 较 NCV 能评估更多的神经功能,也存在一定的局限性,如定位不明确、耗时较长、客观性不如 NCV 等。单一的测量模式漏诊率高,并且缺乏特异性。

五、诊断与鉴别诊断

(一)诊断要点

DPN 的诊断可根据病史、临床表现(包括体征)和神经电生理学检查结果。其中,除病史和症状外,体格检查、感觉定量试验(QST)和神经传导速度(NCS)中至少 2 项异常,才能确诊。

同时,在诊断时应排除其他病因引起的神经病变,如颈腰椎病变(神经根压迫、椎管狭窄、颈腰椎退行性变)、脑梗死、吉兰-巴雷综合征,排除严重动静脉血管性病变(静脉栓塞、淋巴管炎)等,尚需鉴别药物尤其是化疗药物引起的神经毒性作用,以及肾功能不全引起的代谢毒物对神经的损伤。

(二)鉴别诊断

1. 脉痹　是以正气不足,六淫杂至,侵袭血脉,致血液凝涩,脉道闭阻,而引起的以肢体疼痛、皮肤不仁、皮色暗黑或苍白、脉搏微弱或无脉等为主要特征的一种病证。脉痹者病在脉,即大血管;血痹者病在络,即小血管。DPN 虽为络病,但多兼脉痹,如合并下肢动脉斑块、下肢动脉硬化闭塞及糖尿病足等,临床可表现为间歇性跛行,下肢持续性剧烈疼痛,甚至肢端坏疽,其病情严重,治疗十分困难,预后较差。

2. 转筋　其主要病机为阴虚血少,气血亏虚,从而出现筋脉拘挛。DPN 阴虚血瘀证,其阴血亏虚,导致气血无以供养濡润经筋,可合并转筋。

3. 骨痹　六淫之邪侵袭人体筋骨关节,经脉气血闭阻,出现肢体、关节剧痛,甚则出现肢体拘挛、屈曲,或强直畸形者为骨痹。骨痹属于五体痹之一,其主要病因为六淫。DPN 可同样出现肢体关节疼痛、拘挛,然而其主要病机为糖尿病迁延导致的气虚血瘀,络脉滞涩。DPN 可合并骨痹,导致关节损伤、骨折等。

六、治疗

(一)中医治疗

1. 辨证用药

(1)气虚血瘀证

临床表现:手足麻木,如有蚁行感,肢末时痛,多呈刺痛,下肢为主,入夜痛甚;气短乏力,神疲倦怠,面色㿠白,自汗畏风,易于感冒,舌质淡暗,或有瘀点,苔薄白,脉细涩或沉细。

治疗法则:益气活血,化瘀通痹。

方药运用:黄芪桂枝五物汤(《金匮要略》)加减。黄芪,桂枝,芍药,生姜,大枣。

加减:病变以上肢为主加桑枝、桑叶、片姜黄、羌活;以下肢为主加川牛膝、木瓜。

(2)阳虚血瘀证

临床表现:肢体麻木不仁,四末冷痛,得温痛减,遇寒痛增,下肢为著,入夜更甚;乏力懒言,神疲倦怠,畏寒怕冷,舌质暗淡或有瘀点,苔白滑,脉沉紧。

治疗法则:温经散寒,通络止痛。

方药运用:当归四逆汤(《伤寒论》)加减。附子、当归、赤芍、桂枝、细辛、通草、干姜、制乳香、制没药、甘草。

加减:以下肢、尤以足疼痛为甚者,可配伍乌头汤或九分散,或酌加川乌、续断、牛膝、木瓜等活血祛瘀之品;内有久寒,见水饮呕逆者,加生姜、半夏、吴茱萸等。

(3)阴虚血瘀证

临床表现:腿足挛急,肢体麻木,酸胀疼痛,或肢体灼热;五心烦热,失眠多梦,皮肤干燥,腰膝酸软,头晕耳鸣;口干少饮,多有便秘,舌质嫩红或暗红,苔花剥少津,脉细数或细涩。

治疗法则:滋阴活血,柔筋缓急。

方药运用:芍药甘草汤(《伤寒论》)合四物汤(《太平惠民和剂局方》)加减。白芍、甘草、地黄、当归、川芎、木瓜、牛膝、炒枳壳、牡丹皮、桃仁、何首乌、石斛。

加减:腿足挛急,时发抽搐,加熟地黄、全蝎、蜈蚣;五心烦热加知母、黄柏、地骨皮、黄连。

(4)瘀血阻络证

临床表现：肢体疼痛，痛处固定，日轻夜重，或持续不解，活动不利，痛处拒按，面色晦暗，口唇紫暗，舌暗或有瘀斑，脉弦涩。

治疗法则：活血化瘀，通络止痛。

方药运用：身痛逐瘀汤(《医林改错》)加减。秦艽、川芎、桃仁、红花、甘草、羌活、没药、当归、五灵脂、香附、牛膝、地龙。

加减：气短乏力，手足麻木甚者，加黄芪、桂枝；肢体热感、酸痛者，加苍术、黄柏。

(5)痰瘀互阻证

临床表现：麻木不仁，常有定处，足如踩棉，肢体困倦，头重如裹，昏蒙不清，体多肥胖，口黏乏味，胸闷纳呆，腹胀不适，大便黏滞。舌质紫暗，舌体胖大有齿痕，苔白厚腻，脉沉滑或沉涩。

治疗法则：化痰活血，宣痹通络。

方药运用：二陈汤(《太平惠民和剂局方》)合桃红四物汤(《医宗金鉴》)或活络效灵丹(《医学衷中参西录》)加减。陈皮、半夏、茯苓、甘草、桃仁、红花、熟地黄、当归、川芎、芍药、丹参、乳香、没药。

加减：胸闷呕恶，口黏，加苍术、黄柏、藿香、佩兰；肢体麻木如蚁行较重者，加独活、防风、僵蚕、全蝎；疼痛部位固定不移，加川乌、白附子、白芥子、延胡索等。

(6)肝肾亏虚证

临床表现：肢体痿软无力，肌肉萎缩，甚者痿废不用，腰膝酸软，骨松齿摇，头晕耳鸣，舌质淡，少苔或无苔，脉沉细无力。

治疗法则：滋补肝肾，填精益髓。

方药运用：六味地黄丸(《小儿药证直诀》)加减。熟地黄、山茱萸、牡丹皮、山药、茯苓、泽泻。

加减：肾精不足，腰膝酸软明显加牛骨髓、龟甲、菟丝子；阴虚明显五心烦热，加枸杞子、女贞子。

2. 其他疗法

(1)中成药

①复方丹参滴丸(丹参、三七、冰片)：每丸 27mg。建议用法用量：一次 10 丸，一日 3 次，4 周为 1 个疗程；或遵医嘱。口服或舌下含服。用于瘀血阻络证。

②脑心通胶囊[黄芪、赤芍、丹参、当归、川芎、桃仁、红花、乳香(制)、没药(制)、鸡血藤、牛膝、桂枝、桑枝、地龙、全蝎、水蛭]：每粒 0.4g。建议用法用量：口服。一次 2～4 粒，一日 3 次，或遵医嘱。口服。用于瘀血阻络证。

③木丹颗粒[黄芪、延胡索(醋制)、三七、赤芍、丹参、川芎、红花、苏木、鸡血藤]：每袋 7g。建议用法用量：一次 1 袋，一日 3 次。4 周为 1 个疗程，可连续服用 2

个疗程。口服。饭后半小时服用,用温开水冲服。用于气虚血瘀证。

④参芪降糖颗粒(人参茎叶皂苷、五味子、黄芪、山药、地黄、覆盆子、麦冬、茯苓、天花粉、泽泻、枸杞子):每袋3g。建议用法用量:一次1g,一日3次,1个月为1个疗程,效果不显著或治疗前症状较重者,一次用量可达3g,一日3次。口服。用于气虚血瘀证。

⑤通心络胶囊[人参、水蛭、全蝎、赤芍、蝉蜕、土鳖虫、蜈蚣、檀香、降香、乳香(制)、酸枣仁(炒)、冰片]:每粒0.26g。建议用法用量:一次2～4粒,一日3次。口服。用于气虚血瘀证。

⑥消渴通脉口服液(黄芪、地黄、白芍、麦冬、葛根、丹参、水蛭、黄芩、黄连、玄参、川芎、川牛膝):每支20ml。建议用法用量:一次20ml,一日3次。口服。用于气虚血瘀证。

⑦刺五加片(刺五加):每片0.3g。建议用法用量:一次2～3片,一日2次。口服。用于阳虚血瘀证。

⑧蒲参胶囊(何首乌、蒲黄、丹参、川芎、赤芍、山楂、泽泻、党参):每粒0.25g。建议用法用量:一次4粒,一日3次。口服。用于阴虚血瘀证。

⑨天丹通络胶囊(川芎、豨莶草、丹参、水蛭、天麻、槐花、石菖蒲、人工牛黄、黄芪、牛膝):每粒0.4g。建议用法用量:一次5粒,一日3次。口服。用于痰瘀互阻证。

⑩六味地黄丸(熟地黄、酒山茱萸、牡丹皮、山药、茯苓、泽泻):每丸9g。建议用法用量:一次1丸,一日2次。口服。用于肝肾亏虚证。

(2)中药熏洗

①中药糖痛方(生黄芪、川芎、桂枝、白芍、土鳖虫、姜黄、细辛):1剂药煎取1000 ml,加温水至3000 ml,控制水温在40℃,泡洗时间为30 min,外洗患肢一日2次。用于DPN气虚血瘀证。

②温经通络熏洗方(当归、桃仁、红花、鸡血藤、川牛膝、桂枝、花椒):1剂药煎取5000ml,控制水温在35℃,泡洗时间为40～60 min,外洗患肢一日2次。用于DPN阳虚寒凝证。

③四藤一仙汤(海风藤、鸡血藤、忍冬藤、钩藤、当归、威灵仙、玄参、黄芪、丹参):1剂药煎取500ml,控制水温在40℃,泡洗时间为30 min,外洗患肢一日2次。用于DPN阴虚血瘀证。

④透骨散(透骨草、伸筋草、桑枝、刘寄奴、桂枝、赤芍、牡丹皮、艾叶):1剂药煎取2000～3000ml,控制水温在35～50℃,泡洗时间为30 min,外洗患肢一日1次。用于DPN瘀血阻络证。

(3)针灸疗法

①针刺疗法:穴位组方以太溪、三阴交、足三里三穴为主,加减治疗DPN。具

有益气养阴、活血化瘀、化痰祛浊等功效，可用于 DPN 各证型。

②艾灸疗法：穴位组方以太溪、三阴交、足三里三穴为主，采用传统温和灸法，每穴每次 30min，以局部皮肤发红为度，加减治疗 DPN，具有活血通经、温煦、通络等功效，对 DPN 阳虚血瘀证具有良好的疗效。

（4）中药注射液

①葛根素注射液：每次 500mg 加入 0.9％氯化钠溶液 250ml，静脉滴注，一日 1 次。

②丹红注射液：每次 20ml，加入 0.9％氯化钠注射液 250ml，静脉滴注，一日 1 次。

③川芎嗪注射液：每次 120mg 加生理盐水 250ml，静脉滴注，一日 1 次。

④银杏叶注射液：每次 50mg 加生理盐水 250ml 静脉滴注，一日 1 次。

⑤灯盏花素注射液：每次 50mg 加生理盐水 250ml 静脉滴注，一日 1 次。

以上中药注射液可配合其他疗法用于治疗 DPN 各个证型。

（5）物理疗法

①空气波压力治疗仪：POWER Q-3000 型空气波压力治疗仪。治疗时将套袖套于肢体，系好拉链。压力设定为 $0.2kgf/cm^2$，以后根据患者情况增加至 $0.3 \sim 0.5kgf/cm^2$。对肢体从手足末端至躯干中心进行波浪式充气、膨胀、放气，顺序循环治疗。每次治疗 30min，一日 1 次。

②高压氧：采用空气加压舱治疗，压力 0.25MPa，面罩吸氧 30min，中间休息 10min，再吸 30min，一日 1 次。

③安诺血管神经治疗仪：在患肢垫一透明保鲜袋，将治疗垫轻轻放置于患肢皮肤表面，打开开关，每次治疗 20～40min，一日 1 次。

④糖尿病治疗仪：应用 WLTY-200 型电脑糖尿病治疗仪超低频电脉冲刺激曲池、脾俞、关元、足三里等穴位，每次 30min，一日 1 次。

以上物理疗法可用于 DPN 各个证型。

（二）西医治疗

1. 控制血糖　据最新研究表明，控制血糖能够改善 1 型糖尿病（T1DM）神经病变的发展。而对于 T2DM 神经病变，一系列证据表明血糖的控制可以延缓该病的病程并不具有一定的影响性。ACCORD(Action to Control Cardiovascular Risk in Diabetes)一项 5 年的研究表明，控制血糖能改善一部分 DPN 患者的触觉缺失，但仅限于 1/4 的患者。同时，有研究显示强化降糖与 DPN 死亡风险的增加有关，该研究结果发现与糖化血红蛋白（HbA1c）较高的 DPN 组比较，强化降糖的 DPN 组具有更高的死亡风险。

2. 改善微循环　研究表明，神经内膜的微血管异常及血液流变学的改变能影响神经的结构和功能进而导致神经细胞的缺血和坏死。因此，改善微循环对于延缓 DPN 的进程具有一定的作用。目前常用的改善微循环药物包括钙离子拮抗药、血管紧张素Ⅱ-1 型受体(AT1)拮抗药、血管紧张素转化酶抑制药(ACEI)、α 受体阻滞药、血管内皮生长因子(VEGF)抑制剂、非肽类内皮素受体拮抗剂、硫胺素类药物等。证据显示,此类药物具有扩张血管、降低血液黏度等作用,能有效改善 DPN 患者的微循环障碍,增加周围神经组织的血液灌注,从而改善神经功能。

3. 神经营养和神经修复 由于神经损伤是 DPN 的主要病理改变,因此临床上常用神经营养和神经修复药物进行 DPN 的治疗。临床常用的药物为甲钴胺、硝化甘油等。甲钴胺为维生素 B_{12} 的活性代谢产物,能促进神经阻滞的修复和轴索再生,是临床上用来治疗 DPN 最常用的西药。神经生长因子的减少会导致 DPN 患者小纤维神经性状的改变,研究表明补充外源性神经生长因子能增加神经元,促神经生长和神经保护的作用。

4. 抗氧化作用 氧化应激能直接或间接诱导周围神经组织损伤,导致 DPN 的发生。因此,抑制氧化应激对于 DPN 的治疗具有一定的积极影响。临床常用的抗氧化药物为 α-硫辛酸、维生素 C、维生素 E 等。α-硫辛酸是一种较强的天然抗氧化剂,能够改善周围神经的血供,清除自由基,从而减少神经组织和细胞的损伤。不少临床研究均证明 α-硫辛酸能改善 DPN 患者的症状和神经传导速度,并能减少 DPN 患者体内 AGEs 的水平。维生素 C 和维生素 E 均为常见的抗氧化剂,可改善神经血流和形态学改变,对 DPN 的治疗可起到辅助作用。

5. 醛糖还原酶抑制剂 多元醇通路的异常是导致 DPN 的重要病理机制之一,而醛糖还原酶(aldose reductase,AR)是多元醇通路中的关键酶。醛糖还原酶抑制剂的作用为抑制 AR 的活性,降低细胞内山梨醇和果糖浓度,增加 Na^+-K^+-ATP 酶活性,进而改善周围神经的损伤。目前常用的醛糖还原酶抑制剂包括依帕司他、托瑞司他等。临床研究表明,依帕司他和托瑞司他能显著改善 DPN 的症状,加快神经传导速度。

6. 其他对症治疗 疼痛是影响 DPN 患者生活质量的重要因素,由于目前针对 DPN 的对因治疗效果不佳,一般指南都推荐优先治疗 DPN 的疼痛症状。临床常用的药物种类包括抗抑郁药、抗惊厥药、阿片类镇痛药等。

七、预防、预后及调护

(一)预防

DPN 作为糖尿病的慢性并发症之一,多发生于血糖控制不佳和病程较长的糖尿病患者,因此预防尤为重要。糖尿病患者在生活中应做到戒烟限酒,将血糖、血压、体重控制在良好的水平。体能锻炼应被格外重视。研究表明,适当有氧运动能明显减轻糖尿病患者周围神经病变的发生率。同时,应重视糖尿病教育,加强糖尿病患者对 DPN 防治知识的教育。糖尿病患者在确诊为糖尿病后应至少每年检查

1 次神经病变受损情况。

(二)预后与疾病转归

DPN 是糖尿病足的重要危险因素,若不及时防治糖尿病神经病变将会导致糖尿病足部溃疡,进而形成坏疽,最终导致截肢的严重后果。据统计,有 45%～60% 的糖尿病神经病变会发展成为糖尿病足部溃疡。

DPN 是夏科神经骨关节病的主要原因,其特征性病变为病理性骨折、关节脱位和畸形。统计表明,糖尿病神经病变患者中 82%～100% 有糖尿病骨关节病。

(三)调摄与护理

1. 合理的膳食　DPN 患者在治疗过程中应重视饮食问题,严格遵循医嘱,以糖尿病患者饮食为主。对于 DPN 患者膳食的制订应根据患者病情的具体情况,因人制宜。若体虚者在糖尿病患者饮食的基础上适当配合补气血之品;若肥胖者在饮食上可适当配合通泄运脾之品;同时,在病情发展的不同阶段也应根据具体情况进行相应调整。

2. 适当进行推拿按摩　DPN 患者应在医生的指导或协助下进行推拿按摩,以协助疾病的治疗。进行推拿按摩之前应在按摩的部位涂抹润肤油,推拿按摩的每次治疗以皮肤发热为度,以达到促进血液循环的目的。

3. 适当进行运动康复　DPN 患者应重视运动锻炼。运动应根据患者体质、年龄、爱好和病情特点制订个性化的运动处方,可选择有氧运动方式,如匀速步行、慢跑、太极拳等。运动时间不宜过长,强度不宜过大,应循序渐进。

八、中医防治进展

(一)中药内治

文献研究表明,临床用于治疗 DPN 最常用的中药是补气养血、活血化瘀和益气养阴三类,最常配伍的中药为黄芪、鸡血藤、红花、当归、桂枝、川芎等。临床中医各家对于 DPN 的遣方用药,具体又有其各自特色。王平等用当归四逆汤治疗寒凝血瘀型 DPN,证实该方能显著提高患者下肢的神经传导速度及相关临床症状,其疗效优于西药组。针对 DPN 之痰热互结证,郑红等以小陷胸汤化裁治疗,证实该方能降低 DPN 患者的血糖及血脂,并能明显改善神经传导速度。张海文等以黄芪桂枝五物汤加味治疗 DPN 患者 64 例,证实该方具有确切疗效,其相关指标均优于对照组。冯峰等自拟中药复方糖末宁汤治疗 DPN 患者 70 例,其中药组成包括西洋参、黄芪、桂枝、芍药、生地黄、山茱萸、鸡血藤、地龙、延胡索、丹参和川芎,具有宣痹通络止痛的功效。经过糖末宁汤治疗后,DPN 患者治疗组的总有效率达 88.6%,效果优于西药组。曾露萌等自拟益气活血通痹汤,其组成包括黄芪、白芍、鸡血藤、桑枝、木瓜、僵蚕、地龙,在常规治疗的基础上治疗 DPN 患者 50 例,证明该方能显著改善 DPN 患者的神经传导速度及临床症状。刘爱林等用黄芪、鸡血藤、川牛膝、熟地黄、赤芍、红花、补骨脂、白芍组成的温阳活血通络中药方治疗 90 例 DPN 患者，其治疗后有效率为 93.33％，显著高于西药对照组。吕翠岩等用中药复方唐必康治疗 DPN 其总有效率高达 91.14％，并能显著改善患者临床症状。针对痰瘀互阻证，姜国军等用化浊通痹合剂治疗老年 DPN 患者，证实其临床疗效显著。

（二）中药外治

除中药内服外，中药熏洗外治是治疗 DPN 的常用方法。文献研究表明，DPN 中药足浴方主要是以活血化瘀、通络止痛、益气温经等为治疗法则，其中最常用的药物为红花、鸡血藤、川芎、牛膝、当归、丹参、赤芍、没药、桃仁、乳香等活血化瘀之品。苏文博等以补阳还五汤加减方水煎剂对 84 例 DPN 患者进行足部熏洗治疗，配合西医基础药物治疗，治疗后患者的胫神经传导速度显著提高，其总有效率优于西医对照组。张艺等采用中药足浴（透骨草、石见穿、苏木、川椒、乳香、艾叶）熏洗配合滋膵蠲痹方内服治疗 DPN 患者，证明中药足浴熏洗联合滋膵蠲痹方能有效改善 DPN 患者的临床症状、外周血流动力学及下肢神经传导速度。张静等采用自拟中药方（当归、乳香、没药、活血藤、红花、桂枝、川芎、桃仁、丹参、川牛膝）进行熏洗治疗，同时采用红光治疗仪进行红光治疗，治疗 2 周后患者的临床证候及肢体神经传导速度均见明显改善。王洪梅等用黄芪、当归、红花、艾叶、透骨草、鸡血藤、细辛、苏木组成的中药方水煎剂进行足浴熏洗联合中医护理治疗 DPN 患者，治疗组总有效率达 95.7％，临床症状见明显改善。

（三）其他中医治疗方法

在临床治疗 DPN 时，针灸、穴位敷贴等其他中医治疗方法也常被应用到。文献研究表明，针灸治疗 DPN 主要以补益为主，兼以行气活血。在取穴上主要选择阳明经穴及背腧穴。王栋才以针灸辅助治疗 DPN，证实其能显著改善 DPN 患者神经传导速度，并减少并发症。李崖雪等针刺四肢六经原穴治疗 DPN，其有效率高达 95％，并能显著改善多伦多评分。赵慧玲等通过益气养阴、滋补肝肾的针刺处方治疗 DPN 患者，发现针刺治疗对于改善和减轻糖尿病神经症状，延缓神经病变病理进展，提高患者生存质量疗效确切。另外，马国庆等通过临床试验证实相对于常规针刺来说，温针灸更适用于治疗阳虚寒凝、络脉瘀阻型 DPN，能显著改善其临床症状，提高神经传导速度。在艾灸治疗 DPN 方面，刘海芳等艾灸足三里、太溪、三阴交治疗 DPN 患者 60 例，治疗总有效率为 90％，证实艾灸对 DPN 的治疗疗效显著。在穴位贴敷治疗 DPN 方面，潘立民等对 95 例 DPN 患者采用当归四逆汤处方进行穴位贴敷在中脘、天枢、足三里、脾俞、肾俞、涌泉穴位上，治疗后发现 TCSS 评分显著高于对照组，证实了穴位贴敷对于治疗 DPN 疗效确切。

中医自古对 DPN 就有着一定的认识，其关于血痹病的论述和治疗，为如今中医药对 DPN 的防治奠定了重要基础。中医认为，瘀血阻络是 DPN 的重要病机，同时该病由糖尿病迁延日久而得，故虚实夹杂是其主要证候特点。大量文献及临床研究表明,气虚血瘀证是 DPN 最主要的证型之一。在治疗上,无论中药内服、熏洗、针灸,或穴位贴敷等其他中医药疗法,均证明了中医药对于 DPN 治疗具有良好的疗效。这些疗法均以活血通络为主要治疗法则,兼可进行益气、滋阴等,通补兼施。然而,目前关于 DPN 的中医临床研究尚存在一定的不足,主要包括临床样本较小,采用随机、双盲的高质量临床研究不多,单纯中药治疗的临床研究较少,无法全面准确地反映中医药对于治疗 DPN 的疗效。因此,在今后的研究中,开展高质量、大规模的中医药治疗 DPN 的临床试验是研究重点,而单纯使用中药治疗的临床研究空白更是亟待填补。

（郑玉娇）

参 考 文 献

[1] Boulton AJM,Gries FA,Jervell JA:Guidelines for the diagnosis and outpatient management diabetic peripheral neuropathy[J]. Diabet Med,1998,15:508-514.

[2] S Tesfaye,AJM Boulton,PJ Dyck,et al. Diabetic Neuropathies:Update on Definitions,Diagnostic Criteria, Estimation of Severity, and Treatments[J]. Diabetes Care, 2010, 33: 2285-2293.

[3] Tesfaye S. Recent advances in the management of diabetic symmetrical polyneuropathy[J]. J Diabetes Invest,2010,2:33-42.

[4] Ites K I,Anderson E J,Cahill M L,et al. Balance Interventions for Diabetic Peripheral Neuropathy:A Systematic Review[J]. Journal of Geriatric Physical Therapy,2011,34(3):109.

[5] 中华医学会糖尿病学分会糖尿病慢性并发症调查组,向红丁. 全国住院糖尿病患者慢性并发症及其相关危险因素 10 年回顾性调查分析[J]. 中国糖尿病杂志,2003,11(4):5-10.

[6] 边秀娟. 加味黄芪桂枝五物汤治疗糖尿病周围神经病变的理论、临床和实验研究[D]. 南京:南京中医药大学,2010.

[7] 王超. 麻木源流考[J]. 中国中医药现代远程教育,2015,1323:7-10.

[8] Sullivan K A,Feldman E L. New developments in diabetic neuropathy[J]. Current Opinion in Neurology,2005,18(5):586-590.

[9] Ang L,Jaiswal M,Martin C,et al. Glucose Control and Diabetic Neuropathy:Lessons from Recent Large Clinical Trials[J]. Current Diabetes Reports,2014,14(9):528.

[10] Ismail-Beigi F,Craven T,Banerji M A,et al. Effect of intensive treatment of hyperglycaemia on microvascular outcomes in type 2 diabetes:an analysis of the ACCORD randomised trial [J]. Lancet,2010,376(9739):419.

[11] Callaghan B C,Little A A,Feldman E L,et al. Enhanced glucose control for preventing and treating diabetic neuropathy[J]. Cochrane Database of Systematic Reviews, 2012, 26 (4):CD007543.

[12] Callesescandón J,Lovato L C,Simonsmorton D G,et al. Effect of Intensive Compared With Standard Glycemia Treatment Strategies on Mortality by Baseline Subgroup Characteris-

tics:The Action to Control Cardiovascular Risk in Diabetes (ACCORD) trial[J]. Diabetes Care,2010,33(4):721-727.

[13] Popbusui R,Evans G W,Gerstein H C,et al. Effects of Cardiac Autonomic Dysfunction on Mortality Risk in the Action to Control Cardiovascular Risk in Diabetes (ACCORD) Trial [J]. Diabetes Care,2010,33(7):1578-1584.

[14] Shun C,Chang Y,Wu H,et al. Skin denervation in type 2 diabetes:correlations with diabetic duration and functional impairments[J]. Brain A Journal of Neurology, 2004, 127 (Pt 7):1593.

[15] 刘召茹,周茂京,辛秀香.甲钴胺联合丁咯地尔治疗糖尿病周围神经病变疗效观察[J].中国现代药物应用,2011,5(5):139-140.

[16] 邹慧.西洛他唑联合依帕司他治疗糖尿病周围神经病变的临床观察[J].中国医药,2012,7(12):1525-1526.

[17] 陈才学.甲钴胺联合山莨菪碱治疗糖尿病周围神经病变 116 例疗效观察[J].临床合理用药杂志,2010,3(12):60-61.

[18] 付庆林,饶高峰.甲钴胺联合前列地尔治疗 2 型糖尿病周围神经病变的疗效与安全性[J].中国临床药理学杂志,2012,28(7):490-492.

[19] 方向明,王玉容,叶文春,等.鼠神经生长因子治疗糖尿病周围神经病变的疗效观察[J].医学理论与实践,2012,33(6):627-628.

[20] 彭晓智,黎宗保,裴翔,等.α-硫辛酸联合疏血通治疗糖尿病周围神经病变的临床疗效评价[J].中华中医药学刊,2016,10(8):1964-1967.

[21] 李玉桂,成那,彭程,等.α-硫辛酸对糖尿病周围神经病变患者血清晚期糖基化终产物的影响[J].中华临床医师杂志(电子版),2016,10(6):790-794.

[22] Ceriello A. New insights on oxidative stress and diabetic complications may lead to a "causal" antioxidant therapy[J]. Diabetes Care,2003,26(5):1589-1596.

[23] 王杨,刘畅.依帕司他治疗糖尿病周围神经病变的疗效及机制[J].中国老年学杂志,2015,v. 35(1):93-95.

[24] 李伟成,黎学锋.甲钴胺联合托瑞司他及复方丹参治疗糖尿病周围神经病变疗效观察[J].临床医药实践,2010,19(3):115-117.

[25] Mika J,Zychowska M,Makuch W,et al. Neuronal and immunological basis of action of antidepressants in chronic pain-clinical and experimental studies[J]. Pharmacological Reports,2013,65(6):1611-1621.

[26] Backonja M M. Anticonvulsants (antineuropathics) for neuropathic pain syndromes[J]. Clinical Journal of Pain,2000,16(2 Suppl):67-72.

[27] Duehmke R M,Derry S,Wiffen P J,et al. Tramadol for neuropathic pain in adults[J]. Cochrane Database of Systematic Reviews,2017,6(6):CD003726.

[28] 许敏.糖尿病周围神经病变的中医护理干预研究[J].科技视界,2015(1):370,377.

[29] 曹雯,王琦威,喻嵘,等.基于文献调查研究分析中医治疗糖尿病周围神经病变的用药规律[J].辽宁中医杂志,2017,44(6):1121-1123.

[30] 王平,崔鹏,洪杨洋."当归四逆汤"治疗寒凝血瘀型糖尿病周围神经病变优效性的临床观

察[J].中华中医药学刊,2017,35(3):661-664.

[31] 郑红,张杰,李昳.小陷胸汤化裁治疗糖尿病周围神经病变临床研究[J].河南中医,2015,35
(1):17-19.

[32] 张海文.加味黄芪桂枝五物汤治疗糖尿病周围神经病变的临床观察[J].光明中医,2017,32
(9):1301-1303.

[33] 冯峰,邹庆玲.中药治疗糖尿病周围神经病变临床疗效观察[J].中华中医药学刊,2014,32
(8):2008-2013.

[34] 曾露萌,郭进,林敏,等.益气活血通痹汤治疗糖尿病周围神经病变的临床疗效观察[J].当
代医学,2010,16(22):158-159.

[35] 刘爱林,袁志军.温阳活血通络中药治疗糖尿病周围神经病变[J].吉林中医药,2016,36
(11):1125-1128.

[36] 吕翠岩,张胜容,赵文景,等.糖痹康治疗糖尿病周围神经病变的临床研究[J].天津中医
药,2016(1):5-9.

[37] 姜国军,赵丽华,包杨,等.化浊通痹合剂治疗老年糖尿病周围神经病变的研究[J].临床医
药文献电子杂志,2017,4(67):13072-13075.

[38] 武淑梅,张海霞,张旭,等.中药足浴治疗糖尿病周围神经病变用药规律研究[J].中华中医
药杂志,2018,33(1):73-76.

[39] 苏文博,李志悦,刘香春,等.中药熏洗治疗糖尿病周围神经病变的临床研究[J].时珍国医
国药,2014,25(11):2714-2716.

[40] 张艺,严军,陆聆韵,等.中药足浴熏洗联合滋膵蠲痹方治疗糖尿病周围神经病变的临床研
究[J].云南中医学院学报,2017(5):49-53.

[41] 张静,章晶晶,段微.中药熏洗治疗联合红光治疗仪治疗糖尿病周围神经病变疗效观察
[J].中国药师,2017,20(10):1825-1827.

[42] 王洪梅,吴君.中药熏洗联合中医护理干预对糖尿病周围神经病变的疗效及生活质量的影
响[J].四川中医,2016,34(12):206-209.

[43] 潘鸿,王洪峰,王宇峰,等.基于数据挖掘技术探究治疗糖尿病周围神经病变的针灸取穴规
律[J].中国针灸,2016,36(10):1111-1114.

[44] 王栋才.针灸辅助治疗糖尿病周围神经病变对神经功能恢复及预后的影响[J].上海针灸
杂志,2017,36(12):1439-1442.

[45] 李崖雪,闫建华,王丰,等.针刺六经原穴(阴经输穴)治疗糖尿病周围神经病变患者的临床
疗效观察[J].中医药学报,2015(5):24-26.

[46] 赵慧玲,高欣,高彦彬,等.针刺治疗糖尿病周围神经病变的临床观察[J].中国中西医结合
杂志,2007,27(4):312-314.

[47] 马国庆,叶婷,孙忠人.温针灸与常规针刺治疗阳虚寒凝、络脉瘀阻型糖尿病周围神经病变
对比观察[J].中国针灸,2018,38(3):229-233.

[48] 刘海芳,薛原,宗倩倩,等.艾灸治疗糖尿病周围神经病变的临床观察[J].光明中医,2013,
28(1):111-112.

[49] 潘立民,孙素芹,叶婷.穴位贴敷治疗糖尿病周围神经病变的疗效研究[J].中医药信息,
2016,33(3):96-99.

第五节 糖尿病视网膜病变

一、概述

糖尿病视网膜病变(diabetic retinopathy,DR)是糖尿病导致的视网膜微血管损伤所引起的一系列典型病变,是一种影响视力甚至致盲的慢性进行性疾病。DR包括黄斑水肿、视网膜新生血管、视网膜剥离、玻璃体出血及黄斑变性等病变。按病变严重程度可分为非增殖期视网膜病变与增殖期视网膜病变。根据国际防盲协会的评估值,2015 年全球有 1.45 亿人患有某种形式的 DR,4500 万人患有威胁视力的 DR。糖尿病患者视网膜病变的患病率是 35%,而增生性(威胁视力)视网膜病变的患病率是 7%。在我国,糖尿病患者中 DR 患病率高达 24.7%~37.5%。DR 是工作年龄人群(20-65 岁)第一位的致盲性疾病,其中增殖期糖尿病视网膜病变的患者视力损伤严重,并且不可逆转,严重影响患者的生活质量。

DR 的发病机制涉及多元醇通路的增强、晚期糖基化终末产物的增加、蛋白激酶 C 激活和己糖胺通路活性增强等,影响许多细胞信号的表达,进一步产生氧化应激、炎症、微血管功能障碍和线粒体损伤,其反过来上调促炎介质、转录因子、趋化因子和黏附分子,损伤血-视网膜屏障,并导致促血管生成生长因子和产生黄斑水肿、增殖期视网膜病变的激素的上调。

古代文献中无此病名,中医根据病因、病机及症状将其归属于"雀目""内障""暴盲""视瞻昏渺""云雾移睛"等范畴。

二、病因病机

DR 的病因比较复杂,先天禀赋不足、饮食不节、情志失调、劳欲过度、失治误治或多服温热燥药等原因均可导致。其病位主要在肝、肾、脾,其病机主要在于糖尿病日久导致脏腑亏虚,气血阴阳不足,目失所养,抑或瘀血痰湿阻滞目络,表现为视网膜血管的一系列改变。关键病机是阴虚、气虚、阳虚、痰湿、血瘀。

(一)病因

1. 禀赋不足 先天禀赋不足,脏腑柔弱,或劳欲过度,耗伤肾之阴精,目失濡养,或水不济火,火上炎于目,灼伤目之血络,瘀阻目络。

2. 饮食不节 长期过食肥甘,醇酒厚味,辛辣香燥,损伤脾胃,导致脾胃运化失司不能充养眼目,或脾虚生痰,痰湿抑或化热,上犯清窍,或脾虚统血失司而致血溢于目。

3. 情志失调 长期情志刺激,如郁怒伤肝,肝气郁结,或劳心竭虑,营强思,导致郁久化火,火热内燔,灼伤目络。

4. **劳欲过度** 房事不节，劳欲过度，肾精亏损，虚火内生，则火因水竭益烈，水因火烈而益干，终致肾虚胃热，或肾精不能上承于目，目失濡养，导致雀目等眼目病变。

5. **久病之后** 糖尿病日久伤阴，或素体阴亏，虚火内生，火性炎上，灼伤目之血络，血溢目中。《秘传证治要诀及类方·三消》曰："三消久之，精血既亏，或目无见，或手足偏废，如风疾。"《河间六书》指出，消渴"可变为雀目或内障"。

(二)病机

DR 的病机主要在于糖尿病日久导致脏腑功能紊乱、气血阴阳亏虚、目络运行失常。本虚标实，以肝、肾、脾三脏亏虚为本，痰湿、瘀血阻络为标。病变的脏腑主要在肝、肾、脾。三脏之中虽有所偏重，但往往又互相影响。

肝主藏血，肝受血而能视，濡养目窍的真血来源于肝脏，肝血是目发挥生理功能的物质基础；肝脉直接上连目系，是肝血上达目窍的重要通道。肝血亏虚，则脉络空虚，无血上行以养目窍，造成视物昏花，不能久视。如肝脉瘀滞，则血溢脉外，留著视衣，遮蔽神光，导致视物不见。故《素问·五脏生成》曰"肝气通于目，肝和则能辨五色矣"。

肾藏精，精能化血，血能养目，又目为精之会，肾精所化精血亦是濡养目之来源之一。肾精充足，方能保证脏腑精气上注于目。由于精血互化、肝肾同源，故肝肾亏虚是导致目病最主要的原因。

脾为后天之本，气血生化之源。脾主运化，脾气充足，则精微物质生化有源；脾主升清，能将精微物质升运于目；脾气统血，血能循经上达目窍而不外溢。若脾气亏虚，不仅目失濡养，而且脉络不固，导致血液、津液溢于脉外，留于视衣，形成出血、渗出、水肿等病理改变。所以，临床上 DR 患者多饮、多食、多尿的表现并不突出，却以反复发生眼底出血、渗出、水肿等脾气亏虚的症状为主要特征。

DR 虽有肝血虚、肾阴精亏、脾气弱，但瘀血痰湿在其病变中亦是关键因素。DR 眼底以出血、渗出、微血管瘤、机化灶等为主要表现，均与瘀血阻滞脉络有直接关系。由于瘀血在络，血行不畅，血脉瘀滞、膨隆而成瘤状；血不畅达，溢于脉外，留著视衣则为出血；当离经之血遮蔽、使神光不得发越时，还可造成视物不清甚或视物不见等症。此类瘀血是由于气血阴阳不足而导致，如肝肾阴虚，虚火上炎，煎熬津液，血液黏稠不能畅行导致瘀滞；阴虚及阳，阳虚生寒，寒主收引，血流凝滞可成瘀；津血不足，脉络空虚，血行滞缓同样致瘀等。所以，瘀血也是导致 DR 的主要病理因素。另外，痰浊不仅能够加重脉络瘀滞，使目失所养，还留著视衣，形成渗出、水肿、机化条带等病症，伤及目窍，致视物不见。痰湿的生成与脾肾二脏关系密切。脾失健运，是痰浊内聚的根源。由于肾脏位于下焦，为先天之本，气化动力。当肾虚不能纳气归原，或肾水不足，虚火内炽，肺津被灼，津液干枯时也可成痰。

综上所述，DR 以肝、脾、肾亏虚为本，瘀血、痰湿内聚为标，目络病变是本虚标实共同作用的结果。临床治疗,应抓住血糖日久之病因,并且明确整体与眼局部的关系,掌握 DR 之演变规律,才能取得较好的治疗效果。

三、临床表现

首先,患者有糖尿病的症状,如口渴多饮、多食易饥、尿频量多等典型表现。其次是眼部局部病变,主要是视网膜的微小血管受损。毛细血管内皮细胞失去其屏障功能而发生渗漏,从而出现视网膜深层的小出血斑点和视网膜的水肿浑浊。继而发生毛细血管闭塞,管壁的局部性扩张而形成微血管瘤。由于毛细血管渗漏致视网膜长期水肿,可出现硬性脂质存留,称蜡样渗出。还可在视网膜上出现灰白色软性的棉绒状斑。出现微血管瘤、出血点、蜡样渗出、棉絮状斑者,为单纯型 DR 的表现。

由于视网膜微循环障碍,血流量严重不足,组织缺血缺氧,而导致新生血管的产生,多位于视盘、上下血管弓附近及黄斑颞侧等。视网膜静脉扩张充盈,甚至呈串珠状或出现白鞘。视网膜新生血管常伴有大量机化膜,往往因新生血管而导致视网膜及玻璃体大出血,加重机化膜的形成,导致增殖性玻璃体视网膜病变。其视网膜的水肿、出血、机化膜、缺血等改变均可发生于后极部,严重影响视力。DR 有新生血管形成者,即为增殖型 DR。

糖尿病视网膜病变的具体临床分级为:Ⅰ期(轻度非增生期):仅有毛细血管瘤样膨出改变;Ⅱ期(中度非增生期):介于轻度到重度之间的视网膜病变,可合并视网膜出血、硬渗和(或)棉絮斑;Ⅲ期(重度非增生期),每象限视网膜内出血≥20 个出血点,或者至少 2 个象限已有明确的静脉串珠样改变,或者至少 1 个象限视网膜内微血管异常,无明显特征的增生性 DR;Ⅳ期(增生早期),出现视网膜新生血管或视盘新生血管,当视盘新生血管>1/4~1/3 视盘直径或视网膜新生血管>1/2 视盘直径,可伴视网膜前出血或玻璃体出血;Ⅴ期(纤维增生期),出现纤维膜,可伴视网膜前出血或玻璃体出血;Ⅵ期(增生晚期),牵拉性视网膜脱离,合并纤维膜,可合并或不合并玻璃体积血,也包括虹膜和房角的新生血管。其中,Ⅰ~Ⅲ 期为非增生性 DR,Ⅳ~Ⅵ期为增生性 DR。增生性 DR 可严重导致视力下降,甚或造成失明。

眼底荧光血管造影对本病的诊断意义重大,对微血管瘤及其他微血管的改变较检眼镜检查的准确性高一些,对本病发展的严重程度有评估作用。

四、辅助检查

检查糖化血红蛋白,空腹、餐后 2h 血糖和尿糖,尿比重,葡萄糖耐量试验等,有助于明确糖尿病诊断。眼部病变则参照《我国糖尿病视网膜病变临床诊疗指南(2014 年)》相关内容:①各种类型眼底照相设备;②荧光素眼底血管造影术(fluorescein fundus angiography,FFA)并非诊断糖尿病黄斑水肿或非增生性 DR 所必需,这两者均可通过临床检查进行确诊;③FFA 可用于指导糖尿病黄斑水肿治疗和评价不明原因的视力下降。造影可识别可能导致黄斑水肿的黄斑毛细血管无灌注区或毛细血管渗漏来解释视力丧失的原因;④光学相干断层扫描(optical coherence tomography,OCT)是识别视网膜水肿的部位和严重程度的最灵敏的方法。

五、诊断与鉴别诊断

(一)诊断要点

DR 可以根据糖尿病病史和局部眼部改变进行诊断。结合辅助检查有助于诊断和了解眼底病变的严重程度。

1. 单纯型

Ⅰ期:有微动脉瘤或并有小出血点。(＋)较少,易数;(＋＋)较多,不易数。

Ⅱ期:有黄白色"硬性渗出"或并有出血斑,(＋)较少,易数;(＋＋)较多,不易数。

Ⅲ期:有白色"棉绒斑"或并有出血斑,(＋)较少,易数;(＋＋)较多,不易数。

2. 增殖型

Ⅳ期:眼底有新生血管或并有玻璃体出血。

Ⅴ期:眼底有新生血管和有纤维增殖。

Ⅵ期:眼底有新生血管和有纤维增殖,伴牵引性视网膜脱离。

(二)鉴别诊断

1. DR 与糖尿病合并高血压、动脉硬化引起的视网膜静脉阻塞鉴别。前者发病多为双眼对称性,有微血管瘤、蜡样渗出、棉絮状斑、初时出血呈点状。后者发病多为单眼,起病突然,视网膜静脉高度扩张迂曲,出血呈火焰状。荧光血管造影有利于鉴别。

2. DR 与低灌注视网膜病变有一过性黑蒙的鉴别。后者视网膜动脉普遍变细,中心动脉压普遍降低,视盘附近可见动脉自发搏动。静脉管径不规则扩张,有呈串珠状,但是不扭曲。虽也可见毛细血管扩张,微血管瘤,点状、斑状出血和絮斑,但数量不如糖尿病者多。

3. DR 与增生性玻璃体视网膜病变的鉴别。后者可见于非糖尿病患者,因外伤,视网膜血管周围炎眼底出血,长期孔源性视网膜脱离或手术失败后。有明确眼底出血的原因可查。眼底无其他糖尿病性视网膜病变表现。

六、治疗

本病是糖尿病日久导致眼部之并发症,首先是通过饮食、锻炼或药物严格控制血糖这一病因,甚或眼部局部手术治疗,同时治疗高血压、高血脂等高危因素,避免吸烟等有害因素,并且定期检查眼底及必要时行荧光血管造影。辨证论治应以糖尿病为基础,眼部病变主要是针对出血、渗出、水肿及微循环障碍等予以治疗。

本病的基本病机是脏腑亏虚、气血阴阳不足为本,瘀血痰湿为标。故实者,补益脏腑,或益气,或养血,或滋阴,或温阳;虚者,或活血,或化痰湿,为治疗本病的基本法则,并根据虚实的主次而适当兼顾。同时,应密切结合眼部病位而选方用药,以加强治疗的针对性。中医临床多从阴虚火旺、脾虚气弱、气阴两亏、肾阴亏虚、肝肾亏虚、气滞血瘀、湿热蕴结等方面论治。

(一)中医治疗

1. 辨证用药

(1)阴虚火旺证

临床表现:糖尿病患者,视物模糊,眼内出血,出血量或多或少,有硬性渗出及微血管瘤,伴烦渴引饮,消谷善饥,小便频多混黄,舌红苔少。

治疗法则:养阴清热,凉血散血。

方药运用:白虎加人参汤加减。知母、生石膏、天花粉、生蒲黄、玄参、麦冬、参须、淮山药、牡丹皮、赤芍、三七粉。

加减:出血量多者,加墨旱莲、栀子、茜草以止血;硬性渗出较多者,加鸡内金、山楂以散结消积;水肿明显者,加车前子、泽泻、益母草以活血利水。

(2)气阴两虚证

临床表现:糖尿病患者,病程较长,眼底出血不多,网膜水肿浑浊。伴神倦乏力,面色萎黄,多饮多尿消瘦,甚或四肢不温。舌淡苔白不润,脉细无力。

治疗法则:益气养阴,凉血化瘀。

方药运用:生脉散合玉女煎加减。黄芪、党参、麦冬、五味子、淮山药、天花粉、生地黄、玄参、牛膝、地龙、牡丹皮、赤芍。

加减:出血多者,加三七、墨旱莲止血;机化膜者,加牡蛎、鳖甲、鸡内金软坚散结;水肿、渗出多者,加薏苡仁、车前子、益母草等活血利水。

(3)肝肾阴虚证

临床表现:糖尿病性视网膜病变患者,视物昏花,多饮多尿,梦遗滑精,腰膝酸软乏力,头昏耳鸣,舌红少苔,脉细数。

治疗法则:滋补肝肾,活血明目。

方药运用:杞菊地黄汤加减。生地黄、熟地黄、山茱萸、淮山药、泽泻、牡丹皮、茯苓、枸杞子、五味子、蝉蜕、白菊花、地龙、茺蔚子。

加减:有出血者加三七、墨旱莲、茜草止血;渗出者,加浙贝母、牡蛎、山楂以消积散结;视网膜水肿浑浊者,加车前子、赤小豆、冬瓜皮利水消肿。

(4)脾虚气弱证

临床表现:糖尿病患者,病程较长,眼底反复出血,视网膜模糊,视网膜水肿浑浊明显及棉絮状斑较多,口渴欲饮,善饮或饮食减少,纳食乏味,大便稀溏,精神倦怠,四肢乏力,舌淡、苔白不润,脉细弱无力。

治疗法则:健脾益气,化浊散瘀。

方药运用:升阳益胃汤加减。党参、白术、茯苓、黄芪、陈皮、法半夏、地龙、葛根、泽泻、神曲、三七粉、丹参、防风、木贼草。

加减:视网膜新生血管较多者,加牡丹皮、赤芍、玄参、牛膝等凉血散瘀;机化膜者,加昆布、海藻软坚散结。

(5)气血亏虚证

临床表现:糖尿病患者,自觉视物昏花,眼前黑影飘动,时隐时现,不耐久视,睛珠涩痛;全身症见面白无华,头晕心悸,少气懒言;唇淡舌嫩,脉细。

治疗法则:益气补血。

方药运用:八珍汤或芎归补血汤加减。八珍汤(《正体类要》):人参、白术、茯苓、甘草、熟地黄、当归、川芎、白芍(具体剂量不详)。芎归补血汤(《审视瑶函》):生地黄、天冬、川芎、牛膝、白芍、炙甘草、白术、防风、熟地黄、当归身。

加减:气虚甚者加黄芪以助补气。

(6)湿热蕴结证

临床表现:糖尿病患者,自觉眼前黑影浮动,多呈尘状、絮状浑浊,视物昏蒙;胸闷纳呆,或头重、身疲;苔黄腻,脉滑。

治疗法则:宣化畅中,清热除湿。

方药运用:三仁汤(《温病条辨》)加减。杏仁、飞滑石、白通草、竹叶、白蔻仁、厚朴、生薏苡仁、半夏。

加减:食少纳呆者,加白术、淮山药、白扁豆以健脾益气;浑浊呈絮状者,加浙贝母、苍术;有心烦口苦,苔黄腻者,酌加黄芩、栀子、车前子以助清热除湿。

(7)气滞血瘀证

临床表现:糖尿病患者,自觉眼前黑花,呈絮状、块状红色浑浊,视力不同程度下降;或有情志不舒,胸胁胀痛;舌有瘀斑,脉弦涩。

治疗法则:行气活血。

方药运用:血府逐瘀汤(《医林改错》)加减。桃仁、红花、当归、川芎、生地黄、赤芍、牛膝、桔梗、柴胡、枳壳、甘草。

加减:浑浊物鲜红者,宜去桃仁、红花而酌加生蒲黄、生三七以止血化瘀;浑浊物呈灰白色者,可加三棱、莪术、鳖甲、牡蛎以助化瘀散结;久瘀伤正,应选加黄芪、党参等扶正祛瘀。

2.其他疗法

(1)中成药治疗:根据证型,可选用香砂六君子丸、石斛夜光丸、茵陈云茯丸、复方血栓通胶囊等口服。

（2）理疗：选用三七、丹参、安妥碘等做电子透入。每日1次，10次为1个疗程。但对新近出血所致本病者应避免使用。

（3）针灸治疗：非增殖期 DR 患者可选取2组腧穴：①睛明、攒竹、瞳子髎、丝竹空、上星、阴陵泉、肾腧、脾腧、视区；②四白、承泣、太阳、百会、阳陵泉、合谷、足三里、太溪、委中、视区。针刺后留针20 min，交替治疗。

（二）西医治疗

严格控制血糖，治疗高血压、高血脂，定期检查眼底及必要时行荧光血管造影。其中，通过饮食及药物（如果需要）进行的强化血糖控制可以预防76％的 DR 发作。（IDF 糖尿病第8版地图）目前，手术疗法是治疗该病的首选方法。临床上应根据患者的实际病情选择恰当的激光光凝术，同时辅助使用药物或玻璃体切割手术进行治疗。这三种治疗方法互为补充，可明显地强化患者的治疗效果，缩短患者术后恢复的时间。

1. **药物治疗**　可用改善微循环的药物作为辅助治疗。

（1）生长因子抑制剂：VEGF 中和抗体、VEGF 受体嵌合蛋白、选择性 VEGF 受体激酶、反义寡聚脱氧核苷酸四类，可根据不同的作用途径选择。其中，选择性 VEGF 受体激酶抑制剂是目前临床研究最热门的一类 VEGF 抑制剂。

（2）醛糖还原酶抑制剂：抑制多元醇代谢所需的醛糖还原酶活性，减少山梨醇的生成。

（3）自由基清除剂：超氧化物歧化酶、维生素 E 等自由基清除剂可以有效地抑制机体内脂质过氧化物的生成，从而对 DR 患者的视网膜周细胞及内皮细胞起到保护作用。但是，自由基清除剂对 DR 患者形成的微血管瘤、晚期糖基化终末产物及闭塞的毛细血管起到的作用不明显。

（4）蛋白激酶 C-β 抑制剂：通过特异性抑制蛋白激酶在 DR 中的作用，减少蛋白激酶对视网膜微血管损伤，以预防 DR 或降低其风险。

（5）肾素-血管紧张素系统抑制剂：可通过多个作用机制对 DR 有治疗作用，不仅仅依靠降压。

2. **激光光凝术治疗**　临床上可分为局限性激光光凝术和弥漫性激光光凝术两种类型。同时，根据激光的光斑范围及分布密度的不同，又可将弥漫性激光光凝术分为次全视网膜激光光凝术、全视网膜激光光凝术、超全视网膜激光光凝术三种类型。激光光凝术用于治疗增生期、增生前期的玻璃体出血、视网膜新生血管形成，或未对眼底、新生血管交通支、微血管瘤等造成影响的视网膜前出血。根据患者病情的缓急，增生前期的 DR 又可分为慢性增生前期的 DR 和急性增生前期的 DR 两种类型。通常对慢性增生前期的 DR 患者，可选择使用血管闭塞区激光光凝术对其进行治疗，对急性增生前期的 DR 患者则使用外病灶激光光凝术对其进行治疗。

3.DR 的玻璃体手术 增生期进展性 DR 的玻璃体手术的适应证为不吸收的玻璃体出血,增生性 DR 纤维增生膜、视网膜前出血、视网膜被牵拉及牵拉导致的视网膜脱离,牵拉孔源混合性视网膜脱离;玻璃体出血合并白内障,玻璃体出血合并虹膜新生血管等。术中同时进行全网视网膜光凝术,防止复发出血。

七、预防、预后及调护

(一)预防

1. 加强科普宣传,早期诊断、早期治疗。

2. 严格控制血糖,降低其危险因素如高血压、高血脂等。

3. 生活方式干预,包括健康合理饮食、适当的体育锻炼、戒烟戒酒。

4. 情志调畅,避免急躁、沮丧。

5. 患者确诊为糖尿病后,应在内科医生指导下严格控制血糖、血压、血脂,定期检查眼底。一旦出现增生性病变,及时行激光光凝术,防止进一步发生新生血管的一系列并发症。

(二)预后及疾病转归

DR 经有效治疗可维持正常的生活和工作。增殖期 DR 可导致眼内反复出血而严重影响视力。形成增殖性玻璃体视网膜病变,可致视网膜脱离而失明。增殖性 DR 不但严重损伤视力,同样预示患者的生命预后不良。有报道称,在眼底出现增殖性 DR 后,患者的平均存活期为 5 年左右。

(三)调摄与护理

1. 合理控制热量摄入、三大营养素摄入量的合理调整和确定、供给足量的维生素、膳食纤维和无机盐及少食多餐等饮食护理。

2. 积极预防低血糖、适量有氧运动、控制血压和情绪等。

3. 做好心理护理、糖尿病教育、饮食护理、血糖监测和眼科专科护理。

4. 坚持原发病的治疗,缓解病情,以防止糖尿病视网膜病变的进一步发展,适应正常的工作、学习和生活。

八、中西医防治进展

1. 单味中药治疗 李华等研究发现银杏叶提取物显著减少 DR 患者微血管瘤数目、视网膜出血面积。贾媛媛等发现红景天可降低血糖、降脂、降压,联合羟苯磺酸钙对早中期 DR 治疗效果良好。闫海艳等发现樟柳碱(从茄科植物唐古特山莨菪碱中分离的一种生物碱)可改善眼部微循环,减少视网膜缺血,减少视网膜内循环异常的发生,减缓 DR 的进展。常规及高剂量静脉滴注川芎嗪联合西药治疗,川芎嗪治疗后视网膜中央动脉、睫状后动脉和眼动脉的收缩期峰值血流速度、舒张末期血流速度高于对照组,对照组、常规剂量、高剂量组治疗有效率分别为 40%、

70%、77%。

2. **复方治疗**　郭防等研究发现益肾明目丸联合西药(羟苯磺酸钙胶囊)比单用西药显著降低血糖值,提高视力水平,且药物不良反应小。杨敏等研究发现右归丸加减可显著改善 2 型糖尿病非增殖期视网膜病变患者视力、眼底病变,降低血清血管内皮生长因子。史薇等研究发现升清降浊通络明目方能显著改善 DR 患者血脂、血糖、血液流变学指标,改善眼底病变和视力。王旭等研究发现养阴消瘀明目方显著提升非增殖期 DR 患者的视力及眼底,降低血糖、糖化血红蛋白、血脂,改善炎症指标(如降低 CRP、升高 NO)。复方血栓通胶囊可以显著改善 DR 病变分期,提高视力,临床疗效优于单纯西医治疗。李靖研究发现生蒲黄汤可显著降低非增殖期 DR 视网膜厚度,提高总有效率。复方丹参滴丸可有效延缓气滞血瘀证 DR 病情的发展,缓解病情的严重程度,改善黄斑水肿。滋阴活血通络方联合西药(羟苯磺酸钙胶囊)治疗非增殖期 DR 优于单用西药,可显著降低患者中医证候积分,提高中医证候疗效,可降低其血糖、血脂等。益气养阴活血祛痰法治疗非增殖期 DR,可有效提高最佳矫正视力,减少微血管瘤,改善微循环,改善中医证候。天然药物组成的方剂(高山红景天、丹参、川芎)可显著提高肝肾阴虚、瘀血阻络型糖尿病视网膜病变的总有效率,改善血液流变学异常。补肾活血明目方(熟地黄、生地黄、山茱萸、黄精、枸杞子等)能显著改善 DR 患者血液流变学指标及视网膜微循环血管的形成,提高患者视力水平,标本兼治。

3. **外治疗法**　王勇研究发现针灸联合西药常规治疗比单用西药,显著提升 DR 视力水平,减少微血管瘤与出血点。夏丽芳等研究发现中药熏洗(野菊花、防风、荆芥、薄荷、蝉蜕等)熏洗眼部,可显著提高患者视网膜改变总有效率、视力、自觉症状、血流变指标等。钱立平等研究发现灯盏花素注射液眼部雾化联合穴位按摩可显著提高患者临床疗效,改善患者视功能,提高生活质量,降低血清血管内皮生长因子,升高一氧化氮水平,延缓患者病变进展。高亚男等研究发现复方樟柳碱注射液可以显著改善患者血液供应情况,改善眼底病变,控制临床症状,提高治疗有效率。

4. **预防进展**　刘旭等研究发现 DR 危险因素与病程、血糖控制、血压、血脂、细胞因子、肾病相关因素等,提出 DR 的预防应控制危险因素、健康教育及筛查,药物防治(如抗 VEGF、阿托伐他汀、2 型腺病毒编码的软骨寡聚基质蛋白-血管生成素 1 等)。荣汉青等研究发现,饮食有节、起居有常、调畅情志、增加锻炼(八段锦、太极拳等中医传统运动)以未病先防。在此基础上,调整饮食及运动锻炼,参加消渴目病评估量表评估和体质筛查,并根据患者体质进行中药调理干预,以欲病救萌,防止 DR 的发生。在"未病先防""欲病救萌"的基础上,中药合并手术对患者进行治疗,以既病防变,延缓 DR 的进展;穴位贴敷(用姜、葱、石菖蒲、皂角等)以病后防复,防止 DR 的复发。赵爱英研究发现六味地黄丸联合丹参明目丸治疗 2 型糖尿病患者 24 周,可显著降低 DR 新增率、进展率。葛正懿等研究发现,对糖尿病患者在常规治疗的基础上实施中药熏眼联合腧穴按摩,能够显著改善眼底情况,从而降低视网膜病变的发病率。逄冰发现益气温阳通络方通过调控炎症等改善视网膜内皮功能障碍,预防 DR 的发生。罗云等研究发现络欣胶囊灌胃 db/db 自发性糖尿病小鼠动物模型 20 周,可在一定程度上改善早期视网膜微血管数量、功能及各层水肿、排列紊乱等。

(邱　莎)

参 考 文 献

[1]　International Diabetes Foundation. https://www. diabetesatlas. Org/across-the-globe. html.

[2]　中华医学眼科学分会,中华医学会眼科学会眼底病学会.我国糖尿病视网膜病变临床诊疗指南(2014 年)[J].中华眼科杂志,2014,50(11):851-865.

[3]　Cheung N,Mitchell P,Wong T YDiabetic retinopathy[J]. New England Journal of Medicine,2007,114(11):2098.

[4]　刘玲.中药防治糖尿病性视网膜病变新生血管形成的机理研究[D].济南:山东中医药大学,2001.

[5]　李传课.中医眼科学[M].北京:人民卫生出版社,1999:641-645.

[6]　曾庆华.中医眼科学[M].2 版.北京:中国中医药出版社,2007:187-189.

[7]　邢晓梅.针药结合治疗非增殖期糖尿病视网膜病变疗效观察[J].北方药学,2015,12(8):190.

[8]　吕雄,张淑琼,王霜玲,等.糖尿病性视网膜病变中西医治疗研究进展[J].内蒙古中医药,2015,34(2):118-119.

[9]　黄宇萍,覃玉抓,邓敏湘,等.浅论治疗糖尿病性视网膜病变的研究进展[J].当代医药论丛,2015,13(14):22-24.

[10]　王雪梅.糖尿病视网膜病变的临床护理[J].糖尿病新世界,2016,19(10):183-184.

[11]　李华,秦立国.银杏叶提取物对糖尿病视网膜病变的临床观察[J].中国中医药现代远程教育,2018,16(16):91-92.

[12]　贾媛媛,叶红,邓晓辉,等.红景天对早中期糖尿病视网膜病变治疗效果的临床观察[J].中国社区医师,2018,34(31):89-90.

[13]　闫海艳,孙威.复方樟柳碱治疗轻中度非增殖期糖尿病视网膜病变的临床观察[J].中国医药指南,2017,15(13):97-98.

[14]　雍智谋,李春林.不同剂量川芎嗪治疗非增殖期糖尿病视网膜病变的疗效[J].国际眼科杂志,2019,19(3):380-383.

[15]　郭防,王麒,王铮.益肾明目丸治疗糖尿病性视网膜病变 120 例临床观察[J].中医临床研究,2018,10(19):69-70.

[16]　杨敏,罗向霞,康莉,等.右归丸加减治疗 2 型糖尿病非增殖期视网膜病变临床观察[J].中华中医药学刊,2018,36(7):1613-1616.

[17] 史薇,张国立,薛秋慧,等.升清降浊通络明目方治疗糖尿病视网膜病变临床观察[J].河北中医,2019,41(3):362-366.

[18] 居静.养阴消瘀明目方治疗非增殖期糖尿病视网膜病变的临床观察[D].南京:南京中医药大学,2018.

[19] 黎华源,张阳,唐敏,等.中西医结合治疗非增殖期糖尿病视网膜病变的临床观察[J].湖北中医药大学学报,2019,21(2):72-74.

[20] 李婧.生蒲黄汤治疗非增殖型糖尿病视网膜病变临床观察[J].光明中医,2019,34(2):255-257.

[21] 张婷婷.复方丹参滴丸治疗糖尿病视网膜病变(气滞血瘀证)的临床观察[D].北京:北京中医药大学,2019.

[22] 刘璐.滋阴活血通络方联合羟苯磺酸钙治疗 NPDR 的临床研究[D].武汉:湖北中医药大学,2017.

[23] 尚亚南.益气养阴活血祛痰法治疗非增殖性糖尿病视网膜病变的临床观察[D].广州:广州中医药大学,2018.

[24] 赵红姝.天然药物组方治疗糖尿病性视网膜病变的临床研究[D].长春:吉林大学,2004.

[25] 高志娟,任红苗,郎义文.补肾活血明目方治疗糖尿病视网膜病变临床观察[J].河北中医,2019,41(2):227-229,242.

[26] 王勇.针灸治疗糖尿病视网膜病变的临床观察[J].糖尿病新世界,2019,22(8):27-28,31.

[27] 夏丽芳,汪晓霞,胡楠,等.中药熏洗治疗单纯型糖尿病视网膜病变的临床观察[J].中国中医药科技,2012,19(6):536-537.

[28] 钱立平,杨燕,余永洁,等.灯盏花素注射液眼部雾化联合穴位按摩治疗糖尿病视网膜病变临床观察[J].河北中医,2018,40(12):1879-1884.

[29] 高亚男,杜楠,陈玉春.复方樟柳碱注射液治疗糖尿病性视网膜病变的效果分析[J].糖尿病新世界,2019,22(10):190-191.

[30] 刘旭,王霞,何媛.糖尿病视网膜病变危险因素与预防研究进展[J].眼科新进展,2018,38(7):687-691.

[31] 荣汶青,黄延芹,徐云生.中医"治未病"思想在糖尿病视网膜病变防治中的应用[J].世界最新医学信息文摘,2018,18(38):88,90.

[32] 赵爱英.六味地黄丸联合丹参明目丸防治早期糖尿病视网膜病变的效果[J].临床合理用药杂志,2018,11(16):83-84.

[33] 葛正懿,陈露,罗婷婷,等.中药熏眼联合腧穴按摩在预防糖尿病视网膜病变中的效果观察与护理[J].中西医结合心血管病电子杂志,2018,6(31):100-101.

[34] 逄冰.益气温阳通络法预防糖尿病大鼠视网膜病变发生的作用及机制研究[D].北京:中国中医科学院,2018.

[35] 罗云,卢珊,刘立涛,等.渴络欣胶囊对 db/db 小鼠早期糖尿病视网膜病的防治作用研究[J].中国中药杂志,2019,44(11):2324-2330.

第六节 糖尿病足

一、概述

糖尿病足(又称糖尿病足溃疡)是糖尿病患者因下肢远端神经异常和不同程度的周围血管病变导致的足部感染、溃疡和(或)深层组织破坏,是威胁糖尿病患者的严重并发症之一。糖尿病足的概念是由 Oakley 于 1956 年首先提出,1972 年 Catterall 将其定义为因神经病变而失去感觉和因缺血而失去活力、合并感染的足。国外资料显示,在所有的非外伤性低位截肢手术中,糖尿病患者占 40%～60%,在糖尿病相关的低位远端截肢中,有 85% 发生在足部溃疡后。在糖尿病患者中,5 个溃疡中有 4 个是因为外伤而诱发或恶化。糖尿病患者中足部溃疡的患病率为 4%～10%。我国多中心资料显示 50 岁以上糖尿病人群下肢动脉病变的比例为19.47%,单中心研究 60 岁以上糖尿病人群下肢动脉病变的比例为 35.36%。我国糖尿病患者 1 年内新发溃疡发生率为 8.1%,糖尿病足溃疡患者 1 年内新发溃疡发生率为 31.6%。糖尿病溃疡是导致糖尿病死亡风险升高、患者生活质量降低、医疗负担沉重的重要原因,其中糖尿病足溃疡造成的截肢在西方国家中占非创伤性截肢的比率高达 60% 以上。糖尿病溃疡医疗耗费巨大,以美国为例,美国用于糖尿病的医疗费用中有 1/3 花费在糖尿病溃疡的治疗上,每年用于糖尿病足溃疡的医疗总费用高达 600 亿美元。

中医古籍对糖尿病足没有相应的病名,根据其临床表现可归为"脱痈""脱疽"的范畴。最早在《灵枢·痈疽》中即有关于本病的记载:"愿尽闻痈疽之形……发于足趾,名脱痈。其状赤黑,死不治;不赤黑,不死。不衰,急斩之,不则死矣。"晋代龚庆宣《刘涓子鬼遗方》中有"发于足趾,名曰脱疽",首次提出了"脱疽"的病名。

二、病因病机

(一)病因

1. **外感六淫** 外受寒冻,寒湿之邪入侵下肢足部,寒湿阻滞,气血凝滞,经络阻塞,不通则痛;若寒湿之邪久蕴,则郁而化热,湿热浸淫,患趾(指)红肿溃脓;热邪伤阴,阴虚火旺,病久可致阴血亏虚,肢节失养,坏疽脱落。

2. **饮食不节** 过食肥甘,湿热内生,湿性重浊黏滞,湿热下注。或饮食不节,损伤脾土,脾气不健,化生不足,气血亏虚,气阴两伤,内不能荣养脏腑,外不能充养四肢,肢节失养,则肌肉萎缩、皮肤干燥、汗毛脱落、皮肤苍白等。

3. **正气不足** 脾肾阳气不足,不能温养四肢,复感寒湿之邪,气血凝滞,经络不通,不荣则废。

(二)病机

本病病变部位在下肢、足趾(指),病变脏腑在脾、肾,以脾气不健,肾阳不足,又加外受寒冻,寒湿入侵而发病。以脾肾亏虚为本,寒湿外伤为标,气血凝滞、经脉阻塞为主要病机。

初期患肢麻木、沉重、怕冷、步履不便(间歇性跛行),即行走时小腿或足部抽掣疼痛,需休息片刻后才能继续行走。患足皮色苍白,皮温降低,跗阳脉(足背动脉)搏动减弱。中期患肢疼痛加重,入夜尤甚,日夜抱膝而坐。患肢畏寒,常需厚盖、抚摩。剧烈静息痛往往是溃烂先兆。患足肤色暗红,下垂位明显,抬高立即变苍白,严重时可见瘀点及紫斑,足背动脉搏动消失。皮肤干燥无汗,毳毛脱落,趾甲增厚变形。末期患部皮色由暗红变为青紫,肉枯筋痿,呈干性坏疽。若遇邪毒入侵,则肿胀溃烂,流水污臭,并且向周围蔓延,五趾相传,或波及足背,痛若汤泼火燃,药物难解。伴有全身发热,口干纳呆,尿黄便结等症。经治疗后,若肿消痛减,坏死组织与正常皮肤分界清楚,流出薄脓,或腐肉死骨脱落,创面肉芽渐红,是为佳兆。反之,患部肿痛不减,坏疽向近端及深部组织浸润蔓延,分界不清,伴有发热寒颤,烦躁不安,此为逆候。

三、临床表现

糖尿病合并下肢缺血表现:早期,足部麻木,皮肤发凉,仅在活动后有疼痛感,即为间歇性跛行;中期,足部静息痛;晚期,组织缺损主要包括足部溃疡者,足部部分组织坏疽者。

糖尿病合并周围神经病变表现:患者足部痛觉不明显,足部温暖,但有麻木感,足部常出现踇趾外翻、爪形趾、足趾畸形及胼胝。皮肤干燥、干裂,进而出现皮肤溃疡。

糖尿病合并足部感染表现:常出现水疱、血疱、糜烂、皮肤红肿、脓肿形成、溃疡、溃破后脓液腥秽臭恶、肌腱变性坏死等表现。有的患者足部关节出现热、红、肿,关节及骨质破坏等表现。

四、辅助检查

1. **实验室检查** 血糖控制不佳,糖化血红蛋白升高,空腹血糖、餐后 2h 血糖控制不达标,血糖波动大等。

2. **血管检查** 踝/臂血压指数<0.9。超声彩色多普勒检查提示肢端血管变细,血流量减少造成缺血或坏疽者。血管造影证实,CTA、MRA 提示血管腔狭窄或阻塞,并有临床表现者。

3. **电生理检查** 可见周围神经传导速度减慢或肌电图、体感诱发电位异常改变者。

4. **X 线检查** 可见骨质疏松脱钙、骨质破坏、骨髓炎或关节病变、手足畸形及夏科关节等改变者。

五、诊断与鉴别诊断

(一)诊断要点

脱疽的诊断参照 1996 年中华医学会糖尿病学会《糖尿病足(肢端坏疽)检查方法及诊断标准》(草案)及 2011 年中华医学会《糖尿病中医防治指南糖尿病足》中糖尿病足病的临床标准进行诊断,要点如下。

1. 有明确的糖尿病史并且有肢端病变者。

2. 肢端可表现为皮肤干燥瘙痒、汗毛脱落、趾甲变形等营养不良状态。或肢端皮温低,动脉搏动减弱或消失,间歇性跛行史及静息痛等缺血表现。或肢端刺痛、灼痛、麻木、感觉迟钝或丧失等神经损伤表现。

3. 部分患者表现为肢端皮肤干裂或水疱、血疱、糜烂、各种类型坏疽(以趾端开始的干性坏疽为主)或坏死。

4. 满足以下任意一项辅助检查者:踝/臂血压指数<0.9 者;超声彩色多普勒检查提示肢端血管变细,血流量减少造成缺血或坏疽者;血管造影证实,CTA、MRA 提示血管腔狭窄或阻塞,并有临床表现者;电生理检查,可见周围神经传导速度减慢或肌电图、体感诱发电位异常改变者;X 线检查,可见骨质疏松脱钙、骨质破坏、骨髓炎或关节病变、手足畸形及夏科关节等改变者。

(二)鉴别诊断

1. 根据类似临床表现,本病可与血栓闭塞性脉管炎、动脉硬化性闭塞症相鉴别,如表 6-4 所示。

表 6-4　糖尿病足与其他疾病的鉴别要点

	糖尿病足	血栓闭塞性脉管炎	动脉硬化性闭塞症
发病年龄	40 岁以上	20—40 岁	40 岁以上
浅静脉炎	无	游走性	无
高血压	大部分有	极少	大部分有
冠心病	可有可无	无	有
血脂	多数升高	基本正常	升高
血糖、尿糖	血糖高,尿糖阳性	正常	正常
受累血管	大、微血管	中、小动脉	大、中动脉

2. 雷诺综合征(肢端动脉痉挛症):多见于青年女性,上肢较下肢多见,好发于双手;每因寒冷和精神刺激后双手出现发凉苍白,继而发绀、潮红,最后恢复正常的三色变化(称为雷诺现象),患肢动脉搏动正常,一般不出现肢体坏疽。

(三)糖尿病足的分级

目前,临床及科研中应用最广泛的分级方法为 Wagner 分级,如表 6-5 所示。

表 6-5 糖尿病足的 Wagner 分级

分级	临床表现
0 级	有发生足溃疡的危险因素,但目前无溃疡
1 级	足部表浅溃疡,无感染征象,突出表现为神经性溃疡
2 级	较深溃疡,常合并软组织感染,无骨髓炎或深部脓肿
3 级	深部溃疡,有脓肿或骨髓炎
4 级	局限性坏疽(趾、足跟或前足背),其特征为缺血性坏疽,通常合并神经病变
5 级	全足坏疽

六、治疗

本病重视中西医结合治疗,同时配合外治法,血糖控制达标并平稳是基础。轻症可单独应用中药或西药治疗。中医以辨证论治为主,整体辨气血阴阳为主,局部辨别湿热痰瘀为主,活血化瘀贯穿治疗始终,常配合静脉滴注活血化瘀药物以建立侧支循环,改善肢体血运。严重者需要手术治疗。

(一)中医治疗

1. 辨证用药

(1)寒湿阻络证

临床表现:患趾(指)喜暖怕冷,麻木,酸胀疼痛,多走则疼痛加剧,稍歇痛减,皮肤苍白,触之发凉,跌阳脉搏动减弱;舌淡,苔薄白,脉沉细。

治疗法则:温阳散寒,活血通络。

方药运用:阳和汤(《外科证治全生集》)加减。鹿角胶、熟地黄、桂枝、麻黄、白芥子、细辛、川芎、通草、甘草。

加减:肢端不温,冷痛明显,加制附子、肉桂、延胡索;乏力明显,重用黄芪;大便干结不通,加肉苁蓉、火麻仁。

(2)血脉瘀阻证

临床表现:患肢麻木、疼痛,状如针刺,肌肤甲错,足部皮肤暗红或见紫斑,或间歇性跛行,或患足肉芽生长缓慢,四周组织红肿已消,跌阳脉弱或消失,局部皮温凉;舌质紫暗或有瘀斑,苔薄白,脉细涩。

治疗法则:活血化瘀,通络止痛。

方药运用:血府逐瘀汤(《医林改错》)加减。桃仁、红花、川芎、当归、生地黄、赤芍、枳壳、地龙、川牛膝、黄芪。

加减:湿热明显,加用牛膝、苍术;患肢麻木明显,加全蝎、蜈蚣、豨莶草;疼痛剧烈,加制乳香、制没药。

(3)湿热毒盛证

临床表现:患足局部红肿、灼热,筋腐如絮,溃流脓液。趺阳脉可触及或减弱,局部皮温偏高;面红气粗,口渴欲饮,舌质红,苔黄腻,脉洪滑。

治疗法则:清热利湿解毒,活血化瘀。

方药运用:四妙勇安汤(《验方新编》)加减。金银花、玄参、当归、牛膝、黄柏、茵陈、栀子、半边莲、连翘、紫花地丁。

加减:热甚,加生石膏、蒲公英、冬青;湿重,加车前子、泽泻、薏苡仁;脓出不畅,加陈皮、皂刺。

(4)热毒伤阴证

临床表现:皮肤干燥,毳毛脱落,趾(指)甲增厚变形,肌肉萎缩,趾(指)呈干性坏疽;口干欲饮,便秘溲赤,舌红,苔黄,脉弦细数。

治疗法则:清热解毒,养阴活血。

方药运用:顾步汤(《外科真诠》)加减。黄芪、石斛、当归、牛膝、紫花地丁、人参、甘草、金银花、蒲公英、菊花。

加减:根据热毒与阴伤偏重,灵活清热解毒药、养阴清热药配比。

(5)气阴两虚证

临床表现:病程日久,足部溃疡,肉芽浅淡,生长缓慢,脓液稀少,经久不愈;神疲乏力,面色萎黄,少气懒言,口渴欲饮,纳少,舌淡胖色暗,苔薄白,脉细无力。

治疗法则:益气养阴,健脾益肾。

方药运用:生脉饮(《内外伤辨惑论》)合补中益气汤(《脾胃论》)加减。太子参、麦冬、五味子、黄芪、白术、升麻、柴胡、当归、陈皮、炙甘草。

加减:口干,胁肋隐痛不适,加生地黄、白芍、沙参;腰膝酸软,舌红少苔者,加用怀牛膝、女贞子、墨旱莲。

2.其他疗法 中医外治疗法的药物选择多遵循清代吴师机先生在《理瀹骈文》中提出的"外治之理,即内治之理,外治之药,亦即内治之药,所异者法耳"理论。治疗糖尿病足的中药多为益气活血、清热利湿之类的中药。

为避免外用药物治疗出现大面积的过敏反应或刺激反应,建议在应用任何一种外用药物时,均需先小面积试用1~2天,如局部未出现红肿、瘙痒等不良反应才可大面积使用。常用的中药外治疗法如下。

(1)外洗方

益气活血足浴方(黄芪、樟木、艾叶、红花、细辛、络石藤等)熏洗治疗:药物采取煎药机煎煮30 min,使用专用足浴桶浸泡,水深齐外踝10cm以上,开始水温较高,双足放桶上经热气熏蒸,此后将双足放入热水中恒温浸泡30 min,每日1次,治疗2周。

复方黄柏液外敷:浸泡纱布条外敷于感染伤口内或破溃的脓肿内。若溃疡较深,可用直径 0.5～1.0cm 的无菌胶管,插入溃疡深部,以注射器抽取复方黄柏液进行冲洗。用量一般 10～20ml,每日 1 次。

(2)散剂:青八宝散(制炉甘石、熟石膏、水飞轻粉、水飞青黛)均匀撒在经清创的溃疡面上,厚约 1 mm,无菌敷料覆盖,包扎固定。早期溃疡而渗液明显,无明显肉芽组织生长,每日换药 1 次;中后期渗液少肉芽组织生长明显,每日换药 1 次。换药 7 次为 1 个疗程,治疗 1～4 个疗程。

(3)膏剂

金黄膏外敷:敷药范围需完全超过病变范围,包括溃疡及周边肿胀处 1cm,厚度为 1.0～1.5mm。(Ⅱa 级弱创面推荐使用)

美宝湿润烧伤膏:用压舌板直接涂于创面,厚 1～2mm,每日 2 次。

(4)综合疗法:中医药综合疗法是指 2 种或 2 种以上的中医药疗法同时应用的联合治疗方法,本法常常能够使多种疗法发挥协同作用而增加疗效。中药浴足、中药膏剂联合足部按摩或红外线治疗糖尿病足均优于单一疗法。

(5)对于糖尿病足溃疡愈合的有效外治方案

①祛腐:临床以患足灼热、肿胀破溃、毒浸迅速、脓腐量多、筋腐成疽等为主要表现,外治法以清创术、中药熏洗或渍疗法、箍围疗法为主。

清创术有如下两种。

祛腐清创术:适用于糖尿病足溃疡Ⅱ～Ⅳ级创面处于祛腐期阶段,侵及筋膜、肌腱、骨组织,以及大量坏死腐肉组织难以脱落或引流不畅者。通过手术治疗达到减压、通畅引流,尽量保护已不健康但尚未完全失活的组织的作用。

蚕食清创术:适用于糖尿病足溃疡Ⅱ～Ⅳ级创面处于祛腐期或生肌期早期,创面坏死组织及腐肉较少、组织较软化但难以脱落者;或患者生命体征不稳定,全身状况不良,预知一次性清创难以承受者。手法治疗只清除已经坏死尚未脱落的组织。

中药熏洗疗法或渍疗法如下。

熏洗疗法:用于脓水多而臭秽重、引流通畅,或创面腐肉已尽,新肌难生者的熏洗治疗。

渍疗法:用于脓液量较多,以及创面周围红肿的创面的湿敷治疗。

箍围疗法:借助于箍围药的截毒、束毒、拔毒作用而起到清热消肿、散瘀定痛、温经化痰等治疗效应的一种敷贴方法。主要适用于湿热毒蕴证。

②生肌期:临床以患足略肿、皮温正常、腐肉已尽或将尽、肉芽色红或伴皮缘渐长为主要表现。外治以生肌长皮为主,多应用生肌类中药外敷,如生肌象皮膏。

(二)西医治疗

西医学认为糖尿病足主要是由糖尿病病久,下肢末梢血管、神经病变和局部皮肤感染共同作用而成，将糖尿病足常分为三种类型，即缺血型、神经型和神经-缺血型（也称混合型）。药物治疗要综合应用，以全身整体控制血糖、改善末梢循环加局部清创换药抗感染为主。

1. 良好的代谢管理　糖尿病足患者积极控制血糖，首选胰岛素降糖，根据患者年龄及并发症情况，因人制宜，充分使糖化血红蛋白达标。

对于糖尿病足合并高血压者，应将血压控制在 140/85mmHg 以下；糖尿病足合并脂代谢患者，应给予他汀类药物治疗，将低密度脂蛋白胆固醇（LDL-C）水平控制在 2.1mmol/L 以下，若患者同时合并下肢动脉病变（如下肢动脉硬化伴斑块形成），则 LDL-C 控制得更加严格，在 1.7mmol/L 以下。

2. 下肢运动康复治疗　对于足部皮肤完整的缺血型或神经缺血型患者，强化步行运动锻炼能改善间歇性跛行。

3. 药物治疗　对于轻至中度的下肢动脉缺血性病变的患者使用扩张血管药物对患者延缓病变的发展是糖尿病足治疗的基础。目前临床所用的血管扩张药物包括前列地尔注射液、贝前列素钠、西洛他唑、抗血小板药物（阿司匹林肠溶片、氯吡格雷片等）、抗凝药物（肝素、低分子肝素、口服抗凝药物）等。中药通塞脉片等也是改善循环的药物之一。

4. 皮介入治疗或外科手术治疗　对于严重下肢缺血患者药物治疗改善症状不明显时，常需行经皮介入治疗或外科手术治疗。对糖尿病足创面处理的同时需积极进行全身情况治疗，包括控制血糖、抗感染、代谢调节及下肢血运重建等。注意创面的清创与换药。根据创面情况、患者全身状况适时进行清创术或植皮术等手术治疗，可有效去除坏死组织，尽早封闭创面，显著缩短疗程，避免因长期换药导致下肢废用性肌萎缩、骨质疏松、深静脉血栓及心肺功能下降等并发症。

七、预防、预后及调护

糖尿病足的治疗策略：一级预防，防止或延缓神经病变、周围血管病变的发生；二级预防，缓解症状，延缓神经病变、周围血管病变的进展；三级预防，血供重建，溃疡综合治疗，降低截肢率和心血管事件发生率。预防糖尿病足严格控制血糖是基础，轻中度患者保守治疗，可改善症状；严重下肢缺血患者保守治疗不能达到改善症状、保肢的目的，需进行介入治疗甚至截肢治疗，严重影响患者的生活质量，有些患者术后长期幻肢，常合并精神障碍。

健康教育是预防糖尿病足的基石。应加强对糖尿病患者的健康教育，提高患者的自我预防及护理能力。如嘱患者戒烟戒酒，避免烫伤及冻伤、赤足穿鞋及行走，切勿穿紧口袜、硬质鞋、尖头鞋等；足部多汗者涂抹滑石粉防潮，足部干燥者涂抹护肤霜防止皲裂；鸡眼、胼胝等及早就医处理；每天行甩腿、提踵、踝泵、下蹲等小腿及足部运动 30～60min，以改善下肢血液循环；自我观察足部形态、皮温、色泽、感觉等变化,若出现水肿、破溃、肤色暗淡、红肿热痛、感觉缺失、干裂或湿冷等尽早就医;每年至少进行 1 次下肢血管超声等专业足部检查。同时定期监测血糖,根据患者糖尿病病程、年龄、脏器功能等治疗糖尿病治疗方案,将血糖控制在合理范围内,并嘱患者少食多餐。糖尿病的漫长病程及各种并发症易使患者对治疗丧失信心,产生焦虑、抑郁等情绪,应根据患者的具体情况予以专业的心理疏导,以增加患者战胜疾病的信心,提高患者依从性,从而降低糖尿病足的发生风险。

糖尿病并发症重点在于预防,这与中医"治未病"思想不谋而合。糖尿病足的发生主要与神经、血管受损有关,因此预防上关注神经保护、血管的流通是关键。患者在冬季从事户外工作时注意保暖,鞋袜宜宽大舒适,每天用温水泡洗双足,避免外伤。患侧肢体运动锻炼可促进患肢侧支循环形成。方法:患者仰卧,抬高下肢 $45°\sim60°$,$20\sim30$min,同时双足及足趾向下、上、内、外等方向运动 10 次,再将下肢平放 $4\sim5$min,每日运动 3 次。

八、中医防治进展

根据糖尿病足病程发展规律、正邪盛衰,大致将其分为三期。有医者将其分为急性感染期、缓解期和恢复期,急性期以瘀血阻络的标实为主,缓解期以阳虚和气血亏虚的本虚为主,恢复期则以益气养血、温经补虚为主。有医者根据"护场"理论将其分为初期、进展期、稳定期,初期以"消"法为主,进展期"给邪出路"为主,稳定期以"调补气血"为主。

有学者综合糖尿病足防治的干预起点及侧重点,从四期论治:①初期:溃疡尚未形成,属瘀血阻络之证。治宜温经通络,活血化瘀。药用黄芪、桂枝、当归、赤芍、姜黄、川牛膝、桃仁、红花、三七、水蛭、地龙等。②急性发作期:本期患足肿胀,灼热,皮下可出现积液,有波动感,破溃后流脓臭秽,属湿热毒盛之证。治宜清热解毒,活血利湿。药用黄连、黄柏、大黄、生地黄、赤芍、白花蛇舌草、金银花、忍冬藤、野菊花、土茯苓等。③缓解期:本期病程迁延,正邪交争,属湿热瘀阻之证。治宜清热利湿,和营托毒。药用黄柏、薏苡仁、苦参、桃仁、水蛭、赤小豆、皂角刺、炮甲珠等。④恢复期:本期肿胀消退,肉芽生长,创面有结痂愈合之势,属正虚邪恋之证。治宜扶正活血,托里生肌。药用党参、生黄芪、白术、生地黄、石斛、黄精、桃仁、红花、赤芍、葛根、川芎、当归、地龙等。

近年来研究发现,在中医学"整体观念""辨证论治"等基础理论指导下,中医药治疗糖尿病足具有极大的优势。中医在内外结合、保守治疗糖尿病足方面积累了丰富的科研经验,取得了显著的临床疗效,并在继承先贤们优秀经验的基础上,不断探索中医药保守治疗糖尿病足的独特优势。

(魏秀秀)

参 考 文 献

[1] 中国医疗保健国际交流促进会糖尿病足病分会.中国糖尿病足诊治指南[J].中华医学杂志,2017,97(4):251-258.

[2] 管珩.50 岁以上糖尿病人群周围动脉闭塞性疾病相关因素分析[A].第八届全国血管外科学术会议[C].2006.

[3] 王爱红,许樟荣,王玉珍,等.有心血管危险因素的老年糖尿病患者有更高的下肢动脉病变患病率[J].老年医学与保健,2005,11(3):147-149.

[4] Jiang Y,Wang X,Xia L,et al. A cohort study of diabetic patients and diabetic foot ulceration patients in China[J]. Wound Repair and Regeneration,2015,23(2):222-230.

[5] Bi Y,Xu Y,Li M,et al. Prevalence and Control of Diabetes in Chinese Adults:The China Metabolic Risk Factor Study[J]. Circulation,2013,(12):A11.

[6] 王军,徐阳.糖尿病足溃疡中医循证临床实践指南[J].中国中西医结合外科杂志,2015,21(5):540-543.

[7] 糖尿病足(肢端坏疽)检查方法及诊断标准(草案)[J].中国糖尿病杂志,1996,(2):126,102.

[8] 奚九一,李真,范冠杰,等.糖尿病中医防治指南糖尿病足[J].中国中医药现代远程教育,2011,9(19):140-143.

[9] 李曰庆.中医外科学[M].北京.中国中医药出版社,2002:294-296.

[10] Wagner F W.The dysvascular foot:A system for diabnosis and treatment[J]. Foot & Ankle,1981,2(2):64.

[11] 天津中医药学会外科专业委员会.糖尿病足溃疡Ⅱ-Ⅳ期中医综合外治方案(草案)[J].中国中西医结合外科杂志,2012,18(3):318-320.

[12] 龚蓬.康复新液治疗糖尿病足 120 例[J].中医外治杂志,2006,15(4):26-27.

[13] 吴燕,杨俊杰.中西医结合治疗糖尿病足[J].按摩与康复医学,2019(10):26-27.

[14] Jiang Y,Ran X,Jia L,et al. Epidemiology of Type 2 Diabetic Foot Problems and Predictive Factors for Amputation in China[J]. The International Journal of Lower Extremity Wounds,2015,14(1):19-27.

[15] Lane R,Ellis B,Watson L,Leng GC. Exercise for intermittent claudication. [J]. Cochrane Database Syst Rev. 2014 Jul 18;(7):CD000990. doi:10. 1002/14651858. CD000990. pub3.

[16] 郑红波,刘毅斌,李永文,等.糖尿病足的防治探讨[J].中国烧伤创疡杂志,2019,31(2):87-90.

[17] 李为贵,吴潮.活血通络温经补虚法治疗糖尿病足的临证体会[J].湖北中医杂志,2015,37(4):55.

[18] 彭娟,张朝晖,孙玉芝,等.基于"护场"理论探讨糖尿病足感染期内治法[J].辽宁中医杂志,2015,42(1):48-50.

[19] 莫爵飞,姜山,倪青.糖尿病足中医治疗研究进展[J].环球中医药,2012,5(12):947-951.

第七节　糖尿病神经源性膀胱

一、概述

糖尿病神经源性膀胱(diabetic neurogenic bladder,DNB)又称糖尿病膀胱病(diabetic cystopathy,DCP)、糖尿病膀胱功能障碍(diabetic bladder dysfunction,DBD),是糖尿病慢性并发症中神经系统并发症的一种,其原因主要是长期高血糖导致周围神经节段性脱髓鞘改变及神经冲动的传导障碍,从而引起排尿反射异常、膀胱收缩肌力减弱,表现为尿潴留、充盈性尿失禁、尿淋漓不尽等排尿功能的异常。据文献报道,DM患者并发DNB的发生率为25%~50%。DNB发病机制尚不明确,研究发现主要与蛋白糖基化异常、醛糖还原酶活性增强、氧化应激增强、神经生长因子(NGF)减少等有关。

中医学依据DNB的临床表现,将其归属于"癃闭""消渴""淋证"的范畴。癃闭之名首见于《素问·宣明五气》,曰:"膀胱不利为癃,不约为遗溺"。《素问·本输》云:"三焦者……入络膀胱,约下焦,实则癃闭,虚则遗溺。"对于癃闭病机《内经》认为主要是阴阳失调、肾气受伤、膀胱不利、三焦气实等。《圣济总录》指出:"消渴日久,肾气受伤,肾主水,肾气衰竭,气化失常,开阖不利。"由此可见,消渴日久、肾气受损是糖尿病神经源性膀胱之内因。其核心病机为久病及肾,肾阴亏虚致肾阳亏虚,肾阳不足,命门火衰,膀胱气化无权,清者不生,浊者不降,故溺不得出。

二、病因病机

(一)病因

DNB是糖尿病慢性并发症之一,本病多与饮食不节、先天不足、久病体虚、情志失调、房劳过度等原因诱发肺、脾、肾、三焦功能失常有关。

1. 饮食不节　《素问·奇病论》云:"肥者令人内热,甘者令人中满。"糖尿病患者多素体肥胖、过食肥甘厚味。而膏粱肥美食物大多滋腻,易于滞塞,若过食之,则令气机不畅,精微不化,郁而为热。甘味食物大多缓和腻滞,若偏嗜之,则易令脾失健运,中焦不通。内热已成加之中焦满滞,致使火热上炎,灼伤津液,故使人口干而渴欲饮水,日久则转变为多饮水而渴不止的消渴证。燥热与脾湿互结,下注膀胱,膀胱开合失司,故而小便不利。

2. 先天不足　《医宗必读》中提到"先天之本在肾"。肾在形成胚胎、身体的发育生长、防病、抗病、生殖、繁衍等方面都起着重要作用。若先天不足,则肾精亏虚,精不化气,无以滋养五脏。脾胃为后天之本,缺乏先天之精培补,则中气不运,故易发为消渴。加之先天不足,肾失封藏,固摄无力,膀胱失约,则小便或淋漓不尽,或点滴而下。

3. 久病体虚　清代喻昌《医门法律·消渴门》中提到"消渴之患,常始于微而成于著,始于胃而极于肺肾。"若患者消渴日久,内热下传于肾,灼烧肾精,伤及根本,命门火衰,一身之阳气渐衰,膀胱气化失司,不得约束,故产生癃闭、遗尿等小便不利的症状。

4. 情志失调　肝藏血,主疏泻,若七情内郁,无以排解,则易伤肝化火。气为血帅,气滞则血不行,瘀血内生。消渴患者体质阴虚内热,瘀血与热互结,伤及膀胱,膀胱开合失司则小便不利。

《素问·举痛论》中提到"百病生于气",《难经》又言"三焦者,水谷之道路,气之所终始也",均指出情志的改变亦会影响气机的变化,从而影响三焦的通畅,改变排尿特点。消渴患者如惊恐过度则易产生气机逆乱或气机下陷,气的行津、摄津、功能障碍,致使三焦疏通水道,运行水液失常,小便淋漓不畅或失禁。

5. 房劳过度　肾主水,司二便。消渴患者内热上炎,口干多饮,若房劳过度,肾精亏耗,精不化气,气不摄津,而小便多而清长;或肾阴不足,内生虚热,热随津行,扰于膀胱,故时有尿意而小便不出;或消渴日久,房劳过度,精气阴阳俱亏,水液代谢失调,肾无力气化,水自小便出,故尿频,尿急,或膀胱开合失司,满而不开,故小腹胀而癃闭,水自下而人不知。

(二)病机

DNB所致的"癃闭""消渴"等症多因肺脾肾功能失调,水液代谢失常,水湿内停,日久湿郁化热,蕴结膀胱;或阴虚血行涩滞,气虚血流不畅,瘀血内生,血水互结于膀胱;或因先天肾脏亏虚,或房劳伤肾,或消渴日久,或情志抑郁,肝气不疏,最终病及肝肾,终致肾阳亏虚,膀胱气化失司。其病机关键是肾元不足、命门火衰,肺脾亏虚,甚至气虚下陷,膀胱气化不利,水、湿、热邪潴留、气机阻滞、瘀血阻络。

本病病性为本虚标实。发病之初为本虚标实并重,本虚虽与肺脾肾三焦相关,但与肾和膀胱关系最为密切。标实以湿热瘀血为主,瘀血往往与水湿互结,日久酿毒生变。病至后期,瘀毒、湿毒、热毒互结,损伤正气。其病本在肾,病位在膀胱,与三焦气化息息相关,与肺、脾诸脏亦关系密切。

三、临床表现

DNB早期可没有症状,后期可有排尿延迟,逐渐发展至尿急、尿细、尿滴沥、尿流中断。患者会注意到排尿过程中中断时间越来越长,并且有一种膀胱未完全排空的感觉,残余尿增加,严重时整个膀胱尿潴留,从而出现腹部隆起。有时还会有小便失禁,膀胱容量可超过1L。

四、辅助检查

1. 泌尿系超声　检查可见患者膀胱残余尿量增加。

2. **尿流动力学检查** 检查可见患者最大尿流量（UF）下降；膀胱容量增大；膀胱收缩能力早期可见反射亢进，晚期则无反射、残余尿量增加。

3. **膀胱压力容积测定** 检查可见患者逼尿肌无反射，多数患者膀胱内持续低压力。

4. **尿常规** 检查可见红白细胞、白蛋白尿等情况。

五、诊断与鉴别诊断

(一)诊断要点

DNB 的诊断依据如下。

1. 糖尿病病史。

2. 临床表现：①症状：小便不利甚或点滴不出。小腹胀满或胀痛。小便不甚赤涩，但淋漓不已或张力性尿失禁。②体征：耻骨上触诊饱满或充盈有包块，叩诊呈浊音。

3. 泌尿系超声、尿流动力学检查、膀胱压力容积测定、尿常规等理化检测。

(二)鉴别诊断

DNB 的鉴别诊断应排除影响尿道通畅、膀胱功能的疾病，如排除膀胱肿瘤、尿道狭窄和尿路结石等，男性患者还应排除前列腺增生或前列腺癌。在排除上述可能的情况下，结合患者有糖尿病病史、血糖控制不良、有尿失禁、排尿困难、尿潴留等症状或合并有糖尿病其他慢性并发症，以及 B 超残余尿测定、膀胱镜检查和压力测定等，考虑是否并发 DNB。

1. **膀胱肿瘤** 位于膀胱颈部，三角区附近的带蒂肿瘤因堵塞尿道内口可引起排尿困难、尿潴留等症状，但患者一般有间歇性无痛性血尿，尿脱落细胞检查可发现癌细胞，静脉尿路造影可见膀胱区充盈缺损，膀胱镜检查可直接明确肿瘤的部位、大小、数目，并可同时取活组织检查。

2. **前列腺增生症** 发生于 50 岁以上男性，有排尿困难，尿潴留，严重者引起肾、输尿管扩张积水。直肠指诊、膀胱镜检查、膀胱造影可明确诊断。

3. **女性压力性尿失禁** 逼尿肌功能正常，尿道阻力降低，膀胱颈抬高试验阳性，膀胱尿道造影可见膀胱尿道后角消失，膀胱颈位置降低。

4. **尿道狭窄** 可为先天性或后天性，以排尿困难为主要表现，尿道探子检查有明显狭窄段，尿道造影可明确诊断。

5. **尿路结石** 排尿困难多伴有排尿疼痛，在排尿过程中可突然发生尿流中断现象，超声检查可见强回声，X 线片见不透光阴影，膀胱镜检查可明确结石大小、数目。

六、治疗

治疗 DNB 要标本兼顾，一般采取内治法，必要时可采用肾脏引流治疗，在治疗同时需积极处理感染等原发病,控制血糖水平。

(一)中医治疗

1. 治疗法则　DNB 可表现为癃闭或消渴等,其病位在膀胱,其本在肾,但与肺、脾、三焦等脏腑相关,治疗时要分清脏腑虚实。要根据病情的轻重、病程的长短,急则治其标"开鬼门,洁净府",利尿以通水道,及时配合导尿与排尿训练;缓则治其本,健脾补肾益气,助膀胱气化,即能固摄尿液,同时又能通畅水道。其治疗原则为:脾肾亏虚者,健脾益肾;肾阳不足者,温补肾阳,温阳利水;膀胱湿热者清利湿热;血瘀水停者破血逐瘀;肺气郁闭者,宣肺降气、通利小便。此外,应当积极采取综合疗法,将中药内服和针灸等外治法相结合。还要注意调节情志,舒畅气机,仲景有谓"大气一转,其气乃散",以通调水道。癃闭日久,蓄水酿毒,可生他疾,必须及时治疗。

2. 辨证用药

(1)脾肾亏虚证

临床表现:小便不甚赤涩,但淋漓不已,时作时止,遇劳即发,腰酸膝软,神疲乏力,舌质淡,脉细弱。

治疗法则:健脾益肾,升清降浊,化气利水。

方药运用:补中益气汤加减(李东垣《内外伤辨惑论》),功效为补中益气,升阳举陷,主治脾胃气虚证、气虚发热证、气虚下陷证。黄芪、甘草(炙)、人参(去芦)、升麻、柴胡、橘皮、当归身(酒洗)、白术。

加减:手麻足痛者,加桃仁、丹参、川芎;小便失控不止者,加全蝎、蜈蚣、刺猬皮、金樱子;气虚较重者,加大黄芪、党参用量;脾虚湿邪较重者,加薏苡仁、砂仁;伴下肢水肿较重者,加茯苓、泽泻等;肾阳虚较重者,加肉苁蓉、补骨脂。

(2)肾阳不足证

临床表现:小便不利甚或点滴不出,神疲肢冷,遇寒加重,得温则缓,腰膝酸软,舌质淡,苔白,脉沉。

治疗法则:温补肾阳,温阳利水。

方药运用:金匮肾气丸(张仲景《金匮要略》)加减。功效为补肾助阳,主治肾阳不足证。干地黄、薯蓣(即山药)、山茱萸、泽泻、茯苓、牡丹皮、桂枝、附子(炮)。

加减:舌淡体胖有齿痕、四肢不温,加菟丝子、巴戟天;舌苔白腻者,加砂仁、石菖蒲;伴气短乏力、腹泻者,加黄芪、白术;伴肢体疼痛、舌有瘀斑者,加葛根、细辛。

(3)膀胱湿热证

临床表现:小便不利疼痛,甚或点滴不出,小腹胀痛,尿道灼热疼痛,口苦咽干,舌质红,苔黄腻,脉滑数。

治疗法则:清利湿热。

方药运用:八正散(《太平惠民和剂局方》)加减。功效为清热泻火,利水通淋,主治湿热淋证。车前子、瞿麦、萹蓄、滑石、山栀子仁、甘草（炙）、木通、大黄、灯心草。

加减：若兼腰膝酸软、虚热盗汗等，加女贞子、墨旱莲；尿道灼热，加黄芩、牡丹皮；口干发渴，加知母。

（4）血瘀水停证

临床表现：小便不利甚或点滴不出，小腹刺痛胀满，舌质紫暗，脉细或涩。

治疗法则：破血逐瘀，通利小便。

方药运用：抵挡汤合五苓散加减。抵当汤出自张仲景《伤寒论》，功效为活血祛瘀，主治瘀滞经闭、痛经、蓄血腹痛；五苓散出自张仲景《伤寒论》，功效为利水渗湿，温阳化气，主治膀胱气化不利之蓄水证。水蛭、虻虫、桃仁、大黄、猪苓、泽泻、白术、茯苓、桂枝。

加减：明显气虚者，合春泽汤并重用生黄芪；阳虚者，合金匮肾气丸；阴虚者，合六味地黄丸；兼内热者，加知母、地骨皮；尿路感染明显者，加瞿麦、车前草、凤尾草等。

（5）肝气郁滞证

临床表现：小便不通，通而不爽，小腹胀满，心烦口苦，情志抑郁，胸胁胀满。舌红，苔黄，脉弦滑数。

治疗法则：疏肝理气，通利下焦。

方药运用：四逆散（《伤寒论》）加味。功效为透邪解郁，疏肝理脾，主治阳郁厥逆证、肝脾气郁证。

加减：有热者，表热用金银花、连翘解表清热，里热用黄连、大黄苦寒直折；阴伤者，护阴用芍药、鳖甲，养阴用生地黄、玄参；气滞者，升提用升麻、桔梗，降气用旋覆花、赭石，通上焦用川芎、葛根，行中焦用香橼、佛手，理下焦用荔枝核、橘核，导滞用枳壳、枳实；瘀阻者，轻证用玫瑰花、川芎，中证用桃仁、红花，重证用三棱、莪术；水瘀互结者用泽兰、水红花子，络脉瘀结者用全蝎、蜈蚣。

3. 其他治疗方法

（1）中成药：选用必须适合其中医证型，切勿盲目使用。建议选用无糖颗粒剂、胶囊剂、浓缩丸或片剂。

①八正合剂，用于膀胱湿热证。口服，一次 15～20ml，一日 3 次。

②补中益气丸，用于脾肾亏虚证。口服，一次 6g，一日 3 次。

③金匮肾气丸，用于肾阳不足证。口服，一次 6g，一日 3 次。

（2）针刺治疗

取穴：内关、秩边透水道、中极、归来、关元、肾俞、命门。

针刺手法、时间及次数：内关采用直刺，捻转提插泻法，施术 1min。秩边透水道令患者侧卧位，双腿屈膝，以 6 寸针由秩边进针，迅速地提插泻法透向水道，至麻电感到达前阴和肛门会阴为度。令患者仰卧位，均直刺中极、归来，提插泻法令麻电感向前阴放射。关元直刺，以提插法得气后留针 15min。以上穴位均上午针刺。下午针刺肾俞、命门，令患者俯卧位，直刺捻转补法，得气后起针。

（3）灸法：选穴关元、中极、水道、肾俞、次髎、足三里、三焦俞，于以上穴位上平铺底径 1.0cm 的食用盐，应用底径 0.8cm，高 1.0cm 的艾炷隔盐灸，每穴 5 壮，每日 1 次，14 天为 1 个疗程。

（4）走罐疗法：用闪火法把罐吸拔在大椎穴上，用双手握住火罐，依次循膀胱经、夹脊穴、督脉由上而下往返推移，每条经络走罐 3～4 次，直至皮肤红润充血或出现瘀斑为度。走罐完毕，在命门、腰阳关、三焦俞（双侧）、肾俞、膀胱俞、次髎穴上拔罐 10min。

（二）西医治疗

1. 一般治疗　控制血糖至理想水平：胰岛素治疗对恢复自主排尿和减少残余尿效果较好。

2. 药物疗法

（1）改善和修复神经类药物：甲钴胺能促进神经的修复和再生，改善糖尿病性自主神经病变。

（2）抗胆碱能药物：抗胆碱能药物如托特罗定、索利那新、曲司氯铵等，可通过拮抗乙酰胆碱作用于逼尿肌细胞上的 M2、M3 受体，从而减少逼尿肌的收缩并控制其不自主收缩，而不影响正常排尿。

（3）硫辛酸：是强效抗氧化剂，能够清除氧自由基，再生抗氧化物质，从而减弱氧化应激效应，修复神经病变，从而改善支配膀胱的交感及副交感神经的神经传导，减轻神经功能损伤，对神经源性膀胱有治疗作用。

（4）莫沙必利：可以提高纵行平滑肌的振幅及其收缩频率，并且对 5-羟色胺不同受体发生多种作用从而实现促动力效应，降低患者的排尿次数，促进患者膀胱逼尿肌加强收缩强度，减少患者膀胱内的剩余尿量，改善患者的临床不良症状。

3. 外科处理　在有肾功能不全和（或）肾积水时首先需留置尿管，并进行持续引流，有时甚至需进行直接的肾脏引流，以达到最大限度的肾功能恢复。在肾功能恢复满意情况下，可考虑进行改善膀胱储尿要求的处置。运用简单合理手段解决膀胱排空问题，预防及治疗感染。

4. 其他处理

（1）骶神经电刺激（sacral nerve stimulation，SNS）：是指通过在 S_2～S_4 骶神经前根植入一个刺激器，使用电极刺激骶神经前根，诱发膀胱的收缩促进膀胱排空，这种治疗方法并发症相当多，并不推荐单独使用。

（2）骶神经调节术（sacral neur modulation，SNM）：是近年挖掘出的一种治疗排尿障碍的方法。骶神经调节对部分神经性下尿路功能障碍性疾病的患者也有一定的治疗作用。陈忠等临床治疗 12 例神经源性膀胱患者,发现骶神经刺激疗法可以显著改善部分患者的膀胱排尿功能障碍。

5. 康复训练

(1)膀胱控制训练

①水出入量控制训练:建立定时、定量饮水和定时排尿的制度,这是各种膀胱训练的基础措施。

②膀胱括约肌控制力训练:常用盆底肌肉练习法,即主动收缩耻骨尾骨肌(肛门括约肌),每次收缩持续 10s,重复 10 次,每日 3~5 次。

③排尿反射训练:发现并诱发"触发点",以通过反射机制促发逼尿肌收缩,进行主动排尿。常用的诱发排尿反射"触发点"的方法有轻叩耻骨上区、牵拉阴毛、摩擦大腿内侧、挤压阴茎龟头等。

④代偿性排尿方法训练:为通过手法和增加腹压等措施促进排尿的方法,主要包括 Valsalva 屏气法、Crede 手法。

⑤清洁导尿:在上述方法不能充分使膀胱排空时,可以采用清洁导尿的方式间歇性排空残余尿。

(2)膀胱区按摩:操作者(或指导患者)用手掌心置于其腹部膀胱区向左右轻推揉 3~5min,待腹肌松弛后再至膀胱高点向下做顺时针按摩 5~10min。

七、预防、预后及调护

糖尿病神经源性膀胱日常生活的护理亦很重要,每天养成按时饮水及排尿的习惯,无论有无尿意,每隔 4h 左右排尿 1 次。排尿时,可有意识地缓慢按压腹部,增加腹部压力,促进排尿。按时休息,劳动适量,避免过度劳累、思虑。

本病起病隐匿,多呈无症状性进展,目前缺乏世界统一的诊断标准,早期诊断困难。多见于女性,尤其是糖尿病病程较长的中老年女性,早期主要表现为膀胱感觉减退、排尿无力、膀胱容量及残余尿增加,晚期可出现尿潴留、尿失禁、上尿路扩张及尿液反流,导致反复泌尿系感染甚至肾衰竭。

八、中医防治进展

目前中医药防治 DNB 主要以口服药物及针灸治疗为主,采取综合治疗的模式,简要分述如下。

(一)口服药物

在口服药物方面,吕仁和提出:根据糖尿病的病程及尿动力学检查结果,糖尿病神经源性膀胱的临床表现可分为早期(代偿阶段)、中期(失代偿阶段)和晚期(终末阶段)。代偿阶段糖尿病患者由于缺乏自身感觉可能没有下尿路症状,因此常不易被发现,其主要证型为肝肾阴虚、气机郁滞,处以四逆散加味;随着病情的发展,至失代偿阶段,糖尿病患者发生尿潴留、尿失禁及尿意消失,且有不同程度的尿路感染和肾损伤,其主要证型为中气下陷、脾肾两虚,处以补中益气汤加减;终末期以肾衰竭为主要表现,主要证型为肾元受损、气化无权,处以济生肾气丸加味。符杨浠选择60例DNB患者,随机分为对照组和治疗组各30例。对照组应用甲钴胺胶囊治疗,治疗组在对照组治疗的基础上加用猪苓汤加味治疗。发现治疗组患者治疗的总有效率为93.3%,对照组患者治疗的总有效率为80.0%,治疗组总有效率高于对照组。

(二)针灸治疗

谭元奇等采用头针联合针刺治疗30例神经源性膀胱功能障碍患者,1个疗程后有效率80.0%,表明头针联合针刺治疗能明显改善患者膀胱排尿功能,减少膀胱残余尿量,利于患者机体功能康复。李凝等采用针刺法治疗脊髓损伤后神经源性膀胱尿潴留患者,能明显减少膀胱残余尿量,改善患者膀胱功能状态,减少患者间歇性清洁导尿次数,促进膀胱恢复平衡状态,提高患者与排尿障碍相关的生活质量。李永义等选用箕门、气海为主穴治疗神经源性膀胱患者,能够明显减少患者膀胱残余尿量,改善患者膀胱功能状态,治疗率达83.7%。杨杨等采用头部透穴法结合普通针刺治疗30例糖尿病神经源性膀胱,3个疗程后有效率为88.67%,表明此法能促进患者膀胱恢复平衡状态,改善患者膀胱排尿功能。

(三)其他疗法

近年来,一些中医其他治疗方法如穴位贴敷、穴位注射、推拿、耳穴按压等方法逐渐被用于本病的综合治疗,疗效提升较为明显。张珂炜用穴位贴敷(选穴:中极、关元、气海、肾俞、膀胱俞;贴敷药物组成:黄芪30g,淫羊藿15g,山茱萸15g)治疗糖尿病神经源性膀胱患者,治疗组有效率为88.5%,明显优于对照组69.2%。岑晴等用中药封包加热后治疗25例糖尿病神经源性膀胱患者。对照组25例给予糖尿病基础治疗加用前列地尔注射液,治疗组在前者基础上再加用中药封包,由熟地黄、山药、山茱萸、茯苓、泽泻、车前子、牛膝、菟丝子、黄芪、丹参研末分装进2个布袋,将其置于关元、气海、肾俞,用治疗仪进行干热外治,每次30min,每日2次。4周后,治疗组有效率92%优于对照组64%。任红等采用黄芪注射液穴位注射治疗糖尿病神经源性膀胱,治疗组在基础治疗的基础上采用黄芪注射液10ml穴位注射治疗,取关元穴、三阴交穴、膀胱俞及肺俞穴。总有效率为84.4%。另外,应用推拿、耳穴贴压等方法治疗糖尿病神经源性膀胱患者亦有明显疗效。

(四)综合治疗

张韬等运用金匮肾气丸结合腹针(取穴中脘、水分、肓俞、天枢、中极、曲骨、归来、水道、气冲)治疗肾气虚型糖尿病神经源性膀胱12例,治疗3个疗程后有效率83.33%,得出针药联合能明显降低患者残余尿量,使患者最大尿流率显著上升。邱斌等采用桂附地黄丸散剂结合盐酸坦索罗辛、乌拉胆碱对29例女性糖尿病神经源性膀胱进行治疗,有效率约89.66%,得出中西药结合治疗率明显高于单纯西药治疗,更能够改善膀胱尿潴留状态,减少残余尿量。周先富采用中药配合间歇性导尿治疗神经源性膀胱17例,治疗8周后,有16例建立起反射性膀胱,能够自主排尿,证明此法能够改善患者的临床症状,促进膀胱功能的恢复。

综上所述,糖尿病神经源性膀胱的中医治疗手段丰富,各自具有不同的作用特点。在实践中,医生可以通过中西医结合治疗,将中药药物疗法与非药物疗法(即针刺、艾灸、穴位注射、药物外用等)相互结合,或多种非药物疗法相互配合等多个角度对治疗手段进行整合,从而提高临床疗效。

此病发病较为隐匿,需要在基础治疗到位的基础上,嘱咐患者对生活质量进行评价,定期复查各项检查、化验指标,做到尽早发现、极早干预,避免病情迅速恶化。

(苟筱雯)

参 考 文 献

[1] 郭选贤,张华锴,吴毓敏.中西医结合治疗糖尿病神经源性膀胱临床研究近况[J].中国实验方剂学杂志,2011,17(13):273-276.

[2] YuanZ,TangZ,HeC,TangW. Diabeticcystopathy:a review[J]. Diabetes,2015,7:442-447.

[3] 康莉娟,虞梅.糖尿病神经源性膀胱中医药研究进展[J].新疆中医药,2016,34(5):114-116.

[4] 仝小林.糖尿病中医药临床循证实践指南(2016版)[M].北京:科学出版社,2016:253-269.

[5] 仝小林.糖络杂病论[M].2版.北京:科学出版社,2014:175-176.

[6] 刘新民.实用内分泌学[M].3版.北京:人民军医出版社,2004:1420.

[7] 仝小林.《糖尿病中医防治标准》(草案)[M].北京:科学出版社,2014:73-78.

[8] 彭宁,雷鹏,王万贵,等.辨证施治糖尿病神经源性膀胱功能障碍24例[J].陕西中医,2005,2(26):1337-1338.

[9] 林榕,李薇.运用金匮肾气丸辨治糖尿病神经源性膀胱21例[J].实用中医内科杂志,2006,20(3):260.

[10] 中华中医药学会糖尿病分会.糖尿病神经源性膀胱中医诊疗标准[J].世界中西医结合杂志,2011,6(4):365-368.

[11] 胡臻.活血行水法治疗糖尿病神经元性膀胱疗效观察[J].中医药疗法,2000,13(2):155.

[12] 王世东,肖永华,傅强,等.吕仁和教授辨治糖尿病神经源性膀胱经验[J].现代中医临床,2016,23(3):4-8.

[13] 王清泉,牛莉.针刺治疗糖尿病神经原性膀胱30例[J].中国临床康复,2004,8(21):4254.

[14] 于文霞,苏秀海,李文东,等.艾灸治疗糖尿病神经源性膀胱39例[J].辽宁中医杂志,2010,37(6):1118-1119.

[15] 王琳,邸静.循经走罐为主治糖尿病神经源性膀胱临床观察[J].针灸临床杂志,2004,20(10):45-46.

[16] 陈忠,叶章群,廖利民,等.骶神经刺激治疗神经源性膀胱临床报道[J].中华物理医学与康

复杂志,2005,27(6):332-334.

[17] 符杨浠.猪苓汤加味治疗糖尿病神经源性膀胱的临床疗效研究[J].河北中医药学报,2018,33(6):24-26.

[18] 谭元奇.头体联合针刺法治疗神经源性膀胱功能障碍的临床研究[D].哈尔滨:黑龙江中医药大学,2009.

[19] 李凝.脊髓损伤后神经源性膀胱尿潴留的针刺康复疗效观察[D].南京:南京中医药大学,2011.

[20] 李永义.针刺箕门、气海穴治疗神经源性尿潴留临床研究[D].哈尔滨:黑龙江中医药大学,2011.

[21] 杨杨.头部透穴法结合普通针刺治疗糖尿病神经原性膀胱的临床研究[D].哈尔滨:黑龙江省中医药研究院,2010.

[22] 张珂炜.中药靶药穴位贴敷治疗糖尿病神经源性膀胱的临床观察[J].中医临床研究,2016,8(14):90-91.

[23] 岑晴,陈佳.中药封包治疗糖尿病神经源性膀胱疗效观察[J].河北中医,2015,37(5):698-699.

[24] 任红,王佩,王甜甜.黄芪注射液穴位注射治疗糖尿病神经源性膀胱69例临床观察[J].中国临床医生,2012,40(12):57-59.

[25] 魏云飞.针灸耳穴贴治疗糖尿病神经源性膀胱疾病效果观察[J].光明中医,2016,31(9):1279-1280.

[26] 李洪涛,赫楠.推拿治疗糖尿病神经源性膀胱疗效观察[J].中国伤残医学,2013,21(2):100-101.

[27] 张韬.金匮肾气丸联合腹针治疗肾气虚型神经源性膀胱的临床治疗研究[D].北京:北京中医药大学,2013.

[28] 邱斌.温肾通阳法治疗女性糖尿病神经源性膀胱的临床研究[D].南京:南京中医药大学,2010.

[29] 周先富.中药配合间歇性导尿治疗神经源性膀胱17例疗效观察[J].健康研究,2012,32(2):97-99.

第八节 低 血 糖

一、概述

低血糖症是一种由多种病因引起的血浆（或血清）葡萄糖水平降低，并足以引起相应症状及体征的临床综合征。患者常以交感神经兴奋和（或）神经精神及行为异常为主要特点，血糖浓度更低时可以出现癫痫样发作、昏迷和死亡。内分泌系统、神经系统及肝脏病变或者功能紊乱可引起低血糖。低血糖症包括很多种，根据其发病机制，可分为胰岛素介导性和非胰岛素介导性两大类，主要有反应性低血糖、糖尿病低血糖、胰岛素瘤性低血糖、无症状性低血糖等。

非胰岛素介导性的低血糖症常见于重症疾病,如肝衰竭、肾衰竭、心力衰竭、非胰岛细胞肿瘤或营养不足,还有一部分为肾上腺皮质功能减退症或垂体-肾上腺功能低下。胰岛素介导的低血糖症又称为内源性高胰岛素血症,对于非糖尿病成年人,内源性高胰岛素血症可由胰岛 B 细胞肿瘤、B 细胞功能性疾病、胰岛素自身免疫性疾病等引起。糖尿病患者的低血糖可由外源性胰岛素或刺激内源性胰岛素分泌的药物引起。此外,脆性糖尿病(brittle diabetes,BD)亦常见低血糖症。

脆性糖尿病又称不稳定性糖尿病,病情极不稳定,在规律用药、严格遵守生活干预方式等血糖管理后,仍出现每日间血糖的强烈波动,常见三种症状类型:频发低血糖反应、易发酮症酸中毒或混合型临床表现,严重影响患者的生存及生活质量。临床认为脆性糖尿病的发生主要是由于患者胰岛功能完全衰竭致使内源性胰岛素极度匮乏,另外,患者往往同时伴随胰腺 A 细胞功能(即分泌胰高血糖素的能力)降低,如此一来,患者的血糖调控完全依赖于外源性胰岛素,而不受自身血糖浓度的反馈调节。本病的国内相关流行病学数据缺乏,国际研究显示使用胰岛素治疗的成人糖尿病患者中的发病率为 3/1000。脆性糖尿病属于中医学"消渴"的范畴。消渴之名最早见于《素问·奇病论》,是论消渴逐渐形成的病理过程。唐代王焘《外台秘要》引隋代甄立言《古今录验》云:"消渴病有三:一渴而饮水多,小便数,无脂似麸片甜者,此皆消渴病也;而吃食多,不甚渴,小便有油者,此中消病也;三渴而饮水不能多,但腿肿,脚先瘦小,阴痿弱,数小便者,此肾消病也。"

二、病因病机

(一)病因

维持血糖平衡依靠神经信号、激素、代谢底物的网络调控,其中胰岛素发挥着主要作用。当血浆葡萄糖降低,胰岛素分泌也随之降低,并能通过增加糖原分解和糖异生维持血糖在生理范围,因此,生理状况下,降低胰岛素分泌是防止低血糖的第一道防线。当血糖下降低于生理范围时,胰岛素的反向调节激素(升糖激素)分泌增加,A 细胞分泌的高血糖素的增高是防止低血糖的第二道防线。当高血糖素分泌不足以纠正低血糖时,肾上腺素分泌增加,作为第三道防线。当低血糖时间超过 4h,皮质醇、生长激素分泌增加以促进葡萄糖的产生并限制葡萄糖的利用,因此糖皮质激素和生长激素对急性低血糖的防御作用甚微。当这些防御因素仍然不能有效地恢复血糖水平时,血糖进一步降低,则出现低血糖的症状和体征。临床上出现低血糖症状和体征的血糖阈值并非一个固定的数值,而是根据不同病因、低血糖发生的频率和持续时间的不同而存在差异。中医学认为,低血糖症患者常因禀赋不足、年老体虚、久病而导致脾虚不健、气血亏虚,气虚下陷而致此病,久则损及阴阳,致阴阳两虚。

(二)病机

1. **禀赋不足** 禀赋不足者,精气亏虚,气化无力,脾失健运,清气不升,浊气不降,精微上不达脑,故见眩晕,心神失养,故见心悸,营卫不固,四末不养,故见周身冷汗。

2. **久病体虚** 久病气血亏虚,气虚下陷,脾气散精功能失常导致血糖波动明显,气短胸闷为气虚下陷呼吸不利所致;气虚下陷、清阳不升,不能奉养脑窍出现眩晕症状;心悸、身倦乏力,为气虚下陷,心失所养所致;昏厥、精神错乱为气不达于脑,清窍失养所致;周身发凉、冒冷汗是气虚下陷后,不能敷布于营卫,气不固津所致。

三、临床表现

症状:典型的低血糖症具有 Whipple 三联征,包括:①与低血糖一致的症状;②症状存在时通过精确方法测得血糖浓度偏低;③血糖水平升高后上述症状缓解。引起低血糖的症状主要来自于两方面:自主神经低血糖症状、大脑后神经元低血糖症状。自主神经低血糖症状:震颤、心悸、焦虑以及出汗、饥饿和感觉异常。大脑后神经元低血糖症状包括认知损伤、行为改变、精神运动异常,以及血糖浓度更低时出现的癫痫发作和昏迷。

体征:面色苍白、出汗,心率和收缩压上升等。

四、辅助检查

1. **血糖** 正常空腹血糖值的最低值一般为 3.9mmol/L。对于无糖尿病者,当血糖在生理范围内下降时,胰岛素的分泌也随之减少,当血糖浓度降至 3.6～3.9mmol/L 时,胰高血糖素和肾上腺素等反向调节激素的分泌增加。低血糖的阈值是可变的,临床上需要结合患者的实际情况进行判别。

2. **胰岛素/C肽** 当血糖浓度低于 3.0mmol/L 时,免疫化学发光分析测得的血浆胰岛素浓度 20.8mmol/L 即提示胰岛素过量,符合内源性高胰岛素血症(如胰岛素瘤),但存在一些情况如正常人血糖浓度会低于 2.8mmol/L,而少数胰岛素瘤患者的血糖浓度会保持在 2.8mmol/L 以上。测定血浆 C 肽水平和胰岛素原可以进一步确认内源性或外源性高胰岛素血症。

3. **糖化血红蛋白** 对于了解一段时期内的整体血糖情况有一定帮助。

4. **CT、MRI 及经腹超声检查** 能检测出大部分胰岛素瘤。

五、诊断与鉴别诊断

1. **低血糖症的确立(定性诊断)** 对于糖尿病患者发生的低血糖,通过仔细询问糖尿病病史和降糖药应用情况,一般能做出糖尿病相关低血糖的诊断。对于非糖尿病患者临床发生的低血糖,需要进一步确认和鉴别。因为此类患者的低血糖与糖尿病相关低血糖的结局和临床处理有很大不同。对于非糖尿病患者的低血糖,首先要确立低血糖症的诊断。根据低血糖典型表现(Whipple 三联征)可确定:①低血糖症状;②发作时血糖低于 2.8mmol/L;③供糖后低血糖症状迅速缓解。

2. 病因诊断　测定血浆或血清胰岛素、C 肽、β-羟丁酸、胰岛素原,并结合功能试验,判断低血糖的可能病因。

3. 定位检查(定位诊断)　在证实为内源性胰岛素介导的低血糖之前不应进行定位检查。对于内源性胰岛素介导的低血糖患者,鉴别诊断包括胰岛素瘤、胰岛细胞增生症(胰岛细胞肥大)、口服降糖药诱发的低血糖,以及胰岛素自身免疫性低血糖。除了胰岛素抗体或循环中口服降糖药呈阳性结果的患者外,其余所有胰岛素介导的低血糖患者都需要进行定位检查。CT、MRI 及经腹超声检查能检测出大部分胰岛素瘤。

4. 脆性糖尿病的诊断标准　目前尚无普遍认可的标准。脆性糖尿病发生的三种表现,有反复发生的糖尿病酮症酸中毒、严重的低血糖以及上述两种情况混合存在。《实用内分泌学》提出连续数月保持恒定进食量、运动量及胰岛素用量、注射方法不变,如果患者仍同时出现以下五种情况:①反复测定每天早上空腹血糖日差变动在 5.55mmol/L 以上,变动百分率呈 V 型曲线者;②每日间尿糖排出量在 30g 以上范围内波动者;③不能预期的低血糖发作;④频繁地出现尿酮体阳性;⑤日内变动幅度达 11.1mmol/L 以上,而且无明确原因可查(但须除外 Somogyi 效应及黎明现象)即可诊断。

六、治疗

低血糖症治疗分紧急治疗及恢复期治疗。紧急治疗以西医治疗为主,以解除低血糖症状为核心;恢复期以纠正低血糖原因为主,可中西医结合治疗。中医药针对复杂性、全身性疾病具有独特优势,一般认为糖尿病性低血糖以虚为主,脾虚不摄,纳运失调,故血糖波动较大。治疗多以补益为主,清泻兼施。

(一)中医治疗

1. 脾虚胃热证

临床表现:口干,口渴,易饥,乏力,大便黏腻,小便黄。

治疗法则:清热健脾。

方药运用:清胃散合参苓白术散加减(《脾胃论》《太平惠民和剂局方》)。黄连、黄芩、知母、干姜、白术、党参、三七。

加减:久病胃阴亏耗者,加天花粉、玉竹;脾虚湿滞者,可加茯苓;气虚下陷者,可加黄芪、升麻。

2. 中气亏虚证

临床表现：食欲不振，食后腹胀，气短，倦怠乏力，眩晕，便溏。

治疗法则：补中益气。

方药运用：补中益气汤加减（《内外伤辨惑论》）。黄连、黄芪、枳实、白术、生姜。

加减：不寐者，加炒酸枣仁；气虚日久、元气不足者，加红参、五味子、麦冬；损及阴阳、阴阳两虚者，加肉桂、山茱萸。

（二）西医治疗

西医治疗包括两方面：一是解除神经供糖不足的症状，二是纠正低血糖症的各种潜在原因。对轻度到中等度的低血糖，口服糖水等即可缓解。对于药物相关性低血糖，应及时停用相关药物。重者及疑似昏迷的患者，应及时测定血糖，无需血糖结果，及时给予 50％葡萄糖液 60～100ml 静脉注射，继以 5％～10％葡萄糖液静脉滴注，必要时可加用氢化可的松 100mg 和（或）胰高血糖素 0.5～1mg 肌内或静脉注射。

低血糖纠正后，首选将动态血糖监测系统（continuous glucose monitoring system，CGMS）和持续皮下胰岛素泵输注（continuous subcutaneous insulin infusion，CSII）两者联合使用，或者一日多次皮下注射胰岛素，建议采用每日 4 次胰岛素注射方案，即一超长效胰岛素类似物（甘精胰岛素或地特胰岛素）＋三超短效胰岛素类似物（门冬胰岛素或赖脯胰岛素）皮下注射治疗方案，或使用肽基肽酶-4 抑制药（DPP-4I）与胰岛素注射联用控制脆性糖尿病型低血糖，对于疑似胰岛素瘤患者应进一步定位诊断。

七、预防、预后及调护

对于非糖尿病患者，及早发现低血糖症的病因是预防或有效控制病情的关键点。除饥饿试验外，CT 或超声也应纳入检查范围，以除外胰岛素瘤等器质性病变。此外，对于 C 肽、β-羟丁酸、胰岛素原等内源性分泌物，也应当多方面检测。

对于糖尿病患者而言，减少严重低血糖的发生次数可实现长期的血糖控制和更好的治疗依从性。低血糖症的原因包括胰岛 B 细胞功能的衰竭、对胰岛素作用过于敏感、青春期、升糖激素调控的缺陷、感染、药物、精神和心理问题等。另外，对于胰岛素治疗的依从性也是糖尿病性低血糖症发生的原因之一。脆性糖尿病需要更严格的血糖监测，一般选用动态血糖监测系统，但其血糖控制目标一般不需太严格。对于血糖波动幅度较大的患者，推荐使用 CSII。CSII 是胰岛素强化治疗的一种形式，需要使用胰岛素泵来实施治疗。经 CSII 输入的胰岛素在体内的药代动力学特征更接近生理性胰岛素的分泌模式。与多次皮下注射胰岛素的强化胰岛素治疗方法相比，CSII 治疗与低血糖发生的风险减少相关。此外，糖尿病患者使用胰岛素或胰岛素促泌剂应从小剂量开始，逐渐增加剂量，谨慎地调整剂量；患者应定时定量进餐,如果进餐量减少则相应减少降糖药物剂量,有可能误餐时应提前做好准备;运动量增加时,运动前应增加额外的碳水化合物摄入;乙醇摄入,尤其是空腹饮酒:乙醇能直接导致低血糖,应避免酗酒和空腹饮酒;严重低血糖或反复发生低血糖:应调整糖尿病的治疗方案,并适当调整血糖控制目标;使用胰岛素的患者出现低血糖时,应积极寻找原因,精心调整胰岛素治疗方案和用量;糖尿病患者应常规随身备用碳水化合物类食品,一旦发生低血糖,立即食用。

营养教育与管理有助于改善糖耐量,减低患者发展为糖尿病的风险,并有助于减少糖尿病患者慢性并发症的发生。应对糖尿病患者设立教育与管理的个体化目标与计划。

八、中医防治进展

李林平等基于"消渴"发病的病因病机,提出阳气不足为脆性糖尿病后抑郁症发病的中医核心病机,并以温阳、通阳、补阳为治法,辅以疏肝理气,在该病临床治疗中获得了显著的疗效。仝小林教授认为脆性糖尿病属于"消渴""虚劳"的范畴,患者常因禀赋不足、年老体虚、久病而导致脾虚不健、气虚亏虚,气虚下陷而致此病,久则损及阴阳,致阴阳两虚。治疗予以补中益气、升举精微为法。王进波从"阴火论"分析脆性糖尿病,认为脆性糖尿病血糖波动较大,易出现低血糖,症状表现符合中气不足、气虚下陷、阴火内生的证候,脾胃元气不足是消渴病形成的始动原因,阴火内生是脆性糖尿病发生、发展及并发症的重要病机。治疗提倡补中益气、升举精微、泻阴火,与仝小林教授的观点不谋而合。周里钢等认为糖尿病性低血糖的中医病机为心气血亏虚,无法上充于脑,以致髓海不足,心失所养导致眩晕、虚劳、心悸等病症的发生,提出脑心同治理,补充心之气血,充养脑髓改善脑心状况以提高低血糖症疗效。王三虎等认为肝癌并发低血糖的病因为肝病及脾,导致脾主运化功能失常,精微不足,提出肝脾同调治疗肝癌并发低血糖。

(吴浩然)

参 考 文 献

[1] Gill GV,Lucas S,Kent L A. Prevalence and characteristics of brittle diabetes in Britain[J]. QJM,1996,89(11):839-843.

[2] 刘新民.实用内分泌学[M].2版.北京:人民军医出版社,1997:356.

[3] 中华医学会糖尿病学分会.中国 2 型糖尿病防治指南(2017 年版)[J].中国实用内科杂志,2018,38(4):292-344.

[4] 李林平,赖祥俊,申治富,等.从五脏阳气不足论脆性糖尿病后抑郁症中医病机[J].四川中医,2016,34(1):31-33.

[5] 马艳红,仝小林.仝小林教授从气虚论治脆性糖尿病[J].四川中医,2014,32(2):1-2.

[6] 王进波,李能娟,胡江.从"阴火论"探析脆性糖尿病中医证治[J].浙江中医药大学学报,2017,41(2):108-111.

[7] 牛晶晶,刘畅,黄文瑾,等.脑心同治理论在糖尿病患者低血糖症治疗中应用[J].辽宁中医药大学学报,2013,15(4):100-102.

[8] 彭学钱,王三虎.从"肝脾相关"论治肝癌并发低血糖[J].中医学报,2016,31(12):1826-1829.

第九节　糖尿病性胃轻瘫

一、概述

胃轻瘫是一种排除机械性梗阻而致的、以胃排空延迟为主要特点的综合征,临床以早饱、恶心呕吐、腹胀、上腹部疼痛等为主要症状表现,是 1 型和 2 型糖尿病患者常见的并发症之一。研究资料显示,有高达 25％～76％的糖尿病患者有胃肠动力障碍症状表现。其中 1 型糖尿病患者中有 27％～65％,约有高达 30％的 2 型糖尿病患者有胃排空延迟现象。糖尿病胃轻瘫一旦发生即很难治愈。尽管目前没有糖尿病胃轻瘫直接导致死亡的报道,但对于糖尿病患者来说,胃轻瘫的发生不仅会极大降低患者的生活质量,使营养状态变差,更使血糖难于控制,极大增加低血糖发生的风险。糖尿病胃轻瘫的发病机制尚不明确,目前认为可能与自主神经病变、Cajal(卡哈尔)间质细胞异常、平滑肌病变、胃肠激素、血糖急剧波动等有关。中医学史上并无糖尿病胃轻瘫的病名记载,但从其临床症状来看,属于中医学"痞满""胃胀""呕吐"等范畴。

二、病因病机

糖尿病胃轻瘫是在糖尿病的基础上发生的,其发病多因消渴日久,耗伤脾胃;或因饮食不节、失治误治,损伤脾胃;或因情志不畅,木克脾土,或因劳倦伤肾,肾病及脾,最终导致脾胃虚弱,运化无力,升降失常,从而引发"痞满""胃胀""呕吐"等。

(一)病因

1. 消渴日久　消渴病的基本病机为阴虚燥热。消渴病日久耗伤气阴,脾胃气阴随之亏乏,脾虚不能运化精微,胃虚不能盛受水谷,停积胃中,上逆成呕,气机升降失常,气滞而成痞满、胃胀。

2. 饮食不节　《素问·奇病论》云:"此肥美之所发也,此人必数食甘美而多肥也。"可见,糖尿病患者,尤其 2 型糖尿病患者多为嗜食肥甘厚腻之人。若糖尿病的患者饮食仍然不加控制,将加重脾胃损伤,使脾胃虚弱、升降失常,引发糖尿病胃轻瘫。

3. 服用药物　消渴患者需长期服用降糖药物,很多降糖西药如二甲双胍,均可引发胃肠道不良反应,长期服用往往损伤脾胃。此外,消渴之病阴虚燥热者多见,医者见消渴有阴虚热盛症状,多喜用大量清热之品,然清热之品多性苦寒,苦寒最易伤脾,脾气虚弱而导致糖尿病胃轻瘫。

4. **情志不畅** 消渴病为慢性疾病,患者长期承受疾病的困扰,多具有心情抑郁、精神压力大的肝郁特点。肝属木,脾属土,木盛则克脾土,导致脾胃虚弱,引发糖尿病胃轻瘫。

5. **劳倦内伤** 脾胃运化依赖肾阳的温煦,若糖尿病患者劳累太过或房劳太过伤及肾精,导致肾阳损伤;或者年迈体衰的糖尿病患者本身脏腑功能减退,肾阳较亏,皆可导致肾阳温煦脾胃失职,脾胃运化无力,导致糖尿病胃轻瘫。

(二)病机

1. **脾胃虚弱,痰湿中阻** 消渴病日久,耗伤正气,则脾胃虚弱,若加之劳倦过度或饮食不节,则胃虚不能盛受水谷,脾虚不能化生精微,从而产生食积、湿热、痰饮阻滞,脾胃气机升降受阻,则见胃脘胀满,食后尤甚,食少纳呆,恶心甚至呕吐,口吐大量黏涎液;湿性重浊,则见疲乏无力,身重困倦;湿气导致津液代谢障碍,则见口淡,浮肿。

2. **中焦壅滞,寒热错杂** 消渴病日久,脾胃虚弱,运化失司,寒热痰食之邪阻于中焦,精微不得运化,湿邪内生,阻滞气机,中焦壅滞;或因肝郁横犯脾胃,胃阴易伤而生燥热,脾阳易伤而生寒湿,使寒热错杂,寒热相因,虚实夹杂,气机升降失常。临床可表现为呕吐,食入或饮水即吐,胃胀,伴恶心、反酸、口苦,恶寒,乏力,胸胁部窜痛,大便正常或偏干等。

3. **气滞血瘀,肝胃不和** 消渴病病程较久,患者因久病情志不畅,常致肝郁气滞,表现为急躁易怒,胸胁胀闷,心烦,口干口苦,善太息等;久病入络,且气滞久则血瘀,则见面色晦暗,食后腹胀,腹部针刺样疼痛,舌紫暗边有瘀点等。脾胃气机升降有序有赖于肝脏疏泄功能正常,肝气郁结,疏泄失职,脾胃气机逆乱,则见脘腹胀满,恶心呕吐,食后饱胀,胃部灼热等症。

4. **久病伤阴,胃阴亏虚** 消渴病的基本病机为阴虚燥热,消渴病日久,胃阴受损,胃阴不足,胃失濡润则见胃中嘈杂,胃部灼热;胃阴亏虚,胃失和降则见嗳气反酸;胃阴亏虚,上不能滋润咽喉,则见口干口苦;胃阴亏虚,虚热内生,则见手足心热,心烦,失眠,小便黄等症。

5. **脾肾阳虚,胃阳衰败** 消渴病日久,脾阳受损日益加重可累及肾阳,若遇患者劳累太过或房劳太过,伤及肾精,进一步损伤肾阳,或者本身年迈体衰,脏腑功能减退,肾阳较亏,可表现为腰背痛,腰膝酸软,手足畏寒,浮肿,健忘等。脾胃运化腐熟功能需依赖于肾阳温煦作用,肾阳不足,命门火衰,则不能温煦脾阳。脾胃之阳衰败,功能减退,可表现为饮食减少,早饱,甚或反复呕吐涎沫或血丝,食后饱胀,脘腹胀满或冷痛,疲乏无力,身重困倦,口淡,身体消瘦,舌淡,苔白,脉细弱等。

本病病机基本特点为虚实夹杂，病位可涉及脾、胃、肝、肾等多个脏腑，但总体仍以脾胃虚弱、运化失司、升降失常为发病之本，但因病程的不同、体质的差异，或因饮食不节，或因情志不畅、劳倦内伤等，而兼夹痰湿、宿食、气滞、瘀血等。疾病初期，实证多表现较为显著，或食滞内停，或痰湿中阻，导致中焦气机阻滞；疾病中期，脾阳虚衰，多表现为寒热错杂；疾病迁延日久，久病入络，脾胃络脉受损，可导致气滞血瘀；久治不愈或年老体衰，又往往表现为脾肾阳虚，胃阳衰败。同时，每种病机之间又可相互转化，如痰湿阻滞中焦，则可加重气滞血瘀，气滞血瘀日久又可加重脾虚痰湿。湿为阴邪，湿邪日久可加重脾肾阳衰，脾肾阳气不足，则不能温化寒湿，加重湿邪等。因此，临床应辨认主要病机，并顾护病机之间的密切联系。

三、临床表现

糖尿病胃轻瘫的女性患者稍多于男性。其中 1 型 DM 患者中的发生率高于 2 型 DM 患者，但由于目前 2 型糖尿病患者更多，因此，2 型糖尿病胃轻瘫患者更为多见。

糖尿病胃轻瘫属于胃肠动力疾病，早饱、恶心、呕吐和腹胀为其核心症状，可持续数天至数月不等，同时可伴有上腹胀、上腹痛、体重降低（增重）、便秘（腹泻）、血糖波动大、疲乏无力等症状，病情严重患者还可出现蛋白质营养不良和（或）矿物质、维生素缺乏的征象。相对于其他原因引起的胃轻瘫，糖尿病胃轻瘫的恶心、呕吐症状更为普遍。部分糖尿病胃轻瘫患者也可无临床症状，但无症状者亦不能完全否定糖尿病胃轻瘫的存在，需检查证实是否有胃排空延迟，且排除上消化道、肝胆胰等器质性病变和影响胃肠动力药物等因素，糖尿病胃轻瘫诊断便可确立。

糖尿病患者通常伴有视网膜病变、糖尿病肾病、周围神经病变和其他自主神经功能异常的相关症状，如无汗症、瞳孔反应异常、味觉性出汗综合征、直立性低血压、膀胱功能障碍、男性患者出现阳痿或逆向射精等；伴上腹痛及胸骨后痛时应排除心脏、胆管及胰腺等疾病。

四、辅助检查

（一）一般检查

糖尿病患者若出现胃排空延迟所导致的胃肠症状，同时可排除机械性梗阻，即可诊断为糖尿病胃轻瘫。同时，一些检查如全血细胞计数、综合代谢（包括电解质和肝功能测试）、红细胞沉降率、促甲状腺激素、类风湿因子、抗核抗体等测试在必要时也应进行测定，以排除由感染、代谢、免疫导致胃肠症状的情况。

（二）胃排空检测实验

1. **胃闪烁扫描术**　放射性标记的胃排空闪烁扫描是目前最为公认的观察胃排空的实验方法。对于有上消化道症状、血糖控制不佳、服用可减慢胃排空降糖药

（如 α-葡萄糖苷酶抑制药、淀粉样蛋白类似物等）以及对标准化治疗无效的严重胃反流糖尿病患者，均可进行该检测。在进行该实验前，应排除由机械或结构原因导致的异常胃排空状况。同时，患者应该在检查前至少 2~3 天停用所有胃动力改变药，如促动力药、阿片类药物和抗胆碱药等。在检查当天，患者应避免吸烟和饮酒，空腹血糖应小于 275mg/dl。该实验通常是在空腹状态下进行，令患者 10min 内进食标准餐（一般较为常用的是含 255kcal 热量的，内有放射性同位素标记物的低脂食物），进餐后连续 4 h 每 15 min 采用摄像机进行闪烁扫描 1 次，计算进餐后不同时间的排空率。进餐后 2h 滞留率大于 60% 或 4h 大于 10%，则表明有胃排空延迟。由于该实验能对进餐后各个时间点进行胃排空的确切研究，并且具有非侵入性、不干扰正常生理、可定量、重复性好等特点，成为目前实验研究中对胃排空评价的"金指标"。但该方法时间长、方法复杂，对于呕吐严重的重度胃轻瘫患者较难实施。

2. **超声检测法** 经腹超声检测胃排空是目前较为推行的检查方法，相对于核素胃排空实验来说，该法价格较为便宜、灵活度高，可进行床旁检测。目前用于临床最为广泛的方法是胃窦单切面积法。该法可分别测定并计算空腹和充盈后即刻胃窦切面面积、胃窦收缩频率、胃窦收缩幅度及胃窦运动指数和胃排空时间（gastric emptying time，GET），同时可描绘胃排空-时间曲线，计算出胃半排空时间（GET1/2）。三维超声通过对实验餐的胃内分布及胃体积的评估为胃的病理变化提供了更多信息，可以对液体胃排空进行准确可靠的评定。此种检测方法由于减少了辐射暴露，相对于核素胃排空来说，更适合作为孕妇及儿童的胃排空检测。但值得注意的是，超声也有一定局限性：超声测定胃排空的准确性也与操作技师的熟练程度有关，而且该方法仅对测量液体胃排空有较高的准确度，对肥胖或胃窦位于胸廓内的患者检测较为困难；同时，对于严重胃轻瘫患者来说，由于液体胃排空极少发生损伤，因此对此类患者的诊断具有局限性。

3. **磁共振检测法** 磁共振检测法通过摄入顺磁性 MRI 造影剂钆-铬化合物（Gd-DOTA），用 MRI 进行多层横断面扫描，随着 Gd-DOTA 和食物一起从胃内排出，MRI 显示的胃主体影像发生一系列变化，从而获得胃排空结果。该方法可以观测窦状传播波，并计算其速度。在胃轻瘫中，这些波的速度显著降低。MRI 还可以区分餐量和总胃容量，从而计算胃分泌率。新的快速技术还可以在排空过程中仔细测量胃近端和远端的壁运动，而固体标记物的出现也使测量固体排空成为了可能。这个测试的缺点是高费用和缺乏可用性。该方法具有非侵入性和无辐射性，但检测费用高、需较长解析图像时间且数据处理缺乏标准化，因此目前在临床未得到广泛应用。

4. **胃排空呼吸实验** 胃排空呼吸实验是将 ^{13}C 与辛酸结合后作为标志物与食物混合制成试验餐，患者摄入试验餐后，每隔一定时间收集呼气样品，通过采用 $^{13}CO_2$ 的排泄谱可估测胃的排空速率。其适用范围和胃闪烁扫描术相似，但因其无放射性，还可用于孕妇、哺乳期女性和儿童。同时，该方法价格更为低廉，方法简捷，更容易操作，因此可较长时间观察胃排空改变，还可于床边、院外等地取样本。然而，由于该实验的实施需要一个代谢过程，属于间接性计算胃排空，因此对于肝脏有疾病的患者有限制性，同时目前尚缺乏权威性的分析方法，并且有研究报道该法对健康人及轻度胃排空异常患者的诊断准确率较高，但对重度胃排空异常的患者缺乏可靠性。

5. **无线动力胶囊技术**　无线动力胶囊（wireless motility capsule，WMC）技术是近年来国外兴起的一项胃肠动力检测技术。该实验应该在禁食后的早晨开始。实验前3天，应停止抑制胃酸产生的药物和影响胃肠动力的药物。患者在测试的早晨食用标准化营养餐，然后用50ml水摄入WMC。患者在接下来的6h内快速进食。该胶囊能够记录和传输有关酸碱度、压力和温度的数据，并将数据传送到可能佩戴在患者脖子上的便携式接收器。因此可通过胶囊在消化道内运行并实时记录pH、温度、压力信息，从而可间接计算出胃排空时间、小肠转运时间（small bowel transit time，SBTT）、结肠转运时间（colonic transit time，CTT）和全胃肠道转运时间（whole gut transit time，WGTT），有利于胃肠道不同区域动力情况的综合判断。该项技术无辐射、非侵入性并可综合评估胃肠动力的新技术，美国FDA已批准WMC用于胃轻瘫患者胃排空时间的检测、胃窦十二指肠压力描述及慢性便秘患者结肠转运时间的检测。但同时WMC检查有发生胶囊滞留的可能性，部分受试者存在未知的胃肠道憩室或狭窄可能，增加了胶囊滞留的风险。此外，WMC检查价格较贵，难以在国内广泛开展。

6. **胃电图**　胃电图是目前对胃电活动检测的最常用方法。该法通过沿胃长轴放置的皮肤电极，在进餐前后，通过相关装置可记录胃慢波的肌电活动。糖尿病胃轻瘫的发生与免疫活性细胞的缺失有关，而该种细胞具有引发胃内慢波的作用，慢波决定了胃电的传输方向、频率，与胃窦的低幅收缩相联系，因此很多研究将改善胃轻瘫患者的慢波活动作为一项重要的疗效评价方法。由于该法属非侵入性方法，又是在生理状态下描记的，因此受到众多学者关注。虽然该方法对于糖尿病胃轻瘫并非常规检查，但是却可以对胃肠功能紊乱患者的诊断做出重要提示。

7. **X线检查**　X线检查是令患者服用含不透X线标志物的试验餐，再测定试验餐在患者胃内的排空状况来观察胃的张力、位置、蠕动及胃排空等情况。与核素胃排空实验相比，X线检查操作较为简单易行、成本相对低廉。但是，该方法也有其局限性：由于不能精确测定胃内残钡量，胃排空测定的准确性受到影响。

8. **单光子发射计算机断层扫描**　该技术需给患者静脉注射^{99}Tc聚乙酸酯，该物质可聚集在胃壁而不是管腔内，因而可提供胃的三维轮廓，实时测量区域胃容量，以评估胃底调节和胃内分布。该技术因为需要大剂量的辐射物质，因此使用广泛性较低。

五、诊断与鉴别诊断

(一)诊断要点

糖尿病胃轻瘫应首先明确糖尿病的诊断,在此基础上继而出现胃轻瘫。需排除机械性梗阻、溃疡、肿瘤、消化系统感染、代谢和免疫性疾病等因素引起的胃排空延迟。本病需同时具备以下两个诊断标准。

1. **符合糖尿病诊断标准** ①空腹血糖(FPG)≥126 mg/dl(7.0 mmol/L);②口服葡萄糖耐量试验(OUTT)2 h PG≥200 mg/dl(11.1 mmol/L);③在有典型高血糖或高血糖危象症状的患者中,随机血浆葡萄糖≥200 mg/dl(11.1mmol/L);④在缺乏明确的高血糖诊断情况下,应重复检测以核实结果。

2. **符合胃轻瘫诊断标准** 根据《胃轻瘫临床管理指南》(The American College of Gastroenterology,ACG,2013)诊断标准,胃轻瘫的诊断需要符合以下三个标准:①具有胃轻瘫症状,包括餐后饱胀感、恶心、呕吐、早饱、上腹痛等,一般需具有 2 种或 2 种以上症状并持续 30 天以上;②排除幽门部器质性病变导致的出口梗阻;③确诊胃排空延迟。

糖尿病胃轻瘫是在糖尿病基础上的胃轻瘫表现。但是研究表明有胃排空障碍的患者中仍有一部分无消化道症状,因此美国胃肠病学会(American College of Gastroenterology,ACG)认为糖尿病胃轻瘫的诊断一般是符合糖尿病的诊断标准同时伴随一些胃肠道症状,并且确诊胃排空延迟(排除其他原因)即可诊断为糖尿病胃轻瘫。

(二)鉴别诊断

1. **药源性胃轻瘫** 一些降糖药物(如胰高血糖素样肽-1 受体激动药)、胃肠药物(如质子泵抑制药)、用于疼痛性神经病变的药物(如三环抗抑郁药)以及一些激素类药物(如黄体酮类药物)均可引发胃轻瘫。糖尿病胃轻瘫与药源性胃轻瘫的区别要点主要有以下几点:糖尿病胃轻瘫患者多为老年患者,女性多发,药源性胃轻瘫无明显年龄、性别差异。糖尿病胃轻瘫患者的糖尿病病史一般较长,药源性胃轻瘫与糖尿病病程无关。糖尿病胃轻瘫患者多合并有其他血管并发症,药源性胃轻瘫多没有。药源性胃轻瘫多有食欲减退、口中金属味的症状,糖尿病胃轻瘫患者无此症状。药源性胃轻瘫患者多有胃痛症状,下消化道症状明显,如油便等,糖尿病患者则不常见。药源性胃轻瘫患者有服用引发胃轻瘫药物的病史,糖尿病胃轻瘫患者有或无。糖尿病胃轻瘫病程多为进展性,药源性胃轻瘫则多为自限性,停药后可缓解。糖尿病胃轻瘫血糖控制差,血糖变异大,药源性胃轻瘫多无此现象。

2. **反刍综合征** 糖尿病胃轻瘫与反刍综合征均有呕吐症状,有时很难区分。反刍综合征有以下一些特点可供区分:反刍综合征的特征是最近摄入的食物反复、毫不费力地反刍到嘴里,然后再咀嚼、再吞咽或咳痰食物。反刍综合征在婴儿和发育障碍患者中出现较多,女性更为常见,常成为一种习惯,通常由呃逆、吞咽或用舌头刺激上腭引起。餐后早期腹部肌肉收缩伴食管下括约肌松弛是引起反流的原因。通常情况下,与餐后呕吐相比,开始用餐后15min内会出现不费力的反复反胃。

六、治疗

糖尿病胃轻瘫的处理主要以消除诱因,缓解胃肠道症状,优化血糖控制,改善营养状况为目标。糖尿病胃轻瘫是糖尿病的慢性并发症之一,发病与血糖控制不良有关,因此要消除诱因首先应控制好血糖。糖尿病患者的一般治疗常常包括饮食、运动、减脂、调整生活方式等方面,糖尿病胃轻瘫患者应适当增加低脂、低纤维饮食的比例,餐后适当多做运动,对于具有明显症状患者,不推荐口服药物,因口服药物的药效受到胃排空延迟的影响。对于缓解胃轻瘫症状,需首先检查患者药物使用史,排除处方药、非处方药、替代药物以及可能恶化胃动力的营养补充剂,在此基础上,可采用中西医结合治疗的方法,综合改善营养状况。

(一)中医治疗

1. 辨证用药

(1)脾胃虚弱,痰湿中阻

临床表现:胃脘胀满,食后尤甚,食少纳呆,恶心甚至呕吐,口吐大量黏涎液,疲乏无力,身重困倦,口淡,浮肿。苔白腻,脉虚弱无力。

治疗法则:补气健脾,祛湿化痰。

方药运用:香砂六君子汤合二陈平胃汤加减。党参、白术、茯苓、半夏、陈皮、广木香、砂仁、苍术、厚朴、生姜、大枣、炙甘草等。

加减:如脾气虚寒明显,可加大温中补气、培补中焦的力度,合并使用黄芪建中汤;脾虚湿盛,可合并使用苓桂术甘汤;如脾虚下陷,合并使用补中益气汤。

(2)肝郁气滞,肝胃不和

临床表现:脘腹胀满,恶心呕吐,食后饱胀,胃部灼热、急躁易怒,胸胁胀闷,心烦,口干口苦,善太息,脉弦等症。

治疗法则:疏肝理气,和胃降逆。

方药运用:柴胡疏肝散加减。陈皮、柴胡、川芎、香附、枳壳、芍药、甘草。

加减:如脾气虚弱明显,可加健脾益气中药,可合并四君子汤加减;若恶心呕吐严重,可加旋覆代赭汤。

(3)中焦壅滞,寒热错杂

临床表现:呕吐,食入或饮水即吐,胃胀,伴恶心、反酸、口苦,恶寒,乏力,胸胁部窜痛,大便正常或偏干等。

治疗法则:辛开苦降,燮理中焦。

方药运用:半夏泻心汤加减。半夏、黄芩、干姜、人参、炙甘草、黄连、大枣等。

加减：偏肺胃湿热者加苏连饮，偏脾胃热盛者加大黄黄连泻心汤，如患者血糖情况控制不好，可加知母、天花粉等现代药理中具有降糖作用的中药。

（4）久病伤阴，胃阴亏虚

临床表现：胃中嘈杂，胃部灼热，嗳气反酸，口干口苦；胃阴亏虚，虚热内生，则见手足心热，心烦，失眠，小便黄等症。

治疗法则：滋阴清胃，降逆和中。

方药运用：麦门冬汤加减。麦冬、半夏、人参、甘草、粳米、大枣。

加减：若胃痛明显，可加延胡索；若反酸、烧心明显，可加左金丸、煅瓦楞子等。

（5）脾肾阳虚，胃阳衰败

临床表现：饮食减少，早饱，甚或反复呕吐涎沫或血丝，食后饱胀，脘腹胀满或冷痛，腰背痛，腰膝酸软，手足畏寒，浮肿，健忘疲乏无力，身重困倦，口淡，身体消瘦，舌淡，苔白，脉细弱等。

治疗法则：温阳散寒，益气健脾。

方药运用：附子理中汤加减。人参、白术、干姜、附子、炙甘草。

加减：若恶心呕吐严重，可加旋覆代赭汤，腹胀严重可加枳术汤，腹肿严重可加苓桂术甘汤。

2. 其他疗法

（1）针灸疗法：针刺治疗糖尿病胃轻瘫主要以主配穴的形式进行治疗，治疗原则是健脾和胃、理气通降，同时根据不同的兼证配合不同的穴位。主穴以中脘、内关、胃俞、足三里、公孙为主，脾胃虚弱者配脾俞、章门；饮食积滞者配下脘、里内庭；胃阴不足者配三阴交、太溪；肝郁气滞者配肝俞、阳陵泉、太冲；痰湿内阻配丰隆、膻中；脾肾阳虚者可取肾俞穴、太溪穴；呃逆症状重者，可加取膈俞；呕吐症状重者可加取合谷等，其中足三里、中脘、脾俞、肾俞等穴位可加用温针灸或灸法，其他穴位均可根据辨证结果及穴位属性灵活使用补泻手法。

除针刺外，有记载穴位注射（如脾俞穴注射黄芪注射液、足三里穴位注射甲钴胺等）、捏脊疗法（重点可刺激脾俞、肝俞、胃俞、膈俞、肾俞等），耳穴贴压（胃、内分泌、脾，胃、交感等）等疗法均有一定治疗作用。

（2）成药制剂：胃动康、胆宁片、蒲元和胃胶囊、枳术宽中胶囊、香砂六君丸、和胃消痞丸等均对糖尿病胃轻瘫的治疗有一定作用，且使用方便，临床可灵活运用。

（二）西医治疗

1. 一般治疗 糖尿病胃轻瘫患者应采用糖尿病患者饮食，应少食多餐，低盐低脂，同时由于糖尿病胃轻瘫患者不易消化纤维成分，胃排空减慢，因此还需低纤维饮食，同时餐后适当多做运动，来缓解脘腹胀满等胃部不适症状。饮酒、吸烟均可延缓胃排空，故应戒烟、戒酒。同时糖尿病胃轻瘫患者多有较长糖尿病病史，精神心理因素往往很大程度上影响胃排空情况，应进行适当的心理支持治疗。

2. 血糖控制　糖尿病胃轻瘫的发生与血糖控制不良有关,因此必须加强血糖控制,以预防糖尿病胃轻瘫急性症状发生以及糖尿病胃轻瘫的进一步发展。对于糖尿病胃轻瘫患者,血糖目标和药物治疗的选择应随着营养和生活方式的改变而个性化。由于口服降糖药的药效学(动力学)受到胃排空延迟的影响,因此不建议糖尿病胃轻瘫患者口服降糖药物,使用胰岛素泵疗法对于稳定降血糖、降低血糖大幅度波动有明显疗效,可以作为糖尿病胃轻瘫患者降血糖的可选方法。

3. 胃轻瘫治疗

(1)药物治疗:针对胃轻瘫的药物治疗,目前最常用的药物类别包括促胃动力药、止吐药和镇痛药(必要时使用)。

①促动力药:目前治疗糖尿病胃轻瘫的促胃动力药物主要包括多巴胺受体拮抗药、5-HT 受体激动药、胃动素受体激动药等。

多巴胺受体拮抗药主要有甲氧氯普胺、多潘立酮等,两者均为外周性多巴胺受体拮抗药,可阻断胃肠道内多巴胺 D2 受体结合,从而促进胃肠道运动,加速胃排空。甲氧氯普胺还具有使 5-HT4 受体兴奋的作用,所以成为治疗糖尿病胃轻瘫的一线胃肠促动力药物,但需将剂量控制在每日 40mg,女性、年轻人、糖尿病和大剂量使用都是急性肌张力障碍的危险因素。多潘立酮因不会穿越血脑屏障,因此对中枢神经系统的不良反应更小,并可在饭前 30min 和睡前 30min 口服 10～30mg 的剂量下加速胃排空,但若服用剂量过大可出现锥体外系反应,如肌肉震颤、抽搐等,长期使用亦会增强其不良反应。

5-HT 受体激动药主要有西沙必利、莫沙必利等。主要作用机制为兴奋肠肌间神经丛的节前和节后神经元的 5-HT4 受体,促进乙酰胆碱的释放,从而加强胃窦收缩力,增加食管、胃肠道的蠕动收缩和近端结肠的排空,改善糖尿病胃轻瘫症状。但因西沙必利可增加室性心律失常的风险,目前已被撤出医疗市场。

胃动素受体激动药主要是红霉素及其衍生物。红霉素具有胃动素样作用,从而促进平滑肌收缩,改善胃肠功能。口服红霉素 50～100mg,每日 3 次,配合低剂量饮食,对 83％的胃轻瘫患者有效。但如长期服用红霉素,容易导致体内菌群失调、出现胃肠道反应,故临床不提倡应用该药治疗糖尿病胃轻瘫。

②止吐药:恶心、呕吐是胃轻瘫最影响患者生活的症状,没有刺激活性的止吐药通常单独使用或与促动药物联合使用来治疗胃轻瘫。

吩噻嗪类:吩噻嗪类药物是最常见的止吐药,包括氯丙嗪、奋乃静。这些药物都是多巴胺和胆碱能受体拮抗药,作用于脑干后区。不良反应包括镇静和锥体外效应,如嗜睡、口干、便秘、皮疹和帕金森样迟发性运动障碍。

血清素 5-HT3 受体拮抗药:主要包括昂丹司琼、格拉司琼和多拉司琼,它们作用于化学受体触发区以及迷走神经内的外周传入神经纤维。当其他所有药物都不能缓解症状时,可以应用此类药物。

抗组胺药：抗组胺药作用于 H1 受体，产生中枢性的止吐作用。常用的止吐药包括苯海拉明和甲基利嗪。这些药物最常用于治疗与运动疾病相关的症状。不良反应包括嗜睡、口干、视物模糊、排尿困难、便秘、心悸、头晕、失眠和震颤。

（2）非药物治疗

①胃电刺激：对于一些严重性的、反复发作的、对药物无效的胃轻瘫患者，可以采用胃电刺激治疗。胃电刺激是在腹腔镜的协助下将电极放置在胃窦部肌层、浆膜层或黏膜层，通过外源性电刺激使胃窦部恢复正常运动来改善胃轻瘫症状。美国 FDA 已同意将高频胃电刺激作为糖尿病胃轻瘫的治疗手段之一。

②内镜治疗：在内镜帮助下，于胃幽门处注射肉毒毒素来缓解幽门痉挛，促进胃排空。但该方法的有效性目前仍具有争议。

③手术治疗：严重的糖尿病性胃轻瘫患者（如反复顽固性的恶心、呕吐），经以上综合治疗无效，并检查排除胆管及胰管梗阻者，可行手术治疗，如胃大部切除术（包括胃窦、幽门）、经皮内镜下空肠造口术及胃-空肠吻合术，直接经空肠营养等均可取得较佳疗效。

七、预防、预后及调护

（一）预防

积极控制血糖，慎用易引发胃轻瘫的药物，养成良好饮食习惯，保持心情舒畅，早期合理使用一些调理脾胃的中药，对于糖尿病胃轻瘫的预防均有一定作用。

（二）预后

较轻的糖尿病胃轻瘫经治疗后，症状一般会得到有效缓解，严重、反复性的胃轻瘫会增加死亡风险。

（三）调摄和护理

1. 饮食护理

(1)制订个体化饮食方案：根据患者身高、体重、活动量计算出每日所需热量，在控制总热量的前提下，根据病情严重度可分为每日 3～6 餐。

(2)调整饮食成分：限制患者脂肪和粗纤维的摄入，每日蔬菜控制在 100～150g，待胃轻瘫症状好转后可逐渐增加；对于恶心、呕吐症状明显的患者，以半流质饮食为主。

2. 预防低血糖

(1)向患者普及低血糖的症状、危害等知识，一旦有低血糖症状立即予以监测血糖及处理。

(2)在规范监测血糖基础上，根据病情实时监测血糖。

(3)合理饮食指导，嘱患者餐后散步。

(4)根据患者进餐及病情状况，调整胰岛素注射时间。

（5）少食多餐。

3. **心理护理**　建立良好医患关系，宣传糖尿病胃轻瘫基本知识，帮助患者建立战胜疾病的信心。必要时可给予一些抗抑郁焦虑药物进行协同治疗。

八、中医防治进展

(一)方药治疗

目前，对糖尿病胃轻瘫预防方法的报道多见于动物实验研究，常见的治疗方剂多是中医的经验处方，其治疗大法主要包括以下几类。

1. **疏肝和胃**　全国名中医凌湘力教授创制经验方"疏肝和胃饮"（基本组成为：柴胡、枳壳、白芍、茵陈、金钱草、麦芽、谷芽、香附、郁金、黄芩、延胡索、桑叶、地骨皮），研究发现疏肝和胃饮能有效降低糖尿病大鼠血糖、胃动素、胃泌素血清含量及胃内残留率，从而对糖尿病胃轻瘫的防治具有显著疗效。

2. **健脾益气，理气排毒**　香砂六君子汤由人参、黄芪、白术、陈皮、半夏、砂仁、生姜等组成，具有健脾益胃、行气消痞之功。陈丽君以香砂六君子汤为基础方，对糖尿病胃轻瘫患者进行加减治疗，发现该方能明显降低其复发率，具有治疗与预防糖尿病胃轻瘫复发的双重作用。糖胃康由黄芪、党参、石斛、玄参、枳实、厚朴、槟榔、全蝎、丹参等组成，为现代医家的经验组方。大鼠实验研究表明，糖胃康不仅能改善糖尿病大鼠的一般状况，而且有一定控制血糖的作用。另外，糖胃康还有改善糖尿病大鼠胃黏膜血流速度、胃窦部血管活性肠肽和降钙素基因相关肽神经病变的作用，从而最终达到促进胃肠蠕动功能的恢复，预防糖尿病胃轻瘫的发生。麻枳化浊方由火麻仁、枳实、厚朴、女贞子、墨旱莲、川芎、鸡血藤组成，也是现代医家的经验组方，具有化浊解毒、通降胃气的作用，大鼠实验结果表明其具有改善糖尿病大鼠胃动素、胃泌素等胃肠激素的水平，预防糖尿病胃轻瘫发生的作用。

3. **活血化瘀**　王立业自拟活血化瘀通络方（丹参、川芎、水蛭、地龙等组成），通过药理实验发现该方对糖尿病大鼠的血糖有一定改善作用，同时能够降低血浆胃动素、胃泌素水平，提升大鼠胃肠推进，促进胃排空，对糖尿病胃轻瘫的发生具有一定的预防作用。

4. **调和肝脾，寒热平调**　半夏泻心汤由半夏、黄连、黄芩、干姜、甘草、大枣、人参组成，具有调和肝脾，寒热平调的作用。周喜芬通过实验发现，半夏泻心汤可以有效调节糖尿病大鼠血管活性肠肽、生长抑素、P物质、胃动素水平以及胃窦部阳性免疫活性细胞的数量，有效改善胃排空和肠推进，提示半夏泻心汤具有预防糖尿病胃轻瘫发生的作用。

(二)针灸治疗

职小飞对糖尿病胃转流术后患者进行针灸足三里治疗，发现有良好的预防和治疗糖尿病胃转流手术并发胃轻瘫的作用。彭艳等对糖尿病大鼠进行电针足三里,发现治疗后可降低糖尿病大鼠血糖,促进胃排空,提示电针足三里具有预防糖尿病胃轻瘫发生的作用。

(三)中药提取物治疗

张默函等将朝药泽兰乙醇提取物用于糖尿病大鼠的治疗,发现其具有降糖作用,同时对糖尿病胃轻瘫具有缓解功能,其机制可能与抑制胃平滑肌组织纤维化有关,提示泽兰乙醇提取物对于糖尿病胃轻瘫的预防可能起到一定作用。

总之,目前中医预防糖尿病胃轻瘫的方法多样,但多以基础实验为主,如需广泛应用于临床,仍需进行大量的临床实验进行验证。

(李君玲)

参 考 文 献

[1] Shen S,Xu J,Lamm V,et al. Diabetic Gastroparesis and Nondiabetic Gastroparesis[J]. Gastrointest Endosc Clin N Am,2019,29(1):15-25.

[2] Icks A,Haastert B,Rathmann W,et al. Prevalence of gastroin-testinal symptoms in patients with type 2 diabetes:a population － based study[J]. Arch Intern Med,2002,162(9):1067-1069.

[3] Hasler WL. Gastroparesis-current concepts and considerations[J]. Medscape J Med,2008,10:16.

[4] Camilleri M,Bharucha A E,Farrugia G. Epidemiology,mechanisms,and management of diabetic gastroparesis[J]. Clin Gastroenterol Hepatol,2011,9(1):5-12,e7.

[5] Krishnasamy S,Abell T L. Diabetic Gastroparesis:Principles and Current Trends in Management[J]. Diabetes Ther,2018,9(Suppl 1):1-42.

[6] Bharucha AE,Batey-Schaefer B,Cleary PA,et al. Delayed gastric emptying is associated with early and long-term hyperglycemia in Type 1 diabetes mellitus[J]. Gastroenterology. 2015,149:330-9.

[7] Waseem S,Moshiree B,Draganov P V. Gastroparesis:current diagnostic challenges and management considerations[J]. World J Gastroenterol,2009,15(1):25-37.

[8] 李彤,宋加友,何伟,等. 改良B超胃窦单切面法对重症患者胃排空功能判断的价值[J]. 外科理论与实践,2009,14(6):619-620.

[9] Tefera S,Gilja OH,Olafsdottir E,et al. Intragastric maldistribution of a liquid meal in patients with refl ux oesophagitis assessed by three dimensional ultrasonography[J]. Gut, 2002,50:153-158.

[10] de Zwart IM,de Roos A. MRI for the evaluation of gastric physiology[J]. Eur Radiol, 2010,20:2609-2616.

[11] 李苗苗,叶必星,林琳. 无线动力胶囊技术的应用[J]. 世界华人消化杂志,2013,21(2):166-170.

[12] 李君玲,李敏,田佳星,等. 糖尿病胃轻瘫临床疗效的评价方式[J]. 世界华人消化杂志,

2013,21(30):3198-3203.

[13] Camilleri M,Parkman HP,Shafi MA,et al. Clinical guideline:management of gastroparesis[J]. Am J Gastroenterol,2013,108:18-37.

[14] Koch K L,Calles-Escandon J. Diabetic gastroparesis[J]. Gastroenterol Clin North Am,2015,44(1):39-57.

[15] 杨丹.不同选穴方法针刺对糖尿病胃轻瘫的疗效的观察[D].长春:长春中医药大学,2017.

[16] Chang J,Rayner C K,Jones K L,et al. Prognosis of diabetic gastroparesis--a 25-year evaluation[J]. Diabet Med,2013,30(5):e185-e188.

[17] 柏晓辉,管志敏,潘艳伶.疏肝和胃饮对糖尿病胃轻瘫大鼠的干预实验研究[J].中医药导报,2016,22(6):40-42.

[18] 陈丽君.香砂六君子汤治疗糖尿病胃轻瘫的疗效及预防复发作用.心理医生,2018,24(9):122-123.

[19] 叶松.糖胃康防治糖尿病胃轻瘫的实验研究[M].中华中医药学会脾胃病分会第十八次学术交流会[C],2006.

[20] 杨倩,张云凤,张娜,等.麻枳化浊方对糖尿病胃轻瘫大鼠胃动素和胃泌素的影响[J].四川中医,2016,34(9):53-56.

[21] 王立业.活血化瘀通络方对糖尿病胃轻瘫大鼠模型胃动素、胃泌素指标的影响研究[J].临床和实验医学杂志,2016,15(22):2188-2191.

[22] 周喜芬.半夏泻心汤对糖尿病胃轻瘫大鼠胃动力调控机制研究[D].成都:成都中医药大学,2013.

[23] 职小飞.针灸防治糖尿病胃转流术后并发胃轻瘫的临床观察[J].光明中医,2014,29(3):559-560.

[24] 彭艳,贺凤娥,万全荃,等.电针对糖尿病胃轻瘫大鼠胃窦 Ghrelin 和 GHSR 蛋白及基因表达的影响[J].中国中医基础医学杂志,2016,22(8):1088-1091.

[25] 张默函,崔昊震,金政.朝药泽兰乙醇提取物对糖尿病胃轻瘫大鼠胃平滑肌纤维化的影响[J].时珍国医国药,2019,30(3):554-556.

第7章

生殖内分泌疾病

下丘脑-垂体-性腺轴是由下丘脑、垂体、性腺三者在调节生殖内分泌功能方面形成的一个不可分割的相互影响、相互作用的功能单位,是神经-内分泌-免疫网络的重要组成部分。下丘脑接受经中枢神经系统分析与整合后的各种信息,通过释放下丘脑促性腺激素释放激素(GnRH)调节垂体促性腺激素(FSH、促黄体生成素)的释放,促性腺激素又作用于性腺(睾丸和卵巢)调节性激素的分泌及生殖功能。性腺、垂体、下丘脑释放的调控因子又可以作用于上级中枢或其自身,形成长轴、短轴和超短轴反馈调节通路,对维持周身血液循环中激素水平的衡定极为重要。

中医学认为"肾藏精,主生殖",主持统领人体的生殖功能。中医肾本质的研究证实,肾有类似下丘脑-垂体-性腺轴的作用,是生殖内分泌轴的核心,肾气的盛衰体现了人体生殖内分泌的功能状态,也决定着生殖能力的强弱。天癸是肾精及肾气充盈到一定程度而产生的一种精微物质,具有促进人体生殖器官的发育成熟和维持人体生殖功能的作用。因此,补肾法能够调控性激素的合成及分泌,是治疗生殖内分泌疾病的基本方法之一。肝位于下焦,其经脉环绕阴器。《灵枢·经脉》云:"足厥阴肝脉……循阴股,入毛中,过阴器,抵少腹,挟胃,属肝。"《格致余论·阳有余阴不足论》曰:"主闭藏者肾也,司疏泄者肝也。"生殖虽由肾所主,但亦与肝主疏泄功能存在着密切的联系。肝主疏泄,调畅气机,调和气血,协调冲任,男精壮,女经调,从而维持和调节着机体的生殖功能。西医学研究表明:精神活动能影响人体的生殖健康,其途径主要是通过影响神经内分泌功能,即下丘脑-垂体-性腺轴而致,这与肝调控情志的功能相契合。因此,补肾疏肝可作为多数生殖内分泌疾病的共用治法。

第一节　多囊卵巢综合征

一、概述

多囊卵巢综合征(polycystic ovary syndrome,PCOS)是育龄期女性常见的生殖内分泌及代谢紊乱性疾病，在育龄期女性中，各国报道的患病率为 6%～15%，我国为 5.6%。该病临床以稀发或无排卵、高雄激素血症、卵巢多囊样变及代谢异常如腹型肥胖和胰岛素抵抗(insulin resistance,IR)为主要特征。

PCOS 的并发症较多，育龄早期多并发不孕症、不良妊娠结局(如自然流产、胎停育)、妊娠糖尿病、高脂血症等；远期则糖尿病、心血管疾病等代谢异常相关疾病和子宫内膜癌的患病风险增加，其中，与年龄和体重匹配的非 PCOS 女性相比，PCOS 2 型糖尿病的患病风险高达 5～10 倍。

二、病因病机

中医学没有"多囊卵巢综合征"这一病名，根据其临床表现归属于"月经后期""闭经""不孕"的范畴。

(一)病因

1. 禀赋不足　患者多青春期发病，其母亲、姨、姑、祖母或外祖母有月经不调史，或其父亲、祖父或外祖父有秃头史。由于先天禀赋不足，或素体肾虚，至青春期肾气不盛，天癸不能按时而至，故月经不能按时来潮而见月经后期或闭经。

2. 情志不遂　患者长期存在不良情绪，或工作、生活、学习压力过大，或人际关系紧张，或晋升不顺，或家庭矛盾多，或夫妻不和。诸事所愿不遂，令情绪抑郁，日久肝气郁结，疏泄失职，以致气血运行不畅，不能按时下注血海，出现月经后期或闭经、不孕。肝郁日久化火，循经上炎，可见面部痤疮。

3. 饮食不节　肥胖患者多见。长期过食肥甘，或恣食醇酒厚味，或暴饮暴食，日久损伤脾胃，致脾胃运化失司，痰湿内蕴，气机不畅，经血不能按时下注胞宫，而致月经不调，渐致闭经。正如《丹溪心法》所说："若是肥盛妇人，禀受甚厚，恣于酒食之人，经水不调，不能成胎。"

4. 过度安逸　肥胖患者多见。四体不勤，过度安逸，以致形体肥胖，痰湿内生，阻滞经脉，气血不能按时下注冲任，血海不能按时满溢，故见月经不调、闭经。

5. 房劳多产　患者婚后或流产后发病。由于性生活不节制，或流产过多，损伤肾气，致精血亏虚，天癸不能按时而至，故月经不能按时来潮而见月经后期或闭经。

(二)病机

1. 肾阴亏虚　肾藏精，主生殖。若素体肾阴虚精亏，阴血不能按时下注冲任，则月经量少或闭经。正如《医学正传·妇人科》曰："月经全借肾水施化，肾气既乏，则经血日以干涸，以致或先或后、淋沥无时，渐而至于闭塞不通。"阴虚日久，虚火内生，冲任胞宫蕴热，进一步灼伤阴精，耗伤精血，使身体消瘦，不易受孕，或难以坐胎。

2. 肝血不足　肝藏血，主疏泄。若肝血不足，肝木失养，木郁不疏，疏泄失职，气血运行不畅,不能按时下注冲任,则见月经后错、闭经。

3. **脾虚痰湿** 脾为后天之本,是气血生化之源。若脾虚失于健运,水湿不化,聚而生痰。痰湿阻滞冲任二脉,使经血不得下行而致闭经。正如《女科切要》云:"肥白妇人,经闭而不通者,必是湿痰与脂膜壅塞之故也。"

4. **胃热炽盛** 胃主受纳,腐熟水谷;阳明胃经多气多血;冲脉隶于阳明。若过食肥甘,或暴饮暴食,导致中满内热,热邪炽盛,耗伤气血,无以下注冲任,血海不能按时满溢,故见月经后期、月经量少;不能摄精成孕,故见不孕。

5. **肾虚血瘀** 肾为先天之本,"血之源头在于肾"。肾气亏虚,血之源头匮乏则血行缓慢,停滞为瘀,瘀结日久成癥,故见卵巢体积增大、小卵泡数增多。

综上所述,PCOS包括"虚""痰""火""瘀"四种病理状态,涉及肾、肝、脾、胃等脏腑,临床以虚实夹杂证多见。其治疗靶点包括症状靶点如月经不调(排卵障碍)、不孕、痤疮、肥胖;指标靶点如高睾酮血症、高胰岛素血症、高黄体生成素血症、高催乳素血症等。

三、临床表现

(一)一般特点

1. **月经表现** 75%~85%的PCOS患者可表现为月经稀发、闭经或不规则子宫出血。

2. **高雄激素血症的临床表现**

(1)痤疮:15%~25%的PCOS患者存在痤疮,病变多见于面部、前额、双颊等,胸背、肩部也可出现。痤疮的分级为轻-中度者以粉刺、红斑丘疹、丘脓疱疹为主;重度者以脓包结节、囊肿、瘢痕等炎症状态为主(表7-1)。

表7-1 痤疮的临床评分标准

评分	类型	临床表现
0	无	无
1	轻微	痤疮≥2mm,面部或躯干<10个
2	轻	痤疮10~20个
3	中	痤疮>20个或脓疱<20个
4	重	脓疱≥20个
5	囊性	炎性病损≥5mm

注:Bosenfield提出痤疮的临床评分以皮损的性质和数目作为标准,面部和躯干部位应分别作评分;Ross等提出面部痤疮的评估标准。轻度为丘疹样痤疮,数目≤20个,无囊性结节样病变。中度为丘疹样痤疮,数目>20个,且有囊性结节样病变。重度为面部出现大量囊性结节性痤疮。

(2)多毛症:性毛过多指雄激素依赖性体毛过度生长。PCOS 患者中患有多毛症者为 65％～75％(图 7-1)。

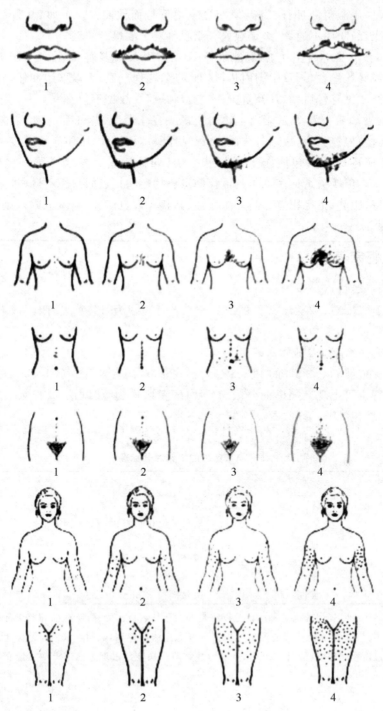

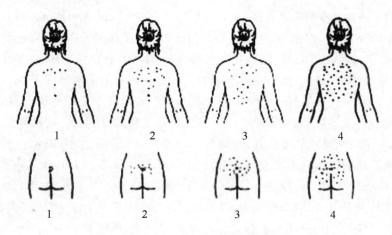

图 7-1 Ferriman-Gallway 评分

3. 高胰岛素血症、胰岛素抵抗的临床表现

(1)肥胖：以腹型肥胖为主，临床上以腰围或腰臀比(腰围/臀围)表示肥胖类型，若女性腰臀比≥0.8 或腰围≥85cm 可诊断为腹型肥胖。

(2)黑棘皮症：是严重胰岛素抵抗的一种皮肤表现，常在外阴、腹股沟、腋下、颈后等皮肤皱折处呈灰棕色、天鹅绒样片状角化过度，有时呈疣状。分为轻、中、重度：0. 无黑棘皮症；1+. 颈部和腋窝有细小的疣状斑块，伴或不伴有受累皮肤色素沉着；2+. 颈部和腋窝有粗糙的疣状斑块，伴或不伴有受累皮肤色素沉着；3+. 颈部和腋窝及躯干有粗糙的疣状斑块，伴或不伴有受累皮肤色素沉着。

(二)临床类型

PCOS 或者疑似 PCOS 分为两大类型，第一种类型为经典 PCOS，表现为月经异常和高雄激素，有或无 PCO，代谢障碍表现较重；第二种类型是无高雄激素 P-COS，只有月经异常和 PCO，代谢障碍表现较轻。

四、辅助检查

(一)一般检查

1. 体格检查　常有痤疮、多毛、黑棘皮症等。

2. 妇科检查　外阴阴毛较长而浓密，可布及肛周、腹股沟及腹中线；阴道通畅，子宫体积大小正常或略小；双侧或单侧卵巢增大，较正常卵巢大 1～3 倍，呈圆形或椭圆形，但质坚韧。也有部分患者卵巢并不增大。

(二)特殊检查

1. 基础体温　不排卵患者表现为基础体温单相型。

2. 盆腔超声检查　双侧卵巢均匀性增大，包膜回声增强，轮廓较光滑，间质内部回声增强。一侧或双侧卵巢可见 12 个以上直径为 2～9mm 无回声区围绕在卵巢边缘,呈"车轮状"排列,称为"项链征"。连续监测未见优势卵泡发育和排卵迹象。

3. 内分泌测定 ①雄激素:正常女性血液循环中雄激素有睾酮(T)、雄烯二酮、脱氢表雄酮(DHEA)及其硫酸盐 4 种。目前我国尚缺乏高雄激素的实验室诊断标准。T 水平通常不超过正常范围上限 2 倍。如果高于正常范围上限 2 倍,要排除卵巢和肾上腺肿瘤的可能。T 雄烯二酮浓度升高、DHEA、硫酸脱氢表雄酮(DHEAS)浓度正常或轻度升高,性激素结合球蛋白低于正常值,提示血清中游离雄激素水平增加。②血清卵泡刺激素(FSH)、黄体生成素(LH):研究表明 PCOS 患者 LH/FSH 比值＞2,但这一特点仅见于无肥胖的 PCOS 患者,由于肥胖可抑制 GnRH/LH 脉冲分泌振幅,使肥胖 PCOS 患者 LH 水平及 LH/FSH 比值不升高,故此比值不作为 PCOS 的诊断依据。③血清雌激素:雌酮(E_1)升高,雌二醇(E_2)正常或轻度升高,恒定于早卵泡期水平,无周期性变化,$E_1/E_2＞1$。④血清催乳素(PRL):部分 PCOS 患者可出现 PRL 水平轻度升高。⑤尿-17 酮类固醇:正常或轻度升高,正常时提示雄激素来源于卵巢,升高时提示肾上腺功能亢进。⑥胰岛素释放试验:测定空腹胰岛素水平及葡萄糖负荷后血清胰岛素最高浓度,注意结合糖尿病家族史。⑦促甲状腺激素:排除甲状腺功能异常引起的高雄激素血症。

五、诊断与鉴别诊断

(一)诊断

1. PCOS 的诊断标准 目前多采用 2003 年 5 月欧洲人类生殖和胚胎学会及美国生殖医学会提出的诊断标准:①无排卵性月经失调或稀发排卵;②临床和(或)生化有高雄激素表现;③B 超检查存在多囊卵巢[卵巢内可见大于 12 个 2～9mm 直径的卵泡和(或)卵巢体积增大,L＞10ml]。

同时具备上述异常表现中 2 项并排除其他引起高雄激素的疾病(先天性肾上腺皮质增生、库欣综合征、分泌雄激素肿瘤等)者可诊断为 PCOS。

中华医学会妇产科分会推荐使用上述 PCOS 诊断标准,但要求第 1 条必备,其他 2 条符合 1 条,同时排除引起高雄激素血症的疾病。

2. 稀发排卵或无排卵判断标准 ①初潮 2～3 年不能建立规律月经;②闭经(停经时间超过 3 个以往月经周期或≥6 个月);③月经稀发,即周期≥35 天及每年≥3 个月不排卵者(WHO,Ⅱ类无排卵);④基础体温、B 超监测排卵、月经后半期孕酮测定等方法均显示无排卵者。

3. 高雄激素血症的判断标准 ①高雄激素的临床表现:痤疮、多毛;②高雄激素性痤疮特点:复发性痤疮,常位于额、双颊、鼻及下颌等部位;③高雄激素性多毛特点:上唇、下颌、乳晕周围、下腹正中线等部位出现粗硬毛发;④高雄激素生化指标:总睾酮、游离睾酮指数[游离雄激素指数(FAI＝总睾酮/SHBG 浓度×100%)]

或游离睾酮高于实验室正常参考值。

4. **多囊卵巢的判断标准** 一侧或双侧卵巢直径 2~9mm 的卵泡≥12 个和(或)卵巢体积≥10ml[卵巢体积(ml)=0.5×长×宽×厚(cm)]。

(二)鉴别诊断

1. **卵泡膜细胞增殖症** 本病临床表现和内分泌检查与 PCOS 相似,但比 PCOS 更加严重,而且肥胖与男性化的程度比 PCOS 更明显。血清 T 水平增高,DHEAS 水平正常,LH/FSH 比值可能正常。卵巢活体组织检查,镜下可见卵巢皮质黄素化的卵泡膜细胞群,皮质下无类似 PCOS 的多个小卵泡。

2. **先天性肾上腺皮质增生症** 引起雄激素过多的先天性肾上腺皮质增生症(congenital adrenal cortical hyperplasia,CAH)有两种:21-羟化酶缺陷和 11β-羟化酶缺陷,其中,前者是最常见的先天性肾上腺皮质增生症,占总数的 90%~95%;后者较罕见。根据临床表现 21-羟化酶缺陷可分为三种:失盐性肾上腺皮质增生症、单纯男性化型和非典型肾上腺皮质增生症,后者又被称为迟发性肾上腺皮质增生症。临床上诊断非典型肾上腺皮质增生症依靠内分泌测定,其中最重要的是血 17-羟孕酮水平的测定。非典型肾上腺皮质增生症者的血 17-羟孕酮水平升高、FSH 水平正常、LH 水平升高、T 水平轻度升高、DHEAS 水平升高。如果血 17-羟孕酮水平<2ng/ml,则可排除非典型肾上腺皮质增生症;如果>10ng/ml,则可诊断为非典型肾上腺皮质增生症;如果血 17-羟孕酮水平为 2~10ng/ml,则需要做 ACTH 试验。

3. **分泌雄激素的肿瘤** 有卵泡膜细胞瘤、卵巢支持-间质细胞肿瘤、卵巢类固醇细胞肿瘤和肾上腺分泌雄激素的肿瘤。如果存在分泌雄激素的肿瘤,患者体内的雄激素水平会异常升高,通常血睾酮水平超过 3ng/ml。影像学检查可协助诊断,通常会发现肾上腺或卵巢的包块,确诊依赖手术病理检查。

4. **库欣综合征** 库欣综合征患者也有高雄激素血症,但患者最突出的临床表现是由皮质醇过多引起的,如满月脸、向心性肥胖等。血皮质醇和 ACTH 水平升高可资鉴别。

5. **甲状腺功能异常** 临床上也可出现月经失调或闭经,可通过监测血清 TSH 鉴别。

六、治疗

(一)中医治疗

1. 辨证论治

(1)肾阴亏虚证

临床表现:月经后期,或闭经,月经量少,腰酸痛,脱发,口干喜饮,耳鸣,舌红,少苔,脉细数,尺脉弱。

治疗法则：滋补肾阴。

方药运用：溢经汤。熟地黄、白术、山药、生酸枣仁、白芍、当归、牡丹皮、沙参、柴胡、杜仲、人参。

加减：若肾虚化火者，症见面部痤疮，面红者，予知柏地黄汤加减；心肾不交，伴心烦、失眠者，加黄连、肉桂；肾气亏虚，伴腰酸如折者，加杜仲、川续断。

(2)肝郁脾虚证

临床表现：月经后期或闭经，不孕，月经量少，情绪低落或闷闷不乐，食欲不振，大便溏薄，舌苔薄白，脉细弦。

治疗法则：疏肝健脾。

方药运用：逍遥散加减。柴胡、当归、白芍、白术、茯苓、薄荷、甘草、生姜、大枣。

加减：若阴虚阳亢者，症见眼干眼胀，头晕时作，眠浅多梦，加生牡蛎、石决明；若伴有腰酸痛明显者，加熟地黄、山茱萸、菟丝子；伴性急易怒、舌边尖红，加牡丹皮、栀子。

(3)胃热脾虚证

临床表现：月经后期或闭经，不孕，形体肥胖，饭后脘痞或早饱，大便溏薄，舌体胖大，苔白厚腻，脉滑。

治疗法则：清胃健脾。

方药运用：半夏泻心汤。半夏、黄芩、黄连、党参、干姜、甘草、大枣。

加减：若胃热证明显，症见面红、多汗者，加生石膏、知母；若伴嗳气、腹胀者，加枳实、厚朴；伴食欲不振者，加陈皮、炒白术；伴小腹凉者，加炮姜。

(4)肾虚血瘀证

临床表现：月经后期或闭经，不孕，月经过少，经血色暗，经期腹痛，腰酸，舌质暗，苔薄白，脉涩尺弱。

治疗法则：补肾活血。

方药运用：左归丸。熟地黄、山药、枸杞子、山茱萸、牛膝、菟丝子、鹿角、龟甲胶。

加减：若伴经行不畅，有血块者，加益母草、泽兰；伴小腹冷痛者，加炮姜、延胡索；伴腰痛如折者，加川续断、狗脊。

2. 其他疗法

体针：取关元、中级、三阴交、子宫等穴位。

耳针：取肾、肾上腺、内分泌、卵巢、神门等穴位。

艾灸：取关元、子宫、三阴交、足三里、丰隆、脾俞等穴位。

穴位埋线：取关元、子宫、三阴交、足三里、丰隆、脾俞等穴位。

3. 中成药

(1)调经促孕丸：用于脾肾阳虚，瘀血阻滞证，一次1袋，一日2次。

(2)河车大造丸:用于肾阴亏虚证,一次 3 粒,一日 3 次。

(3)血府逐瘀口服液:用于瘀血阻滞证,一次 1 支,一日 3 次。

(4)归脾丸:用于心脾两虚,气血不足证,一次 6g,一日 2 次。

(5)复方玄驹胶囊:用于肾阳虚证,一次 1.26g,一日 3 次。

(二)西医治疗

1. 抗雄激素治疗

(1)口服避孕药:含具有抗雄激素作用孕激素的复方口服避孕药是治疗多毛和痤疮的一线药物,尤其适用于无生育要求的女性。达英-35(醋酸环丙孕酮 2 mg 和炔雌醇 0.035 mg) 有较强孕激素活性,通过抑制黄体生成素分泌,减少卵巢源性雄激素分泌,阻断外周靶器官雄激素样作用,升高血中性激素结合球蛋白水平,降低血游离 T 水平,从而降低雄激素的生物效应,缓解 PCOS 的高雄激素血症。屈螺酮和地诺孕素是新型孕激素,具有抗雄激素特性。新型口服避孕药如屈螺酮炔雌醇片(优思明)和地诺孕素对抗高雄激素血症相关症状相较于传统口服避孕药更为有效。临床应用上,屈螺酮炔雌醇片对脂代谢的影响少于达英-35。对于肥胖或脂代谢异常的 PCOS 患者,可考虑应用。

(2)螺内酯:螺内酯可作为雄激素受体拮抗药,与毛囊中的雄激素受体竞争性结合,并能抑制卵巢和肾上腺分泌类固醇激素,抑制 5α-还原酶活性。但单独使用螺内酯时,可导致月经不调,增加男性胎儿女性化的风险,所以螺内酯常与口服避孕药结合用于治疗 PCOS 相关症状。

(3)氟他胺:氟他胺具有直接对抗雄激素作用,但目前多用于治疗男性前列腺疾病,所以对女性用药的不良反应仍有待大样本临床观察。

2. 胰岛素抵抗治疗

胰岛素抵抗是 PCOS 患者中最常见的代谢紊乱。胰岛素抵抗的 PCOS 患者胰岛素水平和胰岛素样生长因子-1 升高,两者可以直接作用于卵巢间质细胞,释放更多的雄激素,这三者又使得卵泡发育障碍甚至无排卵,所以治疗胰岛素抵抗是治疗 PCOS 的关键环节。

(1)二甲双胍:二甲双胍作为胰岛素增敏剂,可用于所有的肥胖 PCOS 患者及存在胰岛素抵抗的非肥胖 PCOS 无排卵患者,可改善胰岛素抵抗,降低胰岛素水平,使 PCOS 患者异常的血清生殖激素、血脂及排卵功能得到明显改善。该药不仅用于治疗胰岛素抵抗,在促进排卵或降低雄激素时,也可以联合应用以提高临床效果。

(2)他汀类药物:他汀类药物是临床常用的降脂药,可通过减少雄激素的底物——胆固醇的合成从而抑制卵泡膜间质细胞产生雄激素。Meta 分析显示,他汀类和二甲双胍联合用药可以降低 C 反应蛋白、三酰甘油、总胆固醇、低密度脂蛋白胆固醇水平,但不能减轻胰岛素抵抗。

(3)利拉鲁肽:为新型胰升糖素样肽-1 类降糖药,对改善胰岛素抵抗、调节血脂以及减轻体质量方面都有显著的益处，并对心血管及心肌本身具有保护作用，因此可以预防糖尿病及心血管并发症的发生。利拉鲁肽用于 PCOS 的突出作用为减轻体重。临床上对于血脂偏高且超重的 PCOS 患者，利拉鲁肽比二甲双胍有更高的应用价值。

3. 促排卵治疗

（1）氯米芬：氯米芬为选择性雌激素受体拮抗药，目前仍是临床上有效的一线促排卵药，但 15%～40% 的 PCOS 患者存在氯米芬抵抗。由于其抗雌激素效应，会使子宫内膜变薄，宫颈黏液变少、稠厚，影响子宫内膜发育，不利于胚胎着床，故排卵率高，但妊娠率低。对于氯米芬抵抗患者，多采用二甲双胍联合氯米芬以提高排卵率和妊娠率。治疗周期为 6～12 个月，但长期使用氯米芬可潜在地增加患恶性和边缘性卵巢肿瘤的风险。

（2）来曲唑：来曲唑为芳香化酶抑制药，是诱导排卵的新药，能可逆性阻断雄激素向雌激素转化，降低大脑和外周雌激素水平，增加促性腺激素分泌，促进卵泡成熟，在改善子宫内膜容受性和单卵泡发育方面更有优势。对于来曲唑的用药剂量、开始时间及用药天数，需要更多的研究来确定其最佳用法。

（3）促性腺激素：促性腺激素一般作为 PCOS 患者促排卵的二线治疗，要求复查超声及相关激素指标，并且价格昂贵，使用时还应注意多胎妊娠及卵巢过度刺激综合征的风险。尿促性素主要用于有氯米芬抵抗的 PCOS 患者，可用小剂量缓增方案，减少卵巢过度刺激综合征的发生。

4. 其他辅助治疗　近年来，抗氧化剂作为 PCOS 的辅助治疗成为焦点。研究显示，PCOS 患者肥胖和腹部肥胖、雄激素过多、胰岛素抵抗等特点可加重氧化应激状态。PCOS 女性的血清抗氧化剂含量和维生素 D 的水平偏低，而氧化应激状态和抗氧化剂减少可能导致这些女性增加患心血管疾病、胰岛素抵抗、高血压和血脂异常的风险。已有研究显示，抗氧化剂能够改善 PCOS 胰岛素抵抗及其他影响健康的状况。然尚无高质量、大样本的临床研究证实其有效性及安全性，因此抗氧化剂对 PCOS 的应用价值仍需进一步研究。

七、预防、预后及调护

（一）预防

注意合理膳食，平衡饮食结构，规律三餐，避免暴饮暴食、过度节食；保持精神舒畅，及时释放学习、工作、生活压力，避免精神过度紧张和焦虑、抑郁等不良情绪；适当参加体育活动，注意锻炼身体，增强体质。

（二）预后

PCOS 为妇科常见病、疑难病，若积极治疗，预后较好。若不予治疗，则短期内不孕症、不良妊娠结局、妊娠糖尿病、糖耐量减低、高脂血症等疾病患病风险增加，远期则 2 型糖尿病、心血管疾病、代谢综合征等代谢异常相关疾病的患病风险增加。

(三)调护

1. 提高患者对疾病的认知 PCOS 患者治疗和干预是一个长期、反复的过程，不仅要达到近期治疗目标，更需注重远期并发症的发生，因此需提高患者对疾病的认知。PCOS 患者对疾病相关知识的认知程度，直接决定患者是否能够积极配合治疗且持之以恒。

2. PCOS 长期管理 PCOS 除影响月经周期、导致不孕外，更具有不可忽视的远期危害，主要包括糖脂代谢异常、心血管疾病以及子宫内膜癌等。PCOS 长期管理对患者尤为重要，具体包括生活方式管理、糖脂代谢管理等。

3. 运动 肥胖是 PCOS 发生胰岛素抵抗的最主要原因。若 PCOS 患者不运动，则可能与其他因素如高雄激素血症相互影响，从而导致 PCOS 患者更加肥胖。适度运动对 PCOS 患者大有益处，若能够配合合理饮食等生活方式的改变，则能够有效改善 PCOS 患者肥胖问题。

4. 已妊娠 PCOS 患者 PCOS 患者妊娠后易发生流产，常常忧虑紧张，尤其经久不孕而有孕者，更是百感交集，内有思虑之患，因此对于 PCOS 已妊娠者应进行早干预、早治疗、未病先防。除应用中药益气固冲、补肾安胎外，更要重视妊娠期的养生保健，纠正患者营养至上、静而不动的观念，让其食饮有节，起居有常。劳逸结合，使其神静平和，胎有所养，以降低流产发生率。

八、中医防治进展

中医学并无"多囊卵巢综合征"这一病名，根据其临床表现，可以将该病归属于"不孕""闭经""月经不调"等范畴，但病因尚不明确。多数医者认为，该病与肾气亏虚，造成"肾-天癸-冲任-胞宫"之间的阴阳失衡密切相关，继而引发不孕、月经失调、闭经等临床症状。其病理变化涉及肝、脾、肾等脏腑，以虚实夹杂为主。

(一)病因病机

PCOS 的病因病机较复杂，主要是由于禀赋不足、素体亏虚、情志刺激、饮食劳倦等因素致肾、脾、肝功能失调，进而出现脾肾亏虚、肝气郁结、阴阳失调、气血不足、痰湿瘀血阻滞等病证。《丹溪心法》言："肥盛妇人，禀受甚厚，恣于酒食，经水不调，不能成胎，谓之躯脂满溢，闭塞子宫。"徐冬艳总结羊菊芬教授对 PCOS 的辨治经验，指出其发病主要是以脾肾阳虚为本，痰湿阻滞为标。李凤英总结王琪教授治疗 PCOS 的经验，指出其发病以肾阳虚为本，气滞湿阻、痰瘀互结为标。庞秋华总结李丽云教授的经验，认为该病以脾肾亏虚为本，痰湿内蕴、气滞血瘀为标。肖承惊认为肾虚痰瘀是其主要病机，肾气盛，天癸至，冲任充盛，月经方能如期而至，唯有如此则作为生殖之精的卵子才能正常发育、成熟而排出。

(二)治疗

1. **辨证论治** 刘莹等将 62 例 PCOS 患者进行中医辨证,将患者分为肾虚肝郁型和肾虚痰湿型,分别以补肾调肝法和补肾化痰法治疗,结果表明两组的有效率分别达 88.37% 和 84.21%,与治疗前相比,治疗后患者的 LH、T 明显降低($P<$0.05)。孟君等以补肾化痰法治疗肾虚痰湿型伴有胰岛素抵抗的 PCOS 患者 35 例,于月经或黄体酮撤退性出血后连续服用 3 个月,对照组 35 例服用二甲双胍片治疗,结果表明,治疗组治疗后空腹胰岛素、餐后 2h 胰岛素及胰岛素抵抗指数(HOMA-IR)、稳态模型的胰岛素 B 细胞分泌(HOMA-B)指数均较本组治疗前下降($P<0.05$),疗效与对照组相当($P>0.05$)且无明显不良反应。刘新敏等用知柏地黄汤加减治疗肾阴虚火旺型 PCOS 高雄激素血症 30 例,服药 3 个月,结果显示治疗后患者血清 T、月经周期评分、中医症状评分及痤疮评分均较治疗前降低($P<0.05$),其中 46.7% 的患者基础体温出现双相。林寒梅等将 90 例 PCOS 患者随机分为中药组 30 例(服用补肾化痰中药多囊 1 号方治疗)、中西药组 30 例(服用多囊 1 号方+二甲双胍片+炔雌醇环丙孕酮片治疗)、西药组 30 例(服用二甲双胍片+炔雌醇环丙孕酮片治疗),3 组均连续治疗 3 个月经周期,结果显示 3 组患者治疗后空腹血糖(FPG)均较本组治疗前降低($P<0.05$),西药组和中西药组患者治疗后胰岛素抵抗水平均较本组治疗前下降($P<0.05$)。

2. **周期治疗** 中药人工周期疗法,是根据月经周期不同时期的阴阳、气血的变化规律,结合妇科疾病的病机特点进行分期用药,是调整肾-天癸-冲任-胞宫生殖轴功能的一种治法。PCOS 的周期治疗原则:经前期宜平补肾气,月经期活血调经为主,月经后宜滋肾益阴养血。徐莲薇制订补肾活血基本方(药物组成为肉苁蓉、菟丝子、山茱萸、红花、柴胡、熟地黄等),按月经后期、排卵期、排卵后、行经期等不同时期,分别配合补肾填精法、理气活血法、补肾温阳法、活血通络法治疗 PCOS 患者 78 例,总有效率达 83.33%。

3. **针灸治疗** 徐佳等运用电针配合耳穴贴压治疗 39 例肥胖型 PCOS 患者,总有效率为 89.7%,患者的体重指数(BMI)、腰围(WC)、胰岛素、T 较治疗前均显著降低。崔英用针刺法治疗 PCOS 高雄激素血症患者 30 例,对照组口服炔雌醇环丙孕酮片(达英-35),结果显示,治疗组总有效率为 86.6%,对照组总有效率为83.3%;治疗组 T、胰岛素样生长因子 1、转化生长因子及表皮生长因子受体的表达较治疗前均明显下降,且优于对照组。王珍萍用补肾化痰中药结合针灸(膈俞、脾俞、肾俞、中脘、足三里、三阴交等)治疗 PCOS 患者 25 例,总有效率达 96.00%。李世玲采用加味芎归二陈汤联合针灸(大赫、三阴交、太溪等用补法;天枢、气冲、丰隆等用泻法;中极、关元用平补平泻法;血海穴虚则施以补法,实则施以泻法)治疗PCOS 患者 68 例,总有效率达 97.10%。詹明洁等选择肥胖型 PCOS 患者 22 例进行电针治疗,治疗后肥胖指标和血清 LH 均明显下降($P<0.05$)。盛鹏杰用针灸

治疗 PCOS 患者 39 例,于每个月经周期的第五天开始治疗,至下次月经来的前 1
天结束,3 个月为 1 个疗程,每次留针 25min,结果其总有效率达到 79.00%。

(三)调护

生活方式对人体健康有着重要影响。《素问·上古天真论》指出"法于阴阳,和
于术数,食饮有节,起居有常,不妄作劳""虚邪贼风,避之有时,恬淡虚无,真气从
之,精神内守,病安从来"。文献指出,饮食作息不规律,少食蔬菜水果,缺乏体育锻
炼等均为 PCOS 的危险因素。对比其他治疗方法,调节生活方式是更可取、更经济
的治疗方法。周芬等研究此病的养生治疗,通过指导患者饮食、运动锻炼、行为调
整等一系列措施治疗肥胖型 PCOS 患者 59 例,结果显示,治疗后患者 BMI、空腹胰
岛素、LH、T 值均较治疗前下降($P<0.05$),恢复自发排卵率为 33.89%,妊娠率
为 20.34%。姚军等通过调整饮食、增加运动、戒烟、戒酒及心理干预治疗青春期
PCOS 合并胰岛素抵抗(IR)患者 72 例。结果显示,治疗 6 个月后,患者 BMI、LH、
T、空腹血糖、空腹胰岛素及 HOMA-IR 均较治疗前下降($P<0.05$)。

中医药治疗 PCOS 多从整体观念出发,通过不同治疗方法,疗效显著且不良反
应小,有较好的临床推广运用与科研价值。但中医药诊疗技能更多地依赖医师个
人专业素养水平,且中医学本身在临床治疗中又讲究个体差异和辨证论治,共同导
致了在 PCOS 的治疗过程中有很大的个人主观性而缺乏统一的量化指标。今后应
加强基础研究和实验研究,拟定统一的诊断标准和疗效判定标准,以寻求更大的突
破,进一步发挥中医治疗优势。

(刘新敏 郑冬雪)

参 考 文 献

[1] Teede H,Deeks A,Moran L. Polycystic ovary syndrome:a complex condition with psycho-
logical,reproductive and metabolic manifestations that impacts on health across the lifespan
[J]. BMC Medicine,2010,8:41.

[2] Fauser BC,Tarlatzis BS,Rebar RW,et al. Consensus on women's health aspects of poly-
cystic ovary syndrome (PCOS): the Amsterdam ESHRE/ASRM-Sponsored 3rd PCOS
Consensus Workshop Group[J]. Fertil Steril,2012,97(1):28-38.

[3] Li R,Zhang Q,Yang D,et al. Prevalence of polycystic ovary syndrome in women in China:a
large community-based study[J]. Hum Reprod,2013,7:1-8.

[4] Azziz R,Carmina E,Dewailly D,et al. The Androgen Excess and PCOS Society criteria for
the polycystic ovary syndrome:the complete task force report[J]. Fertil Steril,2009,91(2):
456-88.

[5] Carmina E,Campagna AM,Lobo RA. A 20-year follow-up of young women with polycystic
ovary syndrome[J]. Obstet Gynecol,2012,119(2 Pt 1):263-269.

[6] Diamanti-Kandarakis E,Spritzer PM,Sir-Petermann T,et al. Insulin resistance and polycys-

tic ovary syndrome through life[J]. Curr Pharm Des,2012,18(34):5569-5576.

[7] 祖义志,陈秋,冷兴川,等.多囊卵巢综合征的中西医研究进展[J].广西中医药,2015,38(4):9-12.

[8] 戈心怡,高珂,徐洁,等.达英-35与克罗米芬治疗多囊卵巢综合征(PCOS)疗效 Meta 分析[J].系统医学,2016,1(8):1-4.

[9] 刘瑾,张丹.氧化应激在肥胖型多囊卵巢综合征发病中的作用[J].四川大学学报(医学版),2012(432):187-190.

[10] 陆玲玲.生活方式干预疗法联合药物治疗 PCOS 的效果及对妊娠结局的影响[J].实用妇科内分泌杂志电子杂志,2019,6(7):9,11.

[11] 徐冬艳.羊菊芬辨治多囊卵巢综合征所致不孕的经验[J].吉林中医药,2010,30(2):101-102.

[12] 李凤英.王琪教授治疗多囊卵巢综合征所致不孕经验[J].贵州中医学院学报,2010,32(6):13-14.

[13] 庞秋华,徐琅,朱艳平.李丽芸教授治疗多囊卵巢综合征不孕经验介绍[J].新中医,2009,41(4):15-16.

[14] 王东红.肖承悰教授学术思想和临床检验总结及治疗肾虚痰癖型多囊卵巢综合征的临床研究[D].北京:北京中医药大学,2011.

[15] 刘莹,李光荣.中医辨证治疗多囊卵巢综合征 62 例临床观察[J].新中医,2009,41(12):30.

[16] 孟君,黎小斌.灵术颗粒治疗肾虚痰湿型多囊卵巢综合征胰岛素抵抗临床研究[J].新中医,2011,43(11):41-43.

[17] 刘新敏,郑冬雪,程冉.清胃健脾法治疗超重并胰岛素抵抗型多囊卵巢综合征 52 例[J].世界中医药,2016,11(3):418-421.

[18] 林寒梅,贺恒祯,马平兰.补肾化痰法对多囊卵巢综合征患者胰岛素抵抗的影响[J].黑龙江中医药,2013,42(3):50-52.

[19] 周叔平,周然必,林华.针灸结合中药人工周期疗法治疗月经不调75例疗效观察[A].全国第七次中医妇科学术研讨会论文汇编[C].2007.

[20] 倪晓容,徐莲薇,孙卓君,等.补肾活血调周法治疗多囊卵巢综合征的临床观察[J].四川中医,2012,30(7):102-104.

[21] 杨准叶.益肾调周法治疗多囊卵巢综合征 60 例临床观察[J].吉林中医药,2012,32(7):699-700.

[22] 徐莲薇,倪晓容,叶玉妹,等.补肾活血调周法治疗多囊卵巢综合征 78 例[J].陕西中医,2009,30(3):274-275.

[23] 徐佳,曲慧卿,方海琳.电针配合耳穴贴压对肥胖伴多囊卵巢综合征患者血清胰岛素及睾酮的影响[J].中国针灸,2009,29(6):441-443.

[24] 崔英,熊斌,周娅.针刺对多囊卵巢综合征性激素及细胞因子的影响[J].华南国防医学杂志,2012,26(6):547-549.

[25] 王珍萍.补肾化痰法加针灸治疗多囊卵巢综合征 25 例[J].湖北中医杂志,2007,29(6):31.

[26] 李世玲.加味芎归二陈汤联合针灸治疗多囊卵巢综合征 68 例[J].郑州大学学报:医学版，2008,43（4）:829-830.

[27] 詹明洁,汪慧敏.电针治疗肥胖型多囊卵巢综合征临床观察[J].上海针灸杂志,2008,27（1）:9-10.

[28] 盛鹏杰.针灸治疗多囊卵巢综合征临床观察[J].湖北中医杂志,2010,32（2）:65.

[29] 田玄玄,阮祥燕,王娟,等.437 例多囊卵巢综合征相关因素调查分析[J].首都医科大学学报,2014,35（4）:414-418.

[30] 王颖,侯丽辉,郝松莉,等.基于循证医学证据多囊卵巢综合征生活方式管理[J].医学研究杂志,2014,43（3）:6-9.

[31] 周芬,乔岩岩.健康教育对肥胖型多囊卵巢综合征患者的影响[J].济宁医学院学报,2016,39（3）:177-179.

[32] 姚军,黄梦婷,胡妍,等.生活方式管理干预治疗青春期多囊卵巢综合征合并胰岛素抵抗的效果[J].广东医学,2015,36（21）:3356-3359.

第二节　溢乳-闭经综合征

一、概述

溢乳-闭经综合征是指非产褥期女性或停止哺乳 1 年后的女性出现持续性溢乳,并伴随闭经现象的生殖内分泌疾病。发病年龄多在 18－36 岁。

西医学以"溢乳-闭经综合征"作为病名,但严格来说它并不是一种病,而是在临床上具有共同临床特征的综合征。其临床症状主要有闭经、溢乳、不孕、内生殖器萎缩等。该病常与垂体肿瘤、原发性甲状腺功能减退或药物的影响(如长期服用利血平、氯丙嗪、吗啡、口服避孕药等)有关,这些因素可以导致外周血中催乳素(PRL)水平的异常增高。过高的 PRL 直接作用于乳腺细胞催乳素受体,可刺激乳汁生成及分泌。同时,过多的 PRL 经反馈作用于下丘脑相应受体,经一系列介质的作用,抑制垂体促性腺激素的分泌而引起不排卵及闭经。

约 2/3 的溢乳-闭经综合征患者存在高催乳素血症(hyperprolactinemia,HPRL),约 1/3 患垂体微腺瘤。该病近年来发病率上升,引起了人们的重视。

中医学没有"溢乳-闭经综合征"这一病名,根据其临床特征属于"闭经""乳泣"的范畴。综观历代文献,"闭经""乳泣"多分别论述,尤其对闭经论述颇多,《灵枢·邪气脏腑病形》指出"肾脉……微涩为不月";《素问·评热病论》指出"有病肾风者……月事不来",提出了闭经的病机与肾有关。《仁斋直指方·妇人论》指出:"经脉不行,其候有三:一则血气盛实、经络遏闭……一则形体憔悴、经脉涸竭……一则风冷内伤,七情内贼以致经络痹滞。"此认为闭经之病因有虚实之分。"乳泣"之名见于《济阴纲目》:"未产前,乳汁自出者,谓之乳泣。"《胎产心法》云:"肝经上冲,乳胀而溢。"这些均指出郁怒情志不遂,则肝气郁结化火,疏泄太过,致乳汁妄行而自溢。直到清代才将"溢乳"与"闭经"联系在一起，如《环溪草堂医案》说："乳房属胃，乳汁为血之所化，无孩子而乳房膨胀，亦下乳汁，此非血之有余，乃不循其道，遂以下归冲脉而为月水，反随肝气上入乳房变为乳汁。"亦认为本病与肝气郁结，疏泄功能失常，冲任气机失调的病机。

二、病因病机

中医学认为乳房属肝，乳头属胃，经乳同源，俱为精血所化。冲脉为血海，隶属阳明，下起于胞宫，上连乳房，又为肝脉所属，能"导气而上，导血而下"。精血充足，肝气条达，冲脉之血下行胞中则为月经，上行乳房则为乳汁，故有"上为乳汁，下为经血"之说。在产后哺乳期间，阴血上溢为乳，月经停闭不行；断乳后阴血下注冲脉，溢而为经，则泌乳停止，此乃生理状态。

当溢乳出现于非产后、非哺乳期，伴有闭经者，乃阴血应下注、反上逆之故。逆上之因即"肝、胃、冲三经之气皆有升无降"，血亦不循常道，遂形成闭经溢乳之反常现象。溢乳-闭经综合征的病因多为肝气郁结，或肝经郁火上冲致气血不循常道；或肾精亏虚，化血无源，复因肝失疏泄，气血紊乱；或脾胃虚弱，运化失司，水湿内停，聚湿生痰，气血运行受阻；或脾虚无力化生水谷精微，气血虚弱，失于固摄。

(一)病因

1. 情志所伤　长期精神紧张或平素忧郁，引起肝气郁结，肝失疏泄。乳房属肝，肝气上逆则溢乳；肝郁气滞则血脉阻滞而经闭。

2. 饮食不节　素体脾胃虚弱，或嗜食肥甘厚味，或饮酒过度，或饥饱失宜，损伤脾胃，使脾失健运，聚湿生痰，致气血运行不畅而发为该病。

3. 积损正虚　素体肾气不足，又因房劳产育，重伤肝肾，致精亏血少，督脉空虚，冲任失养，上不能固摄乳汁，下不能充养胞宫而形成本病；或素体脾虚气弱，产时耗气伤血，或长期哺乳，致气血两虚，上不能固摄乳汁，下不能充养胞脉，血海不能满盈而为病。

(二)病机

"经乳同源"，二者的产生与脏腑、气血、冲任的协调作用有关。其中任何一个环节发生功能失调都可导致血海不能满溢致闭经，阴血上逆为乳溢。究其病机不外乎虚实两端。实则肝郁气逆，痰湿阻络；虚则脾肾不足，气血两虚，致冲任失调，经血不能下达反上溢成乳，月经停闭不行。

1. 肝郁气逆　情志不遂，七情所伤，引起肝气郁结，肝失疏泄，甚者郁而化火。肝火上炎，血海蓄溢失度，则气血逆乱，上则凝血为乳外溢；下则冲任失于调达，胞宫、胞脉瘀阻则闭经。

2. 肾虚肝郁　若素体肾阴亏虚，或房劳、产育过多损伤肾阴，致冲任失调，血海空虚，无血可下而致闭经；肾水不足，水不涵木，肝木失养，致肝气郁结，疏泄失职,气血逆乱,则乳汁自出。

3. **脾虚痰阻** 素体脾气虚弱,脾失健运,运化失司,则水湿内停,聚而生痰,或嗜食厚腻之品,致痰湿内盛,壅塞冲任,气血运行受阻,不能下归血海为月经,反而上逆为乳汁,故而成闭经、溢乳之征。

4. **气血虚弱** 素体脾虚气弱,统摄失职,气血紊乱;或产时耗伤阴血,或长期哺乳等,致气血两虚,上不能固摄乳汁,下不能充养胞脉,血海不能按时满盈而为病。

综上所述,该病病位多责之于肝、脾、肾三脏,肝郁、肾虚、脾虚是其基本病机,常见痰、郁、虚三种病理状态。

三、临床表现

(一)一般特点

该病多在 18－36 岁的育龄期女性中发病。常因胸部手术,灼伤,胸背部带状疱疹等神经刺激,或长期服用避孕药、氯丙嗪等药物,或某些疾病如垂体肿瘤、甲状腺功能减退,或不合理的刺激乳头等诱发因素的作用下出现。患者多因溢乳、不孕或月经不调,如月经量少、持续无排卵、月经稀发、直至闭经等来医院就诊。

(二)临床类型

溢乳-闭经综合征一般分为三种类型,其诊断要点分别如下。

1. **Chiari-Frommel 综合征(希-弗综合征)** 发生于产后,多由不合理哺乳或长期吸吮刺激乳头,使下丘脑-垂体-卵巢轴功能不全所致。患者无垂体肿瘤,血中 PRL 水平升高,而卵泡刺激素(FSH)、黄体生成素(LH)降低。该型多为一过性,亦可持续数年,治愈后常可于下次妊娠时再发。

2. **Argonz-delCastillo 综合征(特发性溢乳综合征)** 发生于非妊娠哺乳期,临床较少见,其确切原因不明,一般认为与精神创伤和应激因素有关。患者无垂体肿瘤,下丘脑-垂体功能的兴奋或抑制试验呈阳性。致病因素解除后,有些患者可自行恢复,但也有部分患者持续相当长的时间,需药物治疗方能痊愈。

3. **Forbes-Albright 综合征(弗-阿综合征)** 发生于非妊娠哺乳期,多由于垂体肿瘤引起。由于肿瘤压迫,患者可以出现眼底改变或视野狭窄,行影像学检查可发现垂体蝶鞍部肿瘤。垂体肿瘤切除以前,症状不会得到缓解。

(三)症状体征

本病以溢乳、闭经、不孕为主要临床特点,可伴有头痛、性功能减退、生殖器官萎缩等改变。

1. **闭经** 患者可诉长期闭经或月经稀发。闭经的期限可自数月至 10 余年不等。

2. **溢乳** 症状轻重不一,轻者需挤压乳房后才获得小滴乳汁,重者可有自发性溢乳，甚或漏乳。溢乳期限可长达数月至数年。

3. 不孕　溢乳-闭经综合征伴有高催乳素血症患者中常患原发性不孕。

4. 更年期症状　部分患者由于雌激素水平低落，可出现面部阵发性潮红、性情急躁、性欲减退、阴道干燥、性交困难等更年期症状。

5. 其他　如合并有较大的垂体肿瘤，或肿瘤已压迫视神经交叉时，可出现头痛、复视、偏盲、视力减退等症状。如伴有其他疾病时，可出现甲状腺功能减退、肢端肥大症或库欣综合征等症状。

四、辅助检查

(一)影像学检查

X 线蝶鞍拍片如显示骨质模糊、鞍背直及双边鞍底时，提示垂体瘤。该方法敏感性相对差，可用来鉴别空泡-蝶鞍综合征。CT 与 MRI 检查可筛查微腺瘤。

(二)血液学检查

1. 垂体功能检查　正常血清催乳素(PRL)水平在非妊娠妇女一般不超过 $20\mu g/L$。当 $PRL > 25\mu g/L$ 可确诊为高催乳素血症，常伴 FSH、LH 降低，LH/FSH 比值升高。生长激素(GH)、促甲状腺激素(TSH)、促肾上腺皮质激素(ACTH)根据病情需要测定。

2. 卵巢功能检查　血清雌二醇(E_2)、孕酮(P)降低。测定 E_2 可准确判断患者的雌激素分泌状态。P 测定仅用于未闭经的溢乳患者，而对闭经-溢乳者无必要。对于高催乳素血症伴多毛者睾酮(T)可升高。

3. 甲状腺功能检查　合并甲状腺功能减退时，见 T_3、T_4 降低，TSH 升高。

4. 血清 PRL 兴奋试验

(1)促甲状腺素释放激素试验(TRHtest)：正常妇女 1 次静注 TRH100～400μg，15～30min PRL 较注药前升高 5～10 倍、TSH 升高 2 倍。垂体肿瘤时不升高。

(2)氯丙嗪试验(Chlorpromazine test)：氯丙嗪经受体机转，阻抑去甲肾上腺素吸收和转化多巴胺功能，促进 PRL 分泌。正常妇女肌注 25～50mg 后 60～90min，血 PRL 较注药前升高 1～2 倍，持续 3h。垂体肿瘤时不升高。

(3)灭吐灵试验(Metoclopramide test)：该药物为多巴胺受体拮抗药，能促进 PRL 合成和释放。正常女性静注 10mg 后 30～60min，PRL 较注药前升高 3 倍以上。垂体肿瘤时不升高。

5. 血清 PRL 抑制试验

(1)左旋多巴试验(L-Dopa test)：该药为多巴胺前体物，经脱羟酶作用生成多巴胺而抑制 PRL 分泌。正常妇女口服 500mg 后 2～3h，PRL 明显降低。患垂体肿瘤时不降低。

(2)溴隐亭试验(Bromocriptine test)：该药为多巴胺受体激动药,能强力抑制PRL合成和释放。正常妇女口服 2.5～5.0mg 后 2～4h,PRL 降低≥50%,持续20～30h。功能性 HPRL 和 PRL 腺瘤时下降明显,而 GH、ACTH 下降幅度低于前两者。

(三)眼底检查

由于垂体腺瘤可侵犯或压迫视交叉,引起视盘水肿;也可因肿瘤压迫视交叉致视野缺损,因而眼底、视野检查有助于确定垂体腺瘤的大小及部位。

五、诊断与鉴别诊断

(一)诊断要点

患者有无排卵性月经、月经稀发或闭经、不孕的病史,可伴有溢乳或挤压乳头有乳汁溢出的表现;有长期服用某些药物史,如氯丙嗪、利血平或口服避孕药等;或有肢端肥大症、库欣综合征、甲状腺功能减退等表现。体检时有溢乳或挤压乳头有乳汁溢出。检查眼底及视野,排除肿瘤压迫所致的改变。

(二)鉴别诊断

1. 垂体肿瘤　　无论是明显的垂体肿瘤或是垂体微腺瘤(肿瘤直径＜5mm),均可因分泌大量的 PRL 造成溢乳。可行头颅 CT 或 MRI 以鉴别。

2. 下丘脑肿瘤或功能障碍　　在正常情况下,PRL 的分泌受下丘脑的制约。下丘脑可产生多巴胺和催乳素释放因子,前者抑制 PRL 分泌,后者则刺激 PRL 分泌。任何异常原因造成多巴胺的减少或催乳素释放因子的增多,都会出现溢乳。可行头颅 CT 或 MRI 鉴别。

3. 卵巢功能异常　　E_2 与 P 可以反馈抑制 PRL 的分泌。当双侧卵巢因故切除,或因双侧卵巢功能低下时,不足以引起反馈,而使 PRL 的分泌增多。可行卵巢功能检查鉴别。

4. 甲状腺功能异常　　如甲状腺功能低下时,垂体促甲状腺素分泌增多,可以同时出现 PRL 分泌增多,并出现闭经。可行甲状腺功能检查鉴别。

六、治疗

由于患病的病因不同,治疗目的各不相同,须合理选择药物或手术治疗。目前多采取中西医结合治疗的方法。该病的治疗原则强调病因治疗,即确诊后应明确病因,及时针对病因选择相应的治疗方法。因垂体肿瘤者,行手术切除或放、化疗治疗;因各种药物引起者,应立即停用相关药物,停药后症状大多可自行消失。

中医药治疗应以诊断明确为前提。发现有器质性病变如垂体肿瘤等,应尽早手术治疗,不要延误治疗时机。中医药治疗可以有效地调整下丘脑-垂体-卵巢轴的功能状态,使催乳素分泌水平下降,不仅可以改善症状,而且可以调整机体的内环境,避免西药治疗的不良反应。

(一)中医治疗

中医学认为溢乳-闭经综合征与肝、肾、脾胃功能失常和冲、任、督、带经脉损伤密切相关。因此,治疗上以调节脏腑功能为主,多采用补肾养肝调冲或健脾益气豁痰等方法,或清或通,或固或涩,使气血平和,溢乳停止,经血再现。临证常选血肉有情之品以补精血,选金石介类重镇之物以潜浮越逆乱之阳。

有微腺瘤不易发现者或肿瘤切除术后仍闭经者,均可按中医辨证施治。由于此病常因脑垂体腺瘤引起,临证应注意明确诊断。

1. 辨证用药

(1)肝郁气逆证

临床表现:闭经,溢乳,精神抑郁,胸闷胁胀,乳房及少腹胀痛,闭经前常见月经后期,量少,经前乳胀胁痛,舌红,苔薄白,脉弦。

治疗法则:疏肝理气,和血调经。

方药运用:逍遥散加减。当归、白芍、茯苓、白术、柴胡、炙甘草、生麦芽、怀牛膝。

加减:若肝郁化火,肝火上炎,出现乳头痒痛,面红唇赤,心烦易怒,口苦咽干,便燥溲赤,舌红苔黄,脉弦数者,加牡丹皮、栀子;若湿热内蕴于肝经,肝失疏布,冲任阻隔,除闭经、泌乳外,尚有形体发胖,嗜睡困倦,口苦,少腹拘急,白带过多,外阴瘙痒,大便干结或溏垢,舌苔黄腻,脉弦滑者,方用龙胆泻肝汤加桃仁、红花、穿山甲、半枝莲、苦参等。

(2)肾虚肝郁证

临床表现:月经后期、量少,渐致经闭不行,溢乳量少,质清稀,或乳房胀痛,精神萎靡,头晕耳鸣,性欲淡漠,腰膝酸软,尿频或尿后余沥,夜间尿多,大便溏薄,舌质淡,苔薄白,脉沉细无力,或沉弦细。

治疗法则:滋肾调肝,调冲通经。

方药运用:滋肾调肝汤加减。菟丝子、炒麦芽、熟地黄、山茱萸、山药、茯苓、香附、柴胡、白芍、益母草、牛膝、炙甘草。

加减:手脚冰凉,不耐寒冷者,加黑附片、肉桂;心烦夜间难眠者,加酸枣仁、柏子仁、珍珠母等;两颧潮红、夜间盗汗者,去柴胡、香附,加麦冬、地骨皮、青蒿、鳖甲等。

(3)脾虚痰阻证

临床表现:形体肥胖,月经后期,量少,渐至闭经,不孕,或有乳汁自溢,或挤出乳汁,胸闷腹胀,口中淡腻,纳呆便溏,舌质淡胖,边有齿痕,苔薄白或白腻,脉滑或缓滑。

治疗法则:健脾燥湿,豁痰调经。

方药运用:苍附导痰汤加减。苍术、香附、陈皮、枳壳、茯苓、胆南星、半夏、甘草、当归、川芎。

加减:大便秘结者加大黄;若有头晕目眩、心悸气短、背部寒冷者加桂枝、白术等。

(4)气血两虚证

临床表现:形体瘦弱,月经后期,量少,渐致经闭,乳汁自溢,色淡、质稀、量少,面色萎黄,神疲气短,纳少寐差,头晕目眩,舌淡,苔薄白,脉沉细。

治疗法则:益气养血,健脾养胃,活血通经。

方药运用:八珍汤或当归补血汤加减。人参、白术、白茯苓、当归、川芎、白芍、熟地黄、炙甘草、炒麦芽、生姜、大枣。

加减:若久病体虚,脚膝无力者,方用十全大补汤。

2. 其他疗法

(1)针灸疗法

治疗法则:疏肝活血,补肾健脾。

基本选穴:太溪、照海、太冲、行间、期门、公孙、三阴交、血海、地机等。

基本配穴:肝火上炎者,加大敦、蠡沟以清肝息火;脾胃虚弱者,加足三里、公孙以补脾胃;痰湿壅盛者,加阴陵泉、丰隆以健脾化湿祛痰;肝肾不足者,加涌泉、横骨、章门、气海、关元以补肝肾。

(2)耳穴:可选用肝、脾、肾、内分泌、皮质下等耳穴进行针刺或压王不留行籽。

(二)西医治疗

1. 药物治疗

(1)由药物引起者(包括口服避孕药):一般停药可自行恢复。若停药半年后月经仍未恢复,可用药物治疗。

(2)原发性甲状腺功能减退者:用甲状腺素制剂替代治疗。

(3)由下丘脑-垂体-卵巢功能障碍引起的 PRL 水平高者治疗如下。

①可首选用溴隐亭治疗。溴隐亭系多肽类麦角生物碱,选择性激动多巴胺受体,能有效降低 PRL。溴隐亭对功能性或肿瘤引起的 PRL 水平升高均能产生抑制作用。溴隐亭治疗后能缩小肿瘤体积,使溢乳-闭经女性月经和生育能力得以恢复。在治疗垂体微腺瘤时,常用方法是:第 1 周 1.25mg,每晚 1 次;第 2 周 1.25mg,每日 2 次;第 3 周 1.25mg,每日晨服,2.5mg,每晚服;第 4 周及以后 2.5mg,每日 2 次,3 个月为 1 个疗程。主要不良反应有恶心、头痛、眩晕、嗜睡、便秘等,用药数日后可自行消失。新型溴隐亭长效注射剂(parlodel)可克服口服造成的胃肠功能紊乱。用法为 50~100mg,每 28 日注射 1 次,起始剂量为 50mg。

②左旋多巴:在体内代谢为多巴胺,作用于下丘脑,释放催乳素释放抑制因子(prolactin-releasing inhibiting factor,PIF),每日 3 次,可使 PRL 下降,促性腺激素

上升,多数用药1个月后恢复月经,2个月后溢乳停止,但恶心、呕吐反应较重。此药可用于原因不明的闭经、溢乳,对垂体肿瘤无效。用法:每次0.5mg,每日4次,可连服半年。

③八氢苯并喹啉(CV205-502):是一种非麦角碱类多巴胺能激动药,为新一代特异、高效、长效的抗PRL药,适应证同溴隐亭,尤其适用于不能耐受溴隐亭不良反应、治疗无效和复发者,睡前服用。根据治疗反应和PRL水平调整剂量。

④维生素B_6:可抑制泌乳,增加下丘脑多巴胺的转换率,从而增加PIF的作用。其作用机制是作为多巴胺羧酶的辅酶,增加下丘脑内多巴向多巴胺转化,从而发挥作用。用法为每日60~100mg,每日2~3次。

2. **手术治疗**　当药物治疗无效,或当肿瘤引起明显压迫及神经系统症状时应考虑手术切除肿瘤。手术效果与肿瘤大小有关,这是因为垂体腺瘤没有包膜,与正常组织间界限不清楚,不易切净。手术前短期服用溴隐亭能使垂体肿瘤缩小,术中出血减少,有助于提高疗效。目前经蝶显微手术切除肿瘤,大大提高了手术的效果与安全性。

3. **放射治疗**　放射治疗适用于肿瘤已扩展到蝶鞍外,手术不能切净以及术后血PRL仍继续保持高水平者,或具有手术禁忌证及不愿接受手术治疗的患者。

七、预防、预后及调护

(一)预防

1. 合理用药,对于那些可诱发该病的药物,如氯丙嗪、利血平等,注意其适应证及禁忌证,合理规范其用量用法。

2. 尽量避免神经刺激,如胸部手术、灼伤;增强抵抗力,避免胸背部带状疱疹等。

3. 保持心情舒畅,学会疏解压力。

4. 哺乳期进行正确的喂养姿势,避免不合理哺乳或长期刺激乳头。

(二)预后

本病一般经药物治疗或手术治疗后,大部分预后良好。但合并高催乳素血症的患者易复发,需长期服药。

(三)调护

1. 加强营养及适当锻炼,提高健康水平。

2. 保持情绪乐观,心情舒畅,使气血通畅。

3. 经期身体抵抗力弱,避免重体力劳动,注意劳逸适度。经期注意保暖,不服寒凉药,不涉冷水,禁食生冷瓜果。

4. 注意饮食,加强营养,适食肉类、禽蛋类、牛奶以及新鲜蔬菜,不食辛辣刺激食品。

八、中医防治进展

本病属于中医学"闭经""乳泣"的范畴,多因气血亏虚,肝、脾、肾三脏功能失调。脾胃为后天之本,气血生化之源,脾主运化,生血并统血。肾者主骨,生髓藏精,精血互化。肝藏血,肝主疏泄,疏泄有度,气血充足,经脉通畅,应时而下,注入胞宫则为月经,哺乳期充于乳房则化为乳汁。若情志不畅,肝气郁结,肝失疏泄,气血运行失常;或脾胃素虚,无力化湿,湿聚为痰或无力化生水谷精微,气血生化不足;或房劳多产,损伤肾气,冲任失调均可导致该病的发生。

(一)诊断与辨证分型

目前该病的中医辨证分型没有较统一的标准。罗元恺认为,临床上溢乳-闭经综合征可分为两大类型:脾肾阳虚型、肝脾郁结型。孔跃农等将本病分为肝郁气滞证、肾阳虚肝郁证、肾阴虚肝郁证、脾肾阳虚痰湿阻滞证、脾虚血瘀证五型。王耀廷将本病分为肝郁气滞型、肝火上冲型、肾虚肝旺型、脾虚痰阻型。针对辨证分型的不统一问题,曾杰等通过病例对照的流行病调研方法探讨了高催乳素血症患者中医体质分布规律及中医证候特点,得出临床证候中以肝郁肾虚型为主,其次为气滞血瘀证,且高催乳素血症患者以气郁质为主,强调了肝在本病发病中的重要性,同时体现了"百病不离乎郁,诸郁皆属于肝"。

(二)预防

关于溢乳-闭经综合征的预防问题,西医学认为应从心理疏导开始。现代研究表明,本病的发生与发展跟患者长期的情志郁结有关。现今社会女性由于工作、生活、家庭等各方面压力的增多,易导致情志郁结。患者因长期心理压力导致的应激状态,影响神经-内分泌系统以及免疫系统的正常功能,可致本病。故可通过对患者进行心理疏导来预防该病,《灵枢·师传》中有云"告之以其败,语之以其善,导之以其所便,开之以其所苦",强调了心理疏导在治疗疾病中的重要性。医生应全面了解患者心理状态,及时与患者及其家属沟通,给予患者心理疏导,帮助患者改善心理状况,让患者正确看待自己的病情。

(三)治疗

目前,中医治疗该病的常用方法是中药内治法。刘清青通过临床研究发现加味逍遥散能有效降低高催乳素血症患者的 PRL 复发率及不良事件发生率。刘琛通过研究发现加味当归芍药散降低了 PRL 的高水平,治疗高催乳素血症的疗效与溴隐亭相当,其机制可能是通过调控下丘脑-腺垂体-卵巢轴,解除了多巴胺对下丘脑 GnRH 的抑制,刺激 E_2、P 的合成。目前中医治疗首先疏肝解郁为主,结合补肾健脾之法,常配合化湿祛瘀、回乳通经之品,基本药物组合为白芍、柴胡、麦芽、茯苓、当归、甘草。

除此之外,还有报道称通过针灸、推拿等方法对该病进行治疗,且疗效肯定。

针刺具有疏通经络、调和阴阳、扶正祛邪的作用，如针刺足三里、三阴交、太冲等穴有健脾疏肝的作用。有学者称针刺肝经、肾经及任脉的穴位可以调节垂体内分泌功能，从而降低 PRL，其作用可能是启动多巴胺分泌系统功能，起到了多巴胺增强剂的作用，从而抑制了泌乳细胞的过度分泌。刘莉莉等采用电针（关元、中极、子宫、卵巢、华佗夹脊穴、三阴交）配合中药治疗高催乳素血症 42 例，共治愈 35 例，治愈率 83.33%，有效率 97.70%，停止治疗 6 个月后治愈率 78.57%，有效率95.24%，妊娠率 68.60%；艾灸可以行气通络、温经散寒。民间俗语称"若要身体安，三里常不干"。西医学证明，艾灸能够提高机体免疫功能，改善机体循环状态及自由基代谢、调整神经内分泌、稳定内环境的作用。王希琳等采用热敏灸配合口服溴隐亭治疗高催乳素血症所致不孕 44 例，总有效率 95.5%；推拿可疏通经气，调和气血，改善患者的气血状况，如搓摩胁肋可达到疏肝理气的作用，摩腹可健脾助运。鲁婕遵循疏肝益气、祛瘀补虚的原则，对 60 例患者进行辨证取穴推拿，治疗总有效率为 96.7%。

近年来，中医辨证论治溢乳-闭经综合征取得了良好的治疗效果，没有明显不良反应，但具体的作用机制仍不是很清楚，仍需要进一步探索。

（刘新敏　赵玉红）

参 考 文 献

[1] 谢幸，苟文丽.妇产科学[M].北京：人民卫生出版社，2013：367-368.

[2] 梁红磊，吴新华.吴新华教授治疗高泌乳素血症经验[J].长春中医药大学学报，2013，29（2）：220-221.

[3] 陈婉玲.滋肾调肝汤联合溴隐亭治疗肾虚肝郁证闭经溢乳综合征的临床观察[D].福州：福建中医药大学，2018.

[4] 冯光荣，杨建萍，袁雪莲.谈闭经泌乳综合征的辨证论治[J].河南中医，2009，29（2）：157-158.

[5] 李红英.高泌乳素血症发病相关因素及中医证候分布特点研究[D].济南：山东中医药大学，2014.

[6] 庞保珍，庞清洋，庞慧卿，等.中医药治疗高催乳素血症不孕的研究进展[J].中国性科学，2010，19（1）：22-24.

[7] 张玉珍.新编中医妇科学[M].北京：人民军医出版社，2001：408-414.

[8] 孔跃农，闫继兰，李春华.中医辨证治疗高泌乳素血症 36 例临床分析[J].云南中医中药杂志，2000，21（2）：6.

[9] 王耀廷.现代名中医妇科绝技[M].北京：科学技术文献出版社，1993：94-96.

[10] 曾杰，林冰，王俊梅.高泌乳素血症患者体质类型与中医证候的临床研究[J].中医临床研究，2018，10（33）：36-38.

[11] 张炜.疏肝补肾法联合心理疏导治疗高泌乳素血症临床研究[J].光明中医，2016，31（23）：

3424-3427.

[12] 刘清青.加味逍遥散汤治疗高泌乳素血症的临床疗效及对泌乳素的影响[J].中医临床研究,2016,8(20):76-77.

[13] 刘琛.加味当归芍药散治疗高泌乳素血症的临床研究[J].中国中医药现代远程教育,2017,15(12):92-94.

[14] 陈志泰.高泌乳素血症临床用药规律的中医文献研究及导师李坤寅教授治验总结[D].广州:广州中医药大学,2017.

[15] 郭宇丹,陈志泰,朱淑惠,等.中医药治疗高泌乳素血症用药规律分析[J].河南中医,2018,38(8):1259-1262.

[16] 刘莉莉,孙伟.电针配合中药治疗高泌乳素血症42例临床观察[J].中国现代医生,2007,45(20):1-2.

[17] 王希琳,卫义兰,严莉.热敏灸配合药物治疗高泌乳素血症所致不孕疗效观察[J].上海针灸杂志,2013,32(7):563-564.

[18] 鲁婕.推拿治疗高泌乳素血症的疗效观察和护理体会[J].当代护士(下旬刊),2017(6):68-69.

第三节 身材矮小症

一、概述

身材矮小症是指在相似生活环境下,同种族、同性别和年龄的个体身高低于正常人群平均身高2个标准差者(−2SD),或低于第3百分位数(−1.88SD)者,其中部分属正常生理变异。为正确诊断,对生长滞后的小儿必须进行相应的临床观察和实验室检查。导致身材矮小症的因素甚多,其受遗传、营养、疾病等多种因素影响,是遗传和环境因素相互作用所致的一类复杂疾病。

身材矮小症的发病率近年来逐年增多。根据抽样调查,我国身材矮小症发病率约为3%,现有矮小人口约3900万人。所有矮小人口中,需要治疗的4−15岁患儿约有700万。然而,目前我国每年的就诊患者不到30万名,真正接受治疗的患者不到3万名。据调查,90%的身材矮小症患者有不同程度的自卑、抑郁、内向等心理或行为障碍,可能影响到升学、就业和婚姻。

古代文献中无此病名及专论,可以参照"五迟""五软""胎怯"等范畴。《张氏医通》卷十三云:"五迟者,立迟、行迟、齿迟、发迟、语迟。"《婴童百问》中提出"五软者,头软、项软、手软、足软、肌肉软是也。"钱乙《小儿药证直诀》中描述"五迟"的典型表现:"长大不行,行则脚细,齿久不生,生则不固。""发久不生、生则不黑。"《小儿药证直诀·脉证治法》云:"胎怯,生下面色无精光,肌肉薄,大便白水,身无血色,时时咬气多哕,目无精彩。"

二、病因病机

(一)病因

本病源于脾肾,病因归于先后天两种因素。"先天原因"即人体生长禀受于父母,若先天胎禀怯弱,肾精不足,骨髓生化减少,骨之生长缓慢,则身材矮小。"后天原因"即脾气虚弱,脾是"后天之本",气血生化之源,脾之水谷精微吸收运化是否正常,关乎小儿生长发育所需营养能否满足。若后天饮食失节,或其他某些疾病影响,导致脾的运化功能失常,气血供应不足,不能满足生长需求,五脏无以滋养,则生长发育缓慢。因此,小儿矮小多源于肾亏、脾虚,但与心肝亦有一定关联。肝藏血、心主血脉,若肝血亏虚、筋骨失养;或心血不足,脑髓失充,亦可影响小儿生长发育。

1. 肾气不足　肾为先天之本。若先天父母之精不足,孕母怀胎阴血亏损、调摄失宜、起居失常、饮食不当,或胎中感染、产程受伤,均可能影响胎元之气、先天禀赋,乃至小儿先天肾虚。肾藏精,寓元阴元阳,肾主骨生髓,主生殖发育,为先天之本。若小儿先天禀赋不足,肾精不充可致五脏不坚,筋骨不强,骨骼生长缓慢,以致矮小。

2. 脾胃虚弱　脾为"后天之本""气血生化之源",小儿生长发育的先天之精在出生之后全赖后天之水谷之气血精微濡养,小儿"脾常虚"。若小儿饮食失调,或因病致虚,脾胃虚弱,腐熟运化功能失常,则气血不充,五脏失养,亦可致小儿生长发育缓慢。

3. 心肝血虚　肝藏血,在体合筋,肝血充足,筋得其养。若肝血亏虚,筋骨失养,也可导致生长缓慢,身材矮小。心主血脉,若心血不足,脑髓失充,心不守舍,则夜寐不安,影响生长发育。

4. 阴虚火旺　多存在于青春期发育启动矮小或性早熟伴矮小患儿中。或发病于先天禀赋不足,或因盲目滋补、进食各种激素合成饲料喂养的禽畜鱼类、误服食物药物,甚或过早接触"少儿不宜"的影视传媒作品,使脏腑阴阳平衡失调,阴虚火旺,相火妄动,冲任失司,引动"天癸";日久耗伤气血津液,生化乏源,营养得不到充分满足,以致身高不足。

(二)病机

小儿"稚阳未充,稚阴未长",又"脾常不足",包括脾胃之体成而未全、脾胃之用全而未壮,乳食的受纳、腐熟、传导与水谷精微的吸收、转输功能均与小儿的迅速生长发育所需不相适应。加之小儿饮食不知自调,家长喂养常有不当,就形成了易患脾系疾病的内因、外因,继而影响其生长发育。

肾为"先天之本",小儿生长发育以及骨骼、脑髓、发、耳、齿等的形体与功能均与肾有着密切的关系。先天禀受之肾精须赖后天脾胃生化之气血不断充养,才能逐步充盛;未充之肾气又常与其迅速生长发育的需求显得不相适应,因而称"肾常虚";故本病以虚证为主。起病多为阴阳本虚,随年龄增长常夹食积、气滞之证;先天、后天相互影响、相互制约,气虚、血虚交结,阴阳失调加重,如此恶性循环。临床多见脾胃虚弱者,伴心肝血虚者有之;先天肾气不足者次之,值天癸萌发之际可见或兼见阴虚火旺。肾为先天之本,主骨生髓;肝在体合筋,主身之筋膜。人的身高取决于筋骨的增长,故其病靶在骨髓、筋脉。

三、临床表现

(一)症状表现

身高明显低于同性别、同年龄正常儿童,或者一年的生长速度低于 4～5cm。

(二)体格检查

除常规体格检查外,应正确测量和记录以下各项:①当前身高、体重的测定值和百分位数;②身高年增长速率(至少观察 3 个月以上);③根据其父母身高测算的靶身高;④BMI 值;⑤性发育分期。

(三)病史

应仔细询问:患儿母亲的妊娠情况;患儿出生史;出生身长和体重;生长发育史;父母亲的青春发育和家族中矮身材情况等。

四、辅助检查

(一)常规检查

应常规进行血、尿检查和肝、肾功能检测;疑诊肾小管酸中毒者宜做血气及电解质分析;女孩均需进行核型分析;为排除亚临床甲状腺功能减退,应常规检测甲状腺激素水平。

(二)骨龄(bone age,BA)判定

骨骼的发育贯穿于整个生长发育过程,是评估生物体发育情况的良好指标。骨龄即是各年龄时的骨成熟度,是对左手腕、掌、指骨正位 X 线片,观察其各个骨化中心的生长发育情况进行测定的。目前国内外使用最多的方法是 G-P 法(Greulich & Pyle)和 TW3 法(Tanner-Whitehouse),我国临床上多数采用 G-P 法。正常情况下,骨龄与实际年龄的差别应在±1 岁之间,落后或超前过多即为异常。

(三)特殊检查

1. 进行特殊检查的指征

①身高低于正常参考值减 2SD(或低于第 3 百分位数)者;②骨龄低于实际年龄 2 岁以上者;③身高增长率在第 25 百分位数(按骨龄计)以下者,即<2 岁儿童为每年<7cm,4.5 岁至青春期儿童每年<5 cm,青春期儿童每年<6cm;④临床有内分泌紊乱症状或畸形综合征表现者;⑤其他原因需进行垂体功能检查者。

2. 生长激素-胰岛素样生长因子 1 轴(GH-IGF-1)功能测定 以往曾应用的运动、睡眠等生理性筛查试验目前已很少应用,多数均直接采用药物刺激试验。GH峰值在药物刺激试验过程中>10μg/L 则属正常。由于任何一种刺激试验都有15％的假阳性率(指 GH 分泌低下),因此,必须在两项刺激试验结果都不正常时,方能确诊生长激素缺乏症(growth hormone deficiency,GHD)。目前多数主张选择作用方式不同的两种药物试验:一种抑制生长激素释放抑制激素的药物(胰岛素、精氨酸、吡啶斯的明)与一种兴奋生长激素释放激素的药物组合;可以分 2 天进行,也可一次同时给予(复合刺激,combined stimulation)。胰岛素试验不仅可靠,而且可以同时测定下丘脑-垂体-肾上腺轴功能,按 0.075U/kg 剂量进行胰岛素试验时甚少发生有症状的低血糖,但仍需密切观察,对少数出现低血糖症状者即刻静注 25％～50％葡萄糖,仍可继续按时取血样检测 GH。由于下丘脑病变所致的GHD 患儿的垂体功能是正常的,生长激素释放激素(GHRH)可以促使垂体正常分泌 GH,因此,GHRH 试验一般不用于诊断,而常用于区别病变部位位于下丘脑或垂体。可乐定试验中可能出现疲乏、嗜睡等症状,少数有恶心、呕吐;吡啶斯的明可能引起腹痛,一般多可耐受,严重者可予以阿托品肌注,但可能会影响检测结果。

3. 胰岛素样生长因子 1(IGF-1)和胰岛素样生长因子结合蛋白 3(IGFBP-3)测定 两者的血清浓度随年龄增长和发育进程而增高,且与营养等因素相关,各实验室应建立自己的参比数据。

4. IGF-1 生成试验 对疑为 GH 抵抗(Laron 综合征)的患儿,可用本试验检测 GH 受体功能。①方法一:按每日 0.075～0.15 U/kg 每晚皮下注射 rhGH 1周,于注射前、注射后第 5 天和第 8 天各采血样 1 次,测定 IGF-1;②方法二:按每日0.3 U/kg 每晚皮下注射 rhGH,共 4 天,于注射前和末次注射后各采血样 1 次,测定 IGF-1。正常者的血清 IGF-1 在注射后会较其基值增高 3 倍以上,或达到与其年龄相当的正常值。

5. 其他内分泌激素的检测 依据患儿的临床表现,可视需要对患儿的其他激素进行选择检测。

6. 下丘脑、垂体的影像学检查 身材矮小症儿童均应进行颅部的 MRI 检查,以排除先天发育异常或肿瘤的可能性。

7. 核型分析 对疑有染色体畸变的患儿都应进行核型分析。

五、诊断与鉴别诊断

(一)诊断要点

自幼生长缓慢,或生长速度明显减慢且持续时间长,体重不达标,伴出牙换牙晚、头发稀疏或遗尿者,多为肾气不足;生长速度多由多种疾病原因减慢,体重超标或不达标,伴面色萎黄、食欲不振、自汗流涎者,多考虑脾胃虚弱;生长速度逐渐减慢,且可受个人境遇影响,伴夜寐不安、多汗多动、情绪敏感者,多为心肝血虚;生长速度先快后慢,同时体重增长缓慢,或值青春期或性早熟,伴潮热盗汗、痤疮者,多属阴虚火旺。

出生时或自幼矮小,多与肾虚有关;营养不足,生长缓慢多与脾虚、肝血虚有关;睡眠不足,智力低下多与心血虚有关。其中肾虚、脾虚为本,肝血虚、心血虚为标。

(二)鉴别诊断

1. 五迟 五迟是指立迟、行迟、语迟、发迟、齿迟;以发育迟缓为特征,临床表现为筋骨痿弱,发育迟缓,语言迟钝,头发生长迟缓,发稀萎黄,坐起、站立、行走、生齿等明显迟于正常同龄儿,而不单纯是身高的落后。

2. 五软 五软是指头项软、口软、手软、足软、肌肉软;以痿软无力为主证,临床表现为精神呆滞,智力低下,头项软而无力,不能抬举,手软无力下垂,不能握举,足软无力,难于行走,肌肉松弛,口角流涎,咀嚼吮吸无力,或见弄舌。进而会影响生长发育等。而身材矮小症患儿除身材矮小外,其智力发育,其他脏器功能均与一般小儿无异。

3. 胎怯 指初生儿体重低下,身材矮小,脏腑形气均未充实的一种病证;胎儿的生长发育与其在胞宫内所受气血的供养有关,故胎怯多由于母亲因素或胎产因素所致。临床表现为出生时形体瘦小,肌肉瘠薄,面色无华,精神萎靡,气弱声低,吮乳无力,筋弛肢软。一般体重低于2500g,身长少于46cm。死亡率较高。

4. 疳证 由于喂养不当,或因多种疾病的影响,导致脾胃受损,气液耗伤而形成的一种小儿慢性病证;相当于西医学营养不良。临床以形体消瘦,面黄发枯,精神萎靡或烦躁,饮食异常,大便不调为特征。

六、治疗

身材矮小症之本是肾虚、脾虚,而肝血虚、心血虚则为标。治疗本病的关键是益肾扶脾、柔肝养心,且应分型诊疗。本病虽以虚者为多,但也要根据病势注意虚中夹实;既要从整体出发,又要突出重点,辨证论治。总之,有虚者当补,补中有运,运中有养,以期肾气足,气血旺,筋骨强,心神宁,苗壮成长。

(一)中医治疗

1. 辨证用药

(1)肾气不足证

临床表现:身材矮小,伴有发少齿迟、纳差腹胀、畏寒肢冷、腰膝酸软、神疲乏力、尿频或遗尿,舌体胖大,舌质淡,苔白,脉弱。

治疗法则:补益肾气。

方药运用:金匮肾气丸(《金匮要略》)加减。熟地黄、牡丹皮、泽泻、茯苓、山茱萸、山药、熟附子、肉桂、桑寄生、杜仲、牛膝。

加减：阳虚畏寒甚者,可增肉桂、补骨脂、山茱萸等温肾助阳;遗尿者,可增桑螵蛸、缩泉丸补肾缩尿。

(2)脾胃虚弱证

临床表现：身材矮小,伴有面色萎黄、纳差、胃脘胀满,嗳气,甚至恶心、呕吐,舌体胖,舌质淡,苔白,脉沉取无力。

治疗法则：健脾补气,和胃降逆。

方药运用：健脾丸(《医方集解》)加减。党参、炒白术、陈皮、炒麦芽、山楂、枳实、白芍、茯苓、桂枝、生姜、鸡血藤。

加减：脾虚生湿者,可合二陈汤祛湿化痰;胃脘胀满为主者,可合焦三仙、保和丸等消食和胃;化热伤阴者,可增石斛、麦冬、太子参等养阴清热;大便干结者,可增大黄、芒硝、火麻仁、郁李仁等清热润肠通便;脾虚真元不足者,可增紫河车、人参补虚培元。

(3)心肝血虚证

临床表现：身材矮小,伴有情志异常、多动多汗、注意力不集中、烦躁寐差,舌质淡红,脉弦细。

治疗法则：柔肝濡筋,养心补血。

方药运用：补肝汤(《医学六要》)加减。当归、白芍、熟地黄、川芎、炙甘草、木瓜、酸枣仁、枸杞子、首乌藤。

加减：心气虚者,可加黄芪、党参益气建中;肾精亏虚者,可加菟丝子、川续断益肾填精;肝阴不足者,可增生地黄、麦冬等滋养肝阴;肝血不足者,可增当归、丹参等补养肝血;血瘀者,可增赤芍、桃仁、郁金等活血化瘀;肝郁化热、上扰心神者,可增黄连、竹茹、酸枣仁等清热安神;心肝血虚,虚热内扰者,可配合酸枣仁汤养血安神,清热除烦。

(4)阴虚火旺证

临床表现：身材矮小,伴有头晕乏力、眼干耳鸣、膝软腿痛、潮热盗汗,舌质稍红,苔薄或少苔,脉细或细数。

治疗法则：滋阴补肾,清泻相火。

方药运用：六味地黄丸(《小儿药证直诀》)加减。熟地黄、牡丹皮、泽泻、茯苓、山茱萸、山药。

加减：阴虚明显者,可增白芍、麦冬、怀牛膝等养阴清热;阴虚火旺者,可增知母、黄柏、龟甲等清热坚阴;精血不足者,可增菟丝子、枸杞子、桑椹等填补精血。

2. 其他疗法

(1)中成药

①六味地黄丸(熟地黄、制山茱萸、山药、牡丹皮、茯苓、泽泻):每30粒6g。建议用法用量:<3岁每次0.5g,3—6岁每次1.5g,每日3次,口服;>6岁每次3g,

每日 2 次,口服。用于阴虚火旺证。

②逍遥丸(柴胡、当归、白芍、炒白术、茯苓、炙甘草、薄荷、生姜):每袋 6g。建议用法用量:<3 岁每次 3g,3—6 岁每次 6g,>6 岁每次 9g,每日 2 次,口服。用于心肝血虚证。

③健脾丸(党参、炒白术、陈皮、枳实、炒山楂、炒麦芽):大蜜丸,每丸 9g。建议用法用量:<3 岁每次 1/3 丸,3—6 岁每次 1/2 丸,>6 岁每次 1 丸,每日 2 次,口服。用于脾胃虚弱证。

④金匮肾气丸(附子、肉桂、熟地黄、制山茱萸、山药、牡丹皮、茯苓、泽泻):每30 粒 6g。建议用法用量:<3 岁每次 0.5g,3—6 岁每次 1.5g,每日 3 次,口服;>6 岁每次 3g,每日 2 次,口服。用于肾气不足证。

(2)小儿推拿

①推三关:三关位于前臂桡侧拇指一面,从手腕横纹起至手肘部。用拇指或示、中指自手腕横纹处推向手肘横纹处,每次可推 100~300 次。具有培补元气、温阳散寒的作用。

②按揉腹部:用掌心包住孩子的肚子,掌根贴住肚脐,下沉大约 2cm。以掌根为中心,手掌顺时针揉腹 1min,然后再逆时针揉腹 1min。可以调节脾胃运化。

③捏脊:让孩子趴在床上,双手在孩子的腰部提起皮肤,沿着脊柱两侧,把皮捏起来,边提捏,边向前推进,从腰部到背部再到颈部。以皮肤微红发热为度。同时,从下到上按揉膀胱经各穴位。每次 6 遍。具有调和脏腑、疏通经络、调畅气血的功效。

④按揉涌泉穴:涌泉穴位于足底部,约当足底第 2、3 跖趾缝与足跟连线的前1/3 与后 2/3 交点上,或者你用力弯曲足趾,足底凹陷的地方就是涌泉穴。每次30~50 次。可以补肾壮骨、纳气填精。

(3)皮内针耳针刺激法:取交感、内分泌、肾、肝、神门、脾。先将耳郭用 75% 乙醇消毒,以揿针置于穴位处,手指按压刺激。1 周 2~3 次,两耳交替。用于阴虚火旺证。

(二)西医治疗

目前,身材矮小症的西医治疗主要涉及重组人生长激素(recombinant human growth hormone,rhGH)、促性腺激素释放激素类似物(gonadotropin releasing hormone analogs,GnRHa)及芳香化酶抑制药(aromatase inhibitor,AI)等。

1. rhGH 长期应用生长激素治疗身材矮小症提高最终身高已成为大多数临床医师的共识。2008 年中国《矮身材儿童诊治指南》推荐剂量为每周 0.35~0.46 mg/kg。身材矮小症需要个体化治疗,治疗方案应参考药物的生物利用度及机体对 rhGH 的应答敏感性等方面。

2. AI AI 主要通过抑制芳香化酶将雄烯二酮、睾酮转化为雌酮、雌二醇从而延缓骨髓最终融合,达到促线性生长的目的。理论上,AI 单用或与生长激素联用均可治疗男童矮小症。因目前缺乏大样本、长期的临床研究,AI 治疗身材矮小症的有效性和安全性还有待证实。

3. GnRHa　GnRHa 目前主要用于青春发育期的矮小患儿的治疗,GnRHa 可抑制第二性征的发育,延缓骨龄进展,从而维持身高增长潜力,达到提高最终身高的目的。但鉴于单用 GnRHa 对成年身高的改善作用有限且差异很大并与用药时间呈正相关,所以通常不推荐单独应用 GnRHa 治疗身材矮小症。有研究发现,生长激素和 GnRHa 的联合治疗可以提高身材矮小症患儿的最终成年身高,但联合治疗的费用较高。

4. 雄性激素　睾酮是治疗有青春发育延迟和骨龄延迟的男童比较合适的方案。氧甲氢龙已被批准用于治疗青春发育延迟。口服用药方便,但雄激素样活性弱且可能会有远期肝毒性的危险。

5. IGF-1　美国、日本和欧洲都已经批准了 IGF-1 用于治疗非生长激素缺乏的、有严重 IGF-1 缺乏的身材矮小症患者。

七、预防、预后及调护

(一)预防

1. 母妊娠期注意饮食起居健康,保持情绪舒畅,避免早产、产伤等。

2. 儿童饮食结构合理,"五谷为养,五果为助,五畜为益,五菜为充",避免挑食及暴饮暴食等。注意忌口寒凉食物,包括酸奶、果汁、凉茶、冰激凌、西瓜等。

3. 根据个人体质差别选择适宜的户外拉伸运动,避免频繁泡温泉、游泳等。

4. 顺应自然,应时起居,避免熬夜、睡前喝奶、进食。

5. 根据气候变化适时穿衣鞋袜等,注意肩部、肚脐、双足的保暖,避免贪凉。

6. 注意家庭气氛和谐,避免对孩子的言语刺激、冷暴力等。

(二)预后与疾病转归

生长发育障碍会严重影响儿童青少年的身体健康和心理健康。矮小儿童存在不同程度的行为适应能力、认知和自我意识障碍,进而进一步影响机体代谢,影响生长,形成恶性循环。故早期发现并及时治疗,缓解矮小身材所造成的心理压力,从而提高生活质量,可能使矮小身材的儿童获得达到理想终身高的机会。

(三)调摄与护理

1. 均衡的营养　每日所需的蛋白质、脂肪、碳水化合物、膳食纤维、维生素、无机盐和水,这些营养均存在于粮食、蛋类、肉类、奶类、蔬菜和水果等食品中;无需刻意强调某种食物的重要性,要让孩子做到不偏食、不挑食、不贪凉饮冷、不加夜宵。

2. 合理的锻炼　体育活动是增强体质、促进身体发育最有效的方法,每日适当的锻炼活动,如跳绳、打篮球、摸高等户外拉伸运动能明显改善身高情况。

3. 充足的睡眠　生长激素的分泌高峰在深睡眠中,长高更是在晚上进行,充足的睡眠是长高的必备条件。

4. 愉悦的精神　现代心理学家研究认为,精神、情绪等因素可影响长高。平和愉悦的环境可以让孩子健康成长。父母离异、家庭吵闹等会使孩子自卑、孤僻、烦躁、食欲不振等,影响生长发育。

5. 家长关心　积极配合医生的各项检查,定人、定时监测孩子的身高增长速度;配合医生长期做好各项干预治疗措施,克服患儿不必要的恐惧心理,同时保护孩子的自尊心。

八、中医防治进展

俞建、时毓民认为中医药疗法目前最有效的不是治疗身材矮小症,而是治疗身高偏矮的患儿。中医诊疗对于以下原因引起的矮小有效或希望较大:如青春期发育提前、非快速进展型特发性性早熟同时偏矮小患儿;青春期发育延迟暂时性矮小;营养不良或部分疾病后继发性矮小;临床上长期反复呼吸道感染肺脾两虚、肾病综合征等慢性病长期应用激素或免疫抑制药引起的生长发育抑制;西医所谓消化不良综合征(脾虚、肾虚、脾肾两虚)继发的矮小等。这部分偏矮的小儿,根据患儿体质偏胜,或肾虚、或脾虚、或有兼证,脏腑经络气血或先天或后天存在不同的不足或失调,采用中医辨证为主结合中医养生理论起居调节、饮食调理、动静适宜或可起效。另外指出,中医养生的"天人相应"理论应用于小儿的养育,对于正常儿童的生长发育有一定的指导意义。《素问·上古天真论》曰:"上古之人,其知道者,法于阴阳,和于术数,食饮有节、起居有常,不妄作劳,故能形与神俱,而尽终其天年,度百岁乃去。"小儿后天正常的生长发育与均衡的营养、合理的运动、充足的睡眠、愉悦的精神相关。《灵枢·邪客》云:"人与天地相应。"小儿需要健康的成长,顺应自然,应时起居,不熬夜,充足睡眠,是长高的必备条件之一。小儿脾易虚,调理脾胃,提供均衡的营养,是儿童正常生长发育的所需。

封玉琳认为小儿生长发育由肝脾肾三脏共同调控,肾精亏虚,脾运乏力,肝血不足,筋骨失养是身材矮小症的主要病因病机,脾肾亏虚是疾病之本,肝血不足是疾病之标,六味地黄丸和四君子汤可作为治疗的主方。临床上虽以虚证为多,但也要注意虚中夹实,根据不同的阶段、发育的侧重遣方用药。健脾补肾是治疗身材矮小症的大法。小儿生长发育的不同阶段治疗用药也有出入,对于学龄前期生长缓慢、形体消瘦、纳差者,多采用健脾开胃,补肾助长,药味要轻清不宜滋腻,地黄丸和四君子汤为首选;青春前期则以滋阴补肾,健脾益气为主治,药味不宜温热,以防性早熟,补中益气汤和六味地黄丸加减为主;青春期为生长发育的旺盛期,以益肾填精、补气养血为治则,左右归丸为主方,可施以血肉有情之品,以促使生长加速。

陈祺等认为身材矮小症病源于脾肾,旁责于心肝。治疗关键是益肾扶脾、柔肝养心。本病虽以虚者为多，但也要注意虚中夹实；既要从整体出发，又要突出重点，辨证论治。总之，有虚者当补，补中有运，运中有养，以期肾气足，气血旺，筋骨强，心神宁，茁壮成长。

王亚君等从"肝"的生理特性出发，提出从"肝"防治儿童身材矮小症的理论；认为肝主疏泄、藏血，在体合筋，其华在爪，具有主升发的生理特性，通于春气，表现为升发生长和生机盎然，能促进矮小儿童生长发育。治疗儿童身材矮小症时适当加入调肝养肝的药物并注重情志调节必能事半功倍，尤其要抓住春天生长的黄金季，更是相得益彰。

叶进从小儿脾虚质论治身材矮小症，此类患儿易患积滞、厌食、泄泻、便秘、贫血、感冒等疾病。既往常有先天不足、喂养不当、调护失宜以及感受外邪等，或有药物损伤脾胃及情志不调因素等，且常有家族性脾虚体质遗传史。故以健脾补虚，调理脏腑气血阴阳平衡为基本治法，兼以醒脾、运脾，以防虚不受补、滋腻碍胃。常用异功散合大造丸临证化裁疗效显著。同时指出，小儿的生长发育是一个连续、可变的过程，故治疗儿童矮小需要长期坚持，因此家长及患儿的依从性尤为重要。同时强调不能盲目用药，要定期监测，随时调整，以求达到最佳的治疗效果。除非检查结果显示患儿缺乏某一微量元素，否则不推荐盲目进补，因为微量元素所需成分极少，均衡的饮食即能完全摄取。也不推荐盲目补钙，补钙不等于促进身高增长，盲目补钙会导致骨骼钙质沉积而加速骨龄增长，反而影响小儿长高。最后，治疗儿童矮小需要整体调治，即在药物治疗的同时，需要均衡饮食、加强锻炼（负重锻炼除外）、改善睡眠，只有综合干预，才能获得理想身高。

（段　娟）

参 考 文 献

[1] 中华医学会儿科学分会内分泌遗传代谢学组.矮身材儿童诊治指南[J].中华儿科杂志，2008,46(6):428-430.

[2] 俞建,时毓民.矮小症的中医临床研究与展望[J].中国中西医结合儿科学,2015,7(3):193-195.

[3] 孙艳艳,汪永红,封玉琳.中医调治脾肝肾在治疗矮小症中的应用[J].中国中西医结合儿科学,2015,7(3):213-215.

[4] 陈祺,宣桂琪.矮小症的中医辨证论治[J].现代中西医结合杂志,2005,14(17):2307-2308.

[5] 王亚君,孙凯伟,葛秀云,等.从"肝"防治儿童矮小症刍议[J].中医研究,2017,30(4):9-10.

[6] 张佳娟,叶进.叶进从小儿脾虚质论治矮小症经验[J].浙江中医药大学学报,2017,41(1):72-74.

[7] 张赛萍,叶进.叶进治疗儿童矮身材的经验采撷[J].浙江中医药大学学报,2017,41(10):825-827.

第四节 性 早 熟

一、概述

性早熟（precocious puberty）是指男童在 9 岁前、女童在 8 岁前呈现第二性征，按发病机制和临床表现分为中枢性（促性腺激素释放激素依赖性）性早熟和外周性（非促性腺激素释放激素依赖性）性早熟，以往分别称真性性早熟和假性性早熟。中枢性性早熟（central precocious puberty，CPP）具有与正常青春发育类同的下丘脑-垂体-性腺轴（HPGA）发动、成熟的程序性过程，直至生殖系统成熟；即由下丘脑提前分泌和释放促性腺激素释放激素（GnRH），激活垂体分泌促性腺激素使性腺发育并分泌性激素，从而使内、外生殖器发育和第二性征呈现。外周性性早熟是缘于各种原因引起的体内性甾体激素升高至青春期水平，故只有第二性征的早现，不具有完整的性发育程序性过程。

性早熟多发于女童，女童发病率为男童的 4～5 倍，春夏季节发病的儿童明显多于秋冬季节，经济发达地区的发病率较高；80%～90% 的女童为中枢性性早熟。随着社会经济的进步和环境的改变，性早熟的发病率有逐步升高的趋势，目前已经成为儿科临床最常见的内分泌疾病之一。

古代文献中无此病名，但"乳疬""月经先期"等描述与此病相似。《杏轩医案·方氏女孩带下·罕见之证》记载："邻村方氏女，年才四岁，其母抱负，前舍求治，予问：何疾？曰：带下……及阅堂散记，载一七岁幼女患此证，虽已治愈，后出室怀孕。"《本草纲目·论妇人月水》："女子二七天癸至，七七天癸绝，其常也。有女十二、十三而产子，如褚记室所载，平江苏达卿女年十二受孕。"而且，早在《素问·上古天真论》就对人的生殖发育认识明确："女子七岁，肾气盛，齿更发长；二七而天癸至，任脉通，太冲脉盛，月事以时下，故有子。""丈夫八岁，肾气实，发长齿更；二八肾气盛，天癸至，精气溢泻，阴阳和，故能有子。"此论即人体正常的生长发育及性腺的成熟，主要靠肾气的充盛和天癸的期至。

二、病因病机

（一）病因

性早熟发病于先天，或因盲目滋补导致营养过剩，进食各种激素合成饲料喂养的禽畜鱼类肉物，误服食物药物，甚或过早接触"少儿不宜"的影视传媒作品，使脏腑阴阳平衡失调，阴虚火旺、相火妄动，肝气郁结、郁而化火，脾虚不运、痰湿壅滞，继而冲任失司，引动"天癸"。

1. 阴虚火旺　肾藏精，为"先天之本"，寓元阴元阳，上通于脑，下连冲任二脉而系胞宫，主生长发育与生殖。若小儿肾的阴阳不平衡，肾阴不足，相火偏亢则"天癸"早至，第二性征提前出现，症见女孩乳房发育及月经提前来潮；男孩生殖器增大，有阴茎勃起等。

2. 肝郁化火　肝藏血，主疏泄，为调节气机之主司。若因疾病或精神因素导致肝失疏泄，肝火上炎，亦可导致"天癸"早至；又因肝经绕阴器布胁肋，肝郁化火，耗伤肝肾阴血致相火偏旺，损伤冲任，导致性早熟。"乳房属胃，乳络属肝"，乳房经络疏利不畅，阻塞乳络，乳络瘀阻，则乳房硬结，则为痛为聚。

3. 痰湿壅滞　小儿脾常不足，饮食不自知，损伤脾胃，脾胃失司，日久水谷精微不能化生气血，内聚化为痰浊；脾土运化失职，气郁痰滞，结为乳中结核。脾为气机升降之枢纽，又为生痰助湿之源，痰湿互为因果、恶性循环。痰湿泛溢肌肤，发为肥胖；痰浊下注，则女子白带增多，男子遗精。

(二)病机

天癸源自先天，闭藏于肾，受后天水谷精微的滋养；小儿生理病理特点为"稚阴稚阳""阳常有余，阴常不足"，则儿童稚阴稚阳之体加之先天禀赋不足，阴阳更容易失去相对的平衡。阴虚火旺，脾虚痰湿内生，肝郁气滞，凝痰成瘤，又阴伤动火，进一步出现不循常规行经、遗精，月经来潮的时间及遗精提前；故本病多属虚实夹杂。

疾病早期多缘于肾阴不足，中期或因情志不遂，疏泄无常，累及肝阴，相火妄动；或饮食所伤，痰湿、痰浊作为病理产物，运化失常，气郁痰滞，恶性循环，终至冲任失司，过早引动"天癸"。临床多见阴虚火旺为主兼肝郁化火；若因饮食失调日久损伤脾胃，脾运失司，内聚为痰，则可兼见痰湿壅滞。其病位主要在肾、肝、脾三脏，临床表现为女子月事以时下，男子精气溢泻，故其病靶在天癸及胞宫、精室。

三、临床表现

(一)中枢性性早熟

1. 第二性征提前出现（符合定义的年龄），并按照正常发育程序进展，女孩：乳房发育，身高增长速度突增，阴毛发育，一般在乳房开始发育 2 年后初潮呈现。男孩：睾丸和阴茎增大，身高增长速度突增，阴毛发育，一般在睾丸开始增大后 2 年出现变声和遗精。

2. 有性腺发育依据，女孩按 B 超影像判断，男孩睾丸容积≥4 ml。

3. 发育过程中呈现身高增长突增。

4. 促性腺激素升高至青春期水平。

5. 可有骨龄提前，但无诊断特异性。

6. 不完全性中枢性性早熟中最常见的类型为单纯性乳房早发育，表现为只有乳房早发育而不呈现其他第二性征，乳晕无着色，呈非进行性自限性病程，乳房多在数月后自然消退。

(二)外周性性早熟

1. 第二性征提前出现(符合定义的年龄)。

2. 性征发育不按正常发育程序进展。

3. 性腺大小在青春前期水平。

4. 促性腺激素在青春前期水平。

四、辅助检查

确定中枢性或外周性性早熟,除按临床特征初步判断外,需做以下辅助检查。

1. 基础性激素测定　基础促黄体生成激素(LH)有筛查意义,如 LH<0.1 IU/L 提示未有中枢性青春发动,LH>3.0～5.0U/L 可肯定已有中枢性发动。凭基础值不能确诊时需进行激发试验。β-hCG 和甲胎蛋白(AFP)应当纳入基本筛查,是诊断分泌 hCG 生殖细胞瘤的重要线索。雌激素和睾酮水平升高有辅助诊断意义。

2. 促性腺激素释放激素(GnRH)激发试验

(1)方法:以 GnRH 2.5～3.0μg/kg(最大剂量 100μg)皮下或静脉注射,于注射的 0、30、60 和 90min 测定血清 LH 和卵泡刺激素(FSH)水平。

(2)判断:如用化学发光法测定,激发峰值 LH>3.3～5.0U/L 是判断真性发育界点,同时 LH/FSH 比值>0.6 时可诊断为中枢性性早熟。目前认为以激发后30～60min 单次的激发值,达到以上标准也可诊断。

如激发峰值以 FSH 升高为主,LH/FSH 比值低下,结合临床可能是单纯性乳房早发育或中枢性性早熟的早期,后者需定期随访,必要时重复检查。

3. 子宫卵巢 B 超　单侧卵巢容积≥1～3ml,并可见多个直径≥4 mm 的卵泡,可认为卵巢已进入青春发育状态;子宫长度>3.4～4cm 可认为已进入青春发育状态,可见子宫内膜影提示雌激素呈有意义的升高。但单凭 B 超检查结果不能作为 CPP 的诊断依据。

4. 骨龄　是预测成年身高的重要依据,但对鉴别中枢性和外周性无特异性。

五、诊断与鉴别诊断

(一)诊断要点

若乳核隆起不著,性质较硬,周围皮肤肉质紧实,乳晕轻微着色,乳房触痛明显,伴潮热盗汗、舌红少苔者,多属肾阴不足,相火妄动;伴面红目赤、烦躁易怒者,多为肝气不疏,郁久化火。若乳房隆起明显,硬度不甚,但周围皮肤肉质松弛,乳晕着色不甚,触痛不著者,多属脾运失司,痰湿内聚;壅滞日久,湿热夹痰夹瘀则见形体肥胖,舌苔厚腻。

病初起时,以阴虚火旺为主;继而因肾阴不足,累及肝阴,导致肾之阴阳失衡,相火偏旺;抑或脾虚痰湿,壅滞日久。因此,本病临床上往往虚实兼见,其中阴虚火旺为主兼肝郁化火为多见,或兼见痰湿壅滞。

(二)鉴别诊断

1. 乳核 乳房内出现肿块,常为单发性,肿块形似丸卵,大小不等,小如黄豆,大如禽蛋,皮色不变,质地坚实,表面光滑,活动度好,边界清楚,与皮肤无粘连,肿块一般无疼痛,少数可有轻微刺痛或胀痛;相当于西医学乳腺纤维腺瘤。女童性早熟初起通常出现一侧或双侧乳晕部出现扁圆形肿块,质地中等或稍硬,边缘清楚,或单侧乳房明显增大,或双侧乳房呈对称性或不对称性增大,多伴有乳房胀痛和轻度压痛,还可伴有其他女性特征如阴毛生长、阴唇发育等。

2. 精浊 精浊是指尿道口时时流出米泔样或糊状浊物,茎中作痒疼痛,痛甚如刀割样,相当于西医学的前列腺炎。而遗精是从尿道口流出精液,且无疼痛。

3. 子宫功能性出血 主要临床表现为不规则阴道出血、阴道口黏膜溃疡、红肿、乳房增大、小阴唇水肿等。临床大部分小于8岁性早熟女童阴道出血属于假性性早熟,其中卵巢囊肿和外源性性早熟是造成假性性早熟女童阴道出血的主要原因。

4. 子痛 睾丸或附睾肿大、硬结,微痛或微胀,触痛,重者痛如刀割,行动或站立时加重;相当于西医学的急慢性睾丸炎、附睾炎。男童性早熟可有睾丸增大,阴茎增粗,阴茎勃起,一般无疼痛。

六、治疗

性早熟系因肾阴不足,累及肝阴,导致肾之阴阳失衡,相火偏旺;故本病治疗以补虚为主。补虚重在滋阴补肾、清泻相火;兼夹肝郁化火者,佐以疏肝解郁、清肝泻火;兼夹痰湿壅滞者,佐以健脾燥湿、化痰散结。本病临床上两证型常兼见并存,其中阴虚火旺为主兼肝郁化火为多见,或兼见痰湿壅滞。另外,辨证时也当注意主证存在地域差异。故平衡"肾"之阴阳为治疗根本,在此基础上或泻火,或疏肝,或燥湿,或化痰,或散结,随症加减治疗。同时,本病有报道可结合其他治法,如耳穴贴压法。使用耳穴贴压法时,应注意操作方法,避免其对皮肤的不良反应。本病经中医药治疗效果不理想者可结合或改用西医疗法。

(一)中医治疗

1. 辨证用药

(1)阴虚火旺证

临床表现:女孩提前出现乳房发育,阴道分泌物增多,阴唇发育,色素沉着,月经来潮;男孩提前出现睾丸增大,阴茎增粗,可有阴茎勃起,有胡须,喉结,阴囊皮肤皱褶增加、着色,变声,甚至有夜间遗精。伴五心烦热,潮热,怕热,颧红,盗汗,烦躁易怒,咽干口燥,小便短黄,大便干结,舌红绛、少苔或无苔,脉细数。

治疗法则:滋阴补肾,清泻相火。

方药运用:知柏地黄丸(《医宗金鉴》)加减。知母、黄柏、生地黄、牡丹皮、泽泻、茯苓、山茱萸、山药、女贞子。

加减:阴虚明显者,加玄参、龟甲、天冬;盗汗者,加五味子、浮小麦;五心烦热、潮热者,加地骨皮、莲子心;君相火旺、心烦不宁者,加黄连、酸枣仁、百合、栀子;月经来潮者,加墨旱莲、仙鹤草、白茅根;伴口苦、心烦等肝火旺者,选加栀子、夏枯草、龙胆。

(2)肝郁化火证

临床表现:女孩提前出现乳房发育,阴道分泌物增多,阴唇发育,色素沉着,月经来潮;男孩提前出现睾丸增大,阴茎增粗,可有阴茎勃起,有胡须,喉结,阴囊皮肤皱褶增加、着色,变声,甚至有夜间遗精。伴烦躁易怒,情绪抑郁,胸胁胀闷,头晕胀痛,面红目赤,失眠多梦,溲赤便秘,口苦咽干,舌红、苔黄,脉弦数。

治疗法则:疏肝解郁,清心泻火。

方药运用:丹栀逍遥散(《内科摘要》)加减。柴胡、当归、龙胆草、夏枯草、白芍、生地黄、牡丹皮、茯苓、栀子、枳壳、甘草。

加减:乳房胀痛者,加郁金、青皮;带下黄臭者,加黄芩、椿根皮;热证甚者,加黄连;便秘者,加决明子、火麻仁;肺中积热,面部痤疮者,加金银花、淡豆豉、大黄、黄芩。

(3)痰湿壅滞证

临床表现:女孩提前出现乳房发育,阴道分泌物增多,阴唇发育,色素沉着,月经来潮;男孩提前出现睾丸增大,阴茎增粗,可有阴茎勃起,有胡须,喉结,阴囊皮肤皱褶增加、着色,变声,甚至有夜间遗精。伴形体偏肥胖,胸闷叹息,肢体困重,口中黏腻,多食肥甘,舌质红、苔腻,脉滑数。

治疗法则:健脾燥湿,化痰散结。

方药运用:二陈汤(《太平惠民和剂局方》)加减。法半夏、陈皮、茯苓、枳壳、苍术、乌梅、僵蚕、夏枯草。

加减:乳房硬结明显者,可加橘核、浙贝母、麦芽、山慈菇、皂角刺;阴道分泌物多者,加椿根皮、芡实;外阴瘙痒者,加地肤子、白鲜皮、椿根皮。本证日久,郁而化热,可成痰热互结证,湿重于热者,见大便稀溏,喜静懒言,带下清稀色白,舌质淡,加白术、白扁豆健脾渗湿;热重于湿者,见大便秘结,带下黄浊,口苦,面部痤疮,舌质红,加栀子、黄芩、薏苡仁清热燥湿。

2.其他疗法

(1)中成药

①知柏地黄丸(知母、黄柏、熟地黄、制山茱萸、山药、牡丹皮、茯苓、泽泻):每

30 粒 6g。建议用法用量：3—6 岁每次 1.5g，每日 3 次，口服；>6 岁每次 3g，每日 2 次，口服。用于阴虚火旺证。

②大补阴丸(熟地黄、盐知母、盐黄柏、醋龟甲、猪脊髓)：水蜜丸每 200 粒 60 g。建议用法用量：<3 岁每次 2g，3—6 岁每次 4g，>6 岁每次 6g，每日 2 次，口服。用于阴虚火旺证。

③丹栀逍遥丸(牡丹皮、焦栀子、酒柴胡、酒白芍、当归、炒白术、茯苓、薄荷、炙甘草)：每袋 6g。建议用法用量：<3 岁每次 2g，3—6 岁每次 4g，>6 岁每次 6g，每日 2 次，口服。用于肝郁化火证。

④乳癖消片(鹿角、蒲公英、昆布、天花粉、鸡血藤、三七、赤勺、海藻、漏芦、木香、玄参、牡丹皮、夏枯草、连翘、红花)：薄膜衣片，每片重 0.67g。建议用法用量：<3 岁每次 1 片，3—6 岁每次 2 片，>6 岁每次 3 片，每日 3 次，口服。用于痰热互结证。

⑤二陈丸(陈皮、半夏、茯苓、甘草)：每袋 6g。建议用法用量：<3 岁每次 3g，3—6 岁每次 6g，>6 岁每次 9g，每日 2 次，口服。用于痰湿壅滞证。

⑥龙胆泻肝丸[龙胆、柴胡、黄芩、栀子(炒)、泽泻、木通、车前子(盐炒)、当归(酒炒)、地黄、炙甘草]，每 100 粒 6g。建议用法用量：<3 岁每次 2g，3—6 岁每次 4g，>6 岁每次 6g，每日 2 次，口服。用于肝郁化火证。

⑦夏枯草片(夏枯草)，每片重 0.51g。建议用法用量：<3 岁每次 2 片，3—6 岁每次 4 片，>6 岁每次 6 片，每日 2 次，口服。用于肝郁化火证。

(2)耳穴贴压法：取交感、内分泌、肾、肝、神门、脾。先将耳郭用 75% 乙醇消毒，以探棒找阳性反应点，然后将带有王不留行籽的胶布贴于阳性反应点处，手指按压，使耳郭有发热胀感。每日按压 5 次，每次 5 min，1 周换贴 1 次，两耳交替。用于阴虚火旺证、肝郁化火证。

(3)穴位贴敷：用知柏地黄方，以原药材研磨成粉，以 3% 氮酮为促渗透剂，拌和蜂蜜适量，制成贴剂备用；穴位选择：涌泉、太冲、三阴交、太溪、肾俞、肝俞等。每天夜间睡前揉搓上述各穴位，至微热后贴敷，每次持续贴敷时间为 8h。1 个疗程为 1 个月，疗程共 3 个月。用于阴虚火旺证、肝郁化火证。

(4)小儿推拿：首先，同时清心经和肝经，向指根方向直推，各 300～500 下。其次，摩腹，以肚脐为中心，先顺时针再逆时针方向，各 300～500 下。第三，刮膀胱经，从上往下刮两条经，隔日做 1 次，每次约 5min。适用于各证型。

(二)西医治疗

1. GnRHa 该药能抑制黄体生成素分泌，使性腺暂停发育、性激素分泌回到青春前期状态，从而延缓骨骼的增长和融合，尽可能达到延长生长年限、改善最终成年期身高的目的。目前，国内可供儿童使用的缓释型 GnRHa 制剂有曲普瑞林和醋酸亮丙瑞林，是 2007 年指南推荐首选的药物。

2. GnRHa 联合生长激素 在使用 GnRHa 的过程中会有生长减速问题,而难以改善患儿成年身高。运用 GnRHa 后,年增长速率≤4 cm 或预期成年身高无明显改善的患儿为联合 GH 的治疗时机。

七、预防、预后及调护

(一)预防

1. 母亲妊娠期慎用含激素的食品及药物,哺乳期不服避孕药物。

2. 儿童勿服用人参、鹿茸、紫河车等补品补药。需控制摄入快餐食品、膨化油炸食品等食物。需避免摄入或接触的物质有保健品、牛初乳、蜂王浆、避孕药、女性护肤品、女性化妆品、花粉、鸡胚、蚕蛹等。

3. 避免接触涉性影视、书籍、网络。

4. 减少接触各种"环境内分泌干扰物",如洗涤剂降解产物壬基酚、合成树脂原料双酚 A 和塑料增塑剂邻苯二甲酸二乙基己酯等。

(二)预后与疾病转归

性早熟除了导致儿童提早进入青春期,并且因患儿发育进程过快,导致骨龄偏大,骨骺提前闭合,最终引起患儿成年身高不达标,发育障碍;同时因其心理状况并不随同身体发育一样提前,易造成患儿心理精神负担,甚至引发心理障碍性疾病;并可能增加成年后心血管及代谢性疾病如高血压、肥胖、糖尿病的患病风险。

(三)、调摄与护理

1. 合理饮食 家长要根据孩子情况进行科学喂养,并尽量从天然动、植物食物中直接摄入营养,避免摄入含有性激素的食物及含植物性雌激素高的食物,对反季节的、"异常快速生长的"蔬菜水果要慎重食用,对明显用"激素饲料"催养的动物要避免食用。保证饮食营养平衡,防止脂肪过多,营养过度,因为能量过剩也是早发育的诱因之一。需控制摄入量的食物有肉禽类,尤其是鸡肉类(特别是禽颈)、猪肉,快餐食品,膨化油炸食品,海鲜、河鲜。需避免食用的食物有反季节水果,大豆及豆制品,补品,特别是人参和蜂王浆、鸡胚、冬虫夏草等。小孩要慎用成年人滋补食品(食疗)。不要轻信各类具有"长高长壮"作用的保健品的过度宣传、盲目跟从、迷信广告,要坚信现有正常合理的饮食完全能满足孩子生长发育的需要,每年的体重增长控制在 2～3kg。

2. 生活起居 尽早与父母分房分床睡,避免父母的激素影响到孩子。科学安排孩子的生活作息时间,避免通宵学习,影响睡眠质量,更不能整夜开灯睡觉,误导孩子们体内生物钟。同时,避免长时间看电视,减少看广告。适当地加强体育锻炼,提倡增强课外体育活动,控制体重,避免肥胖,运动尤其是拉伸运动还有助于孩子长高。

避免接触环境内分泌干扰物,它能造成人体内分泌器官的形态及功能的改变,使体内雌性激素水平明显提高,敏感性增强,提前发育。避免接触有毒物质;避免误服用避孕药,避免接触女性护肤品及化妆品,这些东西或多或少含有雌性激素,或影响性激素的分泌。

3. 心理疏导 对性早熟儿童不仅强调生理上的治疗,还应强调心理治疗,因为由于早发育在体形上、外表上与周围的小朋友不同容易产生的焦虑、恐惧、自卑和不安等心理,从而影响其生活学习,导致自卑、自闭、心神不宁、学习成绩下降等,严重者可能导致犯罪、过早性行为等后果,造成社会和家庭的悲剧。

儿童期是人体发育最重要的时期,家长要改善家庭关系,经常注意观察儿童的身体变化,关注孩子的心理变化,消除顾虑,充分了解性早熟患儿的心理状态落后于其性发育,家长需减轻心理的负性情绪,增加帮助患儿战胜疾病的信心,积极配合医护的治疗,做好孩子因性发育而出现各种紧张、焦虑情绪的抚慰工作,正确引导孩子"性"心理,倡导"绿色"上网,避免观看各类宣扬暴力、性爱的影视作品。给予患儿各方面的关心和爱护,注意倾听患儿的感触,耐心对患儿进行必要的性教育,使患儿了解自己疾病的真实情况,正确对待,积极配合医护的治疗。

4. 已病调护 对于已经确诊为性早熟的患儿,家长需做到以下几点。

(1)病情观察:密切观察女性患儿乳房的发育,注意有无硬结、增大,乳晕着色和触痛,阴道分泌物的性状,有无类似月经来潮的现象,有无大阴唇开始增厚,小阴唇着色情况。注意男性患儿乳晕着色程度和乳房的增大情况,阴茎和睾丸的大小、着色,有无遗精现象,为临床诊治提供可靠信息。

(2)会阴护理:保持局部清洁,家长要为患儿勤洗外阴,勤换内裤,叮嘱患儿便前便后清洁双手,防止局部感染,若外阴有炎症表现,在医生指导下,配制高锰酸钾溶液或中药坐浴及其他抗感染治疗。

(3)配合检查:性早熟患儿需要的检查有:询问病史、体格检查、乳房测量、下丘脑-垂体-性腺轴功能测定、盆腔 B 超检查、X 线骨龄测定、头颅磁共振显像等。家长需正确配合,做好各项检查前准备,如女性患儿子宫 B 超检查前需大量饮水使膀胱充盈,便于检查;X 线骨龄检查时要充分暴露手腕关节;清晨空腹抽血做生化检查;测量身高、体重时要注意测量准确,并观察体态发育情况。

(4)卫生宣教:随着性发育征象的出现,患儿的身心将有许多变化,早日做好卫生宣教,包括生理特点和性卫生保健知识,使他们能正确对待自身变化。对已有月经的女孩,要教其注意经期的生理卫生,懂得保护乳房、生殖器等部位。

八、中医防治进展

张亦群、蔡德培制订了一套调整性早熟女童青春发育进程的中药治疗方案,包括在起病时诱导其缓解,缓解后巩固并维持疗效,到达正常青春期年龄时,则促使其更好地青春发育。采用滋阴泻火与益肾填精中药连续治疗两个阶段能有效调整青春发育进程,显著防止骨骺过早融合并改善最终身高。临床观察结果显示,滋阴泻火中药能使患儿 GnRH 兴奋试验的 LH 峰值下降,下丘脑-垂体-卵巢轴功能亢进的程度显著好转,子宫、卵巢容积明显减少,增大的乳房缩小,第二性征显著消退。可使骨钙素、骨密度下降,明显抑制其成骨细胞过度亢进的功能活动;并使 $\Delta BA/\Delta CA$ 下降,减慢骨骼发育、延缓骨骼成熟,防止骨骺过早融合,使最终身高的预测值增加。益肾填精中药则使患儿 GnRH 兴奋试验的 LH 峰值上升,血清骨钙素上升,促使患儿的下丘脑-垂体-卵巢轴及成骨细胞的功能活动重新活跃;子宫卵巢增大,第二性征再现,促进患儿更好地发育。

上海市儿童医院中医科在徐蔚霖老中医"清肝泻火、滋阴壮水"为主要原则指导下进行辨证治疗,将性早熟分为肝郁化火和阴虚火旺证型,分别予以疏肝泻火、化痰软坚的复方逍遥合剂及滋阴泻火、软坚散结的复方地黄合剂治疗。研究发现,复方逍遥合剂、复方地黄合剂治疗可使乳房回缩,子宫、卵巢缩小,进而抑制下丘脑-垂体-性腺轴,缓解骨龄进一步超前。在对性激素水平 LH、FSH、E_2、性激素结合球蛋白(SHBG)观察发现,经过 3 个月治疗后 LH、FSH、E_2 水平较前未见太大变化,维持较前水平稍偏低,无统计学意义,但 SHBG 偏高,可起到较好的治疗作用。

孟萍等提出阴虚火旺是性早熟的基本病机。阴虚即肾阴虚,而火旺是为相火旺。肝郁脾虚是辨证关键,选方用药贵在轻灵。以滋肾疏肝为治疗之本,健脾化痰为辅,兼以软坚散结,如此标本兼治,使气行痰化,郁开结解,阴津得复,天癸缓至。

汤瑶瑶等总结多年临床经验认为,性早熟病机源于阴虚火旺,但患儿少见腰膝酸软、齿松发脱、头晕耳鸣、失眠健忘等典型肾阴虚表现,最常见的三大主诉症状乳房发育、阴道分泌物增加及月经来潮均与肝密切相关。由此指出肝肾阴虚是性早熟的基本病机,多兼肝气郁滞或肝郁化火等证;因此治疗上不应仅顾于滋肾水、养肾阴、清虚火而不顾肝证表现。

徐珊珊等报道耳穴压丸(肝、脾、肾、内分泌、内生殖器)联合早熟方(知母、黄柏、半夏、茯苓、山慈菇、甘草)治疗女童痰热互结型性早熟 3 个月能改善中医证候,提高身高生长速度,控制体质量,延缓骨骼生长,但对性激素水平、子宫卵巢容积无明显影响。

杨挺等对 302 例性早熟儿童调查结果显示,父母是否和睦、言情类电视剧或小说、母亲初潮年龄、居住区域、家庭中使用塑料制品、服用营养滋补品、动物性食品或高蛋白饮食、经常食用洋快餐及食用含防腐剂、色素食品等是影响儿童性早熟的独立危险因素。根据上述相关危险因素的分析总结了几点预防措施:改善家庭关系,加强儿童性早熟的公众健康教育,及时疏导、避免性早熟对儿童心理产生不良影响;改变公众传统错误思想,帮助儿童养成良好的饮食习惯和生活习惯,降低糖分、热量和脂肪的摄入;预防肥胖症,净化社会文化环境,预防和降低儿童性早熟的发病率。

中华预防医学会妇女保健分会青春期学组提出，一些具有雌激素活性的内分泌干扰化学物质如双酚 A 可能导致青春期早期发病和(或)快速发展，尤其是对于女孩。此外，广泛分布于食物、牛奶和饮用水中的玉米赤霉烯酮是一种非甾体真菌霉素，其雌激素效应的生物特性对生物体的生长发育产生的干扰作用也应引起人们的重视。故而减少和避免儿童长期接触塑料制品、一次性餐盒及进食各种存在严重农药残留等食物，可减少环境因素对内分泌系统造成的影响。同时，控制和减少儿童使用电子产品。经常使用电视、电脑、手机等电子产品可能引发儿童性早熟，这主要是由于电视或电脑的强光照可导致褪黑激素水平降低，诱发性早熟。

(段　娟)

参 考 文 献

[1] 中华医学会儿科学分会内分泌遗传代谢学组，《中华儿科杂志》编辑委员会.中枢性性早熟诊断与治疗共识(2015)[J].中华儿科杂志，2015，53(6)：412-418.

[2] 王雪峰.普通高等教育"十二五"国家级规划教材·全国高等中医药院校规划教材·中西医结合儿科学[M].9 版.北京：中国中医药出版社，2012：223-228.

[3] 张亦群，蔡德培.滋阴泻火与益肾填精中药序贯治疗特发性真性性早熟女性患儿临床观察[J].中国中西医结合杂志，2018，38(1)：33-37.

[4] 景晓平，邹亚，许丽雅，等.复方逍遥合剂治疗肝郁化火证及复方地黄合剂治疗阴虚火旺证女童特发性性早熟临床观察[J].中国实验方剂学杂志，2017，23(7)：167-172.

[5] 孟萍，徐春娟，傅淑清.傅淑清辨治特发性女童性早熟经验[J].江西中医药，2012，12(43)：8-10.

[6] 汤瑶瑶，叶进.叶进从肝论治女童性早熟经验[J].浙江中医药大学学报，2017，41(9)：765-767.

[7] 徐珊珊，赵鋆.耳穴压丸联合早熟方治疗女童性早熟临床研究[J].世界中医药，2018，13(1)：190-194.

[8] 杨挺，王明欢.儿童性早熟与影响因素的调查分析[J].中国妇幼保健，2016，31(7)：1510-1512.

[9] 中华预防医学会妇女保健分会青春期学组.女性性早熟的诊治共识[J].中国妇幼健康研究，2018，29(2)：135-138.

第五节　勃起功能障碍

一、概述

勃起功能障碍(erectile dysfunction，ED)既往称之为"阳痿"，指男子在性刺激下,持续地不能达到或维持足够硬度的阴茎勃起以完成满意性交,病程在3个月以上方能临床诊断勃起功能障碍。据统计,40—70岁男子中有52%患有不同程度的ED,是成年男子的常见多发病。

流行病学研究显示,年龄、吸烟、肥胖、饮食及精神因素是ED发病的高危因素,高脂血症、高血压、糖尿病及心血管疾病也会通过损伤血管功能对ED发病产生明确影响。ED患病人数虽然很多,但寻求医生诊治的ED患者仍不到10%,许多患者受传统思想观念的影响而羞于启齿。ED虽不危及生命,但影响男子身心健康,并影响夫妻感情和家庭和睦。

现存最早的中医文献(马王堆汉墓医书)已对阳痿有了初步的认识。竹简《十问》认为,生殖器官往往"与身俱生而先身死",其形成的原因为"其使甚多,而无宽礼"。竹简《天下至道谈》指出,性功能早衰的病因是"卒而暴用,不待其壮,不忍其热,是故亟伤",这是对性功能增龄性变化的最早认识。帛书《养生方》和竹简《天下至道谈》都认为勃起"不大""不坚""不热"的病机为肌、筋、气三者不至,"三至乃入",这是对阳痿病机的最早论述。《黄帝内经》首先论述了前阴与经脉、络脉、经筋的关系,并认识到阳痿的发病与肝关系密切,为后世医家从肝论治阳痿提供了理论依据。肾气理论对补肾法治疗阳痿理论的形成有很大的影响。《神农本草经》首载治疗阳痿药物15种,分别是白石英、巴戟天、石斛、肉苁蓉、五味子、蛇床子、桑螵蛸、阳起石、淫羊藿、白马茎、牡狗阴茎、羚羊角、樗鸡、虎掌、陆英、腐婢。这些药物大多沿用至今,有的药物已经或正在进行作用机制的现代研究。

二、病因病机

(一)病因

阴茎的正常勃起功能需要血管、神经、心理、激素及海绵体等因素的协调。其中任一因素的异常均可导致勃起功能障碍。通常根据病因将勃起功能障碍分为三类:器质性ED(动脉性、静脉性、神经性和内分泌性等)、心理性ED及混合性ED(器质性病因和心理因素同时存在)。既往人们多认为ED主要由心理因素引起,越来越多近代研究资料显示,50%以上的ED是器质性因素所致。我国由于受传统观念的影响,ED患者多混杂有心理因素。

(二)病机

中医发病的基本病机是肝郁肾虚,痰热血瘀。

1. **痰热是启动病机**　痰热常常作为启动因素而导致阳痿。环境污染,食品残毒,饮食结构改变,以及嗜食辛辣炙煿和肥甘厚味,大量吸烟酗酒等,往往内聚痰浊或变生湿热瘀毒;嗜食辛辣醇酒厚味,中焦失运,精微失布,湿热内生下注,或感受湿热之邪,内阻中焦,宗筋失养而受灼,或遏阻经络而致宗筋功能障碍,致弛纵而不举。

2. 肝郁是病机特点　从发病上看,不论是功能性还是器质性阳痿,患者都伴有不同程度的心理障碍,从而影响肝的条达疏泄而致郁。从肝与阴器的功能上看,肝通过经络与阴器连接,通过疏泄及调节血量参与阴茎的功能活动。阴茎以血为充养,若肝郁气滞,疏泄不及,气血失调,房事时不能将血液迅速灌注阴茎,影响阴茎的勃起,从而导致阳痿。

3. 肾虚是病机趋势　肾主阴器,为阴茎勃发坚举提供原动力,肾气终身处于亏损态势,加之"久病穷必及肾",因而病在肾又以虚为主。肾虚是阳痿的主要病机趋势从生理上来认识,男子性功能除受肝之疏泄、调节血量参与外,还受肾的调节与控制。男子以肾为先天,精气为其本,男子生长发育、性功能和生殖能力兴衰的过程,就是肾之精气盛衰的反映。然而,男性一生,肾气唯有亏耗而不会过盛,少儿时期肾气未盛而多肾气不足,或先天禀赋素弱,或后天失养而致;青壮时期,肾之精气虽已充盛,但每因自持而恣情纵欲,不节房事,或习手淫,或形志过劳,而致精气亏乏;"五八"之后,尤其是进入更年期及老年期后,肾之精气开始自然衰退,若加之调摄不法,则可加速肾气亏损。肾气一亏,启动功能不足,阴茎难以勃发,故而阳痿。

4. 血瘀是终极病机　从中医学理论角度分析,阴茎受血而振奋,阳兴用事,若血供障碍,则阴茎血少而难充,或真阳难达阴茎以致其势难举。而不论肝郁、肾虚或其他原因,都会导致血瘀。瘀血是一种病理产物,同时又是一种致病因素。国外医学家研究认为,阳痿的发生与阴茎的供血动脉被动脉粥样硬化斑阻塞而致动脉供血不足有关。国内学者研究发现,阳痿患者的血液黏稠度明显高于正常人,红细胞变形明显异常,而且甲皱微循环也不正常。从中医角度对以上结果加以分析,血管因素也好,血液流变学因素也好,都属于"瘀"的范畴。这种"瘀"在临床上表现出的舌暗、舌有痕点等瘀象较少,因此从宏观表象上很难发现。中青年时期以痰热血瘀肝郁为主,肾虚次之;老年时期以肾虚血瘀为主,而肝郁痰热次之。这是一般规律,也有中青年以血瘀肾虚为主而老年以痰热血瘀肝郁为主者,临证又当谨守病机,知常达变。肺主治节朝百脉、心主神明、脾主化运等功能异常也可导致阳痿,但相对较少且多伴有前述基本病理变化。故曰阳痿之中医基本病理变化乃肝郁、肾虚湿热、血瘀。

三、临床表现

男子在性刺激下,持续地不能达到或维持足够硬度的阴茎勃起以完成满意性交。

四、辅助检查

1. 常规检查　①血常规;②尿液常规;③血生化:包括血糖、肝肾功能及血脂;

④下丘脑-垂体-性腺轴功能检查;⑤测定血睾酮、催乳素(PRL)、促卵泡激素(FSH)及黄体生成素(LH)等;⑥糖耐量检测;⑦甲状腺功能测定;⑧特殊检查及评估特殊检查用于口服药物无效而需实行相应有创治疗、患者要求明确 ED 原因、涉及法律与交通事故鉴定等,根据需要选择性进行相关特殊检查。

2. **特殊检查** ①夜间阴茎勃起检测;②阴茎海绵体注射血管活性药物试验;③阴茎彩色超声多普勒检查;④阴茎海绵体灌注造影术(必要时海绵体测压);⑤选择性阴茎动脉造影术;⑥神经系统检查:如阴茎感觉阈值测定、球海绵体反射潜伏时间、阴茎海绵体肌电图、躯体感觉诱发电位及括约肌肌电图等;⑦阴茎海绵体核素显像。

五、诊断与鉴别诊断

(一)诊断要点

1. **病史** 病史是诊断 ED 的重要参考,主要包括现病史、性生活史及既往史,特别是一些容易导致 ED 发病的手术外伤史、用药史等。

2. **现病史及性生活史** 患者的主诉是 ED 诊断的重要参考,但应注意由于羞于启齿等因素,患者可能对病情有所隐瞒,应尽可能鼓励患者提供真实的病情,同时可以让患者的配偶参与病史的提供乃至诊断、治疗的过程。性生活史应着重了解 ED 起病情况、病程、进展,了解勃起硬度及维持时间;夜间或晨勃状况是否正常、自我刺激能否勃起等;心理、社会及家庭因素对勃起功能的影响。详细真实的病史可以对心理性 ED 和器质性 ED 进行初步判断。两者区别主要体现在心理性 ED 起病比较突然,有明显心理因素诱发,能保持正常的夜间和晨间勃起,无外伤、手术、慢性病或长期服药史。而器质性 ED 起病比较隐匿,并呈现逐渐加重的趋势,可有外伤、手术、慢性病或长期服药史,没有明显心理因素诱发,夜间和晨间勃起不能。

3. **既往病史、外伤史、长期用药史等** 一些慢性疾病、药物及生活方式可能与ED 的发病密切相关,因此对一些可能相关的疾病、用药史等要着重了解。①疾病史应了解如心脑血管病、糖尿病、肝肾功能障碍等慢性疾病;多发性硬化病,脑萎缩等神经系统疾病;阴茎硬结症、阴茎畸形等生殖系统疾病;甲状腺功能异常,性腺功能低下,高催乳素血症等内分泌疾病;抑郁、焦虑等心理健康问题。②手术和外伤史,主要包括神经、血管损伤及骨盆和会阴部损失和手术等。③用药史及不良生活方式,主要包括长期使用抗高血压药、中枢神经系统药物、降糖药、非甾体类抗炎药等,以及吸烟、酗酒、滥交等不良生活方式。

4. **体格检查** 体格检查也是诊断 ED 的重要手段,应注意检查生殖器及与神经、内分泌、血管等有关的体征。检查阴茎大小、外型及触感,检查包皮有无异常;触摸睾丸大小、质地是否异常,有无痛觉过敏等;前列腺的大小、质地、有无结节和触痛,肛门括约肌张力等。注意观察体型、皮下脂肪及其分布,有无喉结、胡须、男性乳腺发育等,可提示有无内分泌异常。测定血压和四肢脉搏,特别注意触摸股动脉搏动,其减弱或消失提示股动脉、髂动脉栓塞或狭窄。检查骶髓传出神经,包括会阴及阴茎感觉,以及腹壁反射、提睾反射、球海绵体反射等。

(二)鉴别诊断

1. 躯体疾病所致的 ED 某些躯体疾病影响性功能,以 ED 为表现形式的诊断为躯体疾病所致的 ED,如内分泌失调类的睾酮水平不足、影响阴茎功能的神经性疾病、影响阴茎动脉血流入和流出的血管性疾病、糖尿病等。这些问题可通过全面的性心理、性行为和躯体疾病资料的收集明确诊断。

2. 药物所致的 ED 许多药物影响勃起功能,如大量长期饮酒、吸入尼古丁、某些抗抑郁药物、具有多巴胺阻滞作用的抗精神病药物等。通过搜集用药史及停药后症状的缓解可予以鉴别。

六、治疗

(一)中医治疗

1. 辨证用药

(1)肾阳虚损证

临床表现:多因先天肾气不足,或纵欲过度,或大病之后失养。症见阴茎寒凉,痿软不举,精冷滑泄,伴面色㿠白,头昏耳鸣,眼眶发黑,腰膝酸软,畏寒肢冷,性欲减退,精液清稀。舌淡,苔薄白,脉沉细。

治疗法则:治当温肾壮阳,益气活血养阴。

方药运用:方用鹿茸丸加减。鹿茸、雄蚕蛾、阳起石、菟丝子、海狗肾、肉苁蓉、淫羊藿、蛇床子、熟地黄、枸杞子、柴胡、远志、蜈蚣、怀牛膝、甘草等。

(2)肾阴虚损证

临床表现:多因早婚房劳,或久服壮阳药耗灼肾阴宗筋。症见阴茎易兴,临房则软,伴遗精早泄。心烦潮热,失眠盗汗,尿赤,便秘,舌红少苔脉数。

治疗法则:治当滋养肾阴,填精益髓,佐以益气通络泻火,健脾和胃。

方药运用:方用神效地黄散加减。熟地黄、枸杞子、龟甲胶、山茱萸、黄精、丁香、茴香、茯苓、山药、蛤蚧、人参、木香、厚朴、黄柏、黄连、肉苁蓉、怀牛膝、蜈蚣等。

(3)阴阳双虚证

临床表现:肾之阴阳,是男子生长发育和生殖的基本物质。既要充盛,又要相对平衡协调,既相互依存,又互相转化。阴损可以及阳,阳损可以及阴。故久病肾虚及老年患者往往阴阳双虚,夹杂互见。临床症状则阴虚、阳虚兼见。

治疗法则:治当阴阳平衡双补,佐益气,散瘀,宁心、健脾。

方药运用:方用大造固真丸加减。紫河车、补骨脂、肉苁蓉、巴戟天、菟丝子、胡桃仁、人参、白术、五味子、山茱萸、鹿茸、远志、茯神、山药、熟地黄、枸杞子、蜈蚣、路路通、穿山甲、炙甘草等。

（4）心脾两虚证

临床表现：脾胃为后天之本、气血生化之源，脾胃旺则气血盛，致宗筋得养。心藏神而主血，脾主思而统血。因久病不愈，或劳倦思虑，损伤心脾，致气血两虚，宗筋失养而阳痿。症见阴茎勃起无力，伴心悸气短，精神不振，失眠多梦，面色萎黄，食少倦怠。舌淡苔少，脉虚弱。

治疗法则：治当健脾养心，益气补血，佐活血通络。

方药运用：方用归脾汤、小补心丹加减。人参、黄芪、白术、甘草、生姜、酸枣仁、远志、茯神、龙眼肉、当归、鹿茸、钟乳石粉、阳起石、肉苁蓉、朱砂、灵砂、蜈蚣、木香等。

（5）肝气郁结证

临床表现：肝为将军之职，性刚烈，主疏泄，又主藏血，喜条达而恶抑郁。若情志不遂，郁怒伤肝，或思虑无穷，所愿不得，则肝气郁结，致气血逆乱，宗筋失养而阳痿。症见阳事不举，举而不坚，时轻时重，情志抑郁，胸胁胀痛，失眠遗精。舌红、苔薄，脉弦。

治疗法则：治当疏肝解郁，补肾填精，佐活血祛瘀，疏畅情志。

方药运用：方用蜈蚣疏肝汤、启阳娱心汤加减。大蜈蚣、柴胡、香附、当归、白芍、蚕蛹、地龙、王不留行、人参、远志、酸枣仁、茯神、石菖蒲、白术、山药、神曲、菟丝子、白蒺藜、牛膝、甘草等。

（6）湿热下注证

临床表现：足厥阴肝经循股阴，结于阴器，络诸筋，即"肝司阴器，主疏泄"。若过食肥甘，酿湿生热，或感受湿热之邪，郁蒸肝胆，循经下注阴器，宗筋弛纵而阳痿。症见阴茎痿软，伴阴囊潮湿，坠胀，甚至肿痛，小便赤黄，口苦耳鸣，舌红、苔黄而厚腻，脉弦滑。

治疗法则：治当益气健脾，清热燥湿，佐疏肝通络。

方药运用：方用龙胆海龙起痿汤加减。龙胆、黄芩、泽泻、木通、车前子、黄芪、当归、生地黄、羌活、防己、红花、五味子、海马、蜈蚣、云茯苓、白蒺藜、柴胡、杜仲、蛇床子、生甘草等。

2. 其他疗法

（1）针灸治疗：古代文献中记载治疗 ED 的穴位很多，如"脊内廉痛，溺难，阴痿不用，小腹急引阴，及脚内廉，阴谷主之""丈夫失精中极主之""男子精溢阴上缩大赫主之"等。如果将人体分为天地人三部分，则男性的阴部位于人、地交界处，穴位有中极、大赫、会阴、气冲；将躯干分天地人，则人和地的交界处有命门、肾俞；将下肢分天地人，则人和地的交界处为中封穴；将下肢倒立后分天地人，则人和地的交界处为曲泉、阴谷；将足竖立分天地人，则人和地的交界处为太冲、然谷。上述穴位均与 ED 的治疗有关。

治疗案例：男性，54 岁，有慢性腰痛史，曾被诊断为变形性腰痛。出现 ED 8 个月后就诊，伴腰痛、倦怠，有便秘倾向。舌赤紫有齿痕，脉沉细，重按右尺、关虚，左关实。腹诊：脐周和季肋下硬，左侧天枢、大巨硬结。颈背部紧张，左肩胛区有硬结。从两侧腰至尾骨旁有压痛。根据变动经络法属于寒热波及督脉、膀胱经。综合四诊属于脾虚肝实证。治本法：百会、大都、内关、阴陵泉、冲门、章门用补法并留针，行间、太冲、阳辅用提插开合的泻法、单刺。治疗后腰痛改善 30%。治标法：风府、大杼、膈俞、肝俞、脾俞、胆俞皮下埋针。作为对足太阴别络的处置，从尾骨外缘、髂嵴、脊椎选择反应穴，用能达肌层的毫针单刺；从会阳刺入，向阴部放射。背部针刺右侧天柱、委中时，右膀胱经主诉消失，左膀胱经仍有疼痛，加刺左侧飞阳。左章门、天枢、中极皮下留针。从曲骨向下刺入，向阴部放射。治疗 3 天后腰痛缓解，但 ED 改善不明显。之后每隔 3 日 1 次，治疗 5 次后 ED 改善，性生活能够进行。以后每 1～2 周治疗 1 次，以维持疗效。

北小路等对 118 名 20—60 岁的男性进行问卷调查，结果发现，50—60 岁男性的体力、记忆力、性冲动及性能力明显降低。据报道，以性交障碍为主诉就诊的 26 例 ED 患者（年龄 26—70 岁，平均 48 岁）中，精神神经性 10 例、内分泌性 8 例、血管性 5 例、糖尿病性 2 例、前列腺疾病 1 例。病变程度："性交时不能充分勃起，不能完成性交"者 12 例（46%），"能充分勃起、完成性交但不能持久"者 14 例（54%）。治疗选用 2 寸 8 号针刺激双侧中髎，每次捻转刺激 10min，每周 1 次，治疗 2～70 次（平均 11 次）。结果：针刺后，"性交时不能充分勃起、不能完成性交"者减至 8 例，"能充分勃起、完成性交但不持久"者减至 3 例，"能充分勃起、完成性交且持久"者增至 15 例。从病因分析，心因性 9 例中 3 例改善，内分泌性 8 例中 7 例改善，血管性 5 例全部改善，糖尿病性 2 例中 1 例改善。

治疗案例：男性，有糖尿病、高血压史，数年前自觉勃起功能逐渐减弱。1999 年被诊断为糖尿病性 ED，服药未见好转。2002 年接受针灸治疗，每周 1 次，选刺中髎、阴部神经反应点（髂后上棘中央与坐骨结节下缘连线的上 50%～60% 处）。进针后给予左右捻转 180° 的强刺激，并通以 1.3Hz 低频电流，刺激时间平均 10min。第 1～6 次在中髎穴捻转、第 7～11 次在阴部神经反应点捻转、第 12～25 次在阴部神经反应点施以电针刺激，共治疗 25 次。结果，勃起功能明显改善，能完成性交，QoL 提高，但 HbA1c 在针刺治疗前后无明显变化。

（2）补泻手法的重要性：治疗 ED 时常用捻转、提插补泻法。捻转补泻的补法要求针的旋转角度在 90° 以内，速度为 120～160 次/min；泻法要求针的旋转角度在 180° 以上，速度为 60～90 次/min。提插补泻法的补法要求刺入时要快、提起时慢；泻法要求提起时快而刺入时慢。醒脑开窍法以补益肝肾、调神安志为原则，主穴为内关、人中(印堂、上星、百会)、三阴交;副穴为中极、秩边透水道。内关得气后,用捻转、提插泻法;人中向鼻中隔用泻法提插斜刺,三阴交得气后用提插补法。

(二)西医治疗

1. **选择性磷酸二酯酶Ⅴ型抑制药** 磷酸二酯酶Ⅴ型(PDE5)是主要分布在阴茎海绵体平滑肌中的磷酸二酯酶亚型,它通过降解细胞内一氧化氮的第二信使——环磷酸鸟苷(cGMP)而降低其浓度,使阴茎转入疲软状态。因此,抑制PDE5的活性可以提高cGMP浓度而增强阴茎勃起功能。由于性刺激促使阴茎海绵体释放一氧化氮促进cGMP的生物合成,因此在有性刺激状况下西地那非才会起效。大量的临床实验证明西地那非(万艾可)是选择性PDE5抑制药,临床使用安全有效,是目前治疗勃起功能障碍的首选口服药物。第二代PDE5抑制药Tandenafil和Vardenafil等目前在临床试验阶段。西地那非目前已被许多国家批准用于治疗勃起功能障碍,2000年6月在我国上市,商品名为"万艾可"。Ⅱ期临床研究表明,万艾可对各种病因、不同程度、不同年龄的ED患者均有效,其临床有效率达85%左右。医生应指导患者先从50mg开始使用,必要时调整剂量至100mg或25mg。但是,应该强调西地那非禁忌与硝酸酯类药物合用,否则会发生严重低血压而发生不良事件。不良反应包括:短暂性头痛、面部潮红、消化不良、鼻塞及一过性视觉异常(抑制磷酸二酯酶Ⅵ型所致)等,各种不良反应属于一过性,发生率不超过10%。

2. **盐酸阿扑吗啡含片** 阿扑吗啡是中枢神经系统的多巴胺受体激动药,有增强阴茎勃起功能。性交前舌下含服,起效时间通常为20min,报道称对勃起功能障碍的有效率为50%~60%。主要不良反应是恶心,但低剂量时(2mg和4mg)较轻。其他不良反应有头晕、出汗、嗜睡、打哈欠等,其发生率在10%左右。极少数情况下发生晕厥。该药目前已在国外上市,商品名为Uprima和Ixense,国产药物正在进行Ⅱ期临床观察。

3. **甲磺酸酚妥拉明** 酚妥拉明为α-肾上腺素受体阻滞药,对中枢和外周均有作用,适合轻、中度ED治疗,有效率为50%左右。不良反应包括头晕、鼻塞及心动过速,40mg剂量时可以耐受。国内有数家药厂生产此类药物并先后上市。口服药物联合应用可能起相加或协同作用,不良反应亦可能加重,因此需进一步临床观察,全面考证其疗效和安全性。其他药物,如目前国内市场上有多种中药制剂用于治疗ED,但这类药物确切的药理机制还需要进一步的临床研究。

4. **外用药物** 目前国内已上市的外用药物商品名为比法尔,含前列腺素 E_1 加透皮剂混合制成的乳膏剂,药物经尿道吸收转入阴茎海绵体内,通过提高阴茎海绵体平滑肌cAMP浓度而诱发阴茎勃起。临床研究证明,性交前10~20min经尿道滴入比法尔乳膏,临床有效率为60%左右。不良反应包括阴茎胀痛、尿道烧灼感等,无明显的全身性不良反应。

5. **真空负压勃起装置与缩窄环** 真空负压缩窄环装置适用于不欲采用药物治疗及药物治疗禁忌的患者。使用时将空心圆柱体套于阴茎根部通过负压将血液吸入阴茎海绵体内，然后用橡皮圈束于阴茎根部阻断静脉回流来维持阴茎勃起。优点：无创、经济，可反复使用。不良反应有阴茎疼痛、麻木、青紫及射精困难等。

6. **阴茎海绵体药物注射疗法** 一线疗法无效或有不良反应，也可选择采用阴茎海绵体药物注射作为第二线治疗方法。血管活性药物，直接松弛阴茎海绵体平滑肌而使阴茎勃起，常用药物有前列腺素 E_1（上市药物有 Caverject、凯时等）、罂粟碱及酚妥拉明等，最近多采用前列腺素 E_1，可单一给药，也可联合用药，对多数患者疗效确切。不良反应有注射部位疼痛、持续或异常勃起及长期使用后可能引起海绵体纤维化。

7. **手术治疗** ①血管手术包括阴茎动脉重建术及静脉结扎手术，适用经特殊检查证实的部分年轻人血管性 ED 治疗，但需要严格掌握手术适应证。②阴茎假体植入手术是通过阴茎海绵体内手术植入勃起装置，来辅助阴茎勃起完成性交的半永久性治疗方法，适用于各种方法治疗无效的重度 ED 患者。该种创伤性治疗方法，为不可逆性最终治疗选择，术前除了要考虑到手术并发症（感染、糜烂及副损伤等）和机械性并发症外，还要考虑到患者对价格的承受能力，一般并发症发生率为 5%～10%。

七、预防、预后及调护

(一)合理膳食

"脾胃为后天之本"，是化生精微的根本。在几千年的生活医疗实践中，脾胃学说一直指导着人们的饮食养生理论与实践。其中一条重要的养生方法便是：合理饮食。金代医家张从正提出"五味贵和，不可偏胜"。李东垣在《脾胃论》中指出："至于五味，口嗜而欲食之，必自裁制，勿使过焉，过则伤其正也。"饮食不可偏嗜，一旦某类食物食用过多就会引起人体内环境的相应改变，导致病变的产生。阴茎勃起正是依赖于正常海绵体血管的充血功能，因此血脂异常也是阳痿的重要病因之一。首先，血脂异常可以引起阴茎动脉、阴部内动脉和髂内动脉等大血管粥样硬化，降低了阴茎动脉血流量；其次，血脂异常损伤血管内皮细胞，导致阴茎勃起时的血管平滑肌松弛。若能养成良好的饮食习惯，进行必要的体育活动，加上使用抗血管内皮功能紊乱的药物，就能够有效地防止血管病变的发生，也能够降低动脉型阳痿发病的概率。

(二)适度运动

随着工作方式的改变，许多人每天需要坐在计算机前工作很长时间，久坐已经成为严重影响身体健康的危险因素。已有研究结果显示，久坐的不良习惯与肥胖、糖尿病、高血压、高脂血症等疾病的发生密切相关，而以上都是容易导致男性发生

ED 的高危病因。运动与更强的男性性欲、更好的勃起情况、更佳的夫妻性交满意度和总体满意度有明确的关系。目前阳痿的病因病机以肝郁肾虚血瘀为主,其中肝郁、肾虚都是重要的病机,而血瘀则是诸多病因继发的病理因素。患者适当运动有利于气血的运行,改善勃起情况。西医对于运动改善勃起功能的机制尚不清楚,可能是由于运动可以改善血管内皮细胞的功能,增加神经递质的释放或者有利于患者的心理。

(三)保证睡眠

充沛的睡眠可以增强阴茎勃起功能。国外的流行病学研究表明,在存在睡眠紊乱情况的人群中发生阴茎勃起功能障碍的概率为 17.8%,其中,青年人发病率为 7.3%,老年人发病率为 63.3%。其原因是,睡眠紊乱导致缺少充足的睡眠无法为男人提供足够的氧,而长期处于低氧状态,睾酮分泌水平下降,一氧化氮等舒血管物质产生减少,内皮功能和自主神经发生紊乱导致阴茎血管平滑肌、内皮细胞及海绵体等结构和功能发生改变,出现阳痿。因此,通过保证充足的睡眠、纠正睡眠紊乱可以改善阴茎勃起功能。

(四)及时消除患者的抑郁和自卑情绪

勃起功能障碍患者对于自己的疾病常碍于自尊而难以启齿,因此,首先要为这类患者准备一个相对私密的空间,注意保护患者的隐私,为患者营造一个安全放松的环境。然后通过谈心的方式加强医患沟通,逐渐取得患者的信任,了解患者发生勃起功能障碍的发生和发展情况,耐心倾听患者的倾诉,并对患者的抑郁和自卑情绪进行疏导,帮助患者解开心结,平复情绪。

(五)提高患者对疾病的认知度

护理人员要对患者进行健康教育,介绍该病的相关病因、影响因素以及治疗进展等情况,引导患者正确认识勃起功能障碍,提高患者对疾病的认知度。另外,要多向患者介绍治疗成功的经典案例,帮助患者建立战胜疾病的信心,让患者能以乐观积极的心态配合治疗和护理工作。

(六)进行夫妻双方的共同治疗

研究证实,亲密和谐的夫妻关系有助于缓解患者的心理压力,促进其身心健康的恢复。

八、中医防治进展

(一)戒掉烟酒等不良陋习

随着医学的进步,阳痿与吸烟之间的相关性不断得到证明和深入研究。毫无疑问,男性吸烟,尤其是主动吸烟,已经被公认为是阳痿疾病发生的高危因素之一,长期吸烟者对阴茎勃起功能损伤更大,发生阳痿的风险急剧升高,由此证明吸烟与阳痿之间存在密切的联系。所以越早开始戒烟,阳痿的治疗效果越好。国内外还对吸烟与阳痿的相关性进行了深入的机制研究，结果表明，吸烟导致引起一氧化氮合成减少，引起氧化应激反应等导致阳痿的发生。同时，大量文献报道，大量饮酒可以增加糖尿病患者 ED 的患病率。因此，戒掉烟酒等不良陋习更有利于改善男性勃起功能。

（二）治原发病

大量动物模型研究和临床试验表明，勃起功能障碍与高血压密切相关，但其具体机制尚不明确。糖尿病 ED 是其众多并发症中较为严重的一种，医学界尚未彻底解释其具体病理机制，一般认为可能与神经和血管、代谢、神经递质、内分泌等多种因素相关。糖尿病 ED 的治疗应当紧密结合其发病机制，从多个方面着手，为该病患者实施全面综合的治疗方案。治疗时，首先应当治疗原发糖尿病，对患者进行严格的血糖控制，排除高糖环境对阴茎勃起相关结构功能的持续性伤害；同时，加强对患者的个体化治疗，根据患者的不同情况选择多种不同作用机制的药物进行联合治疗，以此提高疗效。比如，在应用降糖药物的同时，使用有抗氧化及清除糖基作用的药物，以降低高糖环境对阴茎勃起相关结构功能的持续性伤害。针对血糖升高对血管和神经的影响，选择改善血管内皮环境和改善支配勃起的相应神经功能的药物，同时对于伴有雄激素水平下降的患者结合口服补充雄激素来进行治疗。

（三）调整药物

许多药物的不良反应可以引起勃起功能障碍。例如，降压药是导致药物性阳痿的最常见原因之一。医学界过去认为，大部分治疗高血压的药物都可以通过不同途径产生扩张血管或者使血容量减少的作用，在达到降压目的的同时会引起阴茎血压降低，进而导致海绵体的血流灌注减少，不足以支持正常勃起功能，所以引起阳痿。除此之外，高血压病的治疗药物还有对中枢神经系统或周围支配阴茎勃起反射神经的抑制作用，从而导致药物性阳痿的发生。抗心律失常药物地高辛等可以通过抑制减少 Na^+-K^+-ATP 酶，增加血清雌激素浓度，降低雄激素浓度等作用引起 ED 的发生。治疗消化性溃疡的常用药 H_2 受体拮抗药，如雷尼替丁、法莫替丁和西米替丁等，因为抑制睾酮等雄激素的生成继而引发 ED。此外，部分抗癫痫药物、镇痛药物等均可以导致 ED。对于阳痿患者在充分考虑其原发病因素的同时，也要密切关注相关药物的使用情况，必要时可以对其药物的使用进行适当调整。

（四）把握时机

古籍有载："房中之事能生人，能杀人。"正确合理地进行房事可以养生保健，反之则会损伤身体，引起疾病。所以，在性生活行为中遵循欲不可强、欲有所忌、把握时机的原则十分重要。欲不可强是指性生活中不可强行入房，一方面指男女双方意见不合，一方不顾伴侣感受强行发生性行为，久而久之，会使双方感情不和，甚至反感恐惧性生活,这样的行为十分容易诱发男性勃起功能障碍。另一方面是指男性不顾自身身体条件勉强行房,就会如《三元参赞延寿书》所言"强力入房则精耗,精耗则肾伤……腰痛不能俯仰"及《抱朴子》所云"强举之,伤也……甚矣,强之一字,真伐生伐寿之本",对身体产生巨大的伤害。欲有所忌是指性生活中应当避免的问题,《千金翼方·养性禁忌第一》指出:"日月薄蚀、大风、大雨……凡新沐、远行及疲劳、饱食、醉酒、大喜、大悲、男女热病未差……皆不可合阴阳。"随着后人不断补充和现代科学研究证明,房事外界环境恶劣,寒热嘈杂,不宜行房;自身情绪波动,喜怒忧思,不宜行房;病后、劳累、醉酒、饥饱等,不宜行房。如《素问·上古天真论》指出:"醉以入房,以欲竭其精……故半百而衰也。"一旦违反房事禁忌,就会对身体造成伤害,导致疾病的发生。把握时机是指性生活应该选择良好的时机进行,如《素女经》云:"欲和之道,在于定气、安心、和志,三气皆至……女大快,男盛不衰,以此为节。"男女双方应当做好充足的准备,性情所致,选择环境适宜的卧室,避免外界的干扰,为一次高质量的性生活创造良好的时机与条件。男性勃起功能障碍的患者还可以尝试晨起性生活,现代研究表明,经过一夜的休息,体内雄性激素达到最高峰,大多存在晨勃状态,可以更好地完成性生活。

(王　斌)

参 考 文 献

[1] 朱积川.男子勃起功能障碍诊治指南[J].中国男科学杂志,2004,18(1):68-72.

[2] 张唯力.男性性功能障碍的定义及诊断问题[J].医学新知杂志,2006,16(2):66-69.

[3] 齐涛,张滨.勃起功能障碍流行病学研究[J].新医学,2011,42(2):117-118.

[4] 王传航.中医药治疗阳痿的历史沿革与展望[J].中国医药学报,2004,19(7):436-437.

[5] 刘骋,梁朝朝.勃起功能障碍的发病机制研究进展[J].国外医学泌尿系统分册,2004,24(2):235-238.

[6] 李海松,李曰庆.勃起功能障碍中医病因病机探析[J].中国性科学,2005,14(4):13-15.

[7] 吴镝.阴茎勃起功能障碍的诊断方法探讨[J].中国性科学,2011,20(12):32-34.

[8] 邓明昱.勃起障碍的临床研究新进展(DSM-5新标准)[J].中国健康心理学杂志,2016,24(2):161-167.

[9] 贺克镕.男性勃起功能障碍的中医辨证施治[J].中国性科学,2006,15(2):37-38.

[10] 郭恒岳.勃起功能障碍的针灸治疗[J].国外医学中医中药分册,2005,27(4):219-221.

[11] 董雷,李海松,王继升,等.李海松教授治未病理念在治疗阳痿疾病中的应用[J].中国性科学,2018,27(5):102-104.

[12] 马倩玉,陈鑫,张彩丽.勃起功能障碍患者心理问题调查及护理[J].世界最新医学信息文摘,2018,18(15):168-169.

第8章

代谢类疾病

在体内生物化学过程发生障碍时,某些代谢物质如糖、脂肪、蛋白质、嘌呤、钙铜等堆积或缺乏而引起的疾病。代谢性疾病具有以下特点:①病理指标的多样性:糖、蛋白质、脂肪及水、矿物质等多种指标代谢障碍常常是相互影响和联系的,有时会造成恶性循环;②病变由功能障碍逐渐影响到组织器官形态:各种代谢病均可影响全身各组织、器官,如高胆固醇血症的基本特点是胆固醇在血管等处的沉积,造成动脉硬化,受累的组织是全身性的,如脑动脉硬化、冠心病、肾动脉硬化并造成肾功能障碍等改变;③代谢性疾病轻重程度有别:临床表现的轻重取决于代谢紊乱的程度和对重要器官组织结构与功能破坏的程度。一般来说,疾病早期仅为生物化学过程的改变,器官组织的病理和功能改变不明显,临床上可无明显症状。

整体观念及辨证论治是中医药的特色和优势,中医药治疗代谢性疾病是围绕饮食失节、情志失常分析代谢综合征的病因病机,针对全身性的代谢异常综合治疗,并能够在症状表现产生前调整机体状态,延缓代谢紊乱进展,达到多代谢因素综合治疗及预防疾病进展的效果,对代谢类疾病的防治具有重要价值。

第一节　骨质疏松症

一、概述

骨质疏松症(osteoporosis,OP)是最常见的骨骼疾病,是一种以骨量低、骨组织微结构损坏导致骨脆性增加易发生骨折为特征的全身性骨病。2001 年,美国国立卫生院(National Institutes of Health,NIH)将其定义为以骨强度下降和骨折风险增加为特征的骨骼疾病,提示骨量降低是骨质疏松性骨折的主要危险因素,但还存在其他危险因素。骨质疏松症可发生于任何年龄,但多见于绝经后女性和老年男性。骨质疏松症分为原发性和继发性两大类。原发性骨质疏松症包括绝经后骨质疏松症(Ⅰ型)、老年骨质疏松症(Ⅱ型)和特发性骨质疏松症(包括青少年型)。绝经后骨质疏松症一般发生在女性绝经后 5~10 年;老年骨质疏松症一般指 70 岁以后发生的骨质疏松;特发性骨质疏松症主要发生在青少年。继发性骨质疏松症指由任何影响骨代谢的疾病和(或)药物及其他明确病因导致的骨质疏松。

骨质疏松症是一种与增龄相关的骨骼疾病。目前,我国60岁以上人口已超过2.1亿(约占总人口的15.5%),65岁以上人口近1.4亿(约占总人口的10.1%),是世界上老年人口绝对数最大的国家。随着人口老龄化日趋严重,骨质疏松症已成为我国面临的重要公共健康问题。

中医学将原发性骨质疏松症归属为"骨痿""骨痹""骨枯"等范畴,认为该病主要是由于肾精不足、骨失滋养导致的全身骨骼的慢性退行性疾病。

二、病因病机

(一)病因

原发性骨质疏松症是一种涉及多脏腑、由多种因素长期、共同导致的慢性全身性疾病。肾精亏虚是本病发生的基本病因,并与肝、脾等脏腑功能密切相关,病性有虚有实,然总归于精亏髓减、骨失所养而致。肾精不足、肾阳亏虚、肝肾阴虚、脾胃虚弱、脾肾阳虚、肾虚血瘀以及血瘀气滞等原因,均可导致该病的发生与发展。

(二)病机

人至中老年,天癸渐竭,加之体质虚弱,烦劳过度,耗伤肾精,而致肾精亏虚,精亏髓减,骨失所养;或命门火衰,肾阳虚损,虚寒内生,髓冷骨弱,可见腰膝酸痛或冷痛,骨骼脆弱无力,甚至骨折等症,即导致本病的发生。肾阳虚发展到一定程度时累及肾阴,即"阳损及阴",进而造成阴阳俱虚,精气愈亏,则进一步加重病情。

肝肾同源,肝主疏泄,肾主封藏,藏泄互用,相反相成;肝肾阴阳,相互资生,互涵互用,肝血不足则精失所养,肝肾精亏或阴虚失养,而导致本病的发生。脾胃为后天之本,气血生化之源。"谷入气满,淖泽注于骨,骨属屈伸"(《灵枢·决气》)。脾胃运化正常,则肾精得其充养。脾胃失于运化,则津液不布,久之肾精日涸,渐致髓减骨枯;脾胃又主身之肌肉,若脾胃虚弱,气血乏源,则肌肉失养,日久瘦削无力,甚至痿废不用,骨骼失去肌肉的支撑,愈加骨弱难支。

脾、肾二脏先天、后天相互资生、相互影响。脾主运化,须借助肾阳之温煦,肾藏精气,亦有赖于水谷精微的不断补充。脾阳不振,精微难布,终累及肾阳,若年老虚衰,或久病耗气伤阳,或寒邪直中,或久泻不止,皆可损伤脾肾之阳,导致温煦不足,骨肉失养,渐至骨骼痿弱,四肢无力。若禀赋素弱,或久病及肾,或年老肾气渐衰,或房劳耗精伤气,皆可使肾中精气亏虚。肾气虚馁则血脉鼓动无力,脉络日久生瘀;五脏六腑之精受藏于肾,瘀血停滞,则经络受阻,肾精更难充养,骨髓不满,骨骼失于濡养。肾虚血瘀互为因果,常相兼为患,日久发为骨质疏松。

气为血之帅,气行则血行,气机不畅则血供受阻,瘀血内生;离经之血亦可影响气的运行,由瘀血导致气滞。该证多由情志不舒,或外伤闪挫,或寒邪侵袭,拘困经脉所致。气血运行不畅,津液输布障碍,骨骼失于濡养而发病。

三、临床表现

骨质疏松症初期通常没有明显的临床表现,因而被称为"寂静的疾病"或"静悄悄的流行病"。但随着病情进展,骨量不断丢失,骨微结构破坏,患者会出现骨痛,脊柱变形,甚至发生骨质疏松性骨折等后果,部分患者可没有临床症状,仅在发生骨质疏松性骨折等严重并发症后才被诊断为骨质疏松症。

(一)疼痛

骨质疏松症患者可出现腰背疼痛或全身骨痛,疼痛通常在翻身时、起坐时及长时间行走后出现,夜间或负重活动时疼痛加重,并可能伴有肌肉痉挛,甚至活动受限。

(二)脊柱变形

严重骨质疏松症患者因椎体压缩性骨折,可出现身高变矮或驼背等脊柱畸形。多发性胸椎压缩性骨折可导致胸廓畸形,甚至影响心肺功能;严重的腰椎压缩性骨折可能会导致腹部脏器功能异常,引起便秘、腹痛、腹胀、食欲减低等不适。

(三)骨折

骨质疏松性骨折属于脆性骨折,通常指在日常生活中受到轻微外力时发生的骨折。骨折发生的常见部位为椎体(胸、腰椎),髋部(股骨近端),前臂远端和肱骨近端;其他部位如肋骨、跖骨、腓骨、骨盆等部位亦可发生骨折。骨质疏松性骨折发生后,再骨折的风险显著增加。

(四)对心理状态及生活质量的影响

骨质疏松症及其相关骨折对患者心理状态的危害常被忽略,主要的心理异常包括恐惧、焦虑、抑郁、自信心丧失等。老年患者自主生活能力下降,以及骨折后缺少与外界接触和交流,均会给患者造成巨大的心理负担。

四、辅助检查

(一)常用骨密度及骨测量方法

1. 双能 X 线吸收仪(dualenergy X-rag absorp tiometry,DXA) DXA 是检测骨密度目前常用的测量方法,可用于骨质疏松症的诊断、骨折风险性预测和药物疗效评估,也是流行病学研究常用的骨骼评估方法。其主要测量部位是中轴骨,包括腰椎和股骨近端,如腰椎和股骨近端测量受限,可选择非优势侧桡骨远端 1/3 (33%)。

2. 定量 CT(quantitative CT,QCT) 是在 CT 设备上,应用已知密度的体模(phantom)和相应的测量分析软件测量骨密度的方法。该方法可分别测量松质骨和皮质骨的体积密度,可较早地反映骨质疏松早期松质骨的丢失状况。QCT 通常测量的是腰椎和(或)股骨近端的松质骨骨密度,也可用于骨质疏松药物的疗效观察。

3. 外周骨定量 CT(peripheral quantitative CT,pQCT) 测量部位多为桡骨远端和胫骨,该部位测量结果主要反映的是皮质骨骨密度,可用于评估绝经后女性髋部骨折的风险。因目前无诊断标准,尚不能用于骨质疏松的诊断及临床药物疗效判断。

4. 定量超声(quantitative ultra sound,QUS) 定量超声主要测量的是感兴趣区(包括软组织、骨组织、骨髓组织)结构对声波的反射和吸收所造成超声信号的衰减结果,通常测量部位为跟骨。目前主要用于骨质疏松风险人群的筛查和骨质疏松性骨折的风险评估,但还不能用于骨质疏松症的诊断和药物疗效判断。

(二)胸腰椎 X 线侧位影像及其骨折判定

椎体骨折常因无明显临床症状被漏诊,需要在骨质疏松性骨折的危险人群中开展椎体骨折的筛查。胸腰椎 X 线侧位影像可作为判定骨质疏松性椎体压缩性骨折首选的检查方法。

(三)骨转换标志物

原发性骨质疏松症患者的骨转换标志物水平往往正常或轻度升高。如果骨转换生化标志物水平明显升高。需排除高转换型继发性骨质疏松症或其他疾病的可能性,如原发性甲状旁腺功能亢进症、畸形性骨炎及某些恶性肿瘤骨转移等。

五、诊断与鉴别诊断

骨质疏松症的诊断主要基于 DXA 骨密度测量结果和(或)脆性骨折。

(一)诊断要点

1. 基于骨密度测定的诊断 DXA 测量的骨密度是目前通用的骨质疏松症诊断指标,对于绝经后女性、50 岁及以上男性,建议参照 WHO 推荐的诊断标准,具体如下(表 8-1)。

表 8-1 基于 DXA 测定骨密度分类标准

分类	T-值
正常	T-值≥−1.0
低骨量	−2.5<T-值<−1.0
骨质疏松	T-值≤−2.5
严重骨质疏松	T-值≤−2.5+脆性骨折

注:T-值=(实测值−同种族同性别正常青年人峰值骨密度)/同种族同性别正常青年人峰值骨密度的标准差;DXA:双能 X 线吸收检测法。

2. 基于脆性骨折的诊断 脆性骨折是指受到轻微创伤或日常活动中即发生的骨折。如髋部或椎体发生脆性骨折，不依赖于骨密度测定，临床上即可诊断骨质疏松症。而在肱骨近端、骨盆或前臂远端发生的脆性骨折，即使骨密度测定显示低骨量（−2.5＜T-值＜−1.0），也可诊断骨质疏松症。

（二）鉴别诊断

1. 甲状旁腺功能亢进症 甲状旁腺功能亢进症是甲状旁腺激素分泌过多所致的钙磷代谢异常性疾病。早期症状主要表现为髋部、腰背部、肋骨和四肢出现骨痛，局部有压痛。后期表现为纤维囊性骨炎，出现骨骼畸形与病理性骨折，身材变矮，行走困难；部分患者还可出现骨囊肿，表现为局部骨折隆起，检查血钙浓度增高可鉴别。

2. 甲状腺功能亢进症 甲状腺功能亢进是比较常见的内分泌系统疾病之一，除有甲状腺激素分泌增多、高代谢综合证、神经血管兴奋性增强外，还可有甲状腺肿大、突眼，近半数患者可发生骨质疏松与矿物质代谢紊乱。甲亢患者凡有骨质变化者，均有不同程度的周身乏力、腰腿痛、全身痛或头痛等症，较一般甲亢症状明显，少数甲亢患者可发生骨畸形或病理性骨折。甲亢患者虽然骨质疏松较常见，但骨折很少见。常有骨脱钙及不同程度的骨质疏松、骨密度减低，或纤维囊性骨炎，或四肢变粗，多数甲亢患者通过 X 线检查骨密度并不低，少数病情严重，体重较轻，或绝经期后女性，可表现为骨质疏松。病情较严重时患者常有骨痛、畸形，甚至骨折，主要累及脊椎、骨盆，其次累及颅骨、长骨和手骨。骨质疏松多发生于晚期甲亢未经治疗的患者，或治疗欠佳者，常累及第 1、2、5 掌骨。骨质疏松多发生于负重部位，如腰椎及骨盆常有骨质脱钙，这些表现在糖尿病、肢端肥大症、甲状旁腺功能亢进症等也可出现，可通过甲亢的临床变现及甲状腺相关激素水平检测进行鉴别。

3. 库欣综合征 库欣综合征又称皮质醇增多症，是由于多种原因引起的肾上腺皮质长期分泌过多糖皮质激素所产生的临床综合征，也称为内源性库欣综合征。主要表现为满月脸、多血质外貌、向心性肥胖、痤疮、紫纹、高血压、继发性糖尿病和骨质疏松等。约 50% 的患者可出现骨质疏松，表现为腰背痛，易有病理性骨折，骨折的好发部位是肋骨和胸腰椎。本病高发年龄在 20—40 岁，男女发病率之比约为1:3，可通过临床表现与发病年龄相鉴别。

骨质疏松可由多种病因所致，在诊断原发性骨质疏松症之前，一定要重视和排除其他影响骨代谢的疾病，以免发生漏诊或误诊，影响骨代谢的内分泌疾病（甲状旁腺疾病、性腺疾病、肾上腺疾病和甲状腺疾病等），类风湿关节炎等免疫性疾病，影响钙、维生素 D 吸收及代谢的消化系统和肾脏疾病，神经肌肉疾病，多发性骨髓瘤等恶性疾病，多种先天和获得性骨代谢异常疾病，长期服用糖皮质激素或其他影响骨代谢的药物等。根据临床表现和患者意愿进行治疗选择。

4. 基本检查项目 已诊断和临床怀疑骨质疏松症的患者至少应做以下几项

基本检查,以助诊断和鉴别诊断。

(1)基本实验室检查:血常规、尿常规,肝、肾功能,血钙、磷和碱性磷酸酶水平,血清蛋白电泳,尿钙、钠、肌酐和骨转换标志物等。

(2)骨骼 X 线:虽可根据常规 X 线影像的骨结构稀疏评估骨质疏松,但 X 线影像显示患者在骨质疏松时其骨质已丢失达 30% 以上,胸腰椎侧位 X 线影像可作为骨质疏松椎体压缩性骨折及其程度判定的首选方法。

六、治疗

一般多采用内治法,治疗前需详细了解病史,评价可能导致骨质疏松症的各种病因、危险因素及药物,特别强调部分导致继发性骨质疏松症的疾病可能缺少特异的症状和体征。本病采用"病证结合"的模式,以中医脏腑和八纲辨证理论为基础,参考各家文献对于原发性骨质疏松症的观点,结合问卷调查结果,综合分析其证候因素和特征,将该病分为六个常见证型:肾阳虚证、肝肾阴虚证、脾肾阳虚证、肾虚血瘀证、脾胃虚弱证及气滞血瘀证。

(一)中医治疗

1. 辨证用药

(1)肾阳虚证

临床表现:腰背冷痛,酸软乏力,驼背弯腰,活动受限,畏寒喜暖,遇冷加重,尤以下肢为甚,小便频多,舌淡苔白,脉弱等。

治疗法则:补肾壮阳,强筋健骨。

方剂运用:右归丸(《景岳全书》)加减。熟地黄、附子(炮附片)、肉桂、山药、山茱萸(酒炙)、菟丝子、鹿角胶、枸杞子、当归、杜仲(盐炒)。

加减:虚寒证候明显者,可加用仙茅、肉苁蓉、淫羊藿、骨碎补等以温阳散寒。

(2)肝肾阴虚证

临床表现:腰膝酸痛,手足心热,下肢抽筋,驼背弯腰,两目干涩,形体消瘦,眩晕耳鸣,潮热盗汗,失眠多梦,舌红少苔,脉细数等。

治疗法则:滋补肝肾,填精壮骨。

方剂运用:六味地黄汤(《小儿药证直诀》)加减。熟地黄、山茱萸、山药、牡丹皮、泽泻、茯苓。

加减:燥热、汗出者,可加知母、黄柏;酸痛明显者,可加桑寄生、牛膝等。

(3)脾肾阳虚证

临床表现:腰膝冷痛,食少便溏,腰膝酸软,双膝行走无力,弯腰驼背,畏寒、喜暖,腹胀,面色㿠白,舌淡胖,苔白滑,脉沉迟无力等。

治疗法则:补益脾肾,强筋壮骨。

方剂运用:补中益气汤(《脾胃论》)合金匮肾气丸(《金匮要略》)加减。黄芪、白术、陈皮、升麻、柴胡、人参、甘草、当归、地黄、山药、山茱萸(酒炙)、茯苓、牡丹皮、泽泻、桂枝、附子(制)、牛膝(去头)、车前子(盐炙)。

(4)肾虚血瘀证

临床表现:腰脊刺痛,腰膝酸软、下肢痿弱,步履艰难,耳鸣。舌质淡紫,脉细涩等。

治疗法则:补肾活血化瘀。

方剂运用:补肾活血方(《伤科大成》)加减。熟地黄、补骨脂、菟丝子、杜仲、枸杞子、当归尾、山茱萸、肉苁蓉、没药、独活、红花。

(5)脾胃虚弱证

临床表现:形体瘦弱,肌软无力。食少纳呆,神疲倦怠,大便溏泄,面色萎黄,舌质淡,苔白,脉细弱等。

治疗法则:益气健脾,补益脾胃。

方剂运用:参苓白术散(《太平惠民和剂局方》)加减。白扁豆、白术、茯苓、甘草、桔梗、莲子、人参、砂仁、山药、薏苡仁。

(6)血瘀气滞证

临床表现:骨节刺痛,痛有定处。痛处拒按,筋肉挛缩,骨折,多有骨折史,舌质紫暗,有瘀点或瘀斑,脉涩或弦等。

治疗法则:理气活血,化瘀止痛。

方剂运用:身痛逐瘀汤(《医林改错》)加减。秦艽、川芎、桃仁、红花、甘草、羌活、没药、当归、五灵脂(炒)、香附、牛膝、地龙(去土)。

加减:骨痛以上肢为主者,加桑枝、姜黄;下肢为甚者,加独活、防己、鸡血藤以通络止痛;久病关节变形、痛剧者,加全蝎、蜈蚣以通络活血。

2. 其他疗法

药膳:食用黄芪虾皮汤、豆腐猪蹄汤、羊骨羊腰汤、黑豆猪骨汤、怀杞甲鱼汤等,应根据体质酌情选择。

中医传统外治法:如中药热敷、超短波加止痛散、中药蜡疗、烫熨治疗、磁震热疗等疗法可有效缓解骨质疏松症患者的周身疼痛,提高行动能力。

运动及锻炼:应养成良好作息习惯,树立健康生活观念,应做到劳逸结合。可选择太极拳保健功法调养。

(二)西医治疗

1. 基础措施

(1)调整生活方式:①加强营养,均衡膳食;②充足日照;③规律运动;④戒烟,限酒;⑤避免过量饮用咖啡;⑥避免过量饮用碳酸饮料;⑦尽量避免或少用影响骨代谢的药物。

(2)骨健康基本补充剂

①钙剂:充足的钙摄入对获得理想骨峰值、减缓骨丢失、改善骨矿化和维护骨骼健康有益。2013版中国居民膳食营养素参考摄入量建议,成人每日钙推荐摄入量为800mg(元素钙),50岁及以上人群每日钙推荐摄入量为1000~1200mg。

②维生素D:充足的维生素D可增加肠钙吸收、促进骨骼矿化、保持肌力、改善平衡能力和降低跌倒风险。

2. 抗骨质疏松症药物

(1)双膦酸盐类:双膦酸盐是焦磷酸盐的稳定类似物,其特征为含有P-C-P基团是目前临床上应用最为广泛的抗骨质疏松症药物。主要包括阿仑膦酸钠、唑来膦酸、利塞膦酸钠、伊班膦酸钠、依替膦酸二钠、氯膦酸二钠等。

(2)降钙素类:降钙素是一种钙调节激素,能抑制破骨细胞的生物活性、减少破骨细胞数量,减少骨量丢失并增加骨量。降钙素类药物的另一突出特点是能明显缓解骨痛,对骨质疏松症及其骨折引起的骨痛有效,目前应用于临床的降钙素类制剂有两种:鳗鱼降钙素类似物和鲑降钙素。

(3)绝经激素治疗:绝经激素治疗能抑制骨转换,减少骨丢失。

(4)选择性雌激素受体调节剂类:选择性雌激素受体调节剂不是雌激素,而是与雌激素受体结合后,在不同靶组织导致受体空间构象发生不同改变,从而在不同组织发挥类似或拮抗雌激素的不同生物效应,代表药物是雷洛昔芬。

(5)甲状旁腺素类似物:是当前促骨形成的代表性药物,是重组人甲状旁腺素氨基端1-34活性片段,间断使用小剂量重组人甲状旁腺类似物(PTHa)能刺激成骨细胞活性,促进骨形成,增加骨密度,改善骨质量,降低椎体和非椎体骨折的发生风险。

(6)锶盐:锶是人体必需的微量元素之一,参与人体多种生理功能和生化效应,体外实验和临床研究均证实雷奈酸锶可同时作用于成骨细胞和破骨细胞,具有抑制骨吸收和促进骨形成的双重作用,可降低椎体和非椎体骨折的发生风险。

(7)活性维生素D及其类似物:活性维生素D及其类似物更适用于老年人、肾功能减退以及1α-羟化酶缺乏或减少的患者,具有提高骨密度、减少跌倒、降低骨折风险的作用。

(8)维生素K类(四烯甲萘醌):是维生素K_2的一种同型物,是γ-羧化酶的辅酶,在γ-羧基谷氨酸的形成过程中起着重要作用,γ-羧基谷氨酸是骨钙素发挥正常生理功能所必需的,具有提高骨量的作用。

七、预防、预后及调护

骨质疏松症是一种受多重危险因素影响的复杂疾病,危险因素又分为不可控因素与可控因素。不可控因素包括种族、老龄化、女性绝经、脆性骨折家族史。可控因素包括不健康的生活方式(体力活动少、吸烟,过量饮酒、咖啡、饮料,营养失衡等），影响代谢的疾病，影响骨代谢的药物（糖皮质激素、抗癫痫药物、抗病毒药物、噻唑烷二酮类药物、质子泵抑制药和过量甲状腺激素）；抗骨质疏松药物疗程应个体化，所有治疗应至少坚持 1 年。在最初 3~5 年治疗期后，应该全面评估患者发生骨质疏松性骨折的风险。

八、中医防治进展

(一)理论研究

刘庆思等根据中医辨证型将原发性骨质疏松症分为四种症型，分别为肾阳虚衰症、肝肾阴虚症、脾肾阳虚证及气滞血瘀症。在这几种症型中，肾虚是导致原发性骨质疏松症发病的主要原因，脾脏功能是重要病机，而血瘀则是促进原发性骨质疏松症进一步恶化的重要因素。赵咏芳等认为，原发性骨质疏松症的病因病机主要是肾亏、脾虚、血瘀三个因素，具有多虚多瘀的病因病机特点，属虚瘀夹杂之证。张华认为原发性骨质疏松症与肾、肝、脾密切相关，累及气血、筋骨，病性属本虚标实。脾为生化之源，主百骸，若脾虚则脾胃功能衰弱，不能充运，不能生髓养胃，最终导致原发性骨质疏松症的发生。所以，要根据原发性骨质疏松症的发病机制，以补肾健脾的方法作为治疗原发性骨质疏松症的重要原则，用中药疗法对患者进行治疗。叶日乔等按照中医肾虚辨证参考标准，对 88 例符合肾虚妇女的骨密度及性激素水平进行测定，结果有肾虚证妇女的骨密度及性激素水平均明显低于无肾虚证同龄健康妇女（$P<0.001$），证实了中医"肾主骨生髓""肾充则骨强""肾虚则骨衰"等理论的科学性，这些理论为中医"肾主骨"的辨证治疗提供了可靠依据。

(二)临床研究

1. 补肾壮骨　补肾壮骨类中药能够起到抑制骨吸收、促使骨形成的功效，对机体骨重建短路效应有明显提升效果，还可以达到促进成骨细胞生成作用。边瑞民等在研究中对骨质疏松患者予以二仙汤治疗，并在此基础上联用淫羊藿，发挥了补肾壮骨作用，对于骨质疏松患者有显著治疗效果。顾丽君等基于西医学研究基础，提出对患者下丘脑-垂体-性腺轴功能进行改善，能够在一定程度上对机体骨吸收起到抑制作用，有助于骨形成，治疗效果显著。周萍等选用了传统的六味地黄丸，功效滋补肾阴，也可阴中求阳，效果显著。

2. 健脾疏肝益气　唐鸣等研究发现由于女性以肝为本，尤其是女性绝经后可能会出现肝郁诸证，并且骨矿含量降低，由此分析出 OP 与肝郁之间有一定联系。另外，老年人存在脾虚、肾精亏损等情况，髓无以生导致出现骨质疏松，在治疗上从补肾、健脾方向入手，可以起到显著治疗效果。通过补肾、疏肝、健脾等治疗，达到平衡脏腑、补肾健脾、强筋壮骨等功效。

3. 活血通络止痛　活血化瘀药物可以起到降低疼痛、促进血液循环、优化微循环的功效。殷平等对研究组患者予以补肾壮骨汤治疗，同时配以活血药物，结果显示,治疗效果有明显提升。李良等对患者予以补肾壮骨、化瘀止痛中药治疗,治疗后老年骨质疏松患者骨密度明显提升,且患者骨痛症状缓解。郭玉卿在研究中指出,导致 OP 发生的原因包括精血不足、肝虚肾亏,以强筋壮骨、补肾利肝、化瘀止痛为治疗目的,通过对患者予以自制密骨胶囊治疗,效果显著。

(三)名家观点

黄宏兴教授主张从肾虚、脾虚、肝失疏泄、瘀血阻络等方面治疗骨质疏松症,以补脾健肾、缓解症状为主,同时注重血瘀在衰老过程中的重要作用,他认为肾虚是衰老的主要机制,而血瘀加速了这个过程,因此应在补虚的同时进行化瘀治疗。李永康教授认为骨质疏松症为"肾虚"所致,兼有气虚和血瘀,其创制的骨疏丸是根据"补肾、益气、养血、壮骨"原则组方。主要成分为骨碎补、补骨脂、熟地黄、淫羊藿、龙骨、牡蛎、紫丹参、黄芪、自然铜、龟甲、山茱萸、淮牛膝、茯苓等。全方补肾壮骨生髓,益气活血化瘀,从调整全身功能入手达到防治骨质疏松症的疗效。刘庆思教授根据长期的临床经验认为,原发性骨质疏松症的病机为肾虚、脾虚和血瘀,以肾虚为主。其病位在肾、脾和经络。刘庆思教授认为,治疗本病应以"补肾壮骨、健脾益气、活血通络"为其基本法则,刘教授根据此基本法则,并结合多年临床经验研究总结,独创补肾健脾活血方治疗本病,并随症加减。补肾健脾活血方为补骨脂15g、淫羊藿10g、熟地黄15g、白芍15g、黄芪15g、丹参15g、当归15g、肉苁蓉10g、菟丝子15g、大枣10g。每日1剂,水煎2次后将药液混合,早晚各服1次;并取药渣热敷疼痛局部,疗效更佳。王和鸣教授认为肾虚是骨质疏松症发生、发展、转归的主要原因,因此补肾填精是根本原则,可根据患者的不同症状,酌情加入适量淫羊藿、女贞子、骨碎补、狗脊、续断、牛膝、桑寄生、补骨脂等补肝肾、强筋骨药,以充分调动患者的身体功能,增强机体对自身抗原的耐受性和抗炎能力,从而减轻或控制自身免疫所造成的损伤。张俐教授根据骨性关节炎(osteoarthritis,OA)合并OP 常见于中老年人,OA 或 OP 后期发生,病变在筋骨,涉及肝、脾、肾三脏,精、气、血等物质的病理病机特点,设立针对本病的专方——强骨宝(补骨脂、骨碎补、当归、木瓜、川芎、三七、甘草),随证加减化裁,效果良好。

(周　源)

参 考 文 献

[1] 乔荣勤.刘庆思教授论治骨质疏松症学术思想研究[D].广州:广州中医药大学,2011.
[2] 李非,李红专,叶丙霖.原发性骨质疏松症的中医药研究现状[J].西部中医药,2016,29(3):136-139.
[3] 张华,苏培基,陈敢峰.中西医综合疗法治疗老年骨质疏松性胸腰椎压缩性骨折的临床观察[J].中医正骨,2010,22(9):3,5,8.
[4] 叶日乔,刘道兵,贾经汉,等.绝经后骨质疏松症患者骨密度及性激素水平与肾虚证的关系

[J].中医正骨,2005,17(2):3-5.

[5] 边瑞民,董宁霞,王滨.补肾壮骨汤治疗老年性骨质疏松症的临床效果[J].临床医药文献
电子杂志,2018,5(41):166.

[6] 顾丽君,周杰.补肾壮骨汤联合西药治疗老年性骨质疏松症的疗效及安全性评价[J].中医
临床研究,2017,9(27):94-95.

[7] 周萍,魏群.六味地黄丸治疗老年男性骨质疏松30例[J].陕西中医,2014,35(9):
1191-1192.

[8] 唐鸣,李菁,邹重文,等.老年常见慢性病女性骨质疏松发病风险及综合干预疗效分析[J].
中国妇幼健康研究,2019,30(1):96-99.

[9] 袁园,夏蓉,杨丽萍.中西医结合治疗老年性骨质疏松症临床研究[J].河南中医,2017,37
(9):1626-1628.

[10] 庄海娜,钱婧,杨泽冠,等.基于文献分析的中医药改善骨质疏松症生物力学研究[J].中医
学报,2018,33(9):1690-1695.

[11] 殷平,应志强.补肾壮骨汤联合鲑鱼降钙素治疗骨质疏松症的疗效观察[J].中国中医药科
技,2019,26(1):109-110.

[12] 李良,蔺军田.补肾壮骨汤治疗原发性骨质疏松症的临床研究[J].中医临床研究,2018,10
(22):57-58,60.

[13] 郭玉卿.补肾壮骨汤联合阿托伐他汀治疗糖尿病性骨质疏松症临床疗效观察[J].糖尿病
新世界,2017,20(24):74-75.

[14] 王广伟,付丰平,李泽钿.黄宏兴教授治疗骨质疏松症经验介绍[J].新中医,2011,43(3):
167-168.

[15] 张运,陈涛,李永康.李永康教授治疗骨质疏松症经验总结[J].云南中医中药杂志,2008,29
(12):2-3.

[16] 王上增,沈锦涛.王和鸣教授治疗骨质疏松症经验总结[J].亚太传统医药,2016,12(23):
77-79.

[17] 王文胜,李飞,邵航,等.张俐教授专方治疗骨质疏松症合并骨关节炎临证经验[J].中华中
医药杂志,2015,30(8):2799-2801.

第二节　痛　风

一、概述

痛风是人体内嘌呤代谢紊乱,造成其氧化代谢产物尿酸的合成增加或排出减少,引起高尿酸血症;当血尿酸浓度过高时,尿酸即以钠盐的形式沉积在关节、软组织、软骨和肾脏中,引起组织的异物炎性反应,表现为受累关节的红肿热痛、痛风石形成等。临床以高尿酸血症和尿酸结晶引起的痛风性关节炎反复发作为主要特征。

随着人民生活水平的提高,饮食结构和生活习惯的改变,平均寿命的延长,高

尿酸血症呈逐年上升趋势,已成为当今世界尤其是中老年男性的常见病。在我国,1948年仅报道2例,至1958年国内也只报道20多例。20世纪80年代以后痛风的发病率逐年上升。据估计,我国痛风的患病率为1‰~3‰。大量的流行病学及临床资料也显示,高尿酸血症及痛风与肥胖、高血压、高脂血症、冠心病、胰岛素抵抗的发生密切相关,已成为识别代谢综合征的早期标志。现在,人们对高尿酸血症和痛风越来越关注,痛风的防治已成为医学亟待解决的问题。

中医学对本病早有认识。元代·朱丹溪在其《格致余论》中最先明确提出"痛风"的病名,"痛风者,四肢百节走痛,他方谓之白虎历节风证是也"。李东垣指出"痛风者多属血虚,然后寒热得以侵之"。中医药在治疗痛风方面有自己的特色和独特优势,临床治疗和基础研究取得了较大的进展。中医药治疗本病多从整体入手,根据病因病机辨证论治,进而以辨证分型治疗本病或以某一主要病机为立足点,采取专病专方治疗或配合针灸、外洗等其他方法治疗,均取得较好的疗效。

二、病因病机

(一)病因

1. **饮食不节** 平素过食醇酒厚味、膏粱辛辣之物,伤及脾胃,致脾失健运,脾胃升清降浊失司,久之脾损及肾,亦使肾之气化、升清降浊功能受损,所谓"膏粱之人,多食煎炒、酒肉热物蒸脏腑,所以患痛风、恶疮痛疽者最多"。正因如此,中医学关于痛风之饮食禁忌与西医学痛风限制高嘌呤食物观点几乎一致,如"不可食肉、肉属阳,大能助火""须将鱼腥、面酱、酒醋皆断去之"。

2. **禀赋不足** 肾为先天之本,元阴元阳之所。素体禀赋不足,阴阳失调,先天之精不足,精不化气,气化、排泄水液功能减弱,湿浊之邪不能及时排泄,蕴结为害,流注关节、肌肉、筋骨、经脉,发为痛风。

3. **年高体衰** 痛风多见于中年以后,故与脏气衰退不无关系,其中尤以脾肾为主。肾精亏耗,肾虚难以气化泄浊;脾气不足,脾虚生湿,湿蕴生热,每致湿浊热毒趋下为患。

4. **外感六淫** 感受风、寒、湿、热等邪气,侵袭经络。内外合邪,致气血运行不畅,痰湿客于肌肉筋骨之间,郁而化热,则临床症见关节局部红肿热痛,严重者可致关节畸形及功能障碍。

(二)病机

高尿酸血症是痛风的重要生化基础,痛风必伴有高尿酸血症。而从中医学的角度上讲,这种在体内积聚过多而产生对机体有毒害作用的物质可称为"毒"。中医学认为,痛风的病因——高尿酸血症乃湿浊之毒也。痛风以脾肾亏虚为本,以湿浊内盛为主要病机。脾失健运,脾胃升清降浊失司;或久病入肾,或年迈肾衰,肾气不化,分清泌浊无权,均致湿浊内生,久蕴不解,酿生尿酸浊毒,蕴久化热生痰,痰凝瘀滞经脉、骨节,此时,每因劳倦过度,或七情内伤,或酗酒食伤,或关节外伤,或复感风寒湿邪诱发本病。即本病以脾肾亏虚为本,湿热痰瘀浊毒瘀阻经脉、骨节为标,本虚标实。

三、临床表现

本病临床多见于 40 岁以上男性,女性多在更年期后发病,近年发病有年轻化趋势,常有家族遗传史。临床表现为高尿酸血症、反复发作的急性关节炎、痛风石及慢性关节炎、尿酸性肾结石、痛风性肾病、急性肾衰竭。本病常伴有肥胖、高脂血症、高血压、糖耐量异常或 2 型糖尿病、动脉硬化和冠心病等。痛风自然病程分为以下三个阶段。

(一)无症状期

仅有波动性或持续性高尿酸血症,从血尿酸增高至症状出现的时间可达数年,有些可终身不出现症状。

(二)急性关节炎期及间歇期

常有以下特点:①多在午夜或清晨突然起病,关节剧痛;数小时内受累关节出现红、肿、热、痛和功能障碍;②单侧第 1 跖趾关节最常见;③发作呈自限性,多于 2 周内自行缓解;④可伴高尿酸血症,但部分急性发作时血尿酸水平正常;⑤关节液或痛风石中发现尿酸盐结晶;⑥秋水仙碱可迅速缓解症状;⑦可伴有发热等。间歇期是指两次痛风发作之间的无症状期。

(三)痛风石及慢性关节炎期

痛风石是痛风的特征性临床表现,典型部位在耳郭,也常见于关节周围以及鹰嘴、跟腱、骸骨滑囊等处。外观为大小不一的、隆起的黄白色赘生物,表面菲薄,破溃后排出白色粉状或糊状物。慢性关节炎多见于未规范治疗的患者,受累关节呈非对称性不规则肿胀、疼痛,关节内大量沉积的痛风石可造成关节骨质破坏。

(四)肾脏

1. 痛风性肾病起病隐匿,临床表现为尿浓缩功能下降,出现夜尿增多、低比重尿、低分子蛋白尿、白细胞尿、轻度血尿及管型等。晚期可出现肾功能不全及高血压、水肿、贫血等。

2. 尿酸性肾石病可从无明显症状至肾绞痛、血尿、排尿困难、肾积水、肾盂肾炎或肾周围炎等表现不等。纯尿酸结石能被 X 线透过而不显影。

3. 急性肾衰竭大量尿酸盐结晶堵塞肾小管、肾盂甚至输尿管,患者突然出现少尿甚至无尿,可发展为急性肾衰竭。

四、辅助检查

1. 血尿酸测定　成年男性血尿酸值为 $208 \sim 416 \mu mol/L$ ($3.5 \sim 7.0 mg/dl$),

女性为 $149\sim358\mu mol/L(2.5\sim6.0mg/dl)$，绝经后接近于男性。血尿酸存在较大波动，应反复监测。

2. 尿酸测定　限制嘌呤饮食 5 天后，每日尿酸排出量超过 3.57 mmol (600mg)，可认为尿酸生成增多。

3. 关节液或痛风石内容物检查　偏振光显微镜下可见双折光的针形尿酸盐结晶。

4. 超声检查　关节超声检查可见双轨征或不均匀低回声与高回声混杂团块影，是痛风比较特异的表现。

5. X 线检查　可见软组织肿胀、软骨缘破坏、关节面不规则，特征性改变为穿凿样、虫蚀样骨质缺损。

6. 电子计算机 X 线体层显像(CT)与磁共振显像(MRI)检查　CT 在受累部位可见不均匀斑点状高密度痛风石影像；双能 CT 能特异性地识别尿酸盐结晶，可作为影像学筛查手段之一，可辅助诊断痛风，但应注意假阳性。MRI 的 T_1 和 T_2 加权图像呈斑点状低信号。

五、诊断与鉴别诊断

(一)诊断

诊断痛风的金标准是在偏振光显微镜下在患者关节液或痛风石中发现双折光的针状尿酸盐结晶。血尿酸增高被认为是痛风发病的基础，当患者血尿酸 $>420\mu mol/L$，出现特征性关节炎、尿路结石或肾绞痛发作时，临床上可考虑诊断为痛风。但大多数的高尿酸血症患者并没有发展为痛风，而有些痛风患者在发病期间其血清尿酸水平在正常范围内，有些有痛风石的痛风患者却无痛风发作或在痛风发作之前已出现痛风石，这些情况均会导致临床上的误诊误治。因此，临床上对诊断为急性痛风性关节炎有困难的患者，一般需要进行秋水仙碱诊断性治疗来明确诊断。

(二)鉴别诊断

1. 类风湿关节炎　慢性痛风性关节炎可表现为关节畸形，而类风湿关节炎患者由于滑膜炎、软骨破坏以及周围组织的牵拉可引起关节畸形、半脱位或脱位，故慢性痛风性关节炎需与类风湿关节炎相鉴别。类风湿关节炎多为对称性、持续性关节肿胀疼痛，伴双手晨僵，晨僵时间大于 1 h，以近端指间关节、掌指关节、腕和足趾小关节受累最多见，晚期出现关节周围肌肉萎缩、关节强直、掌指关节尺侧半脱位，近端指间关节梭形肿胀，手指天鹅颈及纽扣花样畸形，肘、膝、踝关节强直等，实验室检查可有 ESR、CRP 及类风湿因子增高，常有抗环瓜氨酸肽抗体，双手 X 线早期表现为关节周围软组织肿胀及关节附近骨质疏松，随病情进展可出现关节面破坏、关节间隙狭窄、关节融合或脱位。

2. **创伤性关节炎** 创伤性关节炎是由创伤引起的,以关节软骨的退化变性、破坏和继发的软骨增生、骨化为主要病理变化,以关节疼痛、功能活动障碍为主要表现的一种疾病。当痛风性关节炎急性发作有劳累或扭伤等诱因时,常与创伤性关节炎相混淆。创伤性关节炎常有明确外伤史,以髋、膝、踝、肘、肩关节多见,关节疼痛,活动时加剧,休息后好转,常伴关节功能障碍,化验血尿酸不高,关节液无尿酸盐结晶,可有红细胞或白细胞,关节影像学检查有助于明确诊断。

3. **反应性关节炎** 反应性关节炎是一种发生于某些特定部位(如肠道和泌尿生殖道)感染之后出现的关节炎,常表现为非对称性的下肢大关节炎,故需与痛风性关节炎相鉴别。反应性关节炎常出现在尿道或肠道感染后 1～6 周,急性发病,多为单关节炎或少关节炎,主要累及膝、踝等下肢大关节,非对称分布,受累关节可表现为肿胀疼痛、局部皮温高,并可累及脊柱,可发生关节畸形、强直、骶髂关节炎和脊柱炎,常伴有肌腱端炎、眼炎,急性期常有 ESR、CRP 升高,HLA-B27 可呈阳性,类风湿因子和抗核抗体阴性,放射学检查有助于协助诊断。

4. **假性痛风** 假性痛风可为焦磷酸钙沉积病的临床表现之一,是焦磷酸钙结晶沉积于关节软骨所致的疾病,急性期以急性自限性滑膜炎为特征,且秋水仙碱治疗有效。本病多见于老年人,常急性起病,常见于膝、髋、踝、肩、肘、腕等关节,偶尔累及指、趾关节,但很少像痛风性关节炎那样侵犯第 1 跖趾,常为单个关节急性发作,关节呈红、肿、热、痛表现,手术和外伤可诱发。急性发作时 ESR 增快,白细胞增高,血尿酸不高,关节滑液中可发现焦磷酸钙结晶,X 线可见关节软骨呈点状和线状钙化斑。

六、治疗

急性期痛风以湿热、痰瘀、浊毒闭阻经脉、流注关节为主,病急且重,根据"急则治其标"的原则,治疗上以祛邪为主,重在清热解毒,利湿泄浊,化瘀通络,酌加健脾之品;慢性期痛风则以脾肾亏虚为本,痰瘀、浊毒闭阻经脉、骨节为标,治疗上宜标本兼顾,以健脾补肾、利湿泄浊为治疗大法,辅以化痰、通络。

(一)中医治疗

1. 痛风急性期辨证用药

(1)湿热痹阻证

临床表现:关节疼痛,局部灼热红肿,痛不可触,得冷则舒,常伴有发热、恶风、口渴、烦躁等全身症状,舌质红或绛,苔黄腻,脉弦滑数。

治疗法则:清热祛湿止痛。

方药运用:四妙散加减。黄柏、苍术、牛膝、薏苡仁。

加减:对于关节痛甚者,加姜黄、延胡索、海桐皮;关节肿甚者,加川萆薢、土茯苓、浙贝母、山慈菇,或泽泻、泽兰;发热者,加青蒿、忍冬藤;对于兼有口干口苦者,加丝瓜络、天花粉;舌苔黄腻者,加绵茵陈。

(2)寒湿痹阻证

临床表现:关节疼痛肿胀,局部怕冷,遇热痛减,得寒痛增,关节屈伸不利,伴畏寒恶风,舌质多淡红或暗红,苔白滑或薄白,脉弦紧或沉迟。

治疗法则:祛风散寒除湿。

方药运用:大乌头煎合五苓散加减。制川乌(先煎)、桂枝、白术、茯苓、泽泻。

加减:关节痛甚者,加姜黄、细辛通阳散寒;下肢痛明显者,加牛膝、独活;关节肿甚者,加茯苓皮、泽兰、泽泻、山慈菇。

2. 痛风慢性期辨证用药

(1)脾虚湿阻证

临床表现:关节肿胀疼痛,肢体重着酸楚,胃脘痞满,不欲饮食,大便偏稀溏,舌质淡嫩,舌体胖大苔白滑,脉滑。

治疗法则:健脾利湿。

方药运用:五苓散加减。茯苓、猪苓、泽泻、白术、桂枝。

加减:若舌质红,口干者加用赤芍、石斛、竹茹;若胃脘胀满,加砂仁、厚朴;若关节疼痛明显,加姜黄、全蝎以通络止痛。

(2)痰瘀阻络证

临床表现:关节疼痛日久不愈,反复发作,肌肉关节肿胀刺痛,屈伸不利,肢体麻痹或重着,或关节僵硬变形,多在关节附近形成黄白色、大小不一的皮下结节,初起质软,渐硬如石,常使表皮菲薄而破溃,眼睑水肿,或胸闷痰多,舌质淡或暗,有瘀斑,脉弦涩或细涩。

治疗法则:活血祛瘀、化痰通络为主。

方药运用:桂枝茯苓丸加减。桂枝、茯苓、牡丹皮、白芍、桃仁(打碎)、当归、陈皮、法半夏。

加减:瘀重者加乌梢蛇、穿山甲(先煎);关节肌肉酸楚可加丝瓜络;皮下结节者加胆南星、竹茹;关节不温者加细辛;局部发热者加忍冬藤;活动障碍可加伸筋草、络石藤、鸡血藤;而一旦痛风石形成,如肾结石等,加用金钱草、鸡内金、车前子;痛风结节溃破加法半夏、猫爪草、海藻、山慈菇等祛痰软坚,散结通络之品。

(3)肝肾亏虚证

临床表现:关节疼痛多不明显,足部酸软乏力,屈伸不利,关节畸形,或肌肤麻木不仁,肢冷不温,肌肉瘦削,头晕耳鸣,腰膝酸软,恶风寒,遗精或骨蒸劳热,心烦口干,舌质淡,苔白或少津,脉沉细弱或细数。

治疗法则:补肝肾、蠲痹化瘀通络。

方药运用:独活寄生汤加减。独活、桑寄生、杜仲、牛膝、续断、七叶莲、土茯苓、川萆薢、浙贝母、宽筋藤、甘草。

加减：偏于肝阴不足、肌肤麻木不仁者,加木瓜;偏于肾阴不足、潮热盗汗者,以六味地黄汤加龟甲(先煎)、知母;若胃脘不适、反酸烧心者加砂仁(后下)、海螵蛸;舌苔黄、口苦者加黄柏清热利湿;大便稀烂者加用白花蛇舌草;大便干者,加蒲公英;肢冷不温者,加熟附子或制川乌(先煎)。

3. 痛风缓解期 痛风缓解期无明显临床症状,仅表现为血尿酸浓度增高,此期从"脾胃"论治。缓解期患者可以通过饮食调理治疗,必要时药物治疗。治疗目标为降尿酸,预防痛风发作。此期可正常平衡膳食以维持理想体重。饮食宜健脾胃为主,如淮山粥、党参、玉米粥、薏苡仁粥、赤小豆粥、卷心菜、萝卜等,可多食马铃薯、面食等碱性食物,预防尿酸结石形成。

4. 其他疗法

(1)痛风舒片:由大黄、车前子、泽泻、川牛膝、防己组成。清热,利湿,解毒。用于湿热瘀阻所致的痛风病。

(2)复方伸筋胶囊:由虎杖、伸筋草、三角风、香樟根、飞龙掌血、大血藤、茯苓、泽泻、透骨香组成。清热除湿,活血通络。用于湿热瘀阻所致关节疼痛,屈伸不利。儿童、孕妇禁用。

(3)当归拈痛丸:由当归、葛根、党参、苍术(炒)、升麻、苦参、泽泻、白术(炒)、知母、防风、羌活、黄芩、猪苓、茵陈、甘草组成。清热利湿,祛风止痛。用于风湿阻络,骨节疼痛,胸膈不利,或温热下注,足胫红肿热痛,或溃破流脓水者,疮疡。

(4)四妙丸:由苍术、牛膝、盐黄柏、薏苡仁组成。清热利湿。用于湿热下注所致的痹病,症见足膝红肿,筋骨疼痛。

(5)十五味乳鹏胶囊:由乳香、宽筋藤、决明子、渣驯膏、黄葵子、藏菖蒲、巴夏嘎、儿茶、诃子、安息香、毛诃子、铁棒锤、木香、麝香、余甘子组成。具有消炎止痛,干黄水的功效。用于关节红肿疼痛,发痒,痛风,黄水积聚。

(6)痛风定片:由秦艽、黄柏、延胡索、赤芍、川牛膝、泽泻、车前子、土茯苓组成。清热祛风除湿,活血通络定痛。用于湿热所致的关节红肿热痛,伴有发热,汗出不解,口渴喜饮,心烦不安,小便黄;痛风病见上述证候者。注意孕妇慎用。服药后不宜立即饮茶。

(二)西医治疗

痛风防治目的:控制高尿酸血症,预防尿酸盐沉积;迅速控制急性关节炎发作;防止尿酸结石形成和肾损伤。

1. 药物治疗

(1)急性痛风关节炎的治疗:秋水仙碱、非甾体类消炎药(NSAIDs)和糖皮质激素是急性痛风性关节炎治疗的一线药物,应尽早使用。急性发作期不进行降尿酸治疗,但已服用降尿酸药物者不需停用,以免引起血尿酸波动,导致发作时间延长或再次发作。

①非甾体类消炎药:可有效缓解急性痛风关节炎症状。常用药物:吲哚美辛、双氯芬酸、依托考昔等。常见不良反应有胃肠道溃疡及出血,应警惕心血管系统不良反应。活动性消化性溃疡禁用,伴肾功能不全者慎用。

②秋水仙碱:小剂量秋水仙碱(每日 1.5mg)有效,且不良反应少,在 48h 内使用效果更好。

③糖皮质激素:用于 NSAIDs、秋水仙碱治疗无效或禁忌、肾功能不全者。短期口服中等剂量糖皮质激素或关节腔注射对急性痛风关节炎有明显疗效亦可行。

(2)发作间歇期和慢性期的处理:对急性痛风关节炎频繁发作(>每年 2 次)、有慢性痛风关节炎或痛风石的患者,应行降尿酸治疗。治疗目标是血尿酸<6mg/dl 并终身保持。对于有痛风石、慢性关节炎、痛风频繁发作者,治疗目标是血尿酸<5mg/dl,但不应低于 3 mg/dl。

目前降尿酸药物主要有抑制尿酸生成、促进尿酸排泄药物两类。单一药物疗效不好、血尿酸明显升高、痛风石大量形成时可合用两类降尿酸药物。其他药物有碱性药物和尿酸氧化酶等。

①抑制尿酸合成药物:抑制黄嘌呤氧化酶,阻断次黄嘌呤、黄嘌呤转化为尿酸,从而降低血尿酸水平。

别嘌醇(Allopurinol):从每日 50~100mg 开始,最大剂量每日 600mg。不良反应包括胃肠道症状、皮疹、药物热、肝酶升高、骨髓抑制等。有条件时亚裔人群在用药前可行 HLA-B 5801 检测。

非布司他(Febuxostat):不完全依赖肾脏排泄,可用于轻至中度肾功能不全者。从每日 20~40mg 开始,最大剂量每日 80mg。不良反应主要有肝功能异常、腹泻等。

②促进尿酸排泄的药物:抑制尿酸经肾小管重吸收,增加尿酸排泄,降低血尿酸。主要用于尿酸排泄减少型、对别嘌醇过敏或疗效不佳者;有尿酸性结石者不宜使用。用药期间应碱化尿液并保持尿量。

苯溴马隆(Benzbromarone):初始剂量每日 25 mg,最大剂量每日 100mg。不良反应包括胃肠道症状、皮疹、肾绞痛、粒细胞减少等,罕见严重的肝毒性。

丙磺舒(Probenecid):初始剂量每日 0.5g,最大剂量每日 2g。对磺胺过敏者禁用。

降尿酸治疗初期预防性使用小剂量秋水仙碱(每日 0.5~1mg)3~6 个月,可减少降尿酸过程中出现的痛风急性发作。

(3)伴发疾病的治疗:痛风常伴发代谢综合征中的一种或数种,如高血压、高脂血症、肥胖症、2 型糖尿病等,应积极治疗。降压药应选择氯沙坦或氨氯地平,降脂药选择非诺贝特或阿托伐他汀等。合并慢性肾病者使用对肾功能影响小的降尿酸药物,并在治疗过程中密切监测不良反应。

2. 手术治疗　必要时可选择剔除痛风石,对残毁关节进行矫形等手术治疗。

七、预防、预后及调护

(一)预防

1. 防过度酗酒,乙醇可使血中乳酸水平增高,抑制肾小管对尿酸的排泄,导致血中尿酸增高,引起痛风发作,痛风患者应戒酒。

2. 防肥胖,肥胖者的血尿酸水平通常高于正常人,肥胖是痛风发病的危险因素,应适当减少热量摄入,减轻和控制体重。

3. 防高血脂,高血脂常导致肥胖和高血压,是诱发痛风的危险因素,减少高脂肪食物的摄入。

4. 防高嘌呤食物,限制或减少高嘌呤食物的摄入。

5. 防过度疲劳,避免长途跋涉。

6. 防受凉和精神刺激。

(二)预后

痛风是一种慢性和严重的疾病,可致生活质量下降,预期寿命降低,但可以有效治疗。

(三)调护

1. 对各种食物的嘌呤含量及饮食与生活习惯的关系等进行健康宣教。

2. 定期体检,预防痛风发作和并发症。

3. 痛风患者应遵循下述原则:①限酒;②减少高嘌呤食物摄入;③防止剧烈运动或突然受凉;④减少富含果糖饮料摄入;⑤大量饮水(每日 2000ml 以上);⑥控制体重;⑦增加新鲜蔬菜摄入;⑧规律饮食和作息;⑨规律运动;⑩禁烟。

八、中医防治进展

(一)病因病机

路志正教授认为痛风的基本病因病机是嗜好肥甘,致脾失健运,湿热蕴结关节而发为本病,并提出具有"源于中焦,流滞下焦,病在下肢""起于脾胃,而终于肝肾"的病理特点。

国医大师朱良春认为湿浊痰瘀贯穿痛风发病的整个过程,又与脾肾代谢紊乱相关。朱老认为脾的运化及肾的气化功能失常,从而导致浊瘀内生。其标为浊毒瘀结,本为脾肾失调,邪实是主,并兼有本虚。其主要病机为浊瘀阻滞,脾肾失调。

省名老中医李志铭认为此病乃源于饮食不节,嗜食膏粱厚味,脾胃运化失常,湿热痰浊痹阻中焦,劳逸失常,致全身气血壅滞,热毒邪蕴结,痹阻经络气血,而发为本病。

林昌松等认为本病的发生是由于先天体质和后天饮食环境共同作用而成,且湿浊邪气始终贯穿痛风发病的整个过程,体内湿浊蕴结,久而炼液为痰,阻碍气血经络运行,日久为瘀,痰瘀流注,一部分患者由于气血痰瘀凝滞,而形成痛风石。

刘晓波认为本病与脾肝肾三脏密切相关,脾失运化、肝气不疏、肾失气化可使体内湿热、痰饮、瘀血、浊毒内生,经脉关节痹阻发为痛风,其本为脾肝肾功能失调,其标为湿热、浊毒、痰饮、瘀血。

张露提出毒邪致病理论,认为痛风病因病机为外感毒邪、内生毒邪、外邪引动内伏之毒等。病初多由于先天不足或素体阳盛或后天调摄失养,致湿热浊毒内生。再由于复感外邪,从而诱发内生毒邪留滞于关节、骨骼、经脉而起病。

吕成全认为痛风的主要病因是湿,痛多由于痰火而起,肿多由于风湿而起。湿是阴邪,但若嗜膏粱厚味、酒热,或由于情绪、手术、受寒等,皆可致湿化为热,从而湿热蕴结,痹阻经络,久之复感外邪而发为痛风。

(二)治疗研究

1. 内服法 李小娟教授认为痛风性关节炎当属湿热痹范畴,分为湿重于热、热重于湿、湿热并重三型,治以调和营卫,佐以清热利湿、通痹止痛,以桂枝芍药知母汤为基础方,湿重于热者合薏苡仁汤加减;热重于湿者合白虎加桂枝汤加减;湿热并重者合四妙丸加减。

周翠英教授以薏苡仁、虎杖、土茯苓、大黄、山慈菇、赤芍等组方痛风饮,具有清热解毒、祛湿通络、活血化瘀功效,在治疗湿热瘀阻型痛风患者中取得了较好的疗效。

范永升教授认为痛风与肝脾肾三脏关系密切,主要病机为津液代谢输布异常,日久成"湿热痰瘀互结",治疗上应遵循"清热利湿"之法,组方"加味四妙丸",灵活化裁,兼以祛风、解毒、活血、通络。对 28 例急性痛风性关节炎临床研究发现,"加味四妙丸"联合双氯芬酸钠缓释片疗效显著优于单纯西药治疗组。

金相哲认为急性痛风治疗应以清热解毒、通络泄浊为主,方用五味消毒饮,五种清热解毒的中药为重,辅利湿凉血之薏苡仁、牡丹皮、土茯苓等。临床观察发现五味消毒饮对 62 例急性痛风患者具有缓解疼痛,降尿酸、红细胞沉降率、C反应蛋白、白细胞数目的作用。

崔晓军认为肝脾肾亏损为本,风寒痰湿瘀痹阻经络为标,将本病分为湿热痹阻型、风寒湿痹型、痰瘀阻滞型、脾肾阳虚型、肝肾阴虚型五型治疗,方选四妙白虎汤、桂枝乌头汤、二陈桃红饮、附子理中汤、独活寄生汤加减,均取得了良好的临床疗效。

2. 针灸 邵红岩等以阴陵泉、太冲为主穴,并根据症状选取不同穴位治疗痛风患者 52 例,急性发作期配合刺络放血疗法,治愈率 80.8%,总有效率为 96.2%。

朱艳采用刺血加温针灸治疗痛风性关节炎,治疗组在对照组基础上加用温针灸(选阿是穴、肾俞、脾俞等)及刺血(阿是穴)治疗,治疗后比较发现治疗组 C 反应蛋白与血尿酸水平均明显下降,疗效明显优于对照组。

许学猛教授针药结合分期治疗痛风性关节炎:急性期以苦碟子行痛点穴位注射联合四妙散加味,慢性期以参附针行痛点穴位注射联合真武汤加味,均取得了较好的临床疗效。

（杨浩宇）

参 考 文 献

[1] 葛均波,徐永健,王辰.内科学[M].北京:人民卫生出版社,2018:861-864.

[2] 吴永科.痛风性关节炎近十年中医证治规律研究[D].广州:广州中医药大学,2010.

[3] 史志云,赖淑婷,苏千顺.痛风性关节炎的中医药治疗进展[J].中国实用医学研究杂志,2004,3(6):515-516.

[4] 罗浩,覃俏俊,韦广萍,等.痛风的发病机制及诊治研究进展[J].内科,2019,14(1):47-50.

[5] 刘孟渊.痛风的中医病机探析[J].中医研究,2004,17(1):5-8.

[6] 石瑞舫.路志正治疗痛风痹经验[J].河北中医,2011,33(7):965.

[7] 李共信.泄浊化瘀调益脾肾法治疗痛风112例[J].中医临床研究,2014,6(10):109-110.

[8] 李志铭.李志铭经验妙方[M].深圳:海天出版社,2013,8(1):49.

[9] 林昌松,王笑丹.试谈痛风的分期分型辨证治疗[J].中国中西医结合杂志,2011,31(4):461-462.

[10] 刘晓波.痛风病因病机探讨[J].山东中医杂志,2012,31(11):781-782.

[11] 张露,高天舒.毒邪致病理论与痛风病因病机[J].实用中医内科杂志,2015,29(1):177-178.

[12] 张琳琪.吕成全治疗痛风经验[J].北京中医药大学学报,2003,26(3):88-89.

[13] 邹亚芳,李小娟.李小娟教授治疗痛风经验举隅[J].光明中医,2014,29(6):1152-1153.

[14] 舒晓芳,孙素平.周翠英教授治疗痛风发作期经验[J].中国民族民间医药,2014(10):131.

[15] 卢舒浩,赵婷,张喜召,等.范永升应用四妙散治疗痛风性关节炎经验举隅[J].浙江中医药大学学报,2017,41(10):806-809.

[16] 加味四妙丸联合西药治疗急性痛风性关节炎28例临床研究[J].中医杂志,2017,24(58):2107-2110.

[17] 金相哲.浅谈痛风性关节炎的辨证治疗[J].光明中医,2012,27(2):339-341.

[18] 崔晓军.浅谈痛风病临床诊治[J].陕西中医,2012,33(2):199-200.

[19] 邵红岩,何天有,张莉.针刺阴陵泉、太冲为主加刺络放血治疗痛风52例[J].中国针灸,2013,33(6):526.

[20] 朱艳.刺血加温针灸治疗痛风性关节炎20例[J].中医外治杂志,2014,23(1):38-39.

[21] 胡零三,梁灿德,张建国,等.许学猛教授治疗痛风性关节炎经验总结[J].广西中医药,2014,37(1):59-60.

第三节 代谢综合征

一、概述

代谢综合征是一组以肥胖、高血糖(糖尿病或糖调节受损)、血脂异常[高三酰甘油血症和(或)低高密度脂蛋白胆固醇血症]以及高血压等聚集发病、严重影响机体健康的临床综合征。目前认为胰岛素抵抗是其中心环节,肥胖与本病密切相关。上述危险因素直接促进了动脉粥样硬化性心血管疾病的发生,也增加了2型糖尿病的发生风险。而随着代谢综合征的流行病学研究逐渐增多,代谢综合征的流行趋势也在持续上升,成为继高血压、糖尿病、肥胖和血脂异常后的又一慢性流行性疾病。据最新估计,世界范围内代谢综合征的成人总流行率为20%～25%。2010年中国慢病监测数据显示,我国的代谢综合征总体患病率已达33.9%。

古代典籍中未见代谢综合征的病名,现代中医对其病名尚无统一标准,中医学目前尚无代谢综合征的病名记载。韩曼等通过对34名不同地域的内分泌疾病中高年资中医专家进行访谈,半数专家认为"肥满"可反应代谢综合征向心性肥胖的基本条件,适合作为代谢综合征的病名。14%的专家认为"脾瘅"有较强的中医特色,并可反应代谢综合征肥胖的特征适合作为代谢综合征的病名。少数专家认为"脾瘅"只能代表代谢综合征早期,进一步发展可变为"消瘅""仆击"等病。而约1/3的专家认为没有必要找出对应的病名,治疗时体现中医辨证、便于与患者科普交流即可。《素问·奇病论》云"此五气之溢也,名曰脾瘅。夫五味入口,藏于胃,脾为之行其精气,津液在脾,故令人口甘也……此肥美之所发也,此人必数食甘美而多肥也。肥者令人内热,甘者令人中满,故其气上溢,转为消渴。"这里描述了从饮食失调致肥胖,导致脾瘅,进而转为消渴的疾病发生发展过程。而《素问·通评虚实论》云"凡治消瘅、仆击、偏枯、痿厥、气满发逆,肥贵人,则膏粱之疾也",又阐述了肥胖、脾瘅之后,多伴有心脑血管等大血管意外。根据本病的症状学表现,可将其归属为"肥胖""流痰""消渴""眩晕"等范畴。

二、病因病机

代谢综合征的病因病机为先天禀赋不足、饮食不节、劳逸失调、情志所伤导致的肝脾肾三脏功能失调,气血津液运行不畅,产生痰、浊、瘀、水等病理产物,留滞机体而诱发本病。

(一)病因

1. **先天禀赋不足** 先天禀赋源于父母的原始之精,而原始精气又与真气密切相关。《灵枢·刺节真邪》云:"真气者,所受于天,与谷气并而充身者也。"真气是构成人体生命活动的基本物质，真气不足所致的气化失常、气机失调是导致代谢功能紊乱的内因。临床上，具有家庭遗传背景、真气不足、体质羸弱的人群往往是代谢综合征的易感人群、高危人群。父母肥胖，自幼多脂，阳气不足，运化无力，易聚湿生痰发为病。《医门法律》也云"肥人多湿"，《丹溪心法》曰"肥人多痰饮"，皆指出肥胖者的痰湿体质。

2. 肥食少动，劳逸失调　《兰室秘藏》言："伤酒湿面及味厚之物，膏粱之人或食已便卧，使湿热之气不能施化，致令腹胀满。"过食肥甘，又有嗜酒无度，损伤肝胆脾胃，湿热蕴结，即所谓"饮食自倍，肠胃乃伤"，过度安逸，贪睡少动；终日伏案，多坐少走，少动懒动，壅滞气机，津液转输不利，痰浊、膏脂内聚，从而产生代谢综合征。《医学入门》云："终日屹屹端坐，最是生死。人徒知久行久立伤人，而不知久卧久坐之尤伤人也。"活动减少，四肢肌肉懈怠，脾失健运，水谷不化精微，造成体内代谢紊乱。另外，肝藏血，具有调节血量的作用，脉管中的血量随人体活动情况而增减，若缺少运动，气血运行受限，肝的疏泄功能下降，调节血液功能随之减弱，造成机体清除有害物质的能力下降，生湿聚毒。痰浊湿热毒堆积体内，从而引发本病。

3. 情志所伤　《血证论·脏腑病机论》曰："木之性主于疏泄，食气入胃，全赖肝木之气以疏泄之，而水谷乃化。"饮食不节，食积、酒食之浊气壅滞不行，致使肝失疏泄，气血郁滞，脏腑功能失调，水谷不能化生，膏脂输化障碍，进而使一系列代谢障碍发生。另一方面，肝为刚脏恶抑郁，长期精神状态不协调必然致肝气郁滞气机不畅，三焦气化失常，加重机体气血津液的代谢失衡，致痰、浊、瘀、水等病理产物潴留而为患。现代研究表明，代谢综合征的发病以中老年居多，随着年龄的增长，人体肝脏功能逐渐减退，多易形成"气有余而血不足"，即"阳常有余，阴常不足"的病理特点，肝疏泄功能减退，气机不畅，生痰生瘀可引起一系列代谢失常。

(二)病机

肝脾肾三脏功能失调，气血津液运行不畅，产生痰、浊、瘀、水等病理产物，久之则导致脏腑功能虚损、气血逆乱或衰败，阴阳失调，虚实夹杂等病证。本病病位在脾、肝、肾三脏，病性为本虚标实，本虚即脾肾两虚，标实为痰、浊、瘀、水等病理产物。

脾胃是后天之本，主受纳、运化水谷，若饮食劳逸伤及脾胃，致脾胃失于运化，上不能散精于肺以输布全身，下不能散精于肾以制水，湿浊内生，或脾虚气弱日久，水湿运化无权，精微不布，痰浊膏脂瘀积体内，聚于肚腹之中而致腹部胖大；聚于脉中，致血脂、血糖异常；堆积在肌肤之下，则形体肥胖；溢于管壁之中，以致脉管僵硬变脆，血压升高，甚者可见血溢脉外。肾为先天之本，一身之阴阳之本，若有亏虚，脏腑失其温煦，痰湿不运，日久成瘀，或肾气失其固摄，可见水谷精微从尿液排出，此即消渴的重要原因。肝主疏泄，若饮食情志失调，影响其疏泄功能，会致气滞血瘀痰阻，代谢失衡。

痰湿瘀浊均是机体代谢障碍所形成的病理产物,其又可变成致病的病邪,引起多种病理变化,留滞于脏腑,如痰浊血瘀停滞于心,可痹阻心脉,出现胸闷、心悸等症状;停滞于经络则经络气机阻滞,气血运行不畅,出现肢体麻木,甚至半身不遂。本病病程日久,阴虚燥热灼伤阴液,湿浊痰瘀毒等病理产物闭阻脉络,产生类似于糖尿病视网膜病变、脱疽、胸痹心痛、肢体麻木、虚劳等并发症。

三、临床表现

代谢综合征在疾病不同发展阶段、不同患者之间所表现的症状差异较大。整个病程中主要的临床症状为腹型肥胖、全身性肥胖、高血压、高三酰甘油血症、低血症、高血糖、蛋白尿等。其中多数患者合并 2 种以上的代谢异常,并且在疾病早期仅有轻度胰岛素抵抗,不出现临床症状或临床症状较轻微。随着心血管疾病危险因素的增加及其交互影响,代谢综合征患者临床症状渐趋明显并逐渐加重。常见的表现有血压升高、血糖升高、血脂异常、体重增加、全身性肥胖或腹型肥胖、高尿酸血症、高血凝低纤溶状态、微量蛋白尿等,在病程发展的晚期,可以出现糖耐量减低、空腹血糖受损、糖尿病、高血压,冠心病(心肌梗死、心绞痛)、脑血管意外、周围血管病(间歇性跛行)、痛风、血栓形成、脂肪肝、乳腺癌等较严重的临床表现。

四、辅助检查

参照《中国 2 型糖尿病防治指南》2013 年版建议,具备以下 3 项或 3 项以上即可诊断为代谢综合征。

1. 腹型肥胖:男性腰围≥90cm,女性腰围≥85cm。

2. 高血糖:空腹血糖≥6.1mmol/L,或糖负荷后 2h 血糖≥7.8mmol/L 和(或)已确诊为糖尿病并治疗者。

3. 高血压:血压≥130/85mmHg 和(或)已确认为高血压并治疗者。

4. 空腹三酰甘油≥1.7mmol/L。

5. 空腹 HDL-C<1.04mmol/L。

五、诊断与鉴别诊断

(一)诊断要点
根据典型的临床表现和体征如肥胖,结合实验室检查,容易做出初步判断。

(二)鉴别诊断
代谢综合征是多种疾病聚集于身的一种临床状态,包含多种代谢紊乱,如糖耐量减低、糖尿病、向心性肥胖、血压升高、血脂异常等,这些都需要与相对应的疾病进行鉴别。有些患者代谢紊乱的情况已经非常明确,则不需要鉴别。代谢综合征的诊断主要是看个体是否同时存在多种代谢紊乱。若只存在上述情况的其中一种代谢紊乱,则不能称之为代谢综合征。

六、治疗

中医学认为,本病以脾肾两虚为本,气滞、痰湿、血瘀为标。其治则"总其要不过四法,曰攻曰消曰散曰补",故治疗本病的关键是疏肝、行气、消痰、化瘀、益肾、扶脾,分型诊疗。西医一般采取对症治疗,针对肥胖、血糖异常、血脂异常、高血压者,分别予以减肥、降糖、调脂、降压药物,同时配合生活方式指导,亦能获得满意效果。

(一)中医治疗

1. 辨证用药

(1)肝胃郁热证

临床表现:形体壮实,面色隐红,口干,口渴、口苦、口臭、多饮、多食,急躁易怒,两胁胀满,小便黄赤,大便干结,舌质红、苔黄,脉弦实有力。

治疗法则:疏肝清胃。

方药运用:大柴胡汤(《金匮要略》)合白虎汤(《伤寒论》)。柴胡、黄芩、芍药、半夏、生姜、枳实、大枣、大黄、知母、石膏、炙甘草、粳米。

(2)痰浊中阻证

临床表现:形体肥胖,头身困重倦怠乏力,动则喘息,肢麻沉重,不耐劳作,胸闷气短,嗜睡,恶心纳呆口淡,舌质淡胖,苔厚腻,脉滑或濡缓。

治疗法则:行气化痰。

方药运用:二陈汤(《太平惠民合剂局方》)合平胃散(《太平惠民合剂局方》)。半夏、陈皮、茯苓、甘草、苍术、厚朴。

(3)痰瘀互阻证

临床表现:形体肥胖,嗜卧懒动,肢麻疼痛,胸闷如窒,刺痛,痛有定处,固定不移,心悸不宁,眩晕头痛,动则加重,口干心烦,夜尿增多,视物模糊,腹胀纳呆,恶呕痰多,口干不欲饮,面色晦暗,皮肤粗糙,鳞屑增多,舌紫暗或有斑点、舌下络脉青紫、苔腻,脉弦滑或结代。

治疗法则:化痰散瘀。

方药运用:二陈汤(《太平惠民合剂局方》)合血府逐瘀汤(《医林改错》)。半夏、陈皮、茯苓、甘草、桃仁、红花、当归、生地黄、牛膝、川芎、桔梗、赤芍、枳壳、柴胡。

(4)气阴两虚证

临床表现:气短神疲,胸闷隐痛,时作时止,头晕心悸,五心烦热,自汗或盗汗,口渴喜饮,溲赤便秘,舌胖嫩边有齿痕,脉沉细无力或结代。

治疗法则:益气养阴。

方药运用:四君子汤(《太平惠民合剂局方》)合生脉散(《医学启源》)。人参、白术、茯苓、甘草、麦冬、五味子。

（5）脾肾两虚证

临床表现：面白无华，乏力，四肢困倦，少气懒言，食少腹胀，痞满，耳鸣，腰膝酸软，畏寒肢冷，小便清长，或夜尿多，大便溏薄，苔薄白，脉细弦。

治疗法则：温补脾肾。

方药运用：补中益气汤（《内外伤辨惑论》）合肾气丸（《金匮要略》）。黄芪、白术、陈皮、升麻、柴胡、人参、甘草、当归身、生地黄、山药、山茱萸、茯苓、牡丹皮、泽泻、桂枝、附子。

2.其他疗法

（1）针灸治疗：李岩运用针刺疗法治疗代谢综合征患者 50 例。对照组 50 例，予降压、降脂、降糖西药治疗。治疗组在对照组基础上采用针刺治疗，穴位有太冲、合谷、阴陵泉、三阴交、丰隆、内庭、内关、气海、曲池。每日 1 次，每次留针 40min，共 2 个疗程 28 天。观察两组治疗前后糖代谢、体重指数（BMI）及三酰甘油（TG）的变化情况，结果显示治疗组空腹血糖、餐后血糖、BMI 及 TG 均显著下降，且低于对照组。结论说明针刺治疗代谢综合征的疗效显著。

（2）穴位埋线治疗：有研究选取 60 例代谢综合征患者为研究对象，随机分为治疗组和对照组各 30 例。对照组给予健康教育，根据实际情况采取对应饮食疗法和药物治疗，同时进行体育锻炼；治疗组在对照组的基础上加用穴位埋线，主穴取中脘、天枢、梁门、水道、大横、气海、上巨虚；配穴：脾虚湿阻加阴陵泉、三阴交；肝郁气滞加太冲、蠡沟；胃肠实热加支沟、曲池、内庭；阴虚内热加太溪；脾肾阳虚加三阴交、复溜。对治疗 60 天后两组的 BMI、空腹血糖（FBG）、餐后血糖（PBG）、TG、总胆固醇（TC）等数据变化进行统计分析。结果治疗组 BMI、FBG、PBG、TG、TC 优于对照组，差异有统计学意义（$P<0.05$）。结论说明穴位埋线疗法治疗代谢综合征临床疗效肯定，值得推广应用。

（3）电针治疗：有研究观察电针治疗对非典型抗精神病药物引起代谢综合征患者代谢状态的影响。选取 92 例非典型抗精神病药物引起代谢综合征患者为研究对象，根据信封法随机分为研究组（$n=46$）和对照组（$n=46$）。在非典型抗精神病药物治疗的基础上，两组均进行饮食控制和运动干预，此外，研究组进行电针治疗，每次 30 min，每日 1 次，连续治疗 5 天后间隔 2 天再继续治疗，以 1 个月为 1 个疗程，共治疗 3 个疗程。检测比较两组治疗前后的血糖、血脂、血压、肝肾功能、体重指数、腰围等代谢指标变化，并在治疗中通过不良反应量表（treatment emergent symptom scale，TESS）评价比较两组治疗的不良反应。结果研究组治疗后血糖、血脂、血压、体重指数、腰围等指标均较治疗前改善，差异有统计学意义（$P<0.05$）；与对照组比较，研究组治疗后血糖、血脂、血压、体重指数、腰围等指标均改善，差异有统计学意义（$P<0.05$）；两组治疗前后肝肾功能比较差异无统计学意义（$P>0.05$）。两组 TESS 评分比较差异无统计学意义（$P>0.05$）。结论表明，饮食控制和运动干预的基础上采用电针治疗可有效改善非典型抗精神病药物引起代谢综合征患者的代谢状态，其安全性良好，值得临床试用。

（4）推拿手法：有研究通过使用推拿手法和口服西药两种疗法进行比较、观察在经过治疗后代谢综合征患者的血糖、糖化血红蛋白的代谢变化情况，从而对两种疗法的临床疗效进行对比。方法采用随机数字法将 360 例患者随机分为推拿手法治疗组和口服西药对照组。观察并记录两组代谢综合征患者治疗前后的空腹血糖、餐后 2h 血糖以及糖化血红蛋白的变化情况。结果根据疗效判定标准，治疗组的总有效率为 88.3%，对照组的总有效率为 78.9%。经统计学分析，治疗组临床医疗效果较对照组具有显著性差异，有统计学意义（$P<0.05$）。结论表明，推拿手法与口服西药相比较对代谢综合征患者血糖、糖化血红蛋白的改善具有较好的临床疗效。

（5）中医传统运动：有研究应用一套中医传统运动处方治疗代谢综合征，以期控制疾病进展、疏导情志、提高患者生活质量。具体方法为根据首都国医名师吕仁和教授及台湾省太极拳协会理事长陈汉玉老师的传统运动养生经验，选择、制订一套中医传统运动处方。该运动处方用于干预代谢综合征患者，进行 12 周临床运动试验，用前后对照的方式，观察其在控制体重、调节血糖、改善胰岛素抵抗、调节血脂及改善中医症状等各方面的作用。结果：经过 12 周中医传统运动锻炼后，BMI 下降（0.19±0.47）kg/m^2，腰围减少（1.26±1.83）cm，腰臀比下降 0.02±0.17。空腹血糖下降（0.83±0.94）mmol/L，达标率从 42% 提升到 85%，糖化血红蛋白下降（0.33±0.56）%，达标率由 42% 提升到 57%，空腹胰岛素下降（13.69±14.18）mU/L，三酰甘油总体下降（0.20±0.61）mmol/L，超标患者下降（0.64±0.58）mmol/L，低密度脂蛋白总体下降（0.13±0.49）mmol/L，对于低密度脂蛋白超标患者，则下降（0.29±0.38）mmol/L；中医症状方面，疗效改善最明显的症状为心悸、倦怠乏力、腰背痛、手足心热、大便干燥、胸胁痛、多食易饥、口苦、肢体疼痛、小便频多，其次为浮肿、口渴喜饮、失眠、眩晕、胸闷等。结论：经 31 例患者试验前后对照，发现中医传统运动可有效控制身体质量指数及腰围、改善胰岛素抵抗、降低空腹血糖及糖化血红蛋白，调节血脂代谢，并能缓解代谢综合征的中医临床症状。研究证实中医传统运动能延缓代谢综合征疾病发展，改善相关指标及其症状。

（6）肠道微生物治疗：有研究观察了益生元对健康志愿者体内与饱胀感有关的肠道激素的作用，结果发现益生元可增加微生物的发酵，降低食欲，增加餐后血浆葡萄糖的消耗，并且这些作用伴随着胰高血糖样肽水平的增加。而给予肥胖患者单糖饮食，3 个月后观察到患者体重减轻、能量摄入减少和糖耐量改善。另有研究发现属于厚壁菌门的乳杆菌是与肥胖有关的微生物，然而因其种属繁多，不能一概而论，补充乳杆菌属的特定菌株不但不会增加肥胖，甚至可减轻肥胖相关的代谢改变。

(二)西医治疗

1. 减肥药　减轻体重对于代谢综合征的防治具有重要意义。如奥利司他——一种胃肠脂肪酶激动抑制药,是美国 FDA 批准的可长期使用的减肥药,随机对照试验的研究结果表明奥利司他可显著降低肥胖及 2 型糖尿病的发病率,有较好的安全性及耐受性。减肥药虽具有良好的减肥疗效,但大部分减肥药仍存在严重的不良反应,应慎用。

2. 降糖药　目前常用的口服降糖药物主要有磺脲酰类、格列奈类、二甲双胍类、α-葡萄糖苷酶抑制剂、噻唑烷二酮类、二肽基肽酶-4 抑制药等;注射制剂有胰岛素及其类似物、胰高血糖素样肽-1 受体激动药。目前常用的口服降糖药物介绍如下。

(1)磺脲酰类:主要作用机制为刺激 B 细胞分泌胰岛素,代表药物有格列本脲、格列齐特、格列喹酮等。

(2)格列奈类:可直接改善胰岛素早相分泌缺陷,对降低餐后血糖有着独特的优势,代表药物有瑞格列奈、那格列奈。

(3)二甲双胍类:是治疗糖尿病首选的一线药物,主要通过促进外周组织摄取葡萄糖、抑制葡萄糖异生、降低肝糖原输出、延迟葡萄糖在肠道吸收,由此达到降低血糖的作用,常用药物有二甲双胍。

(4)α-葡萄糖苷酶抑制药:可竞争性抑制麦芽糖酶、葡萄糖淀粉酶及蔗糖酶,阻断 1,4-糖苷键水解,延缓淀粉、蔗糖及麦芽糖在小肠分解为葡萄糖,降低餐后血糖,其常用药物有阿卡波糖、伏格列波糖等。

(5)噻唑烷二酮类:可提高靶组织对胰岛素的敏感性,提高利用胰岛素的能力,改善糖代谢及脂质代谢,能有效降低空腹及餐后血糖,其常用药物有罗格列酮、吡格列酮等。

(6)二肽基肽酶-4 抑制药:通过影响胰腺中的 B 细胞和 A 细胞来调节葡萄糖水平,代表药物有西格列汀、沙格列汀、维格列汀等。

3. 调脂药　常用的调脂药物有他汀类、贝特类、胆固醇吸收抑制药等。

(1)他汀类药物能显著降低低密度脂蛋白、胆固醇、载脂蛋白 B,降低三酰甘油以及升高高密度脂蛋白,代表药物有辛伐他汀、普伐他汀、阿托伐他汀、瑞舒伐他汀等。

(2)贝特类药物可降低三酰甘油,提高高密度脂蛋白的水平,常用药物非诺贝特、苯扎贝特、吉非贝特等。

(3)胆固醇吸收抑制药主要通过抑制肠道内饮食和胆汁中胆固醇的吸收,来达到降低血脂的目的,常用药物为依折麦布等。

4. 降压药　血管紧张素转化酶抑制药(ACEI)和血管紧张素受体拮抗药(angiotensin receptor antagonist,ARB)是代谢综合征患者首选的降压药物,它们可以延缓糖尿病患者肾脏疾病的进展,降低糖尿病患者尿蛋白的发生率。ACEI类常用药物为培哚普利、卡托普利等。ARB类常用药物为氯沙坦、缬沙坦等。

七、预防、预后及调护

代谢综合征是与生活方式密切相关的疾病,其危险因素大多可以通过生活方式的改变来消除,使各项异常指标得到有效控制和逆转,避免心脑血管并发症带来的生活质量下降,降低病残和死亡的发生率,极大地减少患者病痛,减轻社会和家庭的经济负担。防治代谢综合征可通过三级预防来实现。

(一)一级预防

饮食不节、贪逸少劳、生活起居不规律既是导致本病的原因之一,也是病情加重的重要因素。因此,提倡运动疗法,减轻体重,饮食结构科学化、合理化,同时注意戒烟及心理健康的调护。

饮食结构的改善和减肥不但对改善胰岛素抵抗有益,而且对改善胰岛素抵抗相关的疾病也有良好的矫正作用。健康的膳食主要为高纤维、低盐、低热量、低脂饮食,包括限制肥甘厚味,控制主食,宜食蔬菜、水果、坚果、五谷杂粮,适量红酒,控制胆固醇的摄入,一日三餐按时按量。此外,更换饱和脂肪酸为不饱和脂肪酸可以提高血浆低密度脂蛋白的浓度和胰岛素的敏感性及减少腹部脂肪。

适当进行体力活动和体育运动,每日进行30min左右中等强度运动锻炼,短期或长期的减肥行为治疗,可以明显地减轻体重,缩小腰围,可以选择不同类型的有氧运动和抗阻力运动。主要包括散步、健美操、步行、舞蹈、哑铃力量训练和阻力带等。

(二)二级预防

二级预防主要通过定期健康检查,及时发现,采取措施加以控制,达到早发现、早诊断、早治疗的目的。

(三)三级预防

三级预防是积极治疗高血压、糖尿病和高脂血症,减少由代谢综合征引起的心脑血管疾病。针对各种危险因素如糖尿病、高血压、血脂紊乱以及肥胖等选用相应药物治疗。肥胖症、糖耐量减低和糖尿病、血脂异常、高血压等务必控制达标。

原则上应先启动生活方式治疗,然后再针对各种危险因素进行药物治疗。

八、中医防治进展

(一)治疗进展

1. 单味中药治疗 刘蕊等研究发现中药淫羊藿主要成分的代谢产物淫羊藿素具有调控脂质代谢和预防脂肪肝的功能。柯有甫等研究发现黄芪具有降压、降糖、降脂的作用;人参具有扩张血管、降低血压、降低血糖的作用,其成分人参皂苷有降低低密度脂蛋白和胆固醇的作用,且可增强机体免疫功能;泽泻具有降血糖、降血脂、扩张动脉血管等作用;绞股蓝具有降血压、降血糖、降低胆固醇、调节免疫等作用。彭丹洋等研究发现,山楂具有调节脂代谢、降低血糖、降低血压、保护心血管、抗氧化、抗血栓、增强免疫等作用,可以有效改善代谢综合征相关症状。

2. **方剂治疗** 蒋险峰等研究发现,益气活血降浊方能够显著降低代谢综合征患者的腰围、BMI、血糖、胰岛素抵抗、血压、血脂水平。施佳佳等研究发现,健脾化浊开窍方可以降低精神药物所致的代谢综合征患者的空腹血糖、高密度脂蛋白胆固醇、血压、体重、腰围指数。姜月蓬等研究发现,加味黄连温胆汤可以降低痰热互结型代谢综合征患者的三酰甘油、总胆固醇、低密度脂蛋白水平,同时升高高密度脂蛋白水平。张彦卿等研究发现健脾化痰方治疗代谢综合征患者在降脂、降糖、减重方面疗效颇佳。许然等研究发现,降脂方对代谢综合征患者的血压、血糖、血脂、体质量的控制具有较好的效果。

3. **中成药治疗** 陈赞虎等研究发现化瘀复元胶囊联合西药治疗干预代谢综合征,能使患者血清一氧化氮升高,内皮素、血管性假性血友病因子降低,同时明显改善患者的中医临床证候及其他相关指标(腹围、血糖、三酰甘油)。

4. **外治法** 杨月穗等研究发现,针刺可以有效改善脾虚痰湿型代谢综合征患者的临床症状和体征、糖脂代谢紊乱,能明显纠正内脂素抵抗、升高脂联素水平。郝燕等研究发现,温针灸任脉穴可以显著改善代谢综合征患者的腰围、血脂、血糖、痰湿体质。邓宏伟等研究发现,耳穴压籽结合针刺可有效改善脾虚湿阻型代谢综合征患者的血压、血脂、空腹血糖。

5. **其他疗法** 陈兆鑫等研究发现,中医禁食疗法用于代谢综合征人群能够有效降低体重与血糖,调节血脂,减低高血压,但不会对正常血压产生影响。

(二)预防进展

大量研究表明,代谢综合征早期可以通过改善生活方式来干预疾病的进展。Safar ME 等研究认为,代谢综合征与高血压、动脉粥样硬化等具有密切联系,因此预防代谢综合征也应与防治高血压、动脉粥样硬化、糖尿病等紧密联系。有研究称绿茶对于治疗代谢综合征具有积极的作用,可以改善罹患肥胖、2 型糖尿病及心血管疾病的危险因素。徐加英等研究发现饮用牛奶及其制品能预防代谢综合征的发生,这可能与牛奶中的钙、蛋白质和脂肪酸能调节血脂、血压及血糖有关。岳天辰发现网状五层龙的提取物具有抑制血糖升高、抗肥胖、保肝、抗氧化等作用,可预防代谢综合征。李媛媛等研究发现针刺大鼠双侧"带脉"可以减少其进食量,同时也可减缓代谢综合征的发生。谭飔等研究发现金柑乙醇提取物能防治高脂膳食诱导的肥胖小鼠代谢综合征,其机制可能与参与过氧化物酶体增殖剂激活受体 α 信号通路、调节糖脂代谢有关。方崇业等研究发现,普洱茶可以通过各种分子机制有效地改善胰岛素靶器官如肝脏、脂肪、肌肉的功能,增强其对胰岛素的反应性,从而起到防治代谢综合征的作用。

（王新苗）

参 考 文 献

[1] Tanner RM，Brown TM，Muntner P. Epidemiology of obesity，the metabolic syndrome，and chronic kidney disease[J]. Curr Hypertens Rep，2012，14（2）：152-159.

[2] 韩曼，周丽波，刘喜民.基于专家访谈的代谢综合征中医病名、基本证候、病因病机及用药规律研究[J].中医杂志，2011，52（22）：1918-1921.

[3] 姬航宇，仝小林，刘文科.脾瘅源流考[J].江苏中医药，2009，41（1）：58-60.

[4] 谢维宁，杨钦河，纪桂元.代谢综合征的中医病因病机探讨[J].时珍国医国药，2007，18（3）：716-717.

[5] 李岩.针刺治疗代谢综合征50例[J].针灸临床杂志，2010，26（5）：18-20.

[6] 周映君，谭志伟，欧雄书，等.穴位埋线治疗代谢综合征30例疗效观察[J].中国民族民间医药，2016，25（14）：68-70.

[7] 张鹏，朱相华，贺清.电针治疗对非典型抗精神病药物引起代谢综合征患者代谢状态的影响[J].中国医药导报，2018，15（32）：114-117.

[8] 仲崇文，曾培，陈邵涛，等.推拿手法对代谢综合征患者糖代谢的影响[J].吉林中医药，2017，37（1）：89-92.

[9] 陈净殊.中医传统运动处方治疗代谢综合征的临床观察[D].北京：北京中医药大学，2017.

[10] Nilsson AC，Ostam EM，Holst JJ，et al. Including indigestible carbohydrates in the eneving meal of healthy subjects improves glucose tolerance，lowers inflammatory markers，and increases satiety after a subsequent standardized breakfast[J]. J Nutr，2008，138（4）：732-739.

[11] Parnell JA，Reimer RA. Weight loss during oligofructose supplementation is associated with decreasde ghrelin and increased peptide YY in overweight and obese adult[J]. Am J Clin Nutr，2009，89（6）：1751-1759.

[12] Delzenne NM，Neyrinck AM，Backhed F，et al. Targeting gut microbiota in obesity：effects of prebiotics and probiotics[J]. Nat Rev Endocrinol，2011，7：639-646.

[13] 刘蕊，赵健蕾，孙晓东，等.中药淫羊藿调控肝脏脂代谢功能初探[J].中药药理与临床，2018，34（1）：92-96.

[14] 柯有甫.代谢综合征中医药防治[J].中国中医药咨讯，2011，3（15）：5-6.

[15] 彭丹洋，王琳，朱德增.中药山楂防治代谢综合征的研究进展[J].现代中西医结合杂志，2011，20（29）：3760-3762.

[16] 蒋险峰，何红霞.益气活血降浊方治疗代谢综合征患者的临床研究[J].中国卫生标准管理，2018，9（23）：88-90.

[17] 施佳佳.健脾化浊开窍方干预精神药物所致代谢综合征的临床应用分析[J].名医，2018，11：199-200.

[18] 姜月蓬，刘建超，李之豪，等.加味黄连温胆汤对痰热互结型代谢综合征的临床疗效观察

[J].天津中医药大学学报,2018,37(4):287-291.

[19] 张彦卿,林宁,黄晓青,等.健脾化痰方治疗代谢综合征43例临床观察[J].湖南中医杂志,2018,34(7):80-82.

[20] 许然,庄欣.降脂方治疗代谢综合征54例临床观察[J].湖南中医杂志,2018,34(2):53-55.

[21] 陈赟虎.化瘀复元胶囊对代谢综合征患者血清NO、ET-1及vWF的干预作用[D].南京:南京中医药大学,2013.

[22] 杨月穗.针刺治疗脾虚痰湿型代谢综合征的临床观察[D].广州:广州中医药大学,2012.

[23] 郝燕.温针灸任脉穴治疗代谢综合征的临床观察[D].广州:广州中医药大学,2008.

[24] 邓宏伟.耳穴压籽结合针刺治疗脾虚湿阻型代谢综合征的临床观察[D].哈尔滨:黑龙江省中医药科学院,2016.

[25] 陈兆鑫.中医禁食疗法在代谢综合征中的应用研究[J].中医药临床杂志,2017,29(2):236-239.

[26] Safar ME,Balkan B,Lange C,et al. Hypertension and vascular dynamics in men and women with metabolic syndrome [J],J Am Coll Cardiol,2013,61(1):12-19.

[27] Thieleecke F,Boschmann M. The potential role of green tea catechins in the prevention of the metabolic syndrome-a review[J].Phytochemistry,2009,70(1):11-24.

[28] 徐加英,秦立强,王培玉,等.牛奶及其制品对代谢综合征的预防作用[J].中国健康教育,2007,23(3):200-203.

[29] 岳天辰.网状五层龙对肥胖糖尿病小鼠代谢综合征的预防作用[J].现代药物与临床,2009(2):118-119.

[30] 李媛媛,胡慧,刘洋,等.针刺"治未病"防治代谢综合征的实验研究[J].中国中医基础医学杂志,2014,20(4):517-518,549.

[31] 谭飔.金柑(Fortunella Swingle)乙醇提取物防治代谢综合征及其主要酚类物质抗癌活性的研究[D].重庆:西南大学,2016.

[32] 方崇业,逄晓玲,林周平,等.普洱茶防治代谢综合征的研究进展[J].转化医学电子杂志,2018,5(1):53-56.

第四节　高尿酸血症

一、概述

高尿酸血症(hyperuricemia,HUA)是由嘌呤代谢障碍所引起的一种代谢性疾病,分为原发性和继发性两大类。前者由嘌呤代谢障碍所引起,后者则由某些系统的疾病(如肾脏疾病)或药物所引起。少数患者可以发展为痛风。该病好发于体型肥胖的中青年男性及绝经期女性,起病隐匿,早期无明显临床症状,仅表现为血尿酸值的升高(男性$>420\mu mol/L$,女性$>360\mu mol/L$),后期可出现尿酸性肾病、痛风等并发症。

近年来,随着人们生活水平的提高和饮食结构的变化,蛋白质及富含嘌呤食物的摄入量明显增加,致使高尿酸血症和痛风的发病率呈逐年上升趋势,且发病年龄提前。HUA 与肥胖、糖尿病、高酯血症、高血压、胰岛素抵抗、冠心病和脑卒中的发生密切相关,且已成为识别代谢综合征的早期标志。2013 年广州地区糖尿病合并中心性肥胖患者中的高尿酸血症患病率为 32.6%。2011 年江苏启东地区 2 型糖尿病患者人群中高尿酸血症患病率为 22.6%,与既往的患病率报道比较后,发现 2 型糖尿病患者的高尿酸血症患病率高于一般人群。

因为高尿酸血症早期多无相应的临床症状,故中医只能根据其发生的病因和病机将其纳入"脾瘅"范畴论治。待后期出现相应的临床症状或并发症时,则可将其归属于"白虎历节""痹症""痛风"等范畴论治。中医治疗高尿酸血症,尤其是代谢综合征合并的高尿酸血症,以"脾瘅"为核心,多靶点、多途径整体调节,不仅能降低血尿酸指标,更能从整体上改善患者的 BMI、血糖、血脂、肾功能,体现出整体治疗的优势,并且可明显降低心脑血管意外的发生率。

二、病因病机

(一)病因

尿酸是嘌呤代谢的终产物,主要由细胞代谢分解的核酸和其他嘌呤类化合物以及食物中的嘌呤经酶的作用分解而来。正常人体的血尿酸水平在一个较窄的范围内波动,如果其生成增多和(或)排泄减少,就会导致血尿酸水平的升高。从中医角度讲,导致尿酸生成增多的原因主要责之于饮食不节,涉及脾胃、肝、肠等脏腑;导致尿酸排泄减少的原因主要责之于肾虚,涉及肾、膀胱等脏腑。现从中医角度将高尿酸血症的病因简述如下。

1. 饮食不节　饮食不节是导致血尿酸水平升高的最常见的原因,主要包括高嘌呤饮食和长期嗜酒。若长期过量摄入高嘌呤饮食和饮酒,会造成营养精微物质过剩,这部分精微物质无法为人体正常利用,堆积体内滋生尿酸浊,生痰化湿,酝酿成热,最终导致脏络受损,所谓"膏粱之人,多食煎炒、炙煿、酒肉热物蒸脏腑,所以患痛风、恶疮痈疽者最多"。再如《儒门事亲·内伤门》所云:"凡膏粱之人,起居闲逸,奉养过度,酒食所伤,以致中脘留饮。"

2. 先天禀赋　先天禀赋不足,尤其是先天脾胃和肾脏的虚弱。脾胃虚弱,运化不足,日久可致膏浊蓄积中焦,进而影响嘌呤代谢;肾虚则主水不力,进而减弱对尿酸的排出能力。

3. 年老久病　现代研究表明,血尿酸水平随年龄的增加而增加,尤其女性绝经后更为明显。从中医角度讲,随着年龄的增加,各脏腑功能逐渐减退,如脾胃之运化功能、肝胆之疏泄功能(代谢)、肾脏之排泄功能等。这些脏腑功能的异常,会通过多个途径导致尿酸的生成增多、排泄减少,进而导致血尿酸水平的升高。

(二)病机

过食肥甘厚味、辛辣炙煿之品,或饮酒过度,皆可导致脾胃受损,所谓"饮食自倍,肠胃乃伤"。脾胃失健运,水谷精微失于输布,停滞中焦,日久形成"膏浊",进而形成中满;脾土壅滞,肝木亦郁,郁久化热,再加膏浊滋生之热,日久形成内热。火性炎上,鼓动"浊邪"散溢血脉,导致血尿酸水平的升高。中满内热进一步发展,脾胃由滞而虚,脾虚失于运化,湿浊自内而生,聚湿为痰,则痰、浊、湿、热内蕴;湿浊之邪,重着黏滞,易挟热流注于下,湿注经络,留滞关节,气血运行受阻,日久成瘀,不通则痛,进入痛风期。如《医学正传》所云:"肢节肿痛,痛属火,肿属湿,兼受风寒而发动于经络中,湿热流注于肢节之间而无已也。"另外,从经络循行路线来看,痛风之好发部位乃足第1跖趾关节,恰是足太阴脾经循行处脾胃。

综上而言,脾胃运化失常,肝木疏泄失职,肾虚排泄不畅,使得尿酸积于体内,血尿酸升高。酸浊之毒流注经络关节,使得痛风发作。故中满内热浊聚为高尿酸血症的核心病机,土壅木郁为其基本态,肾虚络瘀则为痛风发作的必要条件。临床上高尿酸血症与痛风很少单独为病,多与高脂血症、脂肪肝、高血压、高血糖等相兼为病。

三、临床表现

(一)无症状期

仅有波动性或持续性的高尿酸血症,从尿酸增高至症状出现往往需要数年至数十年的时间,有些甚至终身不出现症状。但随着年龄的增长,痛风的患病率会不断增加,并与高尿酸血症的水平和持续时间有关。

(二)痛风性关节炎期(见"痛风"篇)

(三)肾脏病变

1. 痛风性肾病 起病隐匿,早期仅有间歇性蛋白尿,后期可发生肾功能不全而表现为水肿、高血压、血尿素氮和血肌酐升高。

2. 尿酸性肾石病 10%～25%的痛风患者肾有尿酸结石,呈泥沙样,常无症状,结石较大者可发生肾绞痛、血尿。当结石引起梗阻时可导致肾积水、肾盂肾炎等,严重者可导致急性肾衰竭。

(四)眼部病变

肥胖痛风患者常反复发生睑缘炎,在眼睑皮下组织中发生痛风石。有的逐渐长大,破溃成溃疡而使尿酸盐向外排出。部分患者可出现反复发作性结膜炎、角膜炎与巩膜炎。在急性关节炎发作时,常伴发虹膜睫状体炎。眼底视盘往往轻度充血,视网膜可发生渗出、水肿或渗出性视网膜剥离。

四、辅助检查

(一)血尿酸测定

正常男性为 $150\sim380\mu mol/L$;女性为 $100\sim300\mu mol/L$,更年期后接近男性。

血尿酸存在较大波动,应反复检测。

(二)尿尿酸测定

限制嘌呤饮食 5 天后,每日尿酸排出量超过 3.57mmol,可认为尿酸生成增多。

(三)滑囊液或痛风石内容物检查

偏振光显微镜下可见针形尿酸盐结晶。

(四)核磁、CT

CT 扫描受累部位可见不均匀的斑点状高密度痛风石影像;MRI 的 T_1 和 T_2 加权图像呈斑点状低信号。

五、诊断与鉴别诊断

(一)诊断

男性和绝经后女性血尿酸＞$420\mu mol/L$、绝经前女性＞$350\mu mol/L$ 可诊断为高尿酸血症。中老年男性如出现特征性关节炎表现、尿路结石或肾绞痛发作,伴有高尿酸血症应考虑痛风。关节液穿刺或痛风石活检证实为尿酸盐结晶可做出诊断。X 线、CT、MRI 对明确诊断有一定的价值。

(二)鉴别诊断

1. 继发性高尿酸血症 继发性高尿酸血症或痛风具有以下特点:①儿童、青少年、女性和老年人多见;②高尿酸程度较重;③40％的患者 24h 尿酸排出增多;④肾脏受累多见,痛风肾、尿酸结石发生率较高,甚至发生急性肾衰竭;⑤痛风性关节炎症状往往不典型;⑥有明确的相关用药史。

2. 肾石病 高尿酸血症或不典型痛风可以肾结石为最先表现,继发性高尿酸血症者尿路结石的发生率更高。纯尿酸结石不能被 X 线透过而不显影,所以对尿路平片阴性而 B 超阳性的肾结石患者应常规检查血尿酸并分析结石的性质。

六、治疗

高尿酸血症的病因是过食高嘌呤饮食及过量饮酒,其核心病机是中满内热。因此,杜绝这些不良饮食习惯(审因)是治病的关键,调畅中焦、祛除膏浊邪气(调态)是治疗的基本原则。另外,亦需结合降尿酸的"靶药"(打靶)以提高用药的精准性,同时治疗兼顾对肾脏、关节的保护(防果),以预防痛风、肾结石等并发症的形成。

(一)中医治疗

1. 辨证用药 临床辨治高尿酸血症,依据其中满内热的核心病机,运用"态靶因果"的治疗方法,并根据其是否表现有相关的临床症状,确立治法治则。高尿酸血症早期大多没有任何临床症状,这时治疗主要依据患者血尿酸值,结合现代药理学的研究成果,采取靶方、靶药进行治疗,使血尿酸值降至正常水平。如患者表现出相应临床症状,应首先辨清患者的"态",抓住核心病机,确立主要证型和治法方药,并在处方中注意阻断高尿酸血症向痛风等并发症的传变。

(1)无症状高尿酸血症期:这一阶段的患者仅表现为血尿酸水平的升高,无关节炎、痛风石、尿酸盐结石及其他相关临床表现,称之为无症状性高尿酸血症,为痛风的前期状态。临床上有很多患者仅仅是因为血尿酸值的升高来就诊,没有任何临床症状,以致从中医角度无证可辨。所以在治疗无症状性高尿酸血症时应把改善血尿酸值作为临床疗效判定的重要标准。根据高尿酸血症形成的原因(高嘌呤饮食、过量饮酒等),调理中焦(脾胃、肠胃、肝胆等),同时使用一些具有明确的降尿酸作用的药物,如威灵仙(用量多为 15～45g)、秦皮、马鞭草(量多为 45～60g)、土茯苓(用量多为 30～45g)、萆薢、车前草、槐米等。

(2)有临床症状的高尿酸血症期:高尿酸血症发展到一定阶段,可表现出一系列临床症状,根据患者所表现出的"态",首先抓住疾病的核心病机。然后根据临床表现,可将高尿酸血症分为以下五种证型来论治。同时应该结合针对高尿酸血症的靶方,如二妙丸等;针对血尿酸的靶药,如威灵仙、秦皮、秦艽、土茯苓、萆薢等,以及针对其他相应症状和指标的靶药,以增强治病的精准性;久病入络,痰热阻脉,导致血脉瘀阻不利,且高尿酸血症是痛风发作的基础,为了防止高尿酸血症向痛风发展,应在处方中加入生大黄、水蛭粉、鸡血藤、首乌藤等活血化瘀通络药物;加入黄芪、党参、淫羊藿等药以补益脾肾,以"先安未受邪之脏",阻断疾病传变。同时应兼顾患者其他代谢异常的情况,加入黄连、黄芩等药,调理糖、脂、肥,以达到整体治疗的效果。

①痰热内结证

临床表现:形体肥胖,尤以腹型肥胖为主,身体重着乏力、头身或周身胀感、痰多、口渴、大便黏臭不爽,舌体胖大、舌苔黄腻、脉滑数。

治疗法则:清热涤痰。

方药运用:小陷胸汤(清半夏、黄连、全瓜蒌)加减。方中黄连用 9～15g,清泻心胃之火,清半夏涤痰化饮,二药合用,辛开苦降,善治痰热内阻;瓜蒌仁 30g,荡热涤痰,理气宽胸。三药共奏清热化痰、宽胸散结之功,对血尿酸、体重、糖脂代谢均有疗效,提示本方并非单独控制血尿酸,而是通过调治代谢紊乱,从多靶点、多角度降低血尿酸。

加减:血脂偏高者,可加入山楂、红曲、茵陈等消浊降脂;血糖偏高者,可加入知母、赤芍、苦瓜等苦寒降糖;血压偏高者,可加入夏枯草、钩藤等药清肝降压。另外,亦可加入威灵仙、槐米、马鞭草等药以加强降尿酸效力。

②湿热下注证

临床表现:下肢痿软无力或足膝红肿热痛,或湿热带下,或下肢湿疮,恶风、发热、口渴、汗出、心烦不安、小便短赤,舌苔黄腻,脉滑数等。

治疗法则:清利湿热,活血通络。

方药运用:四妙散(苍术、黄柏、生薏苡仁、怀牛膝)合黄芪桂枝五物汤(黄芪、桂枝、白芍、生姜、大枣)。方中黄柏苦寒清热燥湿,苍术苦温,燥湿健脾,黄柏合苍术通治上中下湿气,牛膝补肝肾、祛风湿,薏苡仁渗湿泄浊,引湿热于小便出,利湿清热。现代中药药理表明,四妙散具有抑菌、解热、抗炎、镇痛、镇静作用;另外,苍术、牛膝、薏苡仁有利尿作用,促进尿液排出,可能与增加尿酸的排出量有关。

加减:参考"痰热内结证"。另外,下肢疼痛明显且伴有寒象者,可加入制川乌、制草乌等以温经散寒止痛;血瘀明显者,可加入赤芍、地龙、鸡血藤等以化瘀通经。

③胃肠湿热证

临床表现:大便不成形、色黄褐或黏臭,伴有心烦、口渴、小便短赤不利,舌红、苔黄腻。

治疗法则:清热、利湿、化浊。

方药运用:葛根芩连汤(葛根、黄芩、黄连、炙甘草)加减。方中黄芩、黄连苦寒,清热燥湿、厚肠胃;葛根辛凉,能升津液,起阴气而止利,用量30g以上;甘草和中,调和诸药。四药相配能清利湿热而止利。

加减:参考"痰热内结证"。另外,兼有食积者,可加入焦三仙等以消食化积;下利甚者,可加入白头翁、秦皮等以清热止利。

④胃肠实热证

临床表现:腹满疼痛,面赤唇红,多食易饥,渴喜冷饮,小便黄赤,大便秘。

治疗法则:泻下热结。

方药运用:大黄黄连泻心汤(生大黄、黄连)加减。方中大黄6～30g,泻热、和胃、开结,推陈致新;黄连9～15g,清心胃之火热,且厚肠胃。苦寒二药合用,多针对实证为主。

加减:参考"痰热内结证"。另外,大便秘结者,可加入火麻仁、枳实等以行气通便;兼有食积者,可加入焦三仙、鸡内金、炒莱菔子等以消食化积;血热津亏者,可加入赤芍、生地黄、玄参等以滋阴凉血。

⑤肝胃郁热证

临床表现:胸胁或腹部胀满,口渴,口干口苦,心烦易怒,大便秘结,舌红、苔黄。

治疗法则:开郁清胃。

方药运用:大柴胡汤(柴胡、黄芩、清半夏、白芍、生大黄、枳实、生姜、大枣)加减。方中柴胡、半夏、枳实辛开行气开郁化浊;柴胡、黄芩、白芍清肝泻热;枳实、大黄通腑泻浊、消积导滞。方中柴胡用量9～15g,黄芩15～30g,白芍30g,枳实15～30g,众药配伍可使热清满消。

加减:参考"痰热内结证"。另外,心烦易怒者,可加入龙胆、栀子等以清肝泻火;大便秘结者,可加入火麻仁、芒硝等以通腑泻浊;口渴者,可加入天花粉、生牡蛎等以养阴生津。

(二)西医治疗

促进尿酸排泄和抑制尿酸形成是西医治疗高尿酸血症的基本原则。对于继发性高尿酸血症还应积极治疗原发病。对于伴发代谢综合征者,应进行调脂、控制血压、改善胰岛素抵抗等综合治疗。

1. 排尿酸药物　该类药物可抑制近端肾小管对尿酸盐的重吸收,从而增加尿酸的排泄,降低尿酸水平,适用于肾功能良好者。当内生肌酐清除率<30ml/min时无效;已有尿酸盐结石形成或每日尿排出尿酸盐>3.57mmol 时不宜使用;用药期间应多饮水,并每日服用碳酸氢钠 3～6g;剂量应从小剂量逐渐增加。常用药物有苯溴马隆、丙磺舒。

2. 抑制尿酸生成药物　别嘌醇和非布司他可通过抑制黄嘌呤氧化酶而使尿酸的生成减少,适用于尿酸生成过多或不适合使用排尿酸药物者。其中别嘌醇的初始剂量为每日 100mg,分 2～3 次服用,一般最大剂量在每日 300mg 以内。非布司他每日 40mg 或 80mg,每日 1 次,其经肝脏代谢、肾脏排出,不单纯依赖肾脏排泄,故可用于轻中度肾功能不全者。

3. 碱性药物　碳酸氢钠可碱化尿液,使尿酸不易在尿中积聚形成结晶。但长期大量服用可引起代谢性碱中毒,并且因钠负荷过高引起水肿。

七、预防、预后及调护

(一)预防

1. 低嘌呤饮食:避免食用动物内脏、鸡汤、肉汤、沙丁鱼等高嘌呤饮食。

2. 避免饮酒:乙醇可导致尿酸排出减少。

3. 摄入充足的水分:利于尿酸的排出。

4. 居住环境:注意保暖防潮,避免冷热刺激;限制饮酒和高嘌呤食物的摄入。

5. 低脂饮食:减少肥厚、滋腻、甘甜食物的摄入。

6. 定时排便:大便通畅有利于代谢的平衡。

7. 适当运动:运动可提高机体的代谢水平。

(二)预后与疾病转归

高尿酸血症是一种终身性疾病,无肾损伤及关节畸形,经有效治疗可维持正常的生活和工作。急性关节炎和关节畸形会严重影响患者生活质量,若有肾损伤则预后不良。

(三)调摄与护理

1. 健康宣教:对各种食物的嘌呤含量及饮食与生活习惯的关系等进行宣教。

2. 在伴有痛风等并发症时应及时治疗,预防感染等。

八、中医防治进展

中医药可通过辨证论治从整体上调整患者的内环境状态，更可以结合现代药理研究的结果直接使用具有降尿酸作用的中药。另外，中药可以通过配伍而达到"多靶点调控"的目的，既可抑制尿酸的生成，又可促进尿酸的排泄。因此，将传统的辨证论治与现代药理研究紧密结合，可突破高尿酸血症早中期无证可辨的弊端，进而明显扩大中医在防治高尿酸血症中的适用范围。现将中医药对高尿酸血症的病因病机认识及治疗简单汇总如下。

国医大师朱良春教授针对痛风提出了"浊瘀痹"理论，认为湿浊瘀滞是形成高尿酸血症和痛风的主要病机。因此，朱老常用痛风方（土茯苓、萆薢、晚蚕沙、威灵仙、车前子、鬼箭羽、泽兰、赤芍等）泻浊化瘀治疗该病，其中土茯苓常重用，剂量达 30～120g。另外，对于合并高血压者，可加入夏枯草、菊花、决明子；血糖升高者，可加入葛根、生地黄、何首乌、玄参；高脂血症者，可加入决明子、生山楂、虎杖等。

仝小林教授认为高尿酸血症形成的病因多为饮食不节，如过食肥甘厚味、过食高嘌呤饮食、过量饮酒等。久而导致中焦壅滞、膏浊内生，最终形成"中满内热、土壅木郁"的内环境。在这种内环境状态下，容易出现糖、脂、嘌呤等代谢过程的异常，进而导致血尿酸、血脂、血糖等的升高。因此，仝小林教授常结合"态靶因果"辨治法治疗该病，首先以辛开苦降法调节患者"中满内热"的内环境状态（即调态，如葛根芩连汤可用于"中满内热态"下的"肠道湿热证"）；然后结合相关症状和指标（血尿酸升高）采用相应的靶药（即打靶，如威灵仙为仝教授常用的针对血尿酸升高的靶药）。

杨保林教授认为高尿酸血症的病性为本虚标实，病位主要涉及脾肾两脏。禀赋不足是其发病基础，膏脂厚味、食失调摄是其促发因素；本虚责之气虚阳弱，标实则是在气虚阳弱基础上所产生的痰湿浊毒。因此，杨教授在临床实践中常从气虚阳弱、脾肾功能失调的角度来治疗该病。常用药物包括黄芪、桂枝、刘寄奴、海风藤、浙贝母、菊花、秦皮、五加皮等。

王先敏等常从"伏邪"的角度辨治高尿酸血症，认为尿酸生成过多或排泄不畅与先天遗传和后天失养（饮食、情思、劳倦）有关。肾脏气化失司，开合不利，痰湿水饮积聚，饮食不节伤及脾胃，悲思伤肺，怒伤肝脾，劳倦伤肾，上述诸因素均可致痰湿内生而形成"伏邪"。邪伏日久化热，伤及阴液，进而形成痛风结石。

钱玉中等认为高尿酸血症为本虚标实之病，其发生主要在于先天禀赋不足，再加劳倦内伤、寒热失调、饮食失节等后天因素，导致肝、脾、肾和三焦气化功能失调，水液代谢紊乱，聚而生痰湿，痰湿阻滞于血脉中，与血相结而为痰浊，痰浊瘀阻而致病。综观本病之病因病机不外湿、痰、热、瘀、虚，而受累脏腑多为肝、脾、肾。

郑龙等认为高尿酸血症的病因与先天禀赋不足，肝、脾、肾亏虚以致经脉失养有关；

或因过食肥甘厚味、海鲜发物,导致脾胃运化失职,湿浊内蕴化热,煎津成痰。痰瘀互结,兼以感受外邪,使邪浊凝聚、气机逆乱而发病,常缠绵难愈,反复发作。

(杨映映)

参 考 文 献

[1] Wang J,Chen RP,Lei L,et al. Prevalence and determinants of hyperuricemia in type2 diabetes mellitus patients with central obesity in Guangdong Province in China[J]. Asia PacJ Clin Nutr,2013,22(4):590-598.

[2] 施亚男,施羽,李晓峰,等.江苏启东地区2型糖尿病人群合并高尿酸血症的现患调查[J].实用糖尿病杂志,2014,10(6):54-55.

[3] 蒙剑芬,朱玉静,谈文峰,等.江苏省高邮市农村高尿酸血症流行病学调查[J].中华风湿病学杂志,2012,16(7):436-441.

[4] 仝小林.脾瘅新论[M].北京:中国中医药出版社,2018:122-130.

[5] 王诗源.无症状性高尿酸血症辨治思路浅析[J].山东中医药大学学报,2012,36(5):397-398.

[6] 葛均波.内科学[M].北京:人民卫生出版社,2014:790.

[7] 劳献宁,李运兰,刘宝英.四妙散加减治疗药物性尿酸增高症的疗效观察[J].广州中医药大学学报,2005,22(4):273-274.

[8] 耿露源,王守富.高尿酸血症中医药治疗进展[J].中医研究,2017,30(2):68-72.

[9] 吴坚,蒋煕.国医大师朱良春高尿酸血症辨治实录及经验撷菁[J].江苏中医药,2014,46(12):1-3.

[10] 杨保林,丁岗.高尿酸血症中医论治己见[J].中国中医药现代远程教育,2010,8(9):20-21.

[11] 王先敏,赵明芳.从伏邪论治高尿酸血症的理论探讨[J].时珍国医国药,2011,22(7):1720-1721.

[12] 钱玉中,李娜,苏于纳.高尿酸血症中医病名及病因病机的探讨[J].中医药导报,2013,19(1):111-112.

[13] 郑龙,邹如政.中医辨治高尿酸血症的研究进展[J].湖北中医杂志,2016,38(5):76-79.

第五节　血脂与脂蛋白异常血症

一、概述

血脂异常是指血浆中脂质量和质的异常,通常指血浆中胆固醇和(或)三酰甘油升高、高密度脂蛋白胆固醇降低。由于脂质不溶或微溶于水,在血浆中与蛋白质结合以脂蛋白的形式存在,因此血脂异常实际上表现为脂蛋白异常血症。

国家卫生与计划生育委员会(现国家卫生健康委员会)2015年初发布的《中国

居民营养与慢性病调查报告》显示，2012年中国成人血脂异常患病率40.40％，其中高胆固醇血症患病率4.9％，高三酰甘油血症的患病率13.1％，低高密度脂蛋白胆固醇血症的患病率33.9％，呈现为国民血脂异常的普遍暴露状态。本病的危害主要表现为心脏、大血管、脑血管系统，可以引起动脉粥样硬化、高血压、大脑供血不足等病变。近十年来，我国国民的血脂异常发生率呈逐年上升的趋势，血脂异常患病率的增加及其对心脑血管的危害性使得血脂异常的预防与治疗备受关注。

在我国古代书籍中并无"血脂"及"血脂异常"的记载，但中医古籍中对于"膏脂"的阐述与"血脂"的概念相类似。如《辞海》中指出"膏脂，泛指动植物所含的油脂、脂肪"，《辞源》中又指出"脂也，凝者曰脂，释者为膏"，都形象地说明了膏与脂的性质是相同的。在对"膏脂"这一概念进行溯源的过程中，发现早在《内经》中就对"膏脂"有过较为详细的论述，如《灵枢·五癃津液别》有云："五谷之津液和合而为膏者。内渗于骨空，补益脑髓，而下流于阴股。"《素问·奇病论》又云："此肥美所发也，此人必数食甘美而多肥也……甘者令人中满。"由此可见，中医学虽无血脂异常的确切概念，但是对人体内膏脂的生成、转输及代谢过程很早就有了深刻认识。根据血脂异常发病人群所表现出的相关症状，现代医家将其归属于"痰浊""眩晕""血瘀""肥人""胸痹""中风"等病。其发病机制为饮食不节、情志失调、先天遗传，或因某些基础疾病、服用药物、过度吸烟酗酒，导致肝痰瘀互阻于脉道所致。

二、病因病机

血脂与脂蛋白异常血症发病的病因病机为饮食不节、情志不畅、劳逸失调、年迈体虚等，导致气血津液运行失常，形成痰、湿、瘀等病理产物，从而产生膏脂，结于脉道。

(一)病因

1. 饮食不节　血脂异常的发生与饮食不加节制息息相关。饮食不节主要包括过食油腻、过量饮酒等。血脂异常的发病主要是由于饮食没有节律、饮食肥甘厚味过量等所造成。如《素问·通评虚实论》指出"仆击，偏枯……肥贵人则膏粱之疾也"，《临证指南医案》亦云"脾家有湿……但湿从内生者，必其人膏粱酒醴过度"。以上说明偏嗜肥膏厚味是引起血脂异常及其相关疾病发生的重要因素。《内外伤辨·饮食劳倦论》中指出"饮食失节，寒湿不适，则脾胃乃伤"，《素问·痹论》中也指出："饮食自倍，肠胃乃伤"。以上说明如若饮食失去节制，则可影响脾胃气机的运行，致使脾胃气机升降失常，运化失司。如若不对饮食加以控制，偏嗜肥腻之品，则脾胃受损，健运失常，饮食水谷不得正常输布，而滞留于体内，聚湿痰生，阻塞血脉而发生血脂异常。

2. 情志不畅　情志失调亦与血脂异常的发生有着较为密切的关联。《素问·举痛论》中指出："百病生于气也。"《三因极一病证方论·七气叙论》云："喜伤心，其气散;怒伤肝,其气出;忧伤肺,其气聚;思伤脾,其气结;悲伤心胞,其气急;恐伤肾,其气怯;惊伤胆,其气乱。虽七诊自殊,无逾于气。"可见,气机能否正常运行受情志的影响,若情志不遂则可扰乱气机的正常运行,使得气机逆乱而百病丛生。若人的情志出现偏颇,其对应的脏腑也会受到损伤。如忧思过度则会损伤脾气,脾气虚弱,则运化失常,水谷、津液的运化与布散发生障碍,聚积于血脉之中而形成血脂异常;肝主疏泄,若肝之疏泄调达,则可使一身之气得以正常运行,津液也能正常输布。若怒气伤肝,肝郁气滞,则会影响津液、血液的正常运行,使其停滞体内成为血脂异常。现代研究也指出,心理压力越大的人群,其发生血脂异常的危险性越高。

3. 劳逸失调 《逸病解》有云:"逸之病,脾病也。"过逸少劳亦是导致血脂发生异常的重要因素。《温热经纬》有言:"过逸则脾滞,脾气因滞而少健运,则饮停聚湿也。"《世补斋医书》云:"自逸病之不讲,而世但知有劳病,不知有逸病……安逸所生病,与劳相反。经云:劳者温之,逸者行之。行谓使气运行也。"华佗曰:人体欲得劳动,但不当使极耳。动则谷气易消,血脉流利,病不能生……夫逸之病,脾病也。"可见,过度劳累可致脾气虚损,清阳不升,脾胃对水谷精微的运化、布散减慢,津液输布受阻,清浊不分而发生血脂异常。有研究表明,过逸少劳可能会增加人体发生血脂异常的风险,而保持良好的运动习惯、增加体能锻炼则可以大大降低血脂异常发病的风险。也有部分研究表明,在对血脂异常人群进行治疗时,应配合一定强度的锻炼,这样有助于其疗效的提高。综上,过逸少劳是血脂异常发生的重要因素,少坐而多动,劳逸结合,可以有效调节人体的血脂水平。

4. 年迈体衰 《素问·阴阳应象大论》言:"年四十,而阴气自半也,起居衰矣。"随着年龄的增加,脏腑功能逐渐衰退,皮肤、筋骨、肌肉渐渐老化,老年人肾气不足,脾胃功能减退,肠胃蠕动减慢,运化不及,水谷精微堆积于体内化为痰湿、膏浊。更加之老年人运动减少,故易患本病。

(二)病机

血脂异常病属本虚标实,本虚主要涉及肝、脾、肾三脏的功能虚损,标实则是指脏腑虚损过程中所产生的痰浊、瘀血等病理产物。痰浊能致血瘀,血瘀亦能生痰,痰浊、瘀血在人体内相互胶结,致使血脉痹阻而导致血脂异常的发生。

痰浊、血瘀为血脂异常常见的致病因素,其发生、发展都离不开痰浊、血瘀。由于过食肥腻之品,嗜食烟酒导致脾胃受损,膏脂转运不利,滞留于体内,则积而为痰,瘀积于血脉。而痰浊之物聚积日久,与血液相互胶着,会使血液黏稠,运行不利,逐渐生成瘀血等病理产物,痰浊、瘀血在脉道相互搏结,影响体内正常的气血运行,即是叶天士所指的"久病入络"。气血津液是人体生命活动的物质基础,均为脾胃运化而成的水谷精微,常常互为影响。若气血津液代谢失常,则可影响气机运行,导致气机逆乱、血行不畅、痰瘀互生。《灵枢·血络论》云:"血气俱盛而阴气多者,其血滑,刺之则射,阳气蓄积,久留而不泻者,其血黑以浊,故不能射。"这表明在血脂异常发病的早期阶段，由于脾气较弱，使气血津液不得正常转运，致使津液输布障碍，聚湿生痰，凝结于脉道，致使血行不利则为瘀血，痰浊、瘀血胶结于血脉，致使血脂发生异常。

脾失健运是血脂异常发生的根本原因。《灵枢·卫气失常论》云："人有脂，有膏、有肉。"脾为后天之本，主运化。《类经》有云："脾主运化，胃司受纳，通主水谷。"这说明经由人体摄入的饮食水谷通过脾胃的运化能够化生为水谷精微，并能够被脾运送到全身各个脏腑器官之中。《素问·阴阳应象大论》也指出："饮入于胃，游溢精气，上输于脾，脾气散精，上归于肺，通调水道，下输膀胱，水精四布，五经并行。"这说明饮食中的水谷精微有赖于脾的运化、输布，才得参与形成气血推动人体正常生理功能的发挥，进而维持人体正常的生命活动。若偏嗜肥膏酒醴导致脾胃受损，或是由于脾气素虚、运化乏力，则不能将水谷精微运输到各个脏腑，这不仅对其他脏腑的正常运行造成影响，同时也使水谷、津液积聚在人的体内而产生痰饮水湿等病理产物。故脾的运化失常，可导致膏脂的化生、转输发生障碍，滞留于血脉，最终造成血脂异常。

肾气不足是发生血脂异常的重要因素。肾气及其分化的肾阴和肾阳在调节人体水液代谢的各个环节起着重要作用。肾阳是全身各脏腑功能正常发挥的保障，肾阳具有温煦作用，能够加速血液和津液的化生和运输转布，增强机体的新陈代谢功能，激发血液及津液转化为气或能量；而肾阴作为人体阴液之本，不仅能滋养和濡润全身脏腑组织，还能使得阴液化生为精血津液，又可促进其运行及布散。随着年龄增长，肾气逐渐衰减，机体水湿、津液代谢功能发生障碍，水谷精微不能及时布散到所需之处，致使痰湿内生，凝而为脂；若肾阳虚衰，则膏脂不得温运而停滞于人体血脉之中；肾阴亏少，则膏脂不得藏，而外泄于血脉。肾阳衰则火不生土而脾之运化失常；肾阴亏则水不涵木而疏泄失司，这些均可造成血脂异常。

肝失疏泄与血脂异常的发生关系密切。肝主疏泄、主藏血，在推动气、血、津液运行以及调畅气机的方面具有重要作用。若肝疏泄有方，则气行通达，血流顺畅，血液得以贮藏；而血液充足，则可发挥其濡养肝脏的作用，使肝体柔和，全身气机舒畅调达。如《血证论》指出："肝主藏血……其所以能藏之故，则以肝属木，木气冲和条达，不致遏郁，则血脉得畅。"肝之疏泄功能对于气、血、津液的转运输布及情志活动有重要的促进作用，如果肝的功能出现异常，则会导致气机运行不畅，导致血液运行受阻而致血瘀，津液运转受阻而致痰湿。同时又可导致脾胃升降功能失职，以及胆汁的郁滞，从而致病。《素问·经脉别论》指出："食气入胃，散精于肝，淫气于筋。食气入胃，浊气归心，淫精于脉……脉痹不已，复感于邪，内舍于心……心痹者，脉不通，烦则心下鼓，暴上气而喘，嗌干善噫，厥上气则恐。"可见，肝的疏泄失常与血脂异常的发生关系紧密。

三、临床表现

本病患者多无明显特征性临床表现,只能通过生化检查发现指标异常,其危害主要在于血脂异常引起的相关并发症,如心脑血管相关疾病(冠状动脉粥样硬化性心脏病、脑梗死等)、糖尿病、脂肪肝、骨质疏松等。但临床中仍有一些特异性的体征可循,如黄色瘤(可分为肌腱黄色瘤、掌皱纹黄色瘤、结节性黄色瘤、结节疹性黄色瘤、疹性黄色瘤和扁平黄色瘤)、角膜环和脂血症眼底改变。

四、辅助检查

血液检查:参照 2007 年卫生部心血管病防治研究中心(现国家心血管中心)编《中国成人血脂异常防治指南》,标准如下:单位为 mmol/L(mg/dl)。检测满足下列 4 条中的 1 条或 1 条以上即可诊断:①血清总胆固醇(TC)>5.18mmol/L;②三酰甘油(TG)>1.76mmol/L;③高密度脂蛋白(HDL-C)<1.04mmol/L;④低密度脂蛋白(LDL-C)>3.37mmol/L。

五、诊断与鉴别诊断

(一)诊断要点

详细询问病史,包括个人饮食和生活习惯、有无引起继发性血脂异常的相关疾病、引起血脂异常的药物应用史以及家族史。体格检查应注意有无黄色瘤、角膜环和脂血症眼底改变。血脂检查的重点对象包括:①已有冠心病、脑血管病或周围动脉粥样硬化者;②有高血压、糖尿病、肥胖、过量饮酒及吸烟者;③有冠心病或动脉粥样硬化家族史者,尤其是直系亲属中有早发冠心病或其他动脉粥样硬化证据者;④有皮肤黄色瘤者;⑤有家族性高脂血症者。首次发现血脂异常时应在 2~4 周内复查,若仍属异常,可确立诊断。

(二)鉴别诊断

1. 原发性血脂异常 大多数原发性血脂异常原因不明,是多个基因与环境因素相互作用的结果。某些突变基因已经阐明,如家族性脂蛋白脂肪酶(lipoprtein-lipase,LPL)缺乏症和家族性血清载脂蛋白 C Ⅱ 缺乏症可因为乳糜微粒、极低密度脂蛋白降解障碍引起 Ⅰ 型或 Ⅴ 型脂蛋白异常血症。有关环境因素包括不良的饮食习惯、体力活动不足、肥胖、年龄增加以及吸烟、酗酒等。

2. 继发性血脂异常

(1)全身系统性疾病:如糖尿病、甲状腺功能减退症、库欣综合征、肝肾疾病、系统性红斑狼疮、骨髓瘤、过量饮酒等引起血脂异常。

(2)药物:如噻嗪类利尿药、β 受体拮抗药等。长期大量使用糖皮质激素可促进脂肪分解、血浆胆固醇和三酰甘油水平升高。

六、治疗

中医治疗本病以脾虚、肾虚为本，气滞、痰阻、血瘀为标。治疗本病的关键是益肾、扶脾、行气、消痰、化瘀，分型诊疗。本病属实者为多，但也要注意虚实夹杂的情况。由于本病患者临床症状和体征不明显，或仅有轻微的症状，而且呈年轻化的发病趋势，很容易被忽视。因此要求治疗时遵循"谨察阴阳所在而调之，以平为期"。西医治疗一般用他汀类、贝特类以及盐酸类等调脂药物，虽然有很好的疗效，但也有不良反应，如肌肉酸痛、横纹肌溶解等。相对于西药，中药相对平和，不良反应少，更安全。

(一)中医治疗

1. 辨证用药

(1)痰浊阻遏证

临床表现：形体肥胖，头重如裹，胸闷，呕恶痰涎，肢麻沉重。心悸，失眠，口淡，食少。舌胖，苔滑腻，脉弦滑。

治疗法则：燥湿祛痰。

方药运用：二陈汤(《太平惠民和剂局方》)合胃苓汤(《丹溪心法》)加减。陈皮、半夏、茯苓、薏苡仁、苍术、白术、猪苓、莱菔子、厚朴、泽泻。

加减：眩晕较甚者，加竹茹、天麻；脘闷纳差者，加砂仁、白豆蔻仁、焦山楂；痰郁化火者，加莲子、黄连；胸闷者，加瓜蒌、薤白；麻木者，加胆南星、僵蚕。

(2)气滞血瘀证

临床表现：胸胁胀闷，走窜疼痛，心前区刺痛，心烦不安。舌尖边有瘀点或瘀斑，脉沉涩。

治疗法则：行气活血。

方药运用：血府逐瘀汤(《医林改错》)加减。桃仁、红花、当归、川芎、赤芍、生地黄、牛膝、柴胡、枳壳、郁金、桔梗。

加减：心痛者，加丹参、延胡索；眩晕较甚者，加赭石、旋覆花；耳鸣者，加菊花、枸杞子；瘀血甚者，加水蛭、桃仁、赤芍。

(3)脾肾阳虚证

临床表现：畏寒肢冷，眩晕，倦怠乏力，便溏。食少，脘腹作胀，面肢浮肿。舌淡质嫩，苔白，脉沉细。

治疗法则：健脾益肾。

方药运用：附子理中汤(《太平惠民和剂局方》)合苓桂术甘汤(《伤寒论》)加减。制附子、人参、白术、炮姜、炙甘草、茯苓、桂枝。

加减：气短乏力者，用生黄芪；腹胀纳呆者，加薏苡仁、扁豆；形寒肢冷者，可加干姜；少寐健忘者，加合欢皮、首乌藤；肾阳虚明显者，加巴戟天、肉桂；下肢浮肿，加生黄芪、茯苓。

（4）肝肾阴虚证

临床表现：眩晕耳鸣，腰酸膝软，五心烦热。口干，健忘，失眠。舌质红，少苔，脉细数。

治疗法则：滋补肝肾。

方药运用：杞菊地黄丸（《医级》）加减。生地黄、山药、茯苓、山茱萸、牡丹皮、泽泻、枸杞子、制何首乌。

加减：心烦易怒，目赤者，加龙胆、菊花；若口干目干明显，加知母、黄柏；若见目赤便秘者，可选用决明子；若麻木或震颤，夜寐不安者，加生龙骨、生牡蛎、酸枣仁、柏子仁。

2. 其他疗法

（1）中成药

①血脂康胶囊（由红曲组成），建议用法用量：一次 2 粒，一日 2 次，早晚饭后服用，也可晚饭后 2 粒维持治疗，疗程 8 周。

②荷丹片（荷叶、丹参、山楂、番泻叶、补骨脂），建议用法用量：一次 2 片，一日 3 次，饭后服用，疗程 8 周。

③绞股蓝总苷片（由绞股蓝总苷组成），建议用法用量：一次 1 片，一日 3 次，饭后服用，疗程 4 周。

④杞菊地黄口服液（生地黄、山药、茯苓、山茱萸、牡丹皮、泽泻、枸杞子、菊花）建议用法用量：一次 1 支，一日 3 次，饭后服用，疗程 8 周。

（2）饮食疗法

萝卜粥：一般人群均适用进行调养，取白萝卜适量加入大米煮粥服用。

薏苡仁粥：一般人群均适用进行调养，取薏苡仁 50g 加入粳米煮粥服用。

荷叶粳米粥：适用湿热患者，取荷叶 15g 加入粳米煮粥服用。

茯苓百合粥：适用脾肾不足患者，取茯苓 15g、百合 15g 加入粳米煮粥服用。

山楂荷叶茶：适用痰湿肥胖患者，取山楂、荷叶各 15g，泡茶饮用。

首乌决明茶：适用本虚标实患者，取何首乌、决明子各 15g，泡茶饮用。

三鲜饮：适用痰湿患者，取鲜山楂、鲜白萝卜、鲜橘皮各 15g，煎汁饮用。

（3）针灸

①体针。取穴原则是健脾益肾，利湿化痰。取穴：内关、郄门、间使、神门、通里、合谷、曲池、乳根、足三里、丰隆、阳陵泉、肺俞、厥阴俞、心俞、督俞、三阴交、太白、公孙、太冲、曲泉、中脘、鸠尾、膻中。手法：每次辨证选取 3～5 穴，每日针 1 次，留针 20～30 分钟，10 天为 1 个疗程，休息 2～5 天后可行第 2 个疗程，共 1～4 个疗程。

②耳针。取穴：饥点、口、脾、内分泌、肾、直肠下等穴，或取敏感点。手法：用短

毫针刺或用王不留行籽、白芥子取穴。2天换药1次,休息2天为1个周期,7个周期为1个疗程。

(4)推拿:可用自我推拿法:揉内关,先左后右;揉屋翳、渊腋、辄筋各穴,重点揉左侧,每穴揉30次;摩肾堂,运膏肓各50次;肾虚者加揉三阴交、涌泉穴;失眠便秘者仰卧做顺时针方向摩腹;气血两虚者摩中脘、天枢、气海穴,按脾俞、胃俞、足三里;痰浊甚者揉天突、膻中穴,每日2~3次。

(5)导引:主要是调和气血,调理脏腑。如五禽戏、太极拳等均可以起到降脂减肥的功效。

(二)西医治疗

1. 降脂药物治疗　降脂药物的选择应按照以下原则:①是否使用调脂药物取决于个体动脉硬化性心血管疾病的危险程度;②将降低低密度脂蛋白水平作为主要方向;③对于不同危险程度的动脉硬化性心血管疾病应该设定不同的目标值;④极高危者其低密度脂蛋白应该比目标值多降低30%左右;⑤将他汀类药物作为首选,再根据个体情况调整剂量或联合其他药物。

(1)他汀类药物:他汀类药物可以降低 3-羟基-3-甲基戊二酸单酰辅酶 A 还原酶的活性作用,以抑制胆固醇的合成,从而达到降脂的目的,目前他汀类药物主要包括阿托伐他汀、辛伐他汀等。

(2)贝特类药物:主要作用于过氧化物酶体增殖剂激活受体(peroxisome proliferators-activated receptors,PPARs),贝特类药物可以激动 PPARs,起到调节血脂代谢的作用,可以用于高三酰甘油血症和低高密度脂蛋白血症的患者。

(3)烟酸类药物:烟酸及其衍生物是 B 族维生素的一种。超过正常剂量的使用可具有降脂作用,主要用于治疗低密度脂蛋白偏多而高密度脂蛋白偏低的高脂血症,可以有效降低冠心病的病死率。其与拉罗皮兰合用可以很好地保护心血管。但烟酸类药物的不良反应比较多,如恶心呕吐、消化性溃疡、痛风等。

2. 营养素　营养素是指食物中可给人体提供能量、构成机体和组织修复以及具有生理调节功能的化学成分。分为必需营养素和非必需营养素两类。营养学是研究营养素与人体代谢相互关系的一门学科,而高脂血症是人体脂质代谢紊乱导致的疾病。所以可以从营养学的角度来研究高脂血症的治疗。

3. 其他

(1)血浆置换疗法:血浆置换疗法主要用于治疗家族性高胆固醇血症,但会存在低血压、恶心、腹痛、低钙血症、贫血和过敏性反应等不良反应。

(2)手术治疗:高脂血症的手术治疗主要包括肝移植手术或肝与心脏联合移植手术,可有效降低低密度脂蛋白的水平。由于缺乏供体,需要终身服用免疫抑制药等原因,临床上一般不考虑手术治疗。对于极其危重的纯合子家族性高胆固醇血症,当其他方法难以治疗时,可考虑手术治疗。

(3)运动及饮食疗法：坚持长期体育运动可以减轻体脂含量,促进脂质的代谢,从而降低高脂血症的患病率,减少并发症。健康的饮食习惯对高脂血症有很好的防治效果,食物以蒸和煮为主要的烹饪方法,使油脂从食物中排出,食物以谷物为主,减少高糖高脂食物的摄入,选择奶类或富含蛋白质、维生素及不饱和脂肪酸的豆制品。高脂血症患者还应注意戒烟戒酒。

七、预防、预后及调护

预防总原则：清淡饮食,减少饱和脂肪酸和胆固醇的摄入；减轻体重；增加有规律的体力活动；根据个体具体情况可以适量应用一些中药。

(一)一级预防

目的是预防血脂异常的发生发展,降低发病率,针对易发人群。主要方法是针对危险因素；避免长期精神紧张；适量活动；控制体重,合理膳食,限制过度摄入等。

(二)二级预防

目的是防止并发症,即既病防变,特别是心、脑血管的损伤,针对已患血脂异常的人群。

主要方法：发挥中药整体调节作用,虚者补其虚,实者泻其实,并配合各种非药物疗法,如"体疗""食疗"方法。做到心理预防：消除忧虑、恐惧,保持心情舒畅。做到饮食预防：注意清淡饮食,切勿暴饮暴食,晚餐不宜过饱。

药物预防：由于西药不良反应较多,发挥中药尤其中成药或发挥中医"药食同源"的特点,如木耳、豆芽、瓜类、海带、紫菜、芹菜、山楂、新鲜蔬菜等,维持治疗。另外,应用针灸、气功、穴位按摩等对该病预防也有益处。

(三)病后防复发

1. 心理防复发　树立信心,保持乐观。

2. 膳食防复发　有些食品可以预防血脂升高,如木耳、大葱、豆芽、芹菜、马兰头、山楂、新鲜蔬菜等。

3. 药物防复发　临床可以应用一些中成药如脂必妥、绞股蓝制剂、血滞通、荷丹片、降脂灵等。

4. 针灸防复发　三阴交、足三里、合谷有一定防复发效应。

5. 推拿防复发　揉胸腹和搓足心等有一定防止复发的作用。

八、中医防治进展

(一)治疗进展

1. 单味中药治疗　治丁铭等研究发现葛根、牡蛎两味中药对高脂血症具有很好的治疗效果。其中,葛根中所具有的葛根素可以很好地抑制血小板的聚集,同时还具有很好的扩血管作用,可以有效降低血液黏稠度。李宁等研究了水蛭粉对于高脂血症的治疗效果，认为其具有很好的降脂效果。

2. 方剂治疗 高源研究发现泽泻汤可以降低高脂血症患者的三酰甘油、胆固醇水平。常一川等研究发现大柴胡汤对高血脂模型大鼠具有较好的降血脂作用。刘春阳等研究发现柴胡桂枝汤加减与阿托伐他汀钙联合治疗高血脂疗效显著，不良反应少。

3. 中成药治疗 刘宏亮研究发现通心络胶囊可以降低高脂血症患者血脂浓度和黏稠度。齐俊雅研究发现复方金丹片可以显著降低高脂血症模型大鼠的总胆固醇、低密度脂蛋白，其机制可能与卵磷脂-胆固醇酰基转移酶的调控有关。赵义和研究发现降脂颗粒可以快速降低患者的三酰甘油和总胆固醇水平。陆敏等研究发现香杞平脂咀嚼片可以降低高脂血症小鼠总胆固醇、低密度脂蛋白，升高高密度脂蛋白，具有降脂作用。李刚等研究发现在常规调脂治疗基础上加用丹红注射液可进一步改善患者血脂异常。

4. 外治法 邵清华等研究发现麦粒灸患者的丰隆穴治疗高脂血症疗效显著。柳丽等研究发现温针灸联合耳针法对治疗肥胖并发高脂血症有较好的疗效，有利于改善患者的内皮功能、降低血脂指标。哈斯高娃等研究发现放血疗法对高脂血症大鼠的脂质代谢和脂质过氧化有良性调节作用。

5. 其他疗法 阮彩莲等研究发现高温下进行有氧运动可以显著降低大鼠血清总胆固醇、低密度脂蛋白含量，其效果与药物治疗相当，且优于常温下的有氧运动和饮食疗法。

(二)预防进展

罗宁泰等研究发现，以海带、大蒜、姜等为原料的海藻功能性食品可预防试验小鼠高脂血症与动脉粥样硬化的形成。程江华等研究发现复方降脂减肥固体饮料能够显著抑制大鼠的体重，预防高脂血症。肖娟等研究发现降脂滴丸对实验性高脂血症大鼠具有预防作用。龙俊科等研究发现消瘀降脂胶囊可能通过对脂质代谢相关酶的调控，抑制小肠中的胆固醇吸收以及肝脏细胞内的胆固醇合成，并加强血液中三酰甘油水解等作用，从而发挥对高脂血症的预防作用。秦田雨等研究发现清宫仙药茶对高脂血症的预防和治疗都具有一定的效果，其中，中剂量的清宫仙药茶是最佳的服用剂型，预防的效果明显，能够对脂质代谢产生影响。邓西贝等研究发现长柄侧耳发酵液可以预防由高脂饮食造成的小鼠高脂血症，同时具有保护肝脏和抗氧化作用。屈红艳等研究发现咸阳地区产山楂可通过降低血清总胆固醇、三酰甘油来预防高脂血症的发生。刘志刚等研究发现，人体摄入适量的可溶性膳食纤维可以部分阻断胆固醇的肝肠循环并增加胆固醇和三酰甘油的排泄，从而降低血脂，使冠心病和中风的发病率大为降低。另外，果胶作为一种水溶性、黏性和胶凝性都很好的膳食纤维，它可增加小肠内容物的黏度，直接阻碍胆固醇向小肠壁黏膜细胞扩散及胆汁与胆固醇的乳化作用，降低了胆固醇的吸收率，同时抑制胆汁酸在肠道的重吸收,促进胆汁酸的排泄,促使肝脏胆固醇向胆汁酸转化,从而降低血胆固醇水平。

(王新苗)

参 考 文 献

[1] 颜凡辉.心理压力对中青年高血压患者血压和血液生化指标浓度影响的临床观察[D].乌鲁木齐:新疆医科大学,2015.

[2] 赵艳君.高脂血症患者心理压力与社会支持的相关研究[D].南京:南京中医药大学,2013.

[3] 喻小飞,程宁.探讨心理护理干预对糖尿病患者血糖、血脂的改善作用[J].世界最新医学信息文摘,2018,18(47):241,243.

[4] 周景,周倩,王东平,等.静坐行为和体力活动与血脂异常[J].北京大学学报(医学版),2017,49(3):418-423.

[5] 刘俊荣,姜希娟,夏西薇,等.健身气功"八段锦"调节中老年脂质代的实验研究[J].中国老年学杂志,2006,26(3):317-319.

[6] 何伟峰.有氧运动对高脂血症病人外周血 Hcy、TXB2、6-K-PGF_(1α)的影响[D].郑州:河南大学,2012.

[7] 苗福盛,刘祥燕,李野,等.健身气功八段锦对高脂血症患者血脂和脂蛋白代谢的影响[J].山东体育学院学报,2009,25(10):46-48.

[8] 李鑫.从中医脾肾角度探讨血脂异常证治特点的文献及实验研究[D].北京:北京中医药大学,2019.

[9] 治丁铭,孙聪,韩冬等.葛根、牡蛎治疗高脂血症研究[J].长春中医药大学学报,2018,34(1):49-51.

[10] 李宁,赵霞,张文高.水蛭微粉治疗高脂血症疗效观察[J].中国误诊学杂志,2008,8(4):802-803.

[11] 高源.泽泻汤在高脂血症治疗中的应用效果观察[J].世界最新医学信息文摘,2016,16(61):239,241.

[12] 常一川,王凤荣.大柴胡汤干预高脂高胆固醇大鼠模型量效关系研究[J].辽宁中医药大学学报,2015,17(4):37-39.

[13] 刘春阳.柴胡桂枝汤联合阿托伐他汀钙治疗高血脂临床分析[J].心血管病防治知识(学术版),2015(1):49-51.

[14] 刘宏亮.通心活络胶囊对高脂血症治疗效果分析[J].内蒙古中医药,2018,37(10):14-15.

[15] 齐俊雅.复方金丹片的药效学评价及对高脂血症模型大鼠的代谢组学初步研究[D].郑州:郑州大学,2018.

[16] 赵义和.降脂颗粒用于高脂血症治疗的效果研究[J].中国卫生标准管理,2015(7):248-249.

[17] 陆敏,常晓婕,张文晋,等.香杞平脂咀嚼片的降脂作用[J].现代食品科技,2018,34(11):35-40.

[18] 李刚,任松.丹红注射液对高脂血症疗效的 Meta 分析[J].湖南中医杂志,2015,31(8): 150-155.

[19] 邵清华,李怡.麦粒灸治疗高脂血症临床观察[J].河南中医,2018,38(9):1400-1402.

[20] 柳丽,高建芸.温针灸联合耳针法治疗肥胖并发高血脂症的疗效观察[J].基因组学与应用生物学,2018,37(9):4088-4093.

[21] 哈斯高娃,阿古拉.蒙医放血疗法对高脂血症模型大鼠脂质代谢的影响[J].中国中医急症,2015,24(1):107-108.

[22] 阮彩莲,米志宽,李小记.高温有氧运动对高脂饮食大鼠高脂血症改善作用[J].陕西医学杂志,2016,45(3):273-276.

[23] 罗宁泰,张泽良,邓芳,等.海藻功能性食品对小鼠高脂血症预防作用的研究[J].畜牧与饲料科学,2017,38(3):42-45.

[24] 程江华,王苗苗,王灼琛,等.复合降脂减肥固体饮料对大鼠营养性肥胖和高脂血症预防作用研究[J].现代食品科技,2016,32(12):6-12,85.

[25] 肖娟,李勇敏,万丹,等.降脂滴丸对大鼠实验性高血脂症的预防作用[J].实用预防医学,2016,23(9):1036-1038.

[26] 龙俊科,赵水平.消瘀降脂胶囊预防给药对高脂血症模型兔血脂及相关蛋白酶含量的影响[J].中医杂志,2019,60(6):527-531.

[27] 秦田雨,黄羚,杜庆红,等.清宫仙药茶预防与治疗高脂血症大鼠模型的对比实验研究[J].中医药导报,2014,21(15):6-8.

[28] 邓西贝,周贤,张楠,等.长柄侧耳发酵液预防小鼠高脂血症、护肝及抗氧化作用研究[J].中国食用菌,2015,34(3):37-40.

[29] 屈红艳,王瑞辉,李佩佩,等.咸阳地产山楂对小鼠高脂血症预防作用的实验研究[J].陕西中医,2015,36(5):624-625.

[30] 刘志刚,唐文坤.膳食纤维对高脂血症的预防作用[J].玉溪师范学院学报,2015,31(4):70.